临床常见病护理与
——重症护理——

■主编 杨 杰 吕高静 侯 楠 于 伟
刘 娜 黄夏萍 蒋桂珍

黑龙江科学技术出版社
HEILONGJIANG SCIENCE AND TECHNOLOGY PRESS

图书在版编目（CIP）数据

临床常见病护理与重症护理 / 杨杰等主编. -- 哈尔滨：黑龙江科学技术出版社，2023.7
ISBN 978-7-5719-2013-5

Ⅰ. ①临… Ⅱ. ①杨… Ⅲ. ①护理学 Ⅳ. ①R47

中国国家版本馆CIP数据核字（2023）第107037号

临床常见病护理与重症护理
LINCHUANG CHANGJIANBING HULI YU ZHONGZHENG HULI

主　　编	杨　杰　吕高静　侯　楠　于　伟　刘　娜　黄夏萍　蒋桂珍
责任编辑	陈兆红
封面设计	宗　宁
出　　版	黑龙江科学技术出版社
	地址：哈尔滨市南岗区公安街70-2号　邮编：150007
	电话：（0451）53642106　传真：（0451）53642143
	网址：www.lkcbs.cn
发　　行	全国新华书店
印　　刷	黑龙江龙江传媒有限责任公司
开　　本	787 mm×1092 mm　1/16
印　　张	34.25
字　　数	867千字
版　　次	2023年7月第1版
印　　次	2023年7月第1次印刷
书　　号	ISBN 978-7-5719-2013-5
定　　价	238.00元

编委会

前 言
FOREWORD

护理学是以自然科学和社会科学理论为基础，研究维护、促进、恢复人类健康的理论、知识、技能及其发展规律的综合性应用学科，是医学科学中的一门独立学科。现代医学模式逐渐重视专病、专治、专护，"保护生命、减轻病痛、促进健康"已成为护理工作者的根本任务。作为在护患关系中占主导地位的护理工作者，应对患者产生正面影响，尽量避免产生负面影响，这要求护理工作者能够掌握跨学科、跨专业的知识与技能。为帮助临床护理工作者更好地理解和掌握临床护理的基本理论和基本技能，为患者提供更加专业的护理服务，我们组织编写了《临床常见病护理与重症护理》一书。

本书是编者们根据多年的临床经验及专业特长，在参考了大量文献和书籍的基础上进行撰写的。首先介绍了护理学绪论、护理管理、医院感染护理及基础护理技术；然后着重阐述了心内科、呼吸内科、消化内科、血液内科、心外科、泌尿外科等临床科室的主要护理问题和护理措施，并提出了不同疾病可能会遇到的护理诊断和医护合作性问题。本书语言通俗易懂，科学性与实用性强，在贴近临床护理工作实际的同时，又紧密贴合了国家医疗卫生事业的最新进展和护理学的发展趋势，可作为临床相关护理人员的参考书，也可供医学院校在读学生阅读参考。

在本书编撰过程中，各位编者付出了巨大的努力，对稿件进行了多次修改，但限于个人学识，加之编写经验不足、时间有限，书中难免存在疏漏与不足之处，敬请广大读者提出宝贵的修改意见，以期再版时修正完善！

《临床常见病护理与重症护理》编委会
2023 年 2 月

目 录
CONTENTS

第一章　护理学绪论

第一节　护理学发展史

一、护理学的形成

(一)人类早期的护理

最初的护理诞生于祖先自我防护本能的基础上,以自我护理和家庭护理为主。如用流水冲洗伤口,将烧热的石块置于患处,腹部不舒服时用手抚摸等。但对疾病和死亡,只能听之任之,无法救治,甚至把疾病看成是一种灾难,认为是神灵主宰或鬼神作祟。巫师用放血、冷水泼、念咒等方法祈求神灵帮助,驱除鬼怪,减轻痛苦,治疗疾病。后来在征服自然的过程中,人类逐渐积累了大量的经验。中国、印度、埃及等文明古国,早期文化中就有按摩、分娩、凉水降温、伤口包扎、泥湿敷、固定骨折、拔火罐等护理技术的记载。公元初年基督教兴起,教会对护理的影响长达1 000多年。教徒们在各地修建了医院,最初是用作收容徒步朝圣者的休息站,后来发展为治疗精神病、麻风病等疾病的医院及养老院。当时一切照顾工作均由妇女承担,虽然没有接受过专业训练,但她们工作认真,以温柔慈祥的母爱照顾着老人和病残者,这就是医疗护理的萌芽。

(二)中世纪的护理

中世纪欧洲的政治、经济、宗教迅速发展,战争频繁,疫病流行,这些因素对护理工作的发展起到了一定的促进作用。护理工作除大部分由修女担任外,还由一些自愿为贫病者服务的女性担任。她们虽然缺乏护理知识,又没有足够的护理设备,但以良好的道德品质为患者提供护理服务。当时的护理受宗教控制,医院条件很差,内科、外科甚至传染科患者都混住在一起,床位严重不足,晚上患者在床上、地板上轮流睡觉,交叉感染非常严重。有的医院还受神父干涉,认为护理患者是次要的,让"护士"们去祷告,让患者斋戒或禁食,以使患者的"灵魂得救"才是首要的。

(三)文艺复兴与宗教改革时期的护理

公元1400年,意大利兴起的文艺复兴运动对欧洲的各行各业产生了深远的影响,西方国家将这段时期称为科学新发现时代。在此期间,医学也发展迅猛,摒弃了神话和迷信,治疗疾病有了新依据。文艺复兴后,护理逐渐摆脱了教会的控制,培训护理人员的机构相继成立,护理开始成为一种独立职业。但是在1517年发生宗教改革后,社会结构发生了很大变化。妇女地位低下，没有机会接受教育，担任护理工作的是那些找不到工作的人，甚至是女犯人和妓女。她们既无护理经验又未经过培训，也没有宗教热情，只能做一些仆役式的工作，而且服务态度差，导致了护理质量大大下降，护理的发展进入了历史上的黑暗时期。

（四）现代护理的诞生与南丁格尔的贡献

19 世纪，随着社会文化、科学技术和医学技术的发展，护理工作者的社会地位有所改善，社会需要具有良好护理技术的护士。一些系统化培训护士的教育应运而生，玛丽·艾肯贺首先创立了爱尔兰慈善姐妹会。1836 年德国牧师弗利德纳（1800—1864 年）在凯撒斯威斯城成立了医院和女执事训练所，专门招收年满 18 周岁、身体健康、品德良好的年轻女性，进行 3 年的课程训练。训练的内容包括授课、医院实习、家庭访视，这就是最早的有组织的系统化的护理训练。佛罗伦斯·南丁格尔（1820—1910 年）就曾在此接受过训练，弗利德纳共建立了 32 所女执事训练所，并著有《护士教育记录》一书，它是最早的护理教科书。

佛罗伦斯·南丁格尔是历史上最负盛名的护士，被誉为护理学的鼻祖，现代护理学的创始人，她的贡献对护理学产生了深远的影响。南丁格尔重建了军中与民间的医院，发展了"通过改善环境，促进舒适和健康"的护理理念。1860 年，在英国的圣托马斯医院创办了第一所护士学校，标志着近代护理的诞生。

南丁格尔 1820 年 5 月 12 日出生于意大利的佛罗伦斯，她的家庭是英国名门，所以从小就接受了良好的教育。她曾就读于法国巴黎大学，精通英、法、德、意四国语言，具有较高的文化修养。受母亲的影响，南丁格尔善良、乐于助人，经常随父母参加慈善活动，她渐渐感受到训练有素的护士的重要性。1850 年，南丁格尔冲破重重障碍，来到当时最好的护士训练基地——德国的凯撒斯威斯城学习，完成了长达 32 页的"莱茵河畔的凯撒斯威斯学校"一文。1851 年，她又重返该校参加了 3 个月的护理训练班，并考察了英、法等国家的护理现状。1853 年，在慈善委员会的赞助下，南丁格尔在伦敦哈雷街 1 号开设了第一所护士看护所，开始了护理生涯。

1854 年，英法联军与沙俄发生战争，攻占了俄属克里米亚岛阿尔马河一带。当时英国的战地医院护理条件极差，大批浴血奋战的将士由于得不到恰当的护理而死亡。1854 年 10 月南丁格尔被任命为"驻土耳其英国总医院妇女护士团团长"，率 38 名护士抵达战地医院。通过改善供水条件、伤员饮食、个人卫生、医院环境等使伤病员的死亡率由 50％降至 2.2％。她工作细致、认真，每天晚上都提着油灯，不辞辛苦地巡视各个病房，伤病员深受感动，甚至亲吻她的身影，这就是著名的"石壁之吻"。1856 年，战争结束后南丁格尔回到英国，英国政府奖励她 44 000 英镑的巨额奖金，但南丁格尔全部用于护理事业。瑞士银行家邓南在她的影响下，1864 年在日内瓦成立了国际红十字会，帮助救治欧洲战场上的伤病员。南丁格尔编写的《健康和工作效率对英国军队医院管理的影响》对英国陆军医院的建设起了很大作用，她一生写了大量的论文、日记、报告、论著，最著名的是《医院札记》和《护理札记》，被认为是护理教育和医院管理的重要文献。1910 年 8 月 13 日，南丁格尔于睡梦中安然长逝，享年 90 岁，她终生未嫁，将自己的一生献身于护理事业。为了纪念南丁格尔的伟大贡献，国际护士会建立了南丁格尔基金，并把南丁格尔的诞辰日——5 月 12 日定为"国际护士节"。

二、现代护理学的发展

护理学在从南丁格尔时代向科学事业的转化过程中发生了巨大的变化，已经由医学辅助学科发展为医学科学中的具有独特功能的一门学科。现代护理学不仅形成了自己特有的理论和实践体系,而且正日益向深度和广度方向迈进,发展经历可分为 3 个阶段。

（一）以疾病为中心的护理阶段

以疾病为中心的护理阶段是现代护理学发展的初级阶段,从南丁格尔时代持续到 20 世纪中期,当时人们认为"健康就是没有疾病""有病就是不健康""疾病是由细菌或外伤引起的机体结构改变或功能异常"。此时期的护理特点是以疾病护理为中心,护士的工作主要是机械地执行医嘱和完成生活护理。护士工作给人的印象只是打针、发药,社会地位较低,护士自身成就感差。此阶段的护理理论体系发展不完善,但这也是人们在当时历史条件下对健康和疾病认识水平较低的产物。

（二）以患者为中心的护理阶段

20 世纪 30 年代末,美籍奥地利理论生物学家贝塔朗菲提出了"系统论",接着美国心理学家马斯洛提出了"人的基本需要层次论",生态学家纽曼提出了"人和环境的相互关系论"。这些理论和学说的相继出现促使人们重新认识人类健康与心理、精神、社会、环境之间的关系。1948 年,世界卫生组织（WHO）提出了新的健康观,认为"健康不但是身体没有疾病,还要有完整的生理、心理状态和良好的社会适应能力"。这一概念的提出,强调了健康的全面性,为护理研究提供了广泛的领域。1955 年,美国莉迪亚、霍尔提出了"护理程序",使护理有了科学的方法。20 世纪 60 年代后出现的一些护理理论提出应重视人的整体性,人类的健康受生理、心理、社会、经济等多方面因素的影响。1977 年,美国医学家恩格尔提出了"生物-心理-社会"医学模式。从此,护理发生了根本的变革,也相应地提出了满足患者"生物-心理-社会"需要的护理模式。护理工作从以疾病为中心转变为以患者为中心。护士工作不再是被动地执行医嘱和各种护理技术操作,而是根据患者的实际情况,合理应用护理程序,为患者提供护理照顾。患者由入院到出院由一位护士负责,包括入院介绍、制订护理计划、各种护理操作、护理病历书写、观察病情、心理护理、健康宣教、出院时的护理小结与评价等。实现了以患者为中心,运用现代护理技术来维护患者的身心健康,但此时的护理工作范围仍局限于患者,工作场所局限于医院。

（三）以人的健康为中心的护理阶段

随着生活水平的提高,人们观念的改变,疾病谱发生了很大的变化,常见的疾病由过去的传染病、营养不良转变为由生活习惯和生活方式不良导致的一系列疾病,如"两管一瘤",即心血管、脑血管和肿瘤。为了满足广大民众对卫生保健服务的需求,护理学发展到"以人的健康为中心"的护理阶段。此期的护理对象由患者扩展到全体人类,护理过程从健康扩展到疾病的全过程,护理场所由医院扩展到所有有人的地方。

三、我国护理学的发展

（一）祖国医学与护理

我国古代的护理历史悠久,在祖国古代的医学中早已存在,只是一直处于医、护、药不分的状态,从重视疾病的"三分治,七分养"中,不难看出护理在古代医学中的重要性。在大量的医学典籍和历代名医传记里,保留着护理理论和技术的记载,如饮食调护、口腔护理、冰块降温、急救、功能锻炼、消毒隔离、疾病预防等,其中相当一部分内容对现代护理仍具有指导意义。

西汉完成的《黄帝内经》是我国现存的最早的医学经典著作,它强调热病的反复与饮食调节的关系、自然环境和气候变化的关系,并指出了饮食必须多样化,着重强调加强自身防御的重要性。如提出了"上工救其萌芽""肾病勿食盐""怒伤肝,喜伤心……""圣人不治已病治未病"等防病和早治的思想。《本草衍义》中提出了与现代饮食护理相关的观点,在食盐与肾病的关系中指出"水肿者宜全禁之"。春秋末年,齐国的扁鹊提出了"切脉、望色、听声、写形、言病之所在",总结了观察疾病的方法和意义。三国时期外科鼻祖华佗创编了强身健体的"五禽戏",唐代杰出的医药家孙思邈创造了葱管导尿法,东汉末年的名医张仲景发明了猪胆汁灌肠术、人工呼吸和舌下给药法。明代胡正心提出用蒸汽消毒处理传染病患者的衣物,当时还采用焚烧艾叶、喷洒雄黄酒等空气消毒法。这些宝贵的经验和方法是历代先人智慧的结晶,为我国近代护理事业的发展奠定了坚实的基础。

(二)中国近代护理发展史

我国近代护理开始于鸦片战争前后,带有浓厚的欧美式宗教色彩,当时外国的传教士、医师可以自由出入我国,他们除建教堂外,还开办了医院、学校。1820年,英国医师开始在澳门开设诊所。1835年,英国传教士巴克尔在广州开设了第一所西医院(即现在的广州孙逸仙医院)。两年后,该医院以短训班的方式培训护理人员。1884年美国大学妇女联合会派到中国的第一位护士麦克尼在上海妇孺医院推行"南丁格尔"护理制度,她是最早来华的西方护士。1888年,美国的约翰逊女士在福州创办了第一所护士学校。1900年以后中国各大城市建立了许多教会医院并附设了护士学校,逐渐形成了护理专业队伍。据记载,1900－1915年,英美教会所开办的护士学校有36所,到1915年时外国教会在中国开设的基督教会医院及诊所共330所,外国医师有383名,外国护士112名。同时在培养护士方面发展迅速,其中包括培训男护士,主要承担骨科、手术室、泌尿外科等工作,非常受欢迎。在当时的北京同仁医院、湖北普爱医院、保定思候医院等10多家医院均有男护士。1909年,中国护理界的群众学术团体"中华护士会"在江西牯岭成立。1937年改为中华护士学会,1964年改为中华护理学会。1912年,中华护士会成立了护士教育委员会,开始负责全国护士的注册工作。1920年中华护士会创刊《护士季报》,这是我国护理的第一本综合性刊物。1921年,北京协和医学院开办高等护理教育,学制4～5年,五年制的学生毕业时授予理学学士学位。1932年,我国第一所由政府开办的中央高级护士职业学校在南京成立。1934年,教育部成立护士教育专门委员会,将护士教育改为高级护士职业教育,招收高中毕业生,学制3～4年,护士教育逐渐被纳入国家正式教育系统。1950年,北京协和医学院与东吴大学、燕京大学、岭南大学、齐鲁大学、金陵女子文理学院等合办了五年制高等护理教育,培养了一批护理精英,主要从事护理教学、护理管理、护理研究、临床护理等工作。在军队里,护理工作备受党和中央政府的重视。1928年,在井冈山的五井地区创建了具有历史意义的红军医院。1931年,在江西开办了中央红色护士学校。1932年,创建了我军第一所军医学校,并在长征开始前培训了300名看护生。长征期间,看护生创造了永垂千古的功绩,成为我国护理工作者及全国人民的宝贵精神财富。1941年,在延安成立了中华护士学会延安分会,毛泽东同志曾先后为护理工作亲笔题词"护士工作有很大的政治重要性""尊重护士、爱护护士"。

(三)中国现代护理的成就

中华人民共和国成立以后,我国的护理工作进入了新的发展阶段,改革开放再次推动了护理事业的发展。

1.护理教育迅猛发展

1950年,我国将护理教育列为中等专业教育,纳入了正规教育系统,从此,有了全国统一的护士教材和教育计划。1988年,我国首届护理本科生在天津医学院毕业。1992年北京开始了护理硕士研究生教育。1996年,中国协和医科大学成立了护理学院。从20世纪80年代起,各个地区开展了各种形式的护理成人教育。现在部分医学院校已经开设了护理博士教育,完善了中专、大专、本科、硕士、博士5个层次的护理教育体系。1997年,中华护理学会在无锡召开护理继续教育座谈会,制定了继续教育法规。目前,我国已经实现了护理终身教育,护理人才结构发展合理。

2.护理专业水平不断提高

在20世纪50年代初,我国创造并推广了无痛注射法,完善了无痛分娩法。近几年专科护理发展迅猛,如显微外科、营养疗法、器官移植、造口护理、大面积烧伤、重症监护等专科护理技术逐步完善,专科护士深受欢迎。护理设施不断更新,护理质量不断提高。

3.护理学术活动频繁

1977年中华护理学会和各地分会相继恢复,多次召开各种全国性的、地方性的护理学术经验交流会、专题学习班、研讨会等。1954年创刊的《护理杂志》于1977年7月复刊,1981年改名为《中华护理杂志》。同时《国外医学护理杂志》《实用护理杂志》《护理学杂志》《护士进修杂志》等10多种护理杂志如雨后春笋般出现。中华护理学会多次与美国、日本、澳大利亚、加拿大等国家的护理学会联合召开国际护理学术会议,互派专家、学者讲学和参观访问。1985年,全国护理中心在北京成立,取得了WHO对我国护理学科发展的支持。

4.护理管理体制逐步健全

我国国家卫健委设立了护理处,负责统筹全国的护理工作,制定有关政策法规。各省、市、自治区卫生厅(局)在医政处下设专职护理管理干部,负责协调管辖范围内的护理工作。各医院护理部健全了护理管理体制,以保证护理质量。1979年国务院批准卫健委颁发的《卫生技术人员职称及晋升条例(试行)》明确规定了护理专业人员的高级、中级、初级职称。1993年卫健委颁发了第一个关于护士执业和注册的部长令和《中华人民共和国护士管理办法》。1995年在全国举行了首次护士执业考试,经考试合格获执业证书方可申请注册,护理管理步入了法制化道路。

5.护士的社会地位不断提高

1981年5月,在北京召开了首都护理界座谈会,号召全社会都来尊重护士、爱护护士。1986年在南京召开了全国首届护理工作会议,增设了护龄津贴,并对从事护理工作30年以上的护士颁发"荣誉证书"和"证章"。南丁格尔奖章是红十字国际委员会设立的护理界国际最高荣誉奖,1983年我国首次参加了第29届南丁格尔奖章评选,到2009年的第42届为止,我国先后有48名优秀护理工作者获此殊荣。

(杨 杰)

第二节 护理学的范畴

一、护理学的理论范畴

(一)护理学研究的对象

护理学的研究对象随学科的发展而不断变化。从研究单纯的生物人向研究整体的人、社会的人转化。

（二）护理学与社会发展的关系

护理学与社会发展的关系体现在研究护理学在社会中的作用、地位和价值，研究社会对护理学发展的促进和制约因素。如老年人口增多使老年护理专业得到重视；慢性疾病患者增多使社区护理迅速发展；信息高速公路的建成使护理工作效率得以提高，也使护理专业向着网络化、信息化迈出了坚实的步伐。

（三）护理专业知识体系

护理专业知识体系是专业实践能力的基础。自20世纪60年代后，护理界开始致力于发展护理理论与概念模式，并将这些理论用于指导临床护理实践，对提高护理质量、改善护理服务起到了积极作用。

（四）护理交叉学科和分支学科

护理学与自然科学、社会科学、人文科学等多学科相互渗透，在理论上相互促进，在方法上相互启迪，在技术上相互借用，形成许多新的综合型、边缘型的交叉学科和分支学科，从而在更大范围内促进了护理学科的发展。

二、护理学的实践范畴

（一）临床护理

临床护理服务的对象是患者，临床护理包括基础护理和专科护理。

1.基础护理

基础护理是指以护理学的基本理论、基本知识和基本技能为基础，结合患者生理、心理特点和治疗康复的需求，满足患者的基本需要。如基本护理技能操作、口腔护理、饮食护理、病情观察等。

2.专科护理

专科护理是指以护理学及相关学科理论为基础，结合各专科患者的特点及诊疗要求，为患者提供护理。如各专科患者的护理、急救护理等。

（二）社区护理

社区护理是借助有组织的社会力量，将公共卫生学和护理学的知识与技能相结合，以社区人群为服务对象，对个人、家庭和社区提供促进健康、预防疾病、早期诊断、早期治疗、减少残障等服务，提高社区人群的健康水平。社区的护理实践属于全科性质，是针对整个社区人群实施连续及动态的健康服务。

（三）护理管理

护理管理是为了提高人们的健康水平，系统地利用护士的潜在能力、其他相关人员或设备、环境和社会活动的过程。护理管理是运用管理学的理论和方法，对护理工作的诸多要素（人、物、财、时间、信息等）进行科学的计划、组织、指挥、协调和控制，以确保护理服务正确、及时、安全、有效。

（四）护理研究

护理研究是推动护理学科发展，促进护理理论、知识、技能更新的有效措施。护理研究是用科学的方法探索未知，回答和解决护理领域的问题，直接或间接地指导护理实践的过程。护理研究多以人为研究对象。

(五)护理教育

护理教育是以护理学和教育学理论为基础,有目的地培养护理人才,以适应医疗卫生服务和护理学科发展的需要。护理教育分为基本护理教育、毕业后护理教育和继续护理教育三大类。基本护理教育包括中专教育、专科教育和本科教育;毕业后护理教育包括研究生教育、规范化培训;继续护理教育是对从事护理工作的在职人员提供以学习新理论、新知识、新技术、新方法为目的的终身教育。

(杨 杰)

第三节 护理的概念

一、护理的定义

护理英文名为"nursing",原意为抚育、扶助、保护、照顾幼小等。自 1860 年南丁格尔开创现代护理新时代至今,护理的定义已经发生了深刻的变化。

南丁格尔认为"护理既是艺术,又是科学""护理应从最小限度地消耗患者的生命力出发,使周围环境保持舒适、安静、美观、整洁、空气新鲜、阳光充足、温度适宜,此外还有合理地调配饮食""护理的主要功能在于维护人们良好的状态,协助他们免于疾病,达到他们最高可能的健康水平。"

美国护理学家韩德森认为"护士的独特功能是协助患病的或者健康的人,实施有利于健康、健康的恢复或安详死亡等活动。这些活动,在个人拥有体力、意愿与知识时,是可以独立完成的,护理也就是协助个人尽早不必依靠他人来执行这些活动。"

美国护士协会(ANA)对护理的简明定义为"护理是诊断和处理人类对现存的和潜在的健康问题的反应。"此定义的内涵反映了整体护理概念。从 1860 年南丁格尔创立第一所护士学校以来,护理已经发展成为一门独立的学科与专业。护理概念的演变体现了人类对护理现象的深刻理解,是现代护理观念的体现。

护理是人文科学(艺术科学)和自然科学的结合。护理是护士与患者之间互动的过程。照顾是护理的核心。护理通过应用护理程序进行实践,通过护理科研不断提高。总体说来,护理起到了满足患者的各种需要,协助患者达到独立,教育患者,增进患者应对及适应的能力,寻求更健康的行为,达到完美的健康状态,为个人、家庭、群体以及社会提供整体护理的作用。

二、护理的基本概念

护理有 4 个最基本的概念,对护理实践产生重要的影响并起决定性的作用。它们是:①人;②环境;③健康;④护理。这 4 个概念的核心是人,即护理实践是以人为中心的活动。缺少上述任何一个要素,护理就不可能成为一门独立的专业。

(一)人的概念

人是生理、心理、社会、精神、文化的统一整体,是动态的又是独特的。根据一般系统理论原则,人作为自然系统中的一个次系统,是一个开放系统,在不断与环境进行能量、物质、信息的交换。人的基本目标是保持机体的平衡,也就是机体内部各次系统间和机体与环境间的平衡。

护理的对象是人,既包括个人、家庭、社区和社会4个层面,也包括从婴幼儿到老年的整个年龄段。

(二)环境的概念

人类的一切活动都离不开环境,环境的质量与人类的健康有着密切关系。环境是人类生存或生活的空间,包括与人类的一切生命活动有着密切关系的各种内、外环境。机体内环境的稳态主要依靠各种调节机制(如神经系统和内分泌系统的功能)以自我调整的方式来控制和维持。外环境可分为自然环境和社会环境。自然环境是指存在于人类周围自然界中的各种因素的总和,它是人类及其他一切生物赖以生存和发展的物质基础,如空气、水、土壤和食物等自然因素。社会环境是人为的环境,是人们为了提高物质和文化生活而创造的环境。社会环境中同样有危害健康的各种因素,如人口的超负荷、文化教育落后、缺乏科学管理、社会上医疗卫生服务不完善等。此外,与护理专业有关的环境还包括治疗性环境。治疗性环境是专业人员在以治疗为目的的前提下创造的一个适合患者恢复身心健康的环境。治疗性环境主要考虑两个主要因素:安全和舒适。考虑患者的安全,这就要求医院在建筑设计、设施配置以及治疗护理过程中预防意外的发生,如设有防火装置、紧急供电装置、配有安全辅助用具(轮椅、床栏、拐杖等)、设立护理安全课程等;此外,医院还要建立院内感染控制办公室,加强微生物安全性的监测和管理。舒适既来源于良好的医院物理环境(温度、湿度、光线、噪声等),也来源于医院内工作人员优质的服务和态度。

人类与环境是互相依存、互相影响、对立统一的整体。人类的疾病大部分由环境中的致病因素引起。人体对环境的适应能力,因年龄、神经类型、健康状况的不同而有很大的差别,所以健康的体魄是保持机体与外界环境平衡的必要条件。人类不仅需要有适应环境的能力,更要有能够认识环境和改造环境的能力,使两者处于互相适应和互相协调的平衡关系之中,使环境向着对人类有利的方向发展。

(三)健康的概念

健康不仅是没有躯体上的疾病,而且要保持稳定的心理状态和具有良好的社会适应能力以及良好的人际交往能力。每个人对健康有不同的理解和感知。健康程度还取决于个人对健康、疾病的经历以及个人对健康的认识存在的差别。健康和疾病很难找到明显的界限,健康与疾病可在个体身上并存。

(四)护理的概念

护理是诊断和处理人类对现存和潜在健康问题的反应。护理有利于增进健康、预防疾病,有利于疾病的早期发现、早期诊断、早期治疗,通过护理、调养达到康复。护理的对象是人,人是一个整体,其疾病与健康受着躯体、精神和社会因素的影响。因此,在进行护理时,必须以患者为中心,为患者提供全面、系统、整体的身心护理。

(杨 杰)

第四节　护理的理念

护理的理念是指护理人员对护理的信念、理想和所认同的价值观。护理的理念可以影响护理专业的行为及护理品质。随着医学模式的转变,护理改革不断深入以及人们对健康需求的不断提高,护理的理念也在不断更新和发展。

一、整体护理的理念

整体护理的理念,是以人为中心,以现代护理观为指导,以护理程序为基础框架,并且把护理程序系统化地运用到临床护理和护理管理中去的指导思想。在整体护理的理念指导下,护理人员应以服务对象为中心,根据其需要和特点,提供包含服务对象生理、心理、社会等多方面的深入、细致、全面的帮助和照顾,从而解决服务对象的健康问题。整体护理不仅要求护理人员要对人的整个生命过程提供照顾,还要关注健康-疾病全过程并提供护理服务;并且要求护理人员要对整个人群提供服务。可以说,整体护理进一步充实和改变了护理研究的方向和内容,同时拓展了护理服务的服务范围,也有助于建立新型的护患关系。

二、以人为本的理念

以人为本在本质上是一种以人为中心,对人存在的意义、人的价值以及人的自由和发展珍视和关注的思想。在护理实践中,体现在对患者的价值,即对患者的生命与健康、权利和需求、人格和尊严的关心和关注上。护理人员应该尊重患者的生命,理解患者的信仰、习惯、爱好、人生观、价值观,努力维护患者的人格和尊严,公正地看待每一位患者,维护患者合理的医疗保健权利,承认患者的知情权和选择权等。

三、优质护理服务的理念

优质护理是以患者为中心,强化基础护理,全面落实护理责任制,深化护理专业内涵,整体提升护理服务水平的护理理念。优质护理旨在倡导主动服务、感动服务、人性化服务,营造温馨、安全、舒适、舒心的就医环境,把爱心奉献给患者,为患者提供全程优质服务。称职、关怀、友好的态度、提供及时的护理是优质护理的体现。患者对护士所提供的护理服务的满意程度是优质护理的一种评价标准。优质护理既是医院的一种形象标志,也是指导护士实现护理目标,取得成功的关键所在。

在卫生事业改革发展的今天,面对患者的多种需求,护理人员只有坚持优质护理服务理念,从人的"基本需要"出发,实行人性化、个性化的优质护理服务,力争技术上追求精益求精,服务上追求尽善尽美,信誉上追求真诚可靠,才能锻造护理服务品牌,不断提高护理服务质量,提高患者的满意度。

（杨　杰）

第二章　护理管理

第一节　护理人员培训

一、新入职护士培训

新入职护士培训的培训对象为院校毕业后新进入护理岗位工作的护士。培训目的主要是在规定的时间内对新毕业护士进行有计划的系统培训,帮助新护士从护生向能胜任临床工作能力的护士进行角色转变,明确护理职业发展规划,使其具备良好的职业道德素养、沟通交流能力、应急处理能力和落实责任制整体护理所需的专业照顾、病情观察、协助治疗、心理护理、健康教育等护理服务能力,掌握从事临床护理工作的基本理论、基本知识和基本技能,增强人文关怀和责任意识,能够独立、规范地为患者提供护理服务。

医院应遵照国家卫生计生委 2016 年《新入职护士培训大纲(试行)》制定院内培训计划。可采取理论知识培训和临床实践能力培训相结合的方式,采用课堂讲授、讨论、临床查房、情景模拟、个案护理等教学方法。内容主要包括基础培训、专业培训及培训考核。

(一)基础培训

基础培训包括基本理论知识及常见临床护理操作技术培训,一般为 2 周~1 个月。

1.基本理论知识培训

(1)法律法规规章:熟悉《护士条例》《侵权责任法》《医疗事故处理条例》《传染病防治法》《医疗废物管理条例》《医院感染管理办法》《医疗机构临床用血管理办法》等相关法律法规规章。

(2)规范标准:掌握《临床护理实践指南》《静脉输液操作技术规范》《护理分级》《临床输血操作技术规范》等规范标准。

(3)规章制度:掌握护理工作相关规章制度、护理岗位职责及工作流程。如患者出入院管理制度、查对制度、分级护理制度、医嘱执行制度、交接班制度、危重症患者护理管理制度、危急值报告及处置制度、病历书写制度、药品管理制度、医院感染管理制度、职业防护制度等。熟悉医院相关工作流程、规章制度等。

(4)安全管理:掌握患者安全目标、患者风险(如压疮、跌倒/坠床、管路滑脱等)的评估观察要点及防范护理措施、特殊药物的管理与应用、各类应急风险预案、护患纠纷预防与处理、护理不良事件的预防与处理等。

（5）护理文书：掌握体温单、医嘱单、护理记录单、手术清点记录单等护理文书的书写规范。

（6）健康教育：掌握患者健康教育的基本原则与方法。健康教育主要内容包括出入院指导、常见疾病康复知识、常用药物作用与注意事项、常见检验或检查的准备与配合要点等。

（7）心理护理：掌握患者心理特点、常见心理问题如应激反应、焦虑、情感障碍等识别和干预措施，不同年龄阶段患者及特殊患者的心理护理。护士的角色心理和角色适应、护士的工作应激和心理保健等。

（8）沟通技巧：掌握沟通的基本原则、方式和技巧，与患者、家属及其他医护人员之间的有效沟通。

（9）职业素养：熟悉医学伦理、医学人文、医德医风、护理职业精神、职业道德和职业礼仪等。

2.常见临床护理操作技术培训

根据国家卫生计生委《新入职护士培训大纲（试行）》，新入职护士须掌握并熟练运用常用临床护理操作技术。

（二）专业培训

即专业理论与实践能力培训，包括各专科轮转培训，培训时间为 24 个月。其中内科系统、外科系统、急诊科和重症监护病房、其他科室（妇产科、儿科、手术室、肿瘤科等）分别为 6 个月。

（三）培训考核

新入职护士培训考核分为培训过程考核与培训结业考核。

1.培训过程考核

对培训对象在接受规范化培训过程中各种表现的综合考评。考核内容主要包括医德医风、职业素养、人文关怀、沟通技巧、理论学习和临床实践能力的日常表现，基础培训结束后和专业培训的各专科轮转结束后的考核等。

2.培训结业考核

对培训对象在培训结束后实施的专业考核，包括理论知识考核、临床实践能力考核。

（1）理论知识考核内容：包括法律法规、规范标准、规章制度、安全管理、护理文书、健康教育、心理护理、沟通技巧、医学人文、职业素养等基本理论知识，以及内、外、妇、儿、急诊、重症、手术等专业理论知识。

（2）临床实践能力考核内容：以标准化患者或个案护理的形式，抽取临床常见病种的病例。根据患者的病情及一般情况，要求护士对患者进行专业评估，提出主要的护理问题，从病情观察、协助治疗、心理护理、人文沟通及教育等方面提出有针对性的护理措施，并评估护理措施的有效性，同时考核护士对常见临床护理操作技术的掌握情况。

二、继续医学教育培训

国际医学教育界把医学院校教育、毕业后规范化教育和继续医学教育三个互相联系的教育阶段称为医学教育的全过程。继续医学教育是继规范化专业培训之后，以学习新理论、新知识、新技术和新方法为主的一种终身教育。护理技术人员需按规定每年取得继续护理学教育的学分，才能作为再次注册、聘任及晋升专业技术职称的条件之一。

(一)继续医学教育分级

1.国家级

国家级有以下三种。

(1)经全国医学教育委员会、国家中医药管理局、中医药继续教育委员会、学科组评审,由原卫生部、国家中医药管理局批准的项目。

(2)国家级继续医学教育基地、国家中医药管理局、中医药继续教育基地举办,由原卫生部、国家中医药管理局公布的项目。

(3)原卫生部、国家中医药管理局委托举办,向政协全国委员会、国家中医药管理局、中医药继续教育委员会备案的继续教育项目。

2.省市级

省市级有以下三种。

(1)经省市继续医学教育委员会学科组评审,并经省、市、卫生局批准公布的项目。

(2)省市继续教育基地、省市中医药继续教育基地举办由省市卫生局公布的项目。

(3)省市继续医学教育委员会组织的其他形式的继续医学教育活动。

3.区、县、院级

经主管单位继续医学教育委员会审定、批准的项目。

(二)学分授予要求

(1)初级护理人员,每年应当取得 20 学分,其中Ⅰ类、Ⅱ类学分所占的比例由各单位制定。

(2)中级、高级护理技术人员每年应当取得 25 学分,其中Ⅰ类学分 15 学分,Ⅱ类学分 10 学分。

三、专科护士培训

专科护士是指以一定的临床及某专科工作经验为基础,经过系统化的该专科领域理论和实践的培训,并通过专科护士资格认证获得证书,具有较高专科护理水平的注册护士。

(一)专科护士的职能和作用

(1)利用专科护士在某一领域的知识、专长和技术为患者提供护理服务,并为患者提供相应的教育,促进患者康复、提高患者自我护理的能力。

(2)为其他护理人员提供专科领域的信息和建议,共同提高护理质量。

(3)开展本专科领域的护理研究,并将研究的结果应用于临床护理。

(4)参与护理质量管理工作。

(二)专科护士培养过程

专科护士的培养过程包括组织培训、资格审定、院内培养与管理、继续教育培训阶段。

1.组织培训

专科护士的培训应当由各省市行政部门组织,除十二五规划纲要中提到的重症监护、手术室、急诊、器官移植、肿瘤 5 个专科护理领域以外,还可根据《全国护理事业发展规划(2016-2020 年)》要求选择部分临床急需、相对成熟的专科护理领域,逐步发展专科护士队伍。组织部门应建立专科护士管理制度,明确专科护士准入条件、培训要求、工作职责及服务范畴等。专科护士准入条件一般为具备 2 年以上专科领域工作经验的注册护士。培训时间一般 2～3 个月,其中 1 个月理论学习,1～2 个月临床实习。

2.资格审定

专科护士参加理论与临床实习课程以后,均应有相应的考核。其中理论考核可以以卷面形式进行,临床实践考核可以以复杂个案病例为基础,延伸到理论知识、技能操作等内容。考核过程能够体现专科护士专业知识、技术操作、协调能力、临床思维能力、应急能力等综合水平。考核合格者由组织方授予专科护士资质证书。

3.院内培养与管理

医院护理部应按照专科护士管理制度对专科护士进行使用和管理,并制定长期培养计划。一方面充分发挥专科护士作用,承担更多疑难病例会诊、护理教学、专业指导、专业标准制定等工作,体现专业价值、推进学科发展;另一方面建立专科护士激励机制,为专科护士提供更多学习、深造机会,并落实优先晋级、待遇提升等措施,保障专科护士职业发展动力。

4.继续教育培训

对于取得专科护士资质证的护士,应由组织培训部门或医院提供多种形式的继续教育培训,并定期进行考核与评价。专科护士也要实时追踪本专业国内外最新进展,不断自学和研究,持续更新知识体系,以适应新的学科发展需求,为临床提供专业的护理服务。

(三)专科护士职业发展路径

随着诊疗技术的发展、医学分科的不断细化和患者需求的不断增加,专科护士服务领域也从病房逐步走向门诊、家庭、社区,其职业发展路径也将向更高层次发展,因此"临床护理专家"也应运而生。专科护士是"临床护理专家"的储备力量,从专科护士到"临床护理专家"的发展也是专科护理实践到高级护理实践的演变过程。专科护士必须在本专业领域经过长期经验积累、知识培训与更新、持续能力提升才能成为"临床护理专家"。

与专科护士相比,"临床护理专家"的专业细化更加凸显,如肾病护理专家、糖尿病护理专家、伤口造口护理专家等。"临床护理专家"将在专业领域具备更加精湛的专业护理知识、更加丰富的实际临床经验,并能向患者提供最高质量的护理服务和教育。其在临床中将承担更加复杂和困难的工作,如护理顾问、护理会诊、疑难病例讨论、健康评估、指导制订危重患者护理计划等,并在专业护理发展中参与更多的决策。

从新入职护士到资深临床护士,再发展到专科护士,最终成为"临床护理专家",这一发展模式为护理人员提供了更加清晰、更具专业价值的职业发展路径。医院也更加需要培养高素质、高水平的护理专业人才专注于护理实践,并在专业领域发挥带头和引领作用,推动护理学科不断向专业化、精细化发展,逐步与国际接轨。

四、护理管理培训

护理管理培训旨在通过对管理人员系统化、科学化、专业化的培训,提升管理者科学管理能力、思维拓展能力,以引导临床护理质量水平提升,保证患者安全。

(一)培训对象

与护理管理相关的各级管理人员,包括主管护理院长、护理部主任、护理部副主任、科护士长、护士长。

(二)培训内容

1.管理培训

侧重管理能力的提升,如领导力培养、团队建设、人力资源管理、护理风险管理、成本核算、数据管理、效益分析、持续质量改进、循证护理实践等内容。

2.专业培训

重点从各专业标准出发,对各专业管理要求进行培训。

3.强制性培训

各行业发布的最新标准、指南及国家行政部门下发的管理要求,均应作为强制性培训内容。

4.实用性培训

例如质量管理工具的应用、质量改善专案项目的设计、品管圈活动应用等。

(三)培训方式

护理管理培训除集中授课外,还可采取实地演练、经验交流、现场观摩、外出学访、网上培训等方式开展管理人员培训。

医疗卫生发展整体趋势和护理专业发展的方向决定着护理管理人员培训的重点。随着医学模式的转变,新的医疗形势对护理管理人员能力提出新的要求,信息化技术、大数据医疗迅猛发展也给护理管理人员提出新的挑战。护理管理人员也要不断转变管理理念、创新管理思维,逐步从经验式管理向精益化、科学化管理转变,从偏重终末质量管理向结构、过程、结果全面质量管理转变,持续引导临床质量改善。因此,护理管理培训既需要与时俱进、及时更新,内容又要符合当前管理需求,培训方法也要多样,以培养一支高素质的护理管理人才队伍为目标,促进护理事业更好、更快、健康发展。

（黄夏萍）

第二节　护理健康教育

一、概述

(一)健康教育的基本概念

1.健康教育的概念

健康教育是通过信息传播和行为干预,帮助个人和群体掌握卫生保健知识,树立健康观念,合理利用资源,采纳有利于健康行为和生活方式的教育活动与过程。其目的是消除或减轻影响健康的危险因素,预防疾病,促进健康,提高生活质量。它是一种有计划、有组织,有评价的系统干预活动,以调查研究为前提,以传播健康信息为主要措施,以改善对象的健康相关行为为目标,从而达到预防疾病,促进健康,提高生活质量的最终目的。

2.健康教育与"卫生宣教"的联系与区别

我国当前的健康教育是在过去卫生宣教的基础上发展起来的,卫生宣教是健康教育发展的基础。二者的区别在于以下几方面。

(1)健康教育不是简单的、单一方向的信息传播,而是既有调查研究又有计划、组织、评价的系统干预活动。

(2)健康教育的目标是改善对象的健康相关行为,从而防治疾病,增进健康,而不是作为一种辅助方法为卫生工作某一时间的中心任务服务。

（3）健康教育在融合医学科学、行为科学、传播学、管理科学等学科理论知识的基础上，已初步形成了自己的理论和方法体系。

（二）健康教育的目的及意义

1.健康教育的目的

健康教育是一种有效的患者管理方法和手段，在临床护理实践过程中其目的是通过评估、计划、干预、评价等过程有目标性的改善患者行为，提高或维护健康，增强自我管理及保健能力，预防非正常死亡、疾病和残疾的发生。

2.健康教育的意义

（1）健康教育是医疗服务的组成部分和有效易行的治疗手段。作为医疗服务的组成部分，教育可贯穿于三级预防，提高患者健康意识和自我保健能力，改善从医行为。

（2）健康教育可提高患者对医护人员的信任感和依从性。信任是医患关系的重要基础，也是患者形成健康理念，产生从医行为的必要前提。通过沟通和交流可使患者和家属建立对医护人员的信任，遵从医嘱，主动配合治疗，从而促进康复提高医疗质量。

（3）健康教育可实现对患者的心理保健。它可在一定程度上满足患者心理需求，消除由于相关疾病知识缺乏而导致的心理恐惧及焦虑，帮助他们建立战胜疾病的信心。

（4）健康教育可以改变医护人员的知识结构，提升医护人员的综合素质。

（5）树立医院形象，提高医院声誉，可在一定程度上减少医患纠纷的发生率。

（三）健康教育的基本原则

健康教育是一项系统工程，涉及内容广、难度大，特别是在医疗机构中需要极强的专业性。因此在实施健康教育的过程中要明确应遵循以下基本原则，以便在实施教育的过程中能够很好地体现。

1.优先满足患者需要原则

对急诊、病情危重或急性发作期的患者，教育的原则是首先考虑满足患者生存、休息、睡眠等基本的生理需要，待病情允许时，可做简短的、必要的说明。

2.因人施教原则

由于患者所患疾病种类、所处疾病状态、年龄、受教育程度等不同，因此在制订教育计划和实施教育过程中要体现出"个体化"原则，有针对性地落实教育需求。

3.以目标为导向原则

目标设定是健康教育程序中的重要环节，其本质是希望健康教育能够达成预定的效果。因此在实施健康教育的过程中不论是教育内容的设置还是教育方式的选择都应积极围绕目标达成为原则，设置在住院期间能够实现的目标，并考虑目标的现实性和可测量性。

4.实用原则

在学习过程中，患者最感兴趣的是与自身疾病特征直接相关的健康知识，如外科患者最关心的是术后疼痛的处理、并发症的预防、功能的恢复和出院后的饮食、活动等。因此，确定教学目标时应遵循实用、切题的原则，尽量满足患者的学习需要。

5.患者与家属参与原则

患者是被教育的主体，但是由于患者自身能力和疾病状态所限，实现自身管理往往有一定的难度，特别在慢性疾病管理中，家庭支持与配合至关重要，因此鼓励家庭成员参与教育非常必要，一方面为患者提供必要的支持与帮助，另一方面可借助获得的知识起到监督指导的作用。

6.循序渐进原则

任何健康教育内容的讲解都不是一朝一夕能完成的。为了使受教育者更好地掌握教育内容,阶梯式教育是非常有效的一种方法,即遵循"由简到繁""由易到难"的原则开展教育工作。

7.直观性原则

许多医学知识对患者来说都是陌生的、抽象的。护士可通过床边演示、录像及图文并茂的教育手册和现场观摩等教学手段,使患者教育效果更加有效、直接,提高学习效果。

8.科普化原则

健康教育不同于学校教育,专业性弱于后者,主要目的是传播健康信息,改善患者的健康行为。因为教育对象多为普通居民,所以教育内容及使用的语言应做到通俗化以便于患者理解和接受。

9.激励原则

激励教育是最抓住患者心理,为患者提供教育享受的一种手段,在激励教育过程中,患者常会增强学习的动力,提高学习的兴趣,特别是对已取得的成绩有很强的心理满足,这些都是激发患者再学习、取得最佳学习效果的必备条件。

10.动机导向原则

该原则与目标导向原则有异曲同工之处,本质都是希望健康教育能够达成预定的效果。只是在教育过程中更加体现目的性,也可称为目的导向原则。如围术期的外科患者,其术前、术后、出院前的护理有明显的阶段性和目的性。

(四)健康教育的组成要素

健康教育需要诸多因素组成,每个因素都在教育的过程中发挥着自身的作用。尤其是人员和工具。二者是教育所需的基本要素,缺一不可。

1.人员组成要素

(1)教育者:教育者是实施健康教育工作的主体和核心,是教育项目设计的重要成员,对整个教育活动起主导作用。

(2)教育对象:覆盖面很广,可以是城镇居民、患者或患者家属等。往往与教育内容、教育目的、社会需要等有关。在面对不同疾病、不同环境时,每个人都有机会成为被教育对象。

(3)专业人员:是教育效果保障的关键,专业人员可以提供最先进、最专业的技术支持,可与教育者配合共同解决教育对象存在的一些专业问题。

(4)相关人员和组织:正如前面概念中所提到的教育不是简单的宣教,而是有目的、有计划、有组织、有干预、有效果评价的项目活动,因此仅靠教育者和专业人士是远远不够的,需要有协调人员、组织人员的参与,保障教育活动的多个环节能够紧密的结合,保证教育效果的顺利达成。

2.教育工具的配置与应用

教育工具是实施教育必不可少的组成要素,好的教育工具能够为教育者带来极大的便利,引导患者积极地参与教育,使教育达到事半功倍的效果。

(1)基础教育工具的配置:计算机、投影仪、幕布、教育场地、激光笔等工具。

(2)示教型教育工具:可根据教育的目的、内容合理配置,如在讲述胰岛素注射技术时可将胰岛素笔、笔用针头、模拟注射部位、消毒物品等配置齐全便于被教育者在学习时有直观的感受,甚至可以现场亲自操作。

(3)信息教育平台:是当今社会非常便捷及实用的教育工具,其优点是覆盖面广,受众人数多,而且获取信息和反馈及时,是满足多层次需求理想的工具。在传统大众传媒,广播、电视、报纸、网络、传播材料,小折页、墙报、标语等形式基础上,互联网的加盟更加体现优势,可以利用微信、QQ 等平台更加便利的传播知识,获取、反馈信息满足教育的实际需要。

(五)教育者应具备的能力

教育者是健康教育的核心,在教育过程中起主导作用。作为教育者其能力的高低将直接影响教育效果的取得,因此教育者能力建设至关重要。

1.学习能力

学习是教育者获取新知识和技能的重要手段,学习能力的高低与否对于教育者专业水平的提高至关重要。

2.教育能力

教育能力是教育者从事教育工作最基本和最重要的能力。教育能力的高低直接影响教育效果,教育能力强可以调动患者及家属的学习动力,激发他们积极参与学习的热情,从而达到理想的教育效果。

3.沟通能力

沟通能力是教育者必备的重要能力之一,好的沟通能力可以及时发现患者存在的问题,建立良好的护患关系,取得对方的信任,对于达成好的效果至关重要。

4.专业技能

专业技能是教育者应具备的基本能力。专业技能强才能保障传授知识的准确,使受教育者获得正确的信息,保障教育的效果。

5.科研能力

科研能力是发现问题、分析问题、解决问题,或在解决问题时所创造的能力。科研能力的取得对于教育者而言能够使他们更能细致地发现问题,理性全面地分析问题,及时总结教育中的经验从而保障教育的科学实施。

二、护理人员在健康教育中的作用

随着医学模式的转变,实施"以患者为中心"的整体护理已全面展开。整体护理工作不仅需要护理人员做好患者的身心照护,还要在实施照护的过程中融入健康教育;不仅为患者住院期间的生活质量提供保障,还要为延续护理奠定良好基础。

(一)护理人员在健康教育中的作用

1.桥梁作用

护理健康教育是一种特殊的教学活动,护理人员作为教育者不同于一般意义上的教师。其所体现的教育职能之一就是在患者不健康行为与健康行为之间架起一座传授知识和矫正态度的桥梁。这种桥梁作用要求护理人员必须把教学重点放在帮助患者建立健康行为上。

2.组织作用

护理人员是护理健康教育的具体组织者和实施者。护理健康教育计划的制订,教育内容、教育方法的选择和教学进度的调控都由护理人员来策划和决定。有目的、有计划、有评价的教育活动就是通过护理人员的组织来实现。因此护理人员必须掌握护理健康教育的基本原则和基本技能,创造性地做好患者护理健康教育的组织工作。

3.协调作用

护理健康教育是一个完整的教育系统,虽然护理健康教育计划由护理人员来制订,但在实施护理健康教育计划的过程中需要各类人员的密切配合。护理人员在与各类人员的组织协调中处于十分重要的位置,扮演着举足轻重的角色。护理人员作为联络者应担负起与医师、专职教育人员、营养师、物理治疗师等相关人员的协调作用以满足患者对护理健康教育的需求。

4.教育作用

护理人员是健康教育的主要实施者,在实施过程中承担主体责任,不仅为患者提供科学有效的健康管理信息,而且指导患者如何实践健康行为。

(二)护理健康教育与整体护理的关系

护理健康教育是整体护理的重要组成部分,其在临床实践中的具体实施丰富了整体护理的内涵,使护理人员和患者有机的联系在一起,通过健康教育使患者更加理解护理工作的内涵,提高配合护理工作的质量,使整体护理更加落实到位。同时健康教育还可作为整体护理向纵深发展的抓手,提供进一步发展的可操作性平台。

(三)健康教育实施中应注意的法律问题

1.保持医护健康教育的一致性

在医院健康教育义务往往由医护共同承担,虽然教育内容侧重不同,但在开展教育的过程中,有许多知识涉及疾病的病理变化和转归。因此,医护教育应保持一致,避免引发医患、护患纠纷。

2.掌握语言沟通的技巧

沟通不当容易导致患者的误解,因此在健康教育的过程中适当地使用解释性语言十分重要。除了应用通俗易懂的大众化语言外,更要掌握婉转修饰的语言艺术,切忌说话生、冷、硬,引发不必要的纠纷。

3.正确处理好患者知情同意权和保护性医疗制度之间的关系

对实施保护性医疗的患者,护理人员不应对保密的内容进行讲解,以免加重患者的心理负担导致病情加重等不良后果的出现。

4.明确职责范围

正确对待健康教育中医护分工协作问题。随着医疗纠纷的增加,医疗护理的责任及风险也在不断增加,作为护理人员应准确了解其工作职责的法律范围,明确哪些教育工作自身可以独立完成,哪些需有医嘱或在医师指导下进行,防止发生法律纠纷。

三、护理健康教育的程序与常见类型

健康教育是一项系统工作,它与简单的宣教工作有着本质的不同,高水平的教育工作有着科学的流程,严谨、规范教育程序的落实是教育效果取得的关键,因此对于护理人员而言,以下的程序是需要掌握的,以便在教育活动的实施中能够很好地应用。

(一)护理健康教育的程序

1.评估教育需求

评估是健康教育工作的起点,是教育者发现问题、了解患者需求的有效环节。此阶段工作的重点包括明确患者急需解决的问题、患者最重要的需求、患者是否做好了接受教育的准备、患者学习的能力如何、目前具备的条件如何等内容。

2.确定教育目标

健康教育目标是希望教育活动后患者能够达到的健康状态或行为的结果,也是评价教育效果的一种标准。教育目标的制订应遵循"SMART"原则,即 S(special,特异性)、M(measurable,可测量)、A(achievable,经过努力能达到的或是能完成的)、R(reliability,可靠性)、T(time bound,在明确规定时间内完成)等特征。

3.制订教育计划

教育计划的制订是一个非常缜密的环节,涉及内容比较全面,是健康教育落实达到教育目标的基础,对教育者而言是很好的能力考验。

(1)教育计划应包含教育时间、地点、受教育对象、主要教育者、教育重点内容、教育方法和应用辅助工具、评价方法等要素及内容。

(2)教育计划制订应体现遵循目标导向原则、鼓励患者积极参与原则、可行性及灵活性等原则。

4.实施教育计划

教育计划是健康教育的核心环节。此环节除了考验教育者专业技能外,沟通能力也在此环节得以充分展现,特别是一些重要的技巧也会用到。如教育过程中应注重教育信息的双向沟通,给患者提问的机会;适当重复重点内容加深患者的记忆,可以采用不同方式加以强化;使用适宜的教育辅助材料,调动患者参与的热情,同时增加直观性和趣味性;根据疾病特点教育可以设计成不同的形式,以提高健康教育的效果。

5.评价教育效果

教育效果的评价是考核教育效果及目标是否达成的关键环节,是完善和修改教育计划更有针对性满足患者健康需求的必备过程。评价过程可根据教育内容在不同时间完成,可进行阶段性评价,也可进行结果评价或过程评价。

(二)健康教育常见类型

1.门诊教育

门诊教育是指在门诊就诊期间对患者实施的教育。由于患者所患疾病特点不同,教育方式可灵活选择。

(1)教育处方:受就诊时间、空间限制,对于就诊时间短、疾病知识极度缺乏或者记忆能力降低的老年患者,教育处方可以以医嘱的形式对患者的行为和生活方式予以指导。

(2)候诊教育:在一些条件较好或候诊区相对独立的门诊区域,可针对候诊知识及该科的常见疾病的防治进行相关教育,不仅可以缓解患者就诊等待焦虑的情绪,而且可增加相关疾病的防控知识。

(3)随诊教育与管理:随诊教育与管理是非常有效的一种教育管理方式,它具有连续性、延续性特点。在随诊过程中不仅可根据发现的问题及时给予必要的教育指导,还可以做好阶段性评价工作。

(4)设立教育门诊:教育门诊是一种新型的教育管理方式,其特点是可为门诊就诊患者提供个体化、有针对性的健康教育。目前它是健康教育系统模式的一种典型代表,也是教育效果最佳的表现形式。

2.住院教育

住院教育主要目的是提升患者对自身疾病、治疗与护理的认识程度,从而提高依从性,巩固住院治疗的效果,提高患者自我管理能力,进一步促进机体康复。

(1)入院教育:是住院教育的起点,其目的在于使住院患者积极调整心态,尽快适应医院环境从而配合治疗和护理。主要内容涉及病房环境、相关制度、与疾病相关的一些风险等。

(2)在院教育:指医护人员在患者住院期间进行的教育。此阶段教育的内容较系统,教育内容往往是循序渐进根据患者健康需要的轻重缓急、治疗护理特点有针对性地选择和实施。涉及内容主要包括疾病的病因、发病机制、症状、并发症、治疗原则、饮食、心理作用等,其主要目的是提高患者的依从性,更好地配合治疗。

(3)术前及术后教育:是保证手术效果有效的途径之一。术前教育可有效缓解患者心理压力减少神秘感所带来的焦虑,为手术实施做好相应的准备。术后教育对术后康复、减少并发症的意义重大。

(4)出院教育:是延续护理的起点,为患者院外能够实施自我管理奠定良好的基础。出院教育涉及的内容较为广泛,包括患者自身行为管理、药物管理、疾病随诊、家庭支持、社会支持等诸多方面。

四、护理健康教育的内容及常用方法

护理涉及健康教育的内容和方法与通常意义上的健康教育其内容会因教育目的不同略有差异,前者更有针对性,特殊性更加突出,后者普适性更为明显,因此在教育内容的选择上侧重点会有所不同。

(一)护理健康教育的内容

1.疾病的防治知识

疾病的防治知识是护理健康教育的基本内容。护理人员面对的教育对象多为患者,这些受教育对象往往多患有不同的疾病。为了取得患者的配合,提高疾病治愈的速度,做好相关疾病防治知识教育内容的选择至关重要。

2.各种仪器及器械治疗的知识

随着医学的发展和进步,越来越多的仪器设备应用于临床,为临床带来更多的诊治手段。但是由于患者对一些仪器设备的作用和功能缺乏了解,常常会出现不同程度的问题,对患者和仪器本身造成负面的影响。因此做好仪器使用方面的健康指导,不仅能使患者了解仪器使用的意义,同时可减少使用风险产生的不良后果。

3.各种检查化验的知识

化验检查是临床常用的一种诊查手段,是体现患者病情状态的客观依据。然而很多患者并不知晓所做化验指标代表的意义,忽视甚至拒绝医师的建议,因此通过各种检查化验知识的教育一方面使患者对检验指标意义有所认识,另一方面可通过指标对自身疾病有正确的认识,配合治疗,主动根据自身病情需要完成相关检验为合理治疗提供依据。

4.合理用药的知识

药物治疗是最重要的治疗手段,是医、护、患三方均关注的医疗问题。药物的合理使用是保证患者用药安全取得最佳治疗效果的基础。合理用药知识的教育可使患者掌握自身用药的作用、意义,积极配合治疗,同时减少患者在院外用药不当造成的风险,提高治疗的安全性。

5.有利于健康行为与行为训练的知识

健康行为是预防各种疾病保障生命健康的基础。然而随着经济的发展人们的生活方式发生了巨大的变化,使得健康行为渐渐被人们所忽视甚至远离,随之而来各种急慢性疾病的暴发。然而很多人包括患者对健康行为及对疾病影响的意义并不了解或知之甚少,因此开展这方面的教育意义重大,它可切断疾病发生的根源,减少疾病的再发。

(二)健康教育常用的方法

1.一对一教育

一对一教育是目前临床中非常有效的一种教育手段。它可以根据患者实际需求进行"量身定制",目的性强,在征集患者存在健康问题的基础上,能够根据患者意愿确定优选问题并与患者共同制订教育计划、干预措施及目标,有的放矢解决患者存在的问题。

2.小组教育

小组教育是目前在临床中常用的一种教育模式,与一对一教育相比既能节省教育者人力同时又能覆盖较多的被教育者。在教育过程中可以将大家感兴趣的同一主题或内容进行讨论达成共识并分享经验。

3.集体教育

常见的形式多为大课堂教育,它可覆盖更多更广的人群,有一定的声势会产生较大的影响力。

4.同伴支持教育

同伴支持教育是近年来比较有影响力的一种教育模式,其特点是将有相似或相同病情或疾病经历的患者组织在一起,相互之间无等级,他们可将共同的疾病经历和感受进行分享,做到彼此聆听、自由讨论,进而产生共鸣。

由于健康教育所处的环境不同,面对的教育对象也各有差异,因此健康教育方法的选择也应因人而异、因地制宜。健康教育的方法也不是单一的,必要时可以评估患者具体情况和需求将几种方法结合在一起使用,达到互相弥补、取长补短的作用,使健康教育的效果达到最大化。

(黄夏萍)

第三节 护理人员人力资源管理

一、护理人员编配

(一)人员编制

1.护理人员编制的原则

(1)功能需要的原则:护理人员的编配应根据医疗改革的相关要求及医院的性质、规模、功能、任务和发展趋势,科学地、合理地设置护理岗位,明确岗位职责和任职条件,以保证各项护理任务的顺利完成及护理质量的持续提高。护理人员配置应以满足医院功能及服务效率需要为原则,根据实际护理工作量、患者危重程度和疾病种类、护士能力等因素配备护理人员总数及不同层次人员的数量。如综合医院与专科医院因其功能不同,需要人员的编制也有各异,重症监护室(ICU)、急诊护理任务繁重,需要护理人员的数量也相对增加。

(2)以人为本的原则:医学模式的转变及优质护理的实施,要求护理工作应为患者提供责任制整体护理,因此配置护理人员数量、结构等应以满足患者的护理需要为原则,体现"以患者为中心"的服务宗旨,结合医院的情况和护理工作的发展需要,科学地配置护理人员。

(3)能级对应的原则:指在护理人力资源管理中,要根据科室实际情况,依据护士临床护理服务能力、专业水平,结合工作年限、职称和学历等科学设置护理岗位。充分发挥不同层次护理人员作用,优化人力资源配置,体现对临床护士进行合理分工、分层管理、能级对应,以使不同岗位的护士数量和能力素质满足工作需要,如危重患者护理由年资高、专业能力强的高级责任护士负责,病情稳定的患者可由低年资护士负责。

(4)结构合理的原则:护理人员的编配不仅要根据工作性质、专业特点、教学及科研任务的需求考虑人员数量,而且还需考虑人员群体的结构比例。在编制结构中应体现不同资历(老、中、青)、不同职称(初级、中级、高级)、不同层级(N_0、N_1、N_2、N_3、N_4)及学历结构符合要求的护士的合理编配,优化人才组合,充分发挥个人潜能,以达到提高工作效率的目的。

(5)动态调整的原则:责任制整体护理的实施、护理专业的发展、服务对象的变化及医院功能的拓展,对护理人员编制、动态管理提出了新的要求,同时员工的继续医学教育、培训、生育及退休等都涉及人员的调整。医院应当制订护士人力紧急调配预案,建立机动护士人力资源库,及时补充临床护理岗位护士的缺失,确保突发事件及特殊情况下临床护理人力的应急调配。

2.护理人员编配

(1)《全国护理事业发展规划(2016—2020年)》将"增加医院护士配置、充实基层护理力量、优化护士队伍结构"等作为重点任务,2016—2020年相关要求如下:①全国三级综合医院、部分三级专科医院(肿瘤、儿童、妇产、心血管病专科医院)全院护士与实际开放床位比0.8∶1,病区护士与实际开放床位比0.6∶1。②全国二级综合医院、部分二级专科医院(肿瘤、儿童、妇产、心血管病专科医院)全院护士与实际开放床位比0.7∶1,病区护士与实际开放床位比0.5∶1。③护士队伍学历结构:三级医院中大专以上学历护士应当不低于80%,二级医院中大专以上学历护士应当不低于50%。

(2)《卫生部关于实施医院护士岗位管理指导意见》《医院评审标准实施细则(2011年版)》等均从不同角度、不同层面对医院护理人员配置提出要求。①临床护理人员(临床护理岗、护理管理岗)占护理人员总数≥95%。②护理管理岗位人数占全院护理岗位的百分比不应超过10%。③ICU护士与实际床位之比≥3∶1。④新生儿病房护士与床位比≥0.6∶1。⑤母婴同室病房护士与床位比≥0.6∶1。⑥冠心病监护病房、新生儿监护室护士与床位比(1.5~1.8)∶1。⑦手术部护士与手术间之比3∶1。⑧血液透析室1名护士负责4~5台透析机的操作。⑨急诊观察室护士与床位比应当≥0.4∶1,急诊抢救室护士与床位比≥1.5∶1。⑩医院应当依据服务规模、床位数量和床位使用率等因素,动态调整护士配置数量并落实护士编制,保证医疗护理质量。如床位使用率≥93%时,病房护士总数与实际床位比应达到0.5∶1;床位使用率≥96%,平均住院日小于10天时,病房护士总数与实际床位比应达到0.6∶1。

(3)各级护理管理部门应建立紧急护理人力资源调配的规定及执行方案。护理部应根据护理工作需要对全院护士进行合理配置和调配,掌握全院护理岗位护士分布的情况。科护士长、病房护士长可以在科室、病房层面根据工作量合理调配护士。

3.按实际工作需要配置人员数量

根据相关的人力配置要求,各级医院护理人力都应根据医院规模、专科特点、工作量等实际需要和发展要求,合理配置护理人员数量。近年来,护理管理者分别进行了计数法、工时测量法、负荷权重法、护理科研项目法、患者分类系统法、护理活动评分法等相关研究,为临床护理人力资源配置提供测量方法。

以总工作量为依据计算编制方法,即工时测定法,是目前医院最常用的一种测量方法。此方法是以医院各科室的实际工作量、护士工作效率、工作班次、出勤率为依据,在准确测量完成护理工作全过程所消耗的时间的基础上,考虑床位数量及床位使用率因素,运用公式计算,合理配置护理人力资源的方法,适用于住院部护理人员的配置测算。

(二)护理人员排班

1.排班原则

(1)护理排班应根据不同专科特点,以患者的护理需要为依据,合理安排人力;需要 24 小时持续性工作的临床护理岗位应当科学安排人员班次,保证护理工作的连续性,以利于医疗护理教学科研工作的顺利进行。

(2)护士排班兼顾临床需要和护士意愿,体现对患者的连续、全程、人性化护理。

(3)根据患者病情、护理难度及技术要求,对责任护士进行合理分工和搭配,护理工作量较大、危重患者较多时,应当增加护士的数量,体现能级对应,各尽其责,提高团队的工作效率。

(4)实施弹性排班,根据单位时间段内的护理工作量合理的安排人力,保证患者及时正确的治疗及护理,并能充分发挥个人效能。

(5)遇有突发事件和紧急情况,应随时对人员进行调整。医院应有护理人员的储备,以供紧急状态或特殊状态下调配使用。有条件的医院可以建立机动护士人力资源库,保证应急需要和调配。

(6)应常备机动人员供随机调整,以保证护理人员的健康、学习和休息,充分体现以人为本的管理原则,以利于调动护理人员工作积极性。

(7)排班必须依据劳动法、医院及护理部的政策和规定实施。通过合理的排班可保证人力配备适当,班次相对稳定并有一定弹性,有利于随时调整,保证工作质量并达到公平公正人力运作的最佳效果。

2.排班方法

根据医院的类型和科室的不同任务,排班方法可有不同,只要符合上述原则并得到本单位护理管理者及护理人员的认可即可执行,在此仅举例说明。

(1)集中式排班方法,有三班制和两班制。①三班制:将 24 小时分为 3 个时段,即早、中、晚三个班次,三个班次做到相互衔接,保证护理工作的连续性。白班可按各岗位(如办公室护士、责任护士等)分工。②两班制:将 24 小时分为 2 个时段即白班和夜班,便于护理人员集中工作时间,减少路途往返。一般适用于病种单一、患者病情较轻的病房。

(2)弹性值班排班方法,即根据病房单位时间工作量的不同合理安排人力。如晨晚间护理内容较多,可增添人员,以保证各班任务的完成,利于提高效率及质量。

(3)特殊科室(如急诊、采血室、ICU、手术部、产房等)均可根据其工作特点合理安排班次。

二、护士岗位管理

医院应当实行护理岗位管理,按照科学管理、按需设岗、保障患者安全和临床护理质量的原则,合理设置护理岗位,明确岗位职责、任职条件,健全管理制度,提高管理效率。

（一）护理岗位设置

《卫生部关于实施医院护士岗位管理的指导意见》中对改革护士管理方式、护理岗位设置等方面提出了明确的要求。

1.护理岗位设置的原则

（1）以改革护理服务模式为基础：实行"以患者为中心"的责任制整体护理工作模式，在责任护士全面履行专业照顾、病情观察、治疗处置、心理护理、健康教育和康复指导等职责的基础上，开展岗位管理相关工作。

（2）以建立岗位管理制度为核心：医院根据功能任务、规模和服务量，将护士从按身份管理逐步转变为按岗位管理，科学设置护理岗位，实行按需设岗、按岗聘用、竞聘上岗，逐步建立激励性的用人机制。通过实施岗位管理，实现同工同酬、多劳多得、优绩优酬。

（3）以促进护士队伍健康发展为目标：遵循公平、公正、公开的原则，建立和完善护理岗位管理制度，稳定临床一线护士队伍，使医院护士得到充分的待遇保障、晋升空间、培训支持和职业发展，促进护士队伍健康发展。

（4）建立合理的岗位系列框架：运用科学的方法，收集、分析、整合工作岗位相关信息，对岗位的职责、权力、隶属关系、任职资质等作出书面规定并形成正式文件，制订出合格的岗位说明书。

2.护理岗位的设置

医院护理岗位设置分为护理管理岗位、临床护理岗位和其他护理岗位。

（1）护理管理岗位：护理管理岗位是从事医院护理管理工作的岗位，包括护理部主任、副主任、科护士长、护士长和护理部干事。护理管理岗位的人员配置应当具有临床护理岗位的工作经验，具备护理管理的知识和能力。医院应当通过公开竞聘，选拔符合条件的护理人员从事护理管理岗位工作。

（2）临床护理岗位：是护士为患者提供直接护理服务的岗位，主要包括病房（含重症监护病房）、门诊、急诊科、手术部、产房、血液透析室、导管室、腔镜检查室、放射检查室、放射治疗室、医院体检中心等岗位。临床护理岗位含专科护士岗位和护理教学岗位。重症监护、急诊急救、手术部、血液净化等对专科护理技能要求较高的临床护理岗位宜设专科护理岗位。承担临床护理教学任务的医院，应设置临床护理教学岗位。教学老师应具备本科及以上学历、本专科5年及以上护理经验、主管护师及以上职称，经过教学岗位培训。

（3）其他护理岗位：是护士为患者提供非直接护理服务的岗位，主要包括消毒供应中心、医院感染管理部门、病案室等间接服务于患者的岗位。

（二）岗位职责

1.护理管理岗位职责

（1）护理部主任职责：①在院长及主管副院长的领导下，负责医院护理行政、护理质量及安全、护理教学、护理科研等管理工作。②严格执行有关医疗护理的法律、法规及安全防范等制度。③制订护理部的远期规划和近期计划并组织实施，定期检查总结。④负责全院护理人员的调配，向主管副院长及人事部门提出聘用、奖惩、任免、晋升意见。⑤教育各级护理人员培养良好的职业道德和业务素质，树立明确的服务理念，敬业爱岗，无私奉献。⑥加强护理科学管理。以目标为导向，以循证为支持，以数据为依据。建立护理质量评价指标，不断完善结构—过程—结果质量评价体系。⑦建立护士培训机制，提升专业素质能力。建立"以需求为导向，以岗位胜任力为核心"的护士培训制度。制订各级护理人员的培训目标和培训计划，采取多渠道、多种形式的业务技术培训及定期进行业务技术考核。⑧负责护生、进修护士的教学工作,创造良好的教学条件和实习环境,督促教学计划的落实,确保护理持续质量改进。⑨组织制订护理常规、技术操作规程、护理质量考核标准及各级护理人员的岗位职责。积极开展护理科研和技术革新,引进新业务、新技术。⑩主持护理质量管理组的工作,使用现代质量管理工具、按照 PDCA 程序,做好日常质量监管。⑪深入临床,督导护理工作,完善追踪管理机制,做到持续监测、持续分析、持续改进。⑫定期召开护士长会议,部署全院护理工作。定期总结分析护理不良事件,提出改进措施,确保护理持续质量改进。⑬定期进行护理查房,组织护理会诊及疑难疾病讨论,不断提高护理业务水平及护理管理质量。⑭制订护理突发事件的应急预案并组织实施。

(2)护理部副主任职责:①在护理部主任的领导下,负责所分管的工作,定期向主任汇报。②主任外出期间代理主任主持日常护理工作。

(3)科护士长职责:①在护理部、科主任领导下全面负责所属科室的临床护理、教学、科研及在职教育的管理工作。②根据护理部工作计划制订本科室的护理工作计划,按期督促检查、组织实施并总结。③负责督促本科各病房认真执行各项规章制度、护理技术操作规程。④负责督促检查本科各病房护理工作质量,加强护理质量评价指标监测,利用管理工具对问题进行根本原因分析,制订对策,达到持续质量改善的效果。⑤有计划地组织科内护理查房,疑难病例讨论、会诊等。解决本科护理业务上的疑难问题,指导临床护理工作。⑥有计划地组织安排全科业务学习。负责全科护士培训和在职教育工作。⑦负责组织并指导本科护士护理科研、护理改革等工作。⑧对科内发生的护理不良事件按要求及时上报护理部,并进行根本原因分析、制订改进对策,做好记录。

(4)护士长职责:有以下几点。

门诊部护士长职责:①在护理部、门诊部或科护士长领导下,负责门诊部及其管辖各科室的护理行政及业务管理。督促检查护理人员及保洁人员的岗位责任制完成情况。②负责制订门诊护理质量控制标准,督促检查护理人员严格执行各项规章制度和操作技术标准规程,认真执行各项护理常规。③根据医院和护理部总体目标,制订本部门的护理工作目标、工作计划并组织落实,定期总结。④负责护理人员的分工、排班及调配工作。负责组织护士做好候诊服务。⑤组织专科业务培训和新技术的学习,不断提高门诊护理人员的业务技术水平。⑥负责对新上岗医师、护士和实习生,进修人员介绍门诊工作情况及各项规章制度,负责实习、进修护士的教学工作。⑦落实优质护理措施,持续改进服务质量。⑧负责督促检查抢救用物、麻精药品和仪器管理工作。⑨负责计划、组织候诊患者健康教育和季节性疾病预防宣传。⑩严格执行传染病的预检分诊和报告制度,可疑传染病患者应及时采取隔离措施,防止医院感染。⑪制订门诊突发事件的应急预案,定期组织急救技能的培训及演练,保证安全救治。⑫加强医护、后勤及辅助科室的沟通,不断改进工作。⑬建立不良事件应急预案,加强不良事件的上报管理,并落实改进对策。

急诊科护士长职责:①在护理部主任和科主任领导下,负责急诊科护理行政管理及护理部业务技术管理工作。②制定和修订急诊护理质量控制标准,督促检查护理人员严格执行各项规章制度和操作技术标准规程,认真执行各项护理常规。组织实施计划,定期评价效果,持续改进急诊科护理工作质量。③根据医院和护理部总体目标,制订本部门的护理工作目标、工作计划并组织落实,定期总结。④负责急诊科护理人员的分工和排班工作。⑤督促护理人员严格执行各项规章制度和操作技术规范,加强业务训练,提高护士急救的基本理论和基本技能水平。复杂的技术要亲自执行或指导护士操作,防止发生不良事件。⑥负责急诊科护士的业务训练和绩效考核,提出考核、晋升奖惩和培养使用意见。组织开展新业务、新技术及护理科研。⑦负责护生的临床见习、实习和护士进修的教学工作,并指定有经验、有教学能力的护师或护师职称以上的人员担任带教工作。⑧负责各类物资的管理。如药品、仪器、设备、医疗器材、被服和办公用品等,分别指定专人负责请领、保管、保养和定期检查。⑨组织护士准备各种急救药品、器械,定量、定点、定位放置,并定期检查及时补充,保持急救器材物品完好率在100%。⑩加强护理质量评价指标监测及数据的分析、评价,建立反馈机制,达到持续改善的效果。⑪建立、完善和落实急诊"绿色通道"的各项规定和就诊流程,组织安排、督促检查护理人员配合医师完成急诊抢救任务。巡视观察患者,按医嘱进行治疗护理,并做好各种记录和交接班工作。⑫加强护理质量管理,及时完成疫情统计报告,检查监督消毒隔离,保证室内清洁、整齐、安静,防止医院感染。⑬建立不良事件应急预案,加强不良事件的上报管理,并落实改进对策。

病房护士长职责:①在护理部主任及科主任的领导下,负责病房的护理行政及业务管理。②根据医院和护理部的工作目标,确定本部门的护理工作目标、计划并组织实施,定期总结。③科学分工,合理安排人力,督促检查各岗位工作完成情况。④随同科主任查房,参加科内会诊、大手术和新开展手术的术前讨论及疑难病例的讨论。⑤认真落实各项规章制度和技术操作规程,加强医护合作,严防不良事件的发生。⑥参加并指导危重、大手术患者的抢救工作,组织护理查房、护理会诊及疑难护理病例讨论。⑦组织护理人员的业务学习及技术训练,引进新业务、新技术,开展护理科研。组织并督促护士完成继续医学教育计划。⑧加强护理质量评价指标监测及数据的分析、评价,建立反馈机制,达到持续改善的效果。⑨经常对护理人员进行职业道德教育,不断提高护理人员的职业素质和服务质量。⑩组织安排护生和进修护士的临床实习,督促教学老师按照教学大纲制定教学计划并定期检查落实。⑪负责各类物品、药品的管理,做到计划领取。在保证抢救工作的前提下,做到合理使用,避免浪费。⑫各种仪器、抢救设备做到定期测试和维修,保证性能良好,便于应急使用。⑬保持病室环境,落实消毒隔离制度,防止医院感染。⑭制订病房突发事件的应急预案并组织实施。⑮协调沟通医护患、后勤及辅助科室的关系,经常听取意见,不断改进工作。⑯建立不良事件应急预案,加强不良事件的上报管理,并落实改进对策。

夜班总护士长职责:①在护理部领导下,负责夜间全院护理工作的组织指导。②掌握全院危重、新入院、手术患者的病情、治疗及护理情况,解决夜间护理工作中的疑难问题。③检查夜间各病房护理工作,如环境的安静、安全,抢救物品及药品的准备,陪伴及作息制度的执行情况,值班护士的仪表、服务态度。④协助领导组织并参加夜间院内抢救工作。⑤负责解决临时缺勤的护理人员调配工作,协调科室间的关系。⑥督促检查护理人员岗位责任制落实情况。⑦督促检查护理人员认真执行操作规程。⑧书写交班报告,并上交护理部,重点问题还应做口头交班。

2.护理人员技术职称及职责

(1)主任/副主任护师职责:①在护理部主任或护士长的领导下,负责本专科护理、教学、科研等工作。②指导制订疑难患者的护理计划,参加疑难病例讨论、护理会诊及危重患者抢救。③经常了解国内、外护理发展新动态,及时传授新知识、新理论,引进新技术,以提高专科护理水平。④组织护理查房,运用循证护理解决临床护理中的疑难问题。⑤承担高等院校的护理授课及临床教学任务。⑥参与编写教材,组织主管护师拟定教学计划。⑦协助护理部主任培养教学、科研高级护理人才,组织开展新业务,参与护理查房。⑧协助护理部主任对各级护理人员进行业务培训及考核。⑨参与护理严重事故鉴定会,并提出鉴定意见。⑩制订科研计划并组织实施,带领本科护理人员不断总结临床护理工作经验,撰写科研论文和译文。⑪参与护理人员的业务、技术考核,审核、评审科研论文及科研课题,参与科研成果鉴定。⑫参与护理技术职称的评定工作。

(2)主管护师职责:①在本科护士长的领导及主任(副主任)护师的指导下,参与临床护理、教学、科研工作。②完成护士长安排的各岗及各项工作。③参与复杂、较新的技术操作及危重患者抢救。④指导护师(护士)实施整体护理,制订危重、疑难患者的护理计划及正确书写护理记录。⑤参加科主任查房,及时沟通治疗、护理情况。⑥协助组织护理查房、护理会诊及疑难病例讨论,解决临床护理中的疑难问题。⑦承担护生、进修护士的临床教学任务,制订教学计划,组织教学查房。⑧承担护生的授课任务,指导护士及护生运用护理程序实施整体护理,做好健康教育。⑨参与临床护理科研,不断总结临床护理经验,撰写护理论文。⑩协助护士长对护师及护士进行业务培训和考核。⑪学习新知识及先进护理技术,不断提高护理技术及专科水平。

(3)护师职责:①在病房护士长的领导及主任护师、主管护师的指导下,进行临床护理及护理带教工作。②参加病房临床护理实践,完成本岗任务,指导护士按照操作规程进行护理技术操作。③运用护理程序实施整体护理,制订护理计划,做好健康教育。④参与危重患者的抢救与护理,参加护理查房,协助解决临床护理问题。⑤指导护生及进修护士的临床实践,参与临床讲课及教学查房。⑥学习新知识及先进护理技术,不断提高护理业务技术水平。⑦参加护理科研,总结临床护理经验,撰写护理论文。

(4)护士职责:①在护士长的领导和上级护师的指导下进行工作。②认真履行各岗职责,准确、及时地完成各项护理工作。③严格遵守各项规章制度,认真执行各项护理常规及技术操作规程。④在护师指导下运用护理程序实施整体护理及健康教育并写好护理记录。⑤参与部分临床带教工作。⑥学习新知识及先进护理技术,不断提高护理技术水平。

(三)绩效考核

绩效考核是人力资源管理中的重要环节,是指按照一定标准,采用科学方法评定各级护理人员对其岗位职责履行的情况,以确定其工作业绩的一种有效管理方法,其考核结果可作为续聘、晋升、分配、奖惩的主要依据。建立科学的绩效评价体系是开展绩效管理的前提与基础,根据不同护理岗位的特点,使绩效考核结合护士护理患者的数量、质量、技术难度和患者满意度等要素,以充分调动广大护士提高工作水平的主动性和积极性。

1.绩效考核重点环节

绩效考核的目的不是考核护士,而是通过"评估"与"反馈"提升护士工作表现,拓宽职业生涯发展空间。绩效考核包括三个重点环节。

(1)工作内容和目标设定:护士长与护士就工作职责、岗位描述、工作标准等达成一致。

(2)绩效评估:护士的实际绩效与设定标准(目标)比较、评分过程。

(3)提供反馈信息:需要一个或多个信息反馈,与护士共同讨论工作表现,必要时共同制订改进计划。

2.绩效考核步骤

绩效考核是一个动态循环的过程,是绩效管理中的一个环节。绩效考核的步骤包括以下几方面。①绩效制度规划:包括明确绩效评估目标、构建具体评估指标、制订绩效评估标准、决定绩效评估方式;②绩效的执行:资料的收集与分析;③绩效考核与评价;④建立绩效检讨奖惩制度;⑤绩效更新修订与完善。

3.绩效考核内容

绩效考核的内容包括德、能、勤、绩四个方面。

(1)德:即政治素质、思想品德、工作作风、职业道德等。①事业心:具有强烈的事业心及进取精神,爱岗敬业、为人师表,模范地遵守各项规章制度,认真履行职责。②职业道德:具有良好的职业道德,热心为患者服务,能认真履行医德、医风等各项规定。③团结协作:能团结同志并能协调科室间、部门间、医护间的工作关系。

(2)能:即具备本职工作要求的知识技能和处理实际工作的能力。①专业水平:精通本专业的护理理论,了解本专业国内护理现状和发展动态,有较强的解决实际问题能力和组织管理能力。②专业技能:熟练掌握本岗技能,具有解决疑难问题的能力,并能指导护士的技术操作。③科研能力:科研意识强,能独立承担科研课题的立项任务,开展或引进护理新技术、新业务。④教学能力:具有带教或授课能力能胜任院内、外授课任务,及指导培养下级护士的能力。

(3)勤:工作态度、岗位职责完成情况、出勤及劳动纪律等。

(4)绩:工作效率、效益及成果、奖励及贡献等。绩能综合体现德、能、勤三个方面,应以考绩为主。

4.绩效考核类型

绩效考核不仅局限于管理者对下属绩效的评价,还应采取多种考核方式,以取得良好的评价效果。

(1)按层次分类,有以下5种。①上级考核:较理想的上级考核方式是每位护理人员由上一级管理人员来考核其表现,即逐级考核。这种方式便于评价护理人员的整体表现,反映评价的真实性和准确性。②同级评价:同级的评价是最可靠的评价资料来源之一,因为同级间工作接触密切,对每个人的绩效彼此间能全面地了解。通过同级评价可以增加护理人员之间的信任,提高交流技能,增加责任感。这种方式考评结果比较可信。③下级评价:对管理者的评价可以直接由下级提供管理者的行为信息。为避免护理人员在评议上级时所产生的顾虑,可采取不记名的形式进行"民意测验",其结果比较客观、准确。④自我评价:自我评价法是护理人员及管理人员根据医院或科室的要求定期对自己工作的各方面进行评价。这种方式有利于他们自觉提高自己的品德素质、临床业务水平和管理能力、增强工作的责任感。其结果还可用来作为上级对下级评价的参考,从而减少被考评者的不信任感。⑤全方位评价:全方位评价是目前较常采用的一种评价方法,这种方法提供的绩效反馈资料比较全面。评价者可以是护理人员在日常工作中接触的所有人,如上级、下级、同事、患者、家属等,但实施起来比较困难。

(2)按时间分类法,有以下两种。①日常考核:护理人员个人和所在部门或科室均应建立日常考核手册。个人手册应随时记录个人业绩,包括业务活动、护理缺陷等情况。科室或部门应建立护理人员绩效考核手册,随时对员工的表现、护理质量、护理缺陷、突出的业绩予以记录。②定期考核:定期考核为阶段性考核,可以按周、月、半年、年终等阶段进行考核,便于全面了解员工情况,激发员工的积极性。

5.绩效考核方法

(1)表格评定法:表格评定法是绩效考核中最常见的一种方法。此方法是把一系列的绩效因素罗列出来,如工作质量、业务能力、团结协作、出勤率、护理不良事件等制成表格,最后可用优、良、中、差来表示。此方法利于操作,便于分析和比较。

(2)评分法:将考核内容按德、能、勤、绩的具体标准规定分值,以分值的多少计算考核结果。

（3）评语法：评语法是一种传统的考绩方法。指管理者对护理人员的工作效绩用文字表达出来，其内容、形式不拘一格，便捷易行。但由于纯定性的评语难免带有评价者的主观印象，因此难以做到准确评价和对比分析。

（4）专家评定法：专家评定法即外请专家与本单位的护理管理者共同考评，采用此方法护理专家既能检查、指导工作，又可交流工作经验且比较公正、专业。

6.绩效考评反馈

绩效考评反馈是绩效考评的一种非常重要的环节，它的主要任务是让被考评者了解、认可考评结果，客观地认识自己的不足，以改进工作，提高护理质量。

（1）书面反馈：即对考核结果归纳、分析，以书面报告或表格的形式反馈给科室或当事人。

（2）沟通反馈：即当面反馈，开始先对被评考人的工作成绩进行肯定，然后提出一些不足、改进意见及必要的鼓励。

三、护理人员职业素质

（一）护士应具备的素质及能力

1.职业道德素质

护理工作高尚而平凡，护士职业道德的核心是"利他"和"助人"，护理人员要端正从业动机，具有高尚道德和高度责任心，严守工作岗位，自觉自愿竭尽全力地去为患者解除痛苦。在这种情感的支配下，护士才能够设身处地为患者着想，急患者之所急，想患者之所想，使热爱护理工作的愿望更具有稳定性、专一性和持久性。

2.严谨的慎独精神

"慎独"精神是指护士在无人监督的情况下，仍能坚持医德理念，自觉地履行职责，严格执行操作规程，严格要求自己，对患者尽职尽责，杜绝医疗差错事故的发生。"慎独"精神主要取决于护士自身的修养，严谨的慎独精神是保障护士执业安全的基础，也是护士执业必须具备的条件。

3.文化仪表素质

护士应当学习礼仪常识，使自己的言行举止、着装更得体、更有气质，提升自身形象。在工作中除了精通护理专业知识外，还要多学习一些语言学、哲学、社会公共关系学、人文医学等知识，丰富自己的知识内涵，提高自身文化修养，以应对各种问题和挑战。

4.良好的心理素质

基于护理服务对象的特殊性和职业生活的特殊性，护士必须具备良好的心理素质。首先要有一个良好的精神面貌和健康的心理素质，有坚强的意志，坚持正确的行为准则，以高尚的人格忠实地维护患者的利益。其次在工作中还要不断优化自己的性格，给患者以温馨和信任。例如在抢救工作中，常常会遇到危重患者，这时候护士必须沉着冷静，保持头脑清醒，才能快速准确地实施抢救方案和护理措施。

5.专业技术素质

专业技术素质包括扎实的专业理论知识和娴熟的护理操作技能。理论知识包括掌握各种常见病的症状、体征和护理要点，能及时准确地制订护理计划，实施护理措施。熟练的护理操作技术除了常见的医疗护理技术外，还要求护士精通现岗的专科护理技术，能稳、快、准、好地完成各项护理工作。另外，护士还应掌握急救技术和设备的使用，熟悉急救药品的应用，能熟练地配合医师完成急危重症患者的抢救。

6.较强的法律意识

《医疗事故处理条例》实施、《护士条例》颁布,对医疗护理工作提出了更高的标准。在临床工作中,护士应掌握行业相关法律法规、规章制度,做到依法执业,规范自身的行为,降低职业风险,保障自身权益。因为护理文书具有一定的法律效力,所以护理工作者应具有良好的书写和表达能力,规范书写,做到真实、及时、完整、准确、客观记录。

7.批判性思维能力

由于长期生物医学模式的影响,护士在传统的护理模式中,更多的是"照顾者"和"医师助手"的角色,主动发现问题、分析问题、解决问题能力不足。在护理实践中,护士必须具备独立思考与解决问题的能力,运用批判性思维,把身心护理与健康教育运用于整个护理过程中,为患者提供高质量的护理。管理人员可以通过反思日记法、实践反思讨论法、护理程序、开展个案病例讨论和以问题为中心的学习,锻炼护士的批判性思维能力。

8.敏锐的观察力和快速应急能力

护士要具备敏锐的观察力,在观察病情时,要做到目的明确,边观察边思考,透过现象抓住本质,及时总结不断提高。护士对患者可能出现的问题要有预见性,并作出快速准确的反应。尤其遇到危重患者抢救时,要做到沉着冷静、有条不紊、忙而不乱,为患者赢得最佳的抢救时机。

9.良好的沟通协调能力

护士只有与患者良好交流沟通,才能获得更多有关患者病情的信息,了解患者的需要,及时解决患者的问题。护理工作涉及面广,繁杂多样,连续性、服务性强。因此,学会周密计划、疏通协调的工作方法是保证工作质量、提高工作效率的必要条件。

10.创新科研和循证能力

科学研究对护理事业的发展至关重要,护士要在自己的工作岗位上不断积累经验,形成科研思路,进而将科研成果转化为临床实践。近年来,随着循证医学的发展,用循证依据支持临床、指导临床并带动临床证据转换的理念越来越被临床所接受,护士也需要不断学习和跟进,充实自己所在学科的循证知识,推动循证护理在临床工作的实践与应用。

(二)新护士从接受教育到临床实践的角色转换

护理教育和护理实践是护理学科的两个重要组成部分,也是每一个护士成长历程中必须经历的两个阶段。新护士由学生到护士的角色转换,在其一生经历中占有十分重要的位置。新护士角色转换的成功与否直接影响着事业的成功与失败,如不能及时进行角色转换,在工作中会遇到诸多困难,甚至会影响自己的成长与发展。

1.从教育到实践承担的不同角色

在护理教育中,护生是接受教育的对象,更多的是处于被关心的地位;而在护理实践中,护士变成了患者的保护者,担当着促进患者健康、减轻痛苦、预防疾病的重任,由一个被关心者变成了关心者,角色发生了转变,对护士提出了不同的要求。面对不同的社会文化背景,不同生理、心理、社会、文化等各方面的健康需求的患者,新护士若不能尽快从一个学生角色转变到一个健康保护者,则很难完成临床护理工作。护理院校毕业生只有正确认识自己,才能把握自己,才能找准发挥自己才能的最佳位置。

2.从接受教育到实践须经历的过程

新护士从毕业生到完全进入护士角色不是一蹴而就的,通常需要经历四个阶段。

(1)幻想期:刚从院校毕业的学生往往把未来生活理想化,对角色的期望值过高。他们满怀理想和抱负,渴望在实际工作中一展所学;表现出工作热情高,喜欢表现自己,希望得到患者与同行的赞扬,自我感觉良好。

(2)冲突期:这是角色转变的关键时期。由于大学毕业生角色转换过程中自身的知识储备与社会需求之间的不同程度错位等原因,现实生活中的许多社会现象,很容易引起新护士的困惑,容易产生一种失落感。在工作中受到挫折后,主要表现为情绪不稳定,厌倦工作,有时会怀疑自己的职业选择是否正确。

(3)恢复期:在经历了冲突期以后,新护士通过自身的努力、调节,心理状态得到平衡,逐渐地对护士角色有了比较清晰的认识,对自己的职业和工作有所体会,逐步恢复自信心,对工作上的压力和困难有了一定的思想准备,获得承担护士角色的认可,表现出护士必需的社会品质和才能。

(4)解决期:通过一定临床工作经验的积累、社会经验的丰富和业务水平的提高,护士对护理工作兴趣逐渐增加,本能地或积极地从精神上和行为上完全地投入护士角色。

(三)新护士快速进入角色的有效途径

1.积极参与岗前培训,尽快融入角色

有目标、有计划、有针对性的入职教育和岗前培训不仅有利于新护士尽快适应医院环境、熟悉工作流程及岗位职责,规范巩固基础知识及操作技能,还能增强其法律意识及护理安全的认知水平。医院护理管理部门应当结合新护士特点及医院发展要求,执行详细的培训计划。新护士应高度重视医院为其设计的岗前培训,并最大限度地掌握所培训的知识和技能,才能在初入临床,面对繁杂的工作及病情复杂多变的患者时应对自如,避免护理不良事件的发生,尽快融入角色。

2.制订利于个人成长的职业规划

职业规划是指通过对职业的价值观、动手能力、社交能力、语言能力、个性、组织管理能力、个人职业兴趣等认真仔细了解后,用详细的文案对个体所适应的工作环境、单位和职业类别进行确认的职业指导方式。职业生涯规划使自己能更清楚地认识到自身的缺陷和优点,从而有针对性地充实自己,是许多个人就业、发展、再就业必不可少的步骤。新护士在做职业规划以前,首先要充分认识和审视自己,并进行准确的自我评估,准确评估内外环境的限制和优势,规划出符合自身条件的可行、合理的发展方向;其次要明确目标,职业生涯规划的确定包含短期目标、中期目标、长期目标的制订。短期目标一定要可行、明确,中期目标应富有激情,同时应具备可实现性,长期目标要具备持续性;最后要结合目标规划职业路线并去努力实现。一般情况下,需从以下三个问题考虑职业生涯方向的选择:①自己哪个方面可以发展;②自己能向哪方面发展;③自己想向哪个方面发展。不同的发展路线,要求也不同。职业生涯路线的选择对日后职业发展至关重要。

3.学会换位思考,建立良好的护患关系

面对不同患者的不同需求,新护士应多从患者的角度做角色互换。多对自己或同伴提出"假如你是患者,你最希望得到什么样的护士和怎样的护理?""假如你的亲人生病了,你会有什么反应? 你该如何应对?""你最希望护士什么样的表情、语言、行动?"等问题。通过这些问题的思考或小组讨论后,每个人都要做深刻的角色互换体会,并把自己的感想、感受记录下来,这样才会有深刻的认识和体会。这样的角色互换不但能培养新护士的独立思考能力,也能增强其主动服务的意识,真正做到想患者所想,服务于患者未开口之前。新护士的工作也会因此得到患者的肯定与理解,为建立良好的护患关系奠定基础,同时会极大地提高新护士的自信心和工作积极性。

4.正视压力,学会情绪调节与自控

新护士入职会面临很大的职业压力,在正视压力的过程中,护士不但要了解压力与人的主观意识的关系,还应保持积极主动、自信坚持、自我控制的良好心态。护士必须具备良好的心理素质、良好的情绪调节与自控能力才能帮助患者。作为新护士应在遇到困难时不抱怨,取得成绩时也戒骄戒躁,尽可能用平和的心态对待工作,展现健康的精神风貌,维护职业形象。

总之,新护士对角色认识得越清晰,才能越顺利地实现角色的转换。新护士在刚刚步入临床时,除了要尽快适应环境,融入职业角色以外,还应最大限度地发挥自己的创新思维,用新的眼光、从新的角度为护士角色注入更多、更新的内容,为新时期的护理事业发展贡献出自己的力量。

(黄夏萍)

第三章　医院感染护理

第一节　医院感染概述

一、定义

医院感染又称医院获得性感染。

(一)广义的定义

凡患者、陪护人员和医院工作人员因医疗、护理工作而被感染所引起的任何有临床症状的微生物性疾病,不管受害对象在住院期间是否出现症状,均视为医院感染。简言之,任何人员在医院内发生的、与医院有关的一切感染均可称医院感染。

(二)狭义的定义

医院感染是指住院患者在医院内获得的感染,包括在住院期间发生的感染和在医院内获得出院后发生的感染,但不包括入院前已开始或者入院时已处于潜伏期的感染。医院工作人员在医院内获得的感染也属医院感染。

二、类型

根据病原体的来源,将医院感染分为外源性感染和内源性感染(表 3-1)。

表 3-1　外源性感染和内源性感染

项目	外源性感染(交叉感染)	内源性感染(自身感染)
病原体来源	患者体外	患者体内或体表
感染途径	直接感染与间接感染	免疫功能受损、正常菌群移位、正常菌群失调
预防	用消毒、灭菌、隔离等技术,基本能有效预防	难预防。提高患者免疫力,合理使用抗生素能起到一定的预防作用

三、形成

医院感染的形成必须具备 3 个基本条件,即感染源、传播途径和易感人群,三者组成感染链

(图 3-1),当这 3 个基本条件同时存在并相互联系便导致感染。只要阻断或控制其中某一环节,就能终止医院感染的传播。

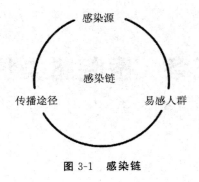

图 3-1　感染链

(一)感染源

感染源是导致感染的来源,指病原体自然生存、繁殖及排出的场所或宿主(包括人和动物)。

1.周围已感染者及病原携带者

已感染者排出的病原体数量多、毒力强,且多具有耐药性,是最重要的感染源。病原携带者体内的病原体不断生长繁殖、排出体外,但自身无明显症状而不受重视,也是主要的感染源。这种感染源主要是指到医院就诊的患者,也包括已感染或携带病原体的医务人员、患者家属和探视者。

2.自身正常菌群

人体的特定部位如肠道、呼吸道、皮肤、泌尿生殖道、口腔黏膜等,在正常情况下均寄居有无致病性的菌群,在侵入性操作或其他原因促使它们在新的部位定植时,可以引起感染性疾病。

3.动物感染源

动物感染源包括鼠类、苍蝇、蟑螂、蚊子、臭虫、跳蚤等。

4.医院环境

医院特殊的潮湿环境与液体也是不容忽视的感染源"储存库",如洗手池、洗手皂、空调系统等。

(二)传播途径

传播途径是指病原体从感染源传播到易感人群的途径与方式。不同的病原体可经不同的传播方式从感染源传播到易感人群。常见的传播方式有接触传播、飞沫传播、空气传播、共同媒介传播、生物媒介传播,以前 3 种最为常见。

1.接触传播

接触传播指病原体通过与手、媒介直接或间接接触导致的传播,是医院内感染最常见和重要的传播方式。接触传播可分为直接接触传播和间接接触传播。直接接触传播指感染源与易感人群之间有身体的直接接触,如母婴传播;间接接触传播通过媒介传递,最常见的传播媒介是医务人员的手,其次是共用的医疗器械与用具。

2.飞沫传播

带有病原体的飞沫核($>5\ \mu m$),在空气中短距离(1 m 内)移动到易感人群的口、鼻黏膜或眼结膜等导致的传播。其本质属于特殊的接触传播。

3.空气传播

空气传播是指带有病原体的微粒子(≤5 μm)通过空气流动导致的疾病传播。飞沫核传播能长时间、远距离传播,常引起多人感染,甚至导致医院内感染暴发流行,如肺结核、流感、麻疹、腮腺炎等。菌尘传播是通过吸入菌尘或接触降落的菌尘引起感染,易感人群往往没有与患者直接接触。

4.共同媒介传播

共同媒介传播也称共同途径传播,如通过污染的饮水、饮食传播,或通过污染的药液、血制品、医疗器械与设备传播。共同媒介传播常可导致医院内感染暴发流行,在医院内感染中具有重要意义。

5.生物媒介传播

生物媒介传播指动物或昆虫携带病原体传播。

(三)易感人群

易感人群是指对感染性疾病缺乏免疫力而易感染的人。属于易感人群的有以下几种。

(1)患有严重影响或损伤机体免疫功能疾病的患者,如患癌症、系统性红斑狼疮、艾滋病等免疫系统疾病者,烧伤、创伤等皮肤黏膜屏障作用损害者,患糖尿病、肾病、慢性阻塞性肺部疾病等慢性病者,患白血病等影响白细胞杀菌功能者。

(2)接受介入性检查、治疗和植入物者。

(3)长期接受免疫、放射、皮质类固醇类药物治疗者。

(4)长期使用大量抗生素尤其是广谱抗生素者。

(5)其他:如休克、昏迷、术后、老年、婴幼儿、产妇等。

四、预防和控制

控制医院感染是贯彻预防为主的方针,提高医疗、护理质量的一项主要工作。建立健全医院感染管理组织,制定针对性强的预防与控制规范,并保证各措施付诸实践,是预防与控制医院感染的基本途径。

(一)根据医院规模,建立医院感染管理责任制

住院床位总数在100张以上的医院应当建立以医院感染管理委员会为主体的三级监控体系(图 3-2)和独立的医院内感染管理部门。住院床位总数在100张以下的医院应当指定分管医院内感染管理工作的部门。其他医疗机构应当有医院内感染管理专(兼)职人员。

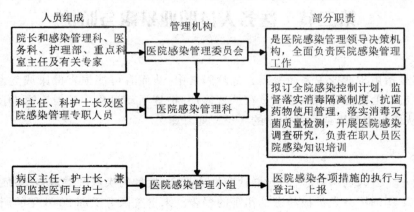

图 3-2　医院内感染三级管理体系的组织机构与任务

(二)健全医院内感染管理规章制度

医院内感染管理制度必须依照国家有关卫生行政部门的法律法规来制定,如《中华人民共和国传染病防治法》《医院感染管理办法》等。

1.管理制度

清洁卫生制度、消毒灭菌制度、隔离制度、医务人员医院内感染知识培训制度、医院内感染管理报告制度等。

2.监测制度

消毒灭菌效果监测制度;对手术室、供应室、换药室、导管室、监护室、新生儿室、血液病室、肿瘤病室、分娩室、器官移植室等感染高发科室的消毒卫生标准的监测;一次性医疗器材及门诊、急诊常用器械的监测。

3.消毒质控标准

如《医院消毒卫生标准》规定了从事医疗活动环境的空气、物体表面、医护人员手、医疗用品、消毒剂、污水、污物处理卫生标准。

(三)落实医院内感染管理措施

预防与控制医院内感染必须切实做到控制感染源、切断传播途径、保护易感人群。具体措施包括以下几点。

(1)医院环境布局合理。

(2)清洁、消毒、灭菌及其效果检测。

(3)正确处理医院污水、污物。

(4)严格执行无菌、隔离、洗手技术。

(5)合理使用抗生素,加强患者及医务工作者的感染检测等。

(四)加强医院内感染教育

对全体医务人员加强医院内感染教育,以明确医务人员在医院内感染管理中的职责,增强预防与控制医院内感染的自觉性及自我防护意识。

(黄夏萍)

第二节　医务人员职业暴露与防护

职业暴露是指由于职业关系而暴露在危险因素中,从而有可能损害健康或危及生命的一种情况。医务人员职业暴露是指医务人员在从事诊疗、护理活动过程中接触有毒、有害物质,或传染病病原体,从而损害健康或危及生命的一类职业暴露。

一、现状

医院作为一个公共场所,面对的人群社会性质复杂,接触的疾病种类繁多、病症轻重不一,使在其从事服务工作的医务人员极易遭受伤害的侵袭。来自美国劳工部 2010 年的调查研究显示,发生于医疗工作场所的非致命性工作相关性损伤的发病率已达到 282.5/10 000 人,远超过其他行业。我国医疗机构的职业伤害发生率更不容乐观。研究显示,医务人员的职业损伤发病率为

9.86％～74.06％,明显高于国外报道。美国职业安全与卫生研究所(NIOSH)数据显示,卫生保健工作者中每年发生锐器伤超过 80 万人次;国内毛秀英等的调查结果显示针刺伤的发生率为80.6％。多项研究证实 HIV、HBV、HCV 等 20 多种病原体可通过职业暴露传播。此外在一些突发公共卫生事件当中,由于标准预防意识不强,缺乏必要的职业防护,使得大量的医务人员成为院内感染的受害者。

医院发生的职业暴露是一种特殊环境下的职业伤害,和其他职业暴露不同的是,发生于医务人员中的职业暴露不至于导致严重或是急性的伤亡,但慢性的损伤或长期的疾病影响可能导致医务人员身心健康受到严重影响,而医务人员的健康问题直接会导致医院医疗工作的质量和水平下降,也会使患者的就医环境下降,因此,应对医务人员发生的职业暴露给予积极的关注。

二、医务人员职业暴露的相关因素

针对医务人员的职业暴露伤害,各个国家都给予了积极的关注,大量的调查研究显示,处于医疗特殊环境下的职业暴露包括职业危害因素导致的损伤和与工作有关疾病,包括物理性、化学性、生物性、心理性因素。

(一)物理性因素

1.噪音

主要来源于各类仪器设备在工作时发出的声音。噪音不仅对人体听觉有明显损伤,对心血管也同样有损害,可导致高血压,同时使人烦躁、疲劳、注意力不集中等。

2.辐射及电击伤

随着医学的飞速发展,各种射线、光波、磁波等进入疾病的诊断与治疗,医务人员接触各类射线的概率大大增多,长期接触这些射线及光波可致癌,而且还会影响女性的生育能力,导致不孕、流产、死胎等;由于大量的电器、仪器、设备投入临床,稍有不慎,可因短路、漏电、触电等发生意外事故。

3.紫外线

医用 250 μm 的紫外线能使空气中的氧分子分解成臭氧,起到杀菌作用。而臭氧是强氧化剂,对眼和肺是最具危害的刺激剂之一。能破坏呼吸道黏膜和组织,长期接触可致肺气肿和肺组织纤维化;眼睛接触可引起急性角膜炎、结膜炎。

4.负重伤

由于医务人员职业的特殊性,部分工作需要医务人员长久站立,低头操作,来回奔走、穿梭,推拉、搬运车辆或重物,常导致颈椎病、腰肌劳损、椎间盘突出、下肢静脉曲张等。

5.其他

使用压力蒸汽灭菌过程中不按操作流程操作导致的高温蒸汽烫伤等。

(二)化学性因素

1.细胞毒性药物

医务人员在配制细胞毒性药物及给药过程中,注射器插入药瓶或针管排气时药物形成肉眼看不见的含有毒性微粒的气溶胶和气雾,通过皮肤黏膜或呼吸道进入。回收肿瘤患者用后的注射器、输液管等废弃物和排泄物时,也可能通过皮肤、呼吸道、口腔、黏膜等途径而受到低浓度药物的影响,日常频繁小剂量接触会因蓄积作用而产生远期影响,不但引起白细胞下降、自然流产率增高,而且有致癌、致畸、致突变的危险。

2.化学消毒剂

医务人员经常接触的各种化学消毒剂,如过氧乙酸、含氯消毒剂、甲醛、戊二醛等,均具有较大的挥发性,对人体皮肤黏膜、呼吸道、神经系统均有一定损害,长期吸入可引起皮炎、过敏、哮喘等;醛类可使细胞突变、致畸、致癌。

3.吸入麻醉药

麻醉药主要有乙醚、安氟醚、异氟醚等,长期吸入微量的麻醉气体可影响肝、肾功能,可引起胎儿畸形、自然流产等,同时对工作人员的听力、记忆力及操作能力也产生影响。

4.其他

体温计、血压计等都含有汞,当不慎损害时,汞在常温下能持续挥发,可以通过呼吸道、消化道、破损的皮肤黏膜进入人体。汞具有一定的神经毒性和肾毒性,会对医务人员的健康造成影响。

(三)生物性因素

1.锐器伤

在诊疗、护理操作过程中,医务人员直接接触患者飞血液、体液、分泌物、排泄物等,受感染的机会很多,而且日常工作经常接触刀、剪、各种针头等锐器,由于传递、安装和拆卸,医务人员极易受到锐器伤害。各种血源性传播疾病都可经污染锐器伤传播给医务人员,特别是 HIV、HBV、HCV,感染的概率分别达到 0.3%、6%～30%和 0.8%～1.8%。

2.皮肤黏膜暴露

由于在工作中要面对各种不同的患者,医务人员接触各种病原体的概率远比普通人群高。医务人员的皮肤黏膜经常暴露于患者的血液或体液(包括精液、阴道分泌物、滑液、脑脊液、胸膜液、心包液、腹膜液、羊水、唾液等)中,存在着医务人员与患者双向传播的危险。

3.其他

患者呼吸道分泌物、伤口脓液、排泄物、皮肤碎屑等,干燥后形成菌尘,可通过咳嗽、喷嚏、清扫整理、人员走动、物品传递等扬起而污染空气及周围环境。一些医疗器械如呼吸机、雾化器、吸引器等在操作过程中也会把病原体播散到空气中。污染的空气可直接引起呼吸道感染、传播呼吸道疾病,医务人员长期处于这种污染的环境中,也有被感染的危险。

(四)心理性因素

在医院这个特定的环境中,要求医务人员在上班时间必须注意力高度集中,保持精神高度紧张,工作节奏快,所面临的工作性质具有高风险、高强度、高应激、无规律性,长期处于此环境中易造成严重的心理压力;加之上班时交往的人群是心理和生理双重受损的患者,常年目睹的是脓、血、粪、尿,耳闻的是呻吟、哭诉,身处这种特殊的职业环境,容易引起焦虑、烦躁、心理疲劳等不良情绪,甚至引起原发性高血压、血管紧张性头痛、消化道溃疡等疾病。

三、医务人员职业暴露的控制原则

医务人员职业暴露的控制应遵循职业病防治的优先等级原则,事先应根据职业危害的类别进行风险评估,以确定医护人员接触职业风险的水平与性质。

(一)对职业暴露的风险评估

风险评估的目的是评价工作活动和工作环境导致工作人员暴露于血液、体液或污染物品、环境的危险性。考虑的因素包括以下几种。

（1）暴露于血液、体液或污染物品、环境的类型和频率。

（2）接触废弃针头和注射器的数量和频率。

（3）暴露和重复暴露的因素。

（4）综合考虑工作场所规划、设计和工作流程,估计暴露于血液、体液/身体物质或污染材料的危险,包括灯光及工作台面等。

（5）得到相关医疗和急救服务的可能性。

（6）员工的安全工作流程知识和培训水平。

（7）个人防护用品的提供和使用。

（8）设备的适宜性。

（9）个体的危险因素,如皮肤损伤、皮炎和湿疹。

（10）处在暴露危险中的员工和其他人员数量。

（11）疫苗和暴露后防治措施。

（12）目前的危险控制方法和新危险控制方法的潜在需求。

（二）对职业暴露的风险控制

1.消除风险

在工作场所中彻底消除危害因素是控制职业暴露危害的最有效途径。如减少不必要的注射,优先考虑那些同样能达到有效治疗的其他方法（如口服或纳肛）,从而减少血液或其他感染源的潜在暴露。

2.风险替代

如果无法消除风险,可考虑实施较低风险的操作,例如尽可能减少锐器的使用,使用毒性较低的化学物质代替原有毒性较高的消毒剂等。

3.工程控制

使用合适的机械、设备和方法来隔离危害物或将其移出工作场所,预防员工暴露。例如使用锐器盒或选用带有锐器伤防护装置的安全器械,尽可能隔绝医务人员与锐器的接触,从而减少锐器伤害。

4.管理控制

通过制定政策限制危害的暴露。如接种疫苗,组建职业安全预防委员会,制订职业暴露预防计划,去除所有不安全的设备,使用安全装置并持续培训等。

5.行为控制

通过员工的行为管理控制职业危害的暴露。例如不必给用过的针头重新戴上帽套,将锐器盒放在与眼睛水平的高度并且在手臂所能及的范围,在锐器盒盛满之前倒空,在锐器处理处置之前制定操作程序等。

6.个人防护装置

在医护人员和危害因素之间设置屏障和过滤,例如使用护目镜、面罩和防护服等。它们可以防止血液溅出引起的暴露,但不能防止针刺伤害。

四、医务人员职业防护的主要措施

（一）加强职业安全管理

1.建立职业安全防护制度

建立完善的职业安全防护制度,制定工作流程、操作规范、职业暴露应急预案及职业损害的干预措施,并进行督导与考核;建立登记和报告制度及医务人员健康体检档案,定期体检,预防接种。严格执行制度和操作规程是杜绝职业暴露的有效措施之一。

2.注重职业安全防护培训

将职业安全防护知识纳入培训计划、岗前培训和专业考核内容之一,使医务人员充分认识所从事工作职业感染的危险性和危害性,增强自我防护意识,自觉执行防护措施,正确使用防护用品,降低职业损伤的发生率。

3.完善职业安全防护设施

易发生职业暴露的科室,必须配备各种防护用品,如乳胶手套、防水围裙、一次性隔离衣、胶鞋、口罩、帽子、护目镜、面罩以及发生职业暴露后的处理用品(如冲洗器)等。定期检查防护用品的性能和存放数量,使用或损坏后及时更换或补充;存放处应随手可取,使用方便。

(二)物理性职业暴露的防护

1.防止或减少噪音

尽量做到操作准确、轻柔;做到说话轻、走路轻、操作轻、开关门轻;使用噪音小、功能好的新仪器、新设备;定期检查、维修、保养各种仪器、设备,保持其性能良好,吸引器应做到即开即用,各种监护仪器音量大小适宜,加强巡视,减少报警发生率,保持室内安静。

2.减少辐射和避免电击伤

接触各类电离辐射的人员,一定要做好个人防护,使用时注意距离防护和时间防护,无法回避的人员应穿好铅衣,并在安全的范围内设置铅屏风,人员的安排要合理适当,次数均摊,避免短期内大量接受射线的照射;经常对医务人员进行安全用电知识讲座,严格按操作说明执行,用毕应先切断电源,地面保持干燥,防止漏电,定期检查与维修,确保机器性能良好。

3.注意紫外线的使用

紫外线照射消毒时,应避免紫外线直射到皮肤和眼睛;进行强度监测时应戴防护面罩及眼镜。开关应安装在室外,消毒后30分钟方可入内,消毒后注意开窗通风。

4.防止身体疲劳

工作中应重视姿势自我调节,尽量避免被动操作,保持良好工作姿势,做到省时省力。重视使用搬运患者的机械设备,如翻身床、对接床、车等,运用力学原理工作。平时加强锻炼,减少静脉曲张,预防颈椎病及腰肌劳损。

(三)化学性职业暴露的防护

1.接触化学药物时

制定统一的化疗药物配制操作规程、防护措施及管理制度,操作时要穿防护服,戴口罩、手套、护目镜等,护士打开安瓶时应垫纱布,溶药时溶媒应沿瓶壁缓慢注入瓶底,以防粉末逸出,溶解后的药瓶要回抽气体以防瓶内压力过高,在抽药时针栓不能超过针筒的2/3,若有外露即刻用碘伏擦拭或用清水冲净,加强化疗废弃物的管理,废弃物应当用坚固的防渗漏带盖的容器收集,并注明细胞毒性废弃物,由专人专通道运送至废物暂存间。

2.使用化学消毒剂时

减少空气污染,加强室内空气流通,定时开窗通风换气,添置通风装置,完善排污系统,加强医务人员的个人防护措施,在使用有刺激性消毒剂时,首先要做到妥善储存,放于阴凉处,避光保存;在配制时应戴防护手套、口罩、护目镜,防止消毒液喷溅到皮肤、眼内或呼吸道,一旦溅入及时用清水冲洗,盛装消毒液的容器应严密加盖。

3.其他

使用麻醉剂时应选用密闭性能好的麻醉机,减少麻醉气体溢出,将排气管安装到室外排出废气。对漏出的汞可采用硫黄粉、碘伏溶液等与之反应,用水、甘油等覆盖或容器加盖密封,以防止汞的蒸发,并注意开窗通风。

(四)生物性职业暴露的防护

生物性职业暴露是医院内常见的一种职业伤害,污染的锐器伤是导致医务人员发生血源性传播疾病的最主要职业因素。因此要加强职业安全教育,提高医务人员的防护意识,严格执行标准预防措施,将所有患者的血液、体液、分泌物、排泄物等均视为传染源,都要进行隔离,都要执行标准预防。对手术室护士、外科医师等高危人群,应建立健康档案,定期查体,并进行有效的预防接种。手术术前均做乙肝、丙肝、艾滋病及梅毒的抗体检测,凡是阳性者均要严格执行消毒隔离制度。认真落实医务人员手卫生规范,规范收集、运送、暂存、处置医疗废物,切断感染性疾病传播途径。

(五)心理性职业暴露的防护

丰富业余生活是消除身心疲劳的上策,积极参加健康的娱乐和文化活动,减轻压力;合理饮食,适当锻炼,增强自身免疫能力。同时加强心理训练,调节情绪,保持良好的心态,改善客观工作环境及工作待遇,提高自身素质,建立良好的人际关系,创造和谐的工作氛围,减轻心理紧张,放松情绪,加大正面宣传力度,增强职业自豪感,以更高的热情投入到工作中。

总之,医务人员是高危的职业群体,尽管职业暴露不可能完全避免,但大部分是可以预防的。只有加强职业安全防护意识、严格执行各项操作规程及消毒隔离制度、调节心理压力、提高自我防护意识,这样才能有效地降低职业暴露感染风险,确保医务人员身心健康。

五、医务人员职业暴露的特点

(一)接触的病原体未知

医务人员常常接触的是各类患者,病情各异,病种复杂,各类急慢性感染性疾病,甚至烈性传染病病原携带者如果混在一般患者中间,常常不易确诊,患者和医务人员之间的交叉感染机会始终存在。

(二)暴露的途径多

医护人员在工作中,既可通过直接接触患者污染的血液、体液(包括精液、阴道分泌物、脑脊液、滑膜液、胸膜液、心包液和羊膜液等),或间接接触病原微生物污染的环境、物品、食物、水等导致感染,也可通过飞沫或空气途径(如咳嗽、咳痰、打喷嚏、谈话或支气管镜检查等)导致疾病传播。

六、预防策略

研究发现至少30多种病原体或疾病可通过经皮肤损伤传播,包括新出现的病原体。如出血热病毒、猴疱疹病毒和猴免疫缺陷病毒,甚至肿瘤。其中 HBV、HCV、HIV 及结核分枝杆菌职业暴露风险较高,对医务人员的健康和安全造成了严重危害。特别是近年来艾滋病的流行在我国已进入快速增长期,乙型及丙型肝炎患者和病原携带者人数众多,医务人员因锐器伤或其他暴露感染血源性传播疾病的问题日益突出。

目前,全球广泛采用标准预防来降低与卫生保健相关的不必要发生的风险。其概念是 20 世纪 90 年代美国 CDC 将普遍预防和体内物质隔离的许多特点进行综合形成,旨在降低经血液传播的病原体的传播风险以及其他病原体通过明确或尚未明确的途径传播的风险。标准预防是感染防控的基本措施,是为任何患者提供医疗服务时都必须执行的基本措施。同时要求在传染病存在时在标准预防的基础上按照疾病的传播途径实施空气、飞沫、接触隔离(额外预防)。经过国际社会数十年的验证,实施标准预防及额外预防是成功、有效、经济的职业暴露防护的主要策略。

(一)标准预防

1.概念

认定患者的血液、体液、分泌物、排泄物均具有传染性,必须进行隔离,不论是否有明显的血迹污染或是否接触不完整的皮肤与黏膜,接触上述物质者,必须采取防护措施。

2.基本特点

(1)既要防止血源性疾病的传播,也要防止非血源性疾病的传播。

(2)强调双向防护,既防止疾病从患者传至医务人员,又防止疾病从医务人员传至患者。

(3)根据疾病的主要传播途径,采取相应的隔离措施,包括接触隔离、空气隔离和飞沫隔离。

3.主要措施

(1)手卫生:接触血液、体液、排泄物、分泌物后可能污染时,脱手套后,要洗手或使用快速手消毒剂。

(2)手套:当接触血液、体液、排泄物、分泌物及破损的皮肤黏膜时应戴手套;手套可以防止医务人员把自身手上的菌群转移给患者的可能性;手套可以预防医务人员变成传染微生物时的媒介,即防止医务人员将从患者或环境中污染的病原体在人群中传播。在两个患者之间一定要更换手套;手套不能代替洗手。

(3)面罩、护目镜和口罩:戴口罩及护目镜可以减少患者的体液、血液、分泌物等液体的传染性物质飞溅到医护人员的眼睛、口腔及鼻腔黏膜。

(4)隔离衣:隔离衣是为了防止被传染性的血液、分泌物、渗出物、飞溅的水和大量的传染性材料污染时才使用。脱去隔离衣后应立即洗手,以避免污染其他患者和环境。

(5)可重复使用的设备:用过的可重复使用的设备已被血液、体液、分泌物、排泄物污染,为防止皮肤黏膜暴露危险和污染衣服或将微生物在患者和环境中传播,应确保在下一个患者使用之前清洁干净和适当地消毒灭菌。

(6)环境控制:保证医院有适当的日常清洁标准和卫生处理程序。在彻底清洁的基础上,适当地消毒床单、设备和环境的表面(床栏杆、床单位设备、轮椅、储物柜、洗脸池、门把手)等,并保证该程序的落实。

(7)被服:触摸、传送被血液、体液、分泌物、排泄物污染的被服时,为防止皮肤黏膜暴露和污染衣服,应避免搅动,以防微生物污染其他患者和环境。

(8)安全操作:①若要人为去除针头时,应借助其他器械设备,避免双手直接接触针头,并有准备、有计划地保护针套或去除针头。②用后的针头及尖锐物品应弃于耐刺之硬壳防水容器内,且该容器应放在方便使用的地方。③在需要使用口对口呼吸的区域内应备有可代替口对口复苏的设备(简易呼吸器),并应将复苏的设备清洁消毒,装袋备用。

(二)额外预防

1.概念

由于标准预防不能预防经由空气、飞沫途径传播的疾病,因此,对一些临床具有传染性的疾病在待诊或确诊后根据其传播途径采取相应的空气、飞沫、接触隔离与预防措施。

2.隔离原则

(1)在标准预防的基础上,医院应根据疾病的传播途径(接触传播、飞沫传播、空气传播和其他途径的传播),结合本院的实际情况,制定相应的隔离与预防措施。

(2)一种疾病可能有多重传播途径时,应在标准预防的基础上,采取相应传播途径的隔离与预防。

(3)隔离病室应有隔离标志,并限制人员的出入,黄色为空气传播的隔离,粉色为飞沫传播的隔离,蓝色为接触传播的隔离。

(4)传染病患者或可疑传染病患者应安置在单人隔离房间。

(5)受条件限制的医院,同种病原体感染的患者可安置于一室。

(6)建筑布局应符合《医院隔离技术规范》中相应的规定。

3.不同传播途径疾病的隔离与预防

(1)接触传播的隔离与预防:接触传播是指病原体通过手、媒介物直接或间接接触导致的传播。经接触传播的疾病如肠道感染、多重耐药菌感染、皮肤感染等患者,在标准预防的基础上,还应采取接触传播的隔离与预防。

患者的隔离:患者最好安置在单人隔离房间。如果单人房间有限,优先把容易引起传播的患者(如持续引流、排泄不方便等)安置在单间;同种病原体感染的患者可安置于一室;如果与非感染患者或非同种病原体患者安置在一个房间时,避免与有高危感染因素或容易引起传播的患者安置在一起(如免疫功能低下或预期长时间住院的患者),另外要保证床间距大于 1 m,病床之间最好有帘子作为物理屏障,以减少患者间接触。限制患者活动范围,减少转运;如需要转运时,应把患者感染或定植的部位遮盖起来,以减少对其他患者、医务人员和环境表面的污染。负责转运的人员应做好个人防护。

医务人员的防护:接触隔离患者的血液、体液、分泌物、排泄物等物质时,应戴手套;离开隔离病室前,接触污染物品后应摘除手套,洗手和/或手消毒。手上有伤口时应戴双层手套。进入隔离病室,从事可能污染工作服的操作时,应穿隔离衣;离开病室前,脱下隔离衣,按要求悬挂,每天更换清洗与消毒;或使用一次性隔离衣,用后按医疗废物管理要求进行处置。接触甲类传染病应按要求穿脱防护服,离开病室前,脱去防护服,防护服按医疗废物管理要求进行处置。

(2)空气传播的隔离与预防:空气传播是指带有病原微生物的微粒(≤5 μm)通过空气流动导致的疾病传播。经空气传播的疾病,如肺结核、水痘等,在标准预防的基础上,还应采取空气传播的隔离与预防。

患者的隔离:患者应安置在负压病房内,若没有负压病房最好转运到有负压病房的医疗机构。在流行暴发期间,负压病房不能满足需求时,可把确诊为同一病原体的患者安置在同一区域并远离高危患者,事先要向感染控制专家进行咨询,评估安全性,应用机械通风的方式以达到一定的负压水平。限制患者活动范围,减少转运;如需要转运时,建议患者戴外科口罩,并遵循呼吸道卫生/咳嗽礼节。如果水痘或结核患者身体有皮肤破溃,转运时应遮盖这些部位。如果患者戴着口罩,破溃部位已被遮盖,负责转运的人员无须戴口罩。应严格空气消毒。

医务人员的防护:应严格按照区域流程,在不同的区域,穿戴不同的防护用品,离开时按要求摘脱,并正确处理使用后物品。进入确诊或可疑传染病患者房间时,应戴帽子、医用防护口罩;进行可能产生喷溅的诊疗操作时,应戴护目镜或防护面罩,穿防护服,当接触患者及其血液、体液、分泌物、排泄物等物质时应戴手套。限制易感的医务人员进入隔离房间(如没有接种过水痘、麻疹疫苗)。进入肺结核、水痘患者房间时要戴 N95 口罩或医用防护口罩,注意密合性试验。而对于接触麻疹患者时,没有建议具有免疫力的医务人员穿戴防护用品,也没有建议没有免疫力的医务人员穿戴什么型号的防护用品,没有强调一定要戴 N95 口罩。因为没有任何证据说明戴 N95 口罩可保护易感人群感染麻疹。

(3)飞沫传播的隔离与预防:飞沫传播是指带有病原微生物的飞沫核(>5 μm),在空气中短距离移动到易感人群的口、鼻黏膜或眼结膜等导致的疾病传播。经飞沫传播的疾病如百日咳、白喉、流行性感冒、病毒性腮腺炎、流行性脑脊髓膜炎等,在标准预防的基础上还应采取飞沫传播的隔离预防。

患者的隔离:患者最好安置在单人隔离房间。如果单人房间有限,优先把有严重咳嗽症状、痰多的患者安置在单间。应减少转运,如需要转运时,建议患者戴外科口罩,并遵循呼吸道卫生/咳嗽礼节。患者病情允许时,应戴外科口罩,并定期更换。如果患者戴着口罩,负责转运人员无须戴口罩。应限制患者的活动范围;患者之间、患者与探视者之间相隔距离在 1 米以上,探视者应戴外科口罩;加强通风,或进行空气的消毒。

医务人员的防护:应严格按照区域流程,在不同的区域,穿戴不同的防护用品,离开时按要求摘脱,并正确处理使用后物品;与患者近距离(1 米以内)接触,应戴帽子、医用防护口罩(不建议常规佩戴护目镜或防护面罩);进行可能产生喷溅的诊疗操作时,应戴护目镜或防护面罩,穿防护服;当接触患者及其血液、体液、分泌物、排泄物等物质时应戴手套。

(黄夏萍)

第三节　多重耐药菌感染的预防与控制

一、基本概念

(一)细菌耐药

抗菌药物通过杀灭细菌发挥治疗感染的作用,细菌作为一类广泛存在的生物体,也可以通过多种形式获得对抗菌药物的抵抗作用,逃避被杀灭的危险,这种抵抗作用被称为"细菌耐药",获得耐药能力的细菌就被称为"耐药细菌"。

(二)细菌耐药机制

细菌改变结构,不和抗菌药物结合,避免抗菌药物作用;细菌产生各种酶,破坏抗菌药物;细菌产生防御体系,关闭抗菌药物进入细菌的通道或将已经进入菌体的抗菌药物排出菌体。

(三)天然耐药

天然耐药指细菌对某些抗菌药物天然不敏感,是由细菌的种属特性所决定的。抗菌药物对细菌能起作用的首要条件是细菌必须具有药物的靶位,而有些细菌对某种药物缺乏作用靶位,而产生固有耐药现象。如嗜麦芽窄食单胞菌对碳青霉烯类天然耐药,肠球菌对头孢类天然耐药。

(四)获得性耐药

获得性耐药指敏感的细菌中出现了对抗菌药物有耐药性的菌株,与药物使用的剂量、细菌耐药的自发突变率和可传递耐药性的情况有关。细菌通过自身基因突变产生耐药的概率较低,而获得性耐药才是细菌耐药迅速上升的主要原因。耐药基因可通过质粒、转座子和整合子等元件在同种和不同种细菌之间传播而迅速传递耐药性。

(五)质粒

质粒是细菌染色体外的遗传物质,存在于细胞质中,具有自主复制能力,是闭合环状的双链 DNA 分子。质粒携带的遗传信息能赋予宿主菌某些生物学性状,有利于细菌在特定的环境条件下生存。

(六)转座子

转座子是一种复合型转座因子,除含有与转座子有关的基因外,还可含有耐药基因和接合转移基因等,它的两端就是插入序列,构成"左臂"和"右臂"。这两个"臂"可以是正向重复,也可以是反向重复,可赋予受体细胞一定的表型特征。

(七)插入序列

插入序列是在细菌中首先发现的一类最简单的转座因子,它除了与转座功能有关的基因外不带有任何其他基因。

(八)整合子

1989 年,stokes 和 Hall 首次提出了一个与耐药基因水平传播有关的新的可移动基因元件:整合子。整合子是细菌基因组中的可移动遗传物质,携带位点特异性重组系统组分,可将许多耐药基因盒整合在一起,从而形成多重耐药。整合子是细菌,尤其是革兰阴性菌多重耐药迅速发展的主要原因。

(九)多重耐药

指对通常敏感的 3 类或 3 类以上抗菌药物(每类中至少有 1 种)的获得性(而非天然的)耐药。

(十)泛耐药

指对除了 1～2 类抗菌药物之外的所有其他抗菌药物种类(每类中至少有 1 种)不敏感,即只对 1～2 类抗菌药物敏感。

(十一)全耐药

指对目前所有抗菌药物分类中的药物均不敏感,如全耐药鲍曼不动杆菌给临床抗感染治疗带来了极大的困难与挑战。

(十二)β-内酰胺酶

β-内酰胺酶是通过水解 β-内酰胺环抑制 β-内酰胺类抗生素的抗菌活性,这是 β-内酰胺类耐药性产生的主要原因。β-内酰胺酶是能够水解 β-内酰胺类抗生素的一类酶的总称,其类型众多,底物不同,特性各异,包括青霉素酶、超广谱 β-内酰胺酶(ESBLs)、头孢菌素酶(cephalosporinase,AmpC 酶)和金属 β-内酰胺酶(MBLs)等。

(十三)青霉素酶

青霉素酶是一种 β-内酰胺酶,水解许多青霉素的 β-内酰胺键,产生一种丧失抗生素活性的物质——青霉酸。如葡萄球菌属可产青霉素酶。

(十四)头孢菌素酶

头孢菌素酶是由革兰阴性细菌(肠杆菌科细菌、铜绿假单胞菌等)的染色体或质粒介导产生的一类 β-内酰胺酶,属 Bush 分类第一群,Ambler 分类中 C 类,首选作用底物是头孢菌素,且不被克拉维酸所抑制。对多种第三代头孢菌素、单环类抗生素及头霉素耐药，一般对第 4 代头孢菌素和碳青霉烯类抗生素敏感。

(十五)金属 β-内酰胺酶

金属 β-内酰胺酶又称金属酶，是一组活性部位为金属离子且必须依赖金属离子的存在而发挥催化活性的酶类，属 Ambler 分子分类 B 组。它能水解除单环类以外的包括碳青霉烯类在内的一大类 β-内酰胺类抗生素，其活性可被离子螯合物 EDTA、菲咯啉及巯基化合物所抑制，但不被克拉维酸、舒巴坦等常见的 β-内酰胺酶抑制剂所抑制。

(十六)KPC 酶

KPC 酶指肺炎克雷伯菌产生的碳青霉烯酶，属于 Ambler 分类的 A 类、Bush 分类的 2f 亚群，是一种由质粒介导的丝氨酸 β-内酰胺酶。KPC 酶是目前引起肠杆菌科细菌对碳青霉烯类耐药的主要原因，其特点是水解除头霉素类以外的几乎所有 β-内酰胺类抗生素，包括青霉素类、头孢菌素类、单酰胺类和碳青霉烯类。

(十七)碳青霉烯酶

碳青霉烯酶指能够明显水解至少亚胺培南或美罗培南的一类 β-内酰胺酶，它包括 Ambler 分子结构分类的 A、B、D 三类酶。其中 B 类为金属 β-内酰胺酶，简称金属酶，属于 Bush 分类中的第三组，主要见于铜绿假单胞菌、不动杆菌和肠杆菌科细菌；A、D 类为丝氨酸酶，分别属于 Bush 分类中的第 2f 和 2d 亚组，A 类酶主要见于肠杆菌科细菌，D 类酶（OXA 型酶）主要见于不动杆菌。

(十八)Ⅰ型新德里金属 β-内酰胺酶

NDM-1 是 β-内酰胺酶的一种。β-内酰胺酶有数百种，各种酶的分子结构和对 β-内酰胺类抗菌药物的水解能力存在较大差异，一般根据分子结构分为 A、B、C、D 四大类。NDM-1 属于其中的 B 类，其活性部位结合有锌离子，因此又称为金属 β-内酰胺酶。产 NDM-1 的细菌表现为对青霉素类、头孢菌素类和碳青霉烯类等广泛耐药。产 NDM-1 的主要菌种为大肠埃希菌和肺炎克雷伯菌，也见于阴沟肠杆菌、变形杆菌、弗劳地枸橼酸菌、产酸克雷伯菌、摩根菌和普罗威登菌等。

(十九)氨基糖苷类钝化酶

氨基糖苷类钝化酶通过磷酸转移酶、乙酰转移酶、腺苷转移酸的作用，使氨基糖苷结构改变而失去抗菌活性。由于氨基糖苷类抗菌药物结构相似，故有明显的交叉耐药现象。

(二十)氯霉素乙酰转移酶

由氯霉素乙酰转移酶基因家族编码，产生乙酰转移酶，使氯霉素转化成无活性的代谢产物而失去抗菌活性。

(二十一)红霉素类钝化酶

红霉素类钝化酶主要包括红霉素酯酶和红霉素磷酸转移酶等，对红霉素具有高度耐受性的肠杆菌属、大肠埃希菌中存在红霉素钝化酶，可酯解红霉素和竹桃霉素的大环内酯结构。

(二十二)药物作用的靶位改变

为细菌在抗生素作用下产生诱导酶对菌体成分进行化学修饰，使其与抗生素结合的有效部位变异；或通过基因突变造成靶位变异，使抗生素失去作用位点。靶位改变包括亲和力降低和替代性途径的取代。

(二十三)主动外排系统

某些细菌能将进入菌体的药物泵出体外，导致细菌耐药。这种泵因需要能量，故称主动外排系统。这种主动外排系统对抗菌药物具有选择性的特点。细菌外排系统由蛋白质组成,主要为膜蛋白。

(二十四)生物膜耐药

生物膜是依附于某载体表面的由胞外多聚物和基质网包被的高度组织化、系统化的微生物膜性聚合物。生物膜内的细菌生长速度缓慢、代谢水平低,抗生素通过作用于代谢环节去影响细菌活性的概率也降低,从而引起细菌耐药。

(二十五)ESKAPE

ESKAPE 是 6 种耐药菌的简称。

E:E.faecium(VRE)——屎肠球菌(耐万古霉素肠球菌)。

S:S.aureus(MRSA)——金黄色葡萄球菌(耐甲氧西林金黄色葡萄球菌)。

K:ESBL-producing E.coli and Klebsiella species——产 ESBLs 的大肠埃希菌和克雷伯菌属。

A:A.baumannii——鲍曼不动杆菌。

P:P.aeruginosa——铜绿假单胞菌(可以对喹诺酮类、碳青霉烯类和氨基糖苷类耐药)。

E:Enterobacter Species——肠杆菌属细菌(包括产 ESBLs 和 KPC 肠杆菌科细菌以外的其他肠杆菌属细菌)。

美国 CDC 最新数据显示,2/3 的医院感染是由这 6 种 ESKAPE 细菌引起的。

二、防控原则

(1)行政管理:①应高度重视多重耐药菌的医院感染预防和控制管理,将预防和控制多重耐药菌的措施成为患者安全的优先考量之一。②应提供人、财、物的支持,预防和控制多重耐药菌的传播。③提供专家咨询,分析流行病学资料,辨认多重耐药微生物问题,或制定有效感染管理策略。④针对多重耐药菌医院感染的诊断、监测、预防和控制等各个环节,结合本机构实际工作,制定多重耐药菌医院感染管理的规章制度和防控措施。⑤加大对重症监护病房(ICU)、新生儿室、血液科、呼吸科、神经科、烧伤科等重点部门的患者,或接受过广谱抗菌药物治疗或抗菌药物治疗效果不佳的患者,留置各种管道以及合并慢性基础疾病的患者等重点人群的管理力度,落实各项防控措施。⑥通过多元化的培训、监测和实地演练的方式,加强医务人员对标准预防和接触隔离的依从性。⑦在注意患者隐私的情况下,标识特定多重耐药菌感染或定植患者,在转送患者前,先通知接收病区和医务人员采取防护措施。

(2)强化多重耐药菌感染危险因素、流行病学以及预防与控制措施等知识培训,确保医务人员掌握正确、有效的多重耐药菌感染预防和控制措施。

(3)医疗机构应提供有效、便捷的手卫生设施,如洗手设施和速干手消毒剂,提高医务人员手卫生依从性。严格执行手卫生规范,切实遵守手卫生的 5 个重要时机。

(4)严格实施隔离措施:①应对所有患者实施标准预防,对确诊或疑有多重耐药菌感染或定植患者,实施接触隔离。②对患者实施诊疗、护理操作时,应将确诊或疑有多重耐药菌感染或定植患者安排在最后进行。

(5)严格遵守无菌技术操作规程,特别是在实施各种侵入性操作时,有效预防感染。

(6)加强清洁和消毒工作:①应加强多重耐药菌感染或定植患者诊疗环境的清洁、消毒工作,特别要做好 ICU、新生儿室、血液科、呼吸科、神患者诊疗环境的清洁、消毒工作。②与患者直接接触的诊疗器械、器具及物品如听诊器、血压计、体温表、输液架等要专人专用,并及时消毒处理。③轮椅、担架、床旁心电图机等不能专人专用的诊疗器械、器具及物品要在每次使用后消毒处理。④对医务人员和患者频繁接触的物体表面,如心电监护仪、微量输液泵、呼吸机等诊疗器械的面板或旋钮表面、听诊器、计算机键盘和鼠标、电话机、患者床栏杆和床头桌、门把手、水龙头开关等,应经常清洁消毒。⑤出现多重耐药菌感染暴发或者疑似暴发时,应增加清洁、消毒频次。

(7)合理使用抗菌药物:①应认真落实抗菌药物临床合理使用的有关规定,严格执行抗菌药物临床使用的基本原则,切实落实抗菌药物的分级管理,正确、合理地实施个体化抗菌药物给药方案。②提高临床微生物送检率,根据临床微生物检测结果,合理选择抗菌药物。③应监测本机构致病菌耐药性,定期向临床医师提供最新的抗菌药物敏感性总结报告和趋势分析。至少每年向临床公布一次临床常见分离菌株的药敏情况,正确指导临床合理使用抗菌药物。④要严格执行围术期抗菌药物预防性使用的相关规定,避免由于抗菌药物滥用而导致多重耐药菌的产生。

(8)加强对多重耐药菌的监测:①应加强多重耐药菌监测工作,提高临床微生物实验室的检测能力,积极开展常见多重耐药菌的监测,如耐甲氧西林金黄色葡萄球菌(MRSA)、ESBLs 介导的多重耐药肠杆菌科细菌、多重耐药(泛耐药)鲍曼不动杆菌(MDR/XDR-AB)和铜绿假单胞菌(MDR/XDR-PA)、产碳青霉烯酶 KPC 的肺炎克雷伯菌和其他肠杆菌科细菌、万古霉素耐药肠球菌(VRE)以及新出现的如万古霉素中介(耐药)金黄色葡萄球菌(VISA/VRSA)等多重耐药菌。②必要时开展主动筛查,以便早期发现和诊断多重耐药菌感染或定植患者。③临床微生物实验室发现多重耐药菌感染或定植患者后,应及时反馈临床科室以及医院感染管理部门,以便采取有效的治疗和预防控制措施。④有条件时应制定并完善微生物实验室保存所选择的多重耐药菌,以便于进行分子生物学分型,从而可以验证是否存在医疗机构中的传播或描述其流行病学特征。⑤患者隔离期间要定期监测多重耐药菌感染情况,直至患者标本连续 2 次(每次间隔应>24 小时)耐药菌培养阴性,感染已经痊愈但无标本可送后,方可解除隔离。

三、MRSA

(一)定义

MRSA 即耐甲氧西林金黄色葡萄球菌,指对现有 β-内酰胺类抗菌药物(青霉素类、头孢菌素类和碳青霉烯类)耐药的金黄色葡萄球菌,是最常见的多重耐药菌之一,可分为社区内 MRSA(community-associated MRSA,CA-MRSA)及医院内 MRSA(hospital-acquired MRSA,HA-MRSA)。

1.HA-MRSA

HA-MRSA 指在医疗护理机构的人员之间传播,可出现在医院或医疗护理机构内(医院发病)或出院后发生在社区内(社区发病)。HA-MRSA 除对 β-内酰胺类抗菌药物耐药以外,还会出现对非 β-内酰胺类抗菌药物(如林可霉素、喹诺酮类、利福平、磺胺甲噁唑/甲氧苄啶、氨基糖苷类和四环素类)耐药。

(1)社区发病:社区发病是指具备下列至少一项医院内感染的危险因素。①入院时带有侵入性设备。②有 MRSA 定植或感染病史。③在阳性培养结果之前 12 个月内有手术、住院、透析,或在护理机构长期居住。

(2)医院发病:从入院 48 小时后患者的正常无菌部位分离出病菌。不论这些患者是否有医院内感染的危险因素。

2.CA-MRSA

CA-MRSA 指分离自社区感染患者的一种 MRSA 菌株,其细菌耐药及临床特征等与以往 HA-MRSA 有明显不同。首例报道为 1981 年美国密歇根州一名使用注射药物的患者。CA-MRSA易感人群为先前从未直接或间接接触过医院、疗养院或其他医疗保健场所的健康人,大多仅对 β-内酰胺类抗菌药物耐药,而对非 β-内酰胺类抗菌药物(如林可霉素、喹诺酮类、利福平、磺胺甲噁唑/甲氧苄啶、氨基糖苷类和四环素类)敏感,通常产生 Panton-Valentine 杀白细胞素(Panton-Valentine leukocidin,PVL),主要引起皮肤软组织感染,少数可引起致死性的肺炎或菌血症。

诊断标准如下:①分离自门诊或入院 48 小时内的患者。②该患者在 1 年内无医院、护理机构、疗养院等医疗机构接触史,无手术及透析史。③无长期留置导管或人工医疗装置。④无 MRSA 定植或感染的病史。

由于患者和病原菌在医院与社区之间的不断流动,CA-MRSA 可由患者带入医院导致医院内暴发,HA-MRSA 也可由感染或定植患者带入社区导致社区内传播。目前仅依据临床和流行病学来区分两者是困难的,而进行 MRSA 遗传类型和表型检测有助于二者的鉴别,见表 3-2。

表 3-2　HA-MRSA 与 CA-MRSA 的主要特点

特点	HA-MRSA	CA-MRSA
临床特征	外科感染,侵入性感染	皮肤感染,"昆虫叮咬样",多发,反复,很少侵入性感染
耐药特点	多重耐药	仅对 β-内酰胺类耐药
分子标志	PVL 常阴性,SCCmec Ⅰ～Ⅲ	PVL 常阳性,SCCmec Ⅳ～Ⅶ

(二)流行病学

(1)MRSA 自 1961 年英国首次发现至今已经几乎遍布全球,成为严重公共卫生威胁。1999—2003 年美国 ICU 病房 MRSA 的流行率由 50% 上升到 59.5%,部分地区高达 64%。一些亚洲地区 MRSA 的检出率也在大幅增长,1986—2001 年台湾地区 MRSA 的检出率从 26% 增长到 77%;1999—2001 年韩国三级甲等医院中 MRSA 的流行率为 64%。

(2)我国 MRSA 检出率总体呈增长趋势。我国原卫生部全国细菌耐药监测网(MOHNARIN)数据显示,2009—2010 年 MRSA 的检出率为 51.6%。

(3)MRSA 由于其高发病率和高致死率,已被列为三大最难解决感染性疾病的首位。

(4)MRSA 并非只局限于医院感染,CA-MRSA 在全球的流行范围也在逐步扩大,欧美国家较严重,部分地区 CA-MRSA 占 MRSA 引起的皮肤软组织感染的 75%。我国 CA-MRSA 的流行情况尚不清楚。

(5)MRSA 定植和感染患者是医院内 MRSA 的最重要宿主。在长期护理机构、脊柱科、烧伤科和 ICU 等科室,MRSA 定植率比较高。没有明显感染征象的 MRSA 带菌者,是重要的传染源,可以把 MRSA 传播给其他患者或医护人员。

(三)对临床常用药物的敏感性

MRSA 对临床常用药物的敏感性见表 3-3。

表 3-3 2010 年中、美两国 MRSA 对临床常用抗菌药物的敏感率和耐药率(%)

抗菌药	中国		美国	
	敏感率	耐药率	敏感率	耐药率
头孢吡肟	14.1	82.1	ND	ND
红霉素	9.3	87.8	10.8	88.5
克林霉素	85.9	10.3	71.4	28.6
左氧氟沙星	11.2	86.7	32.4	65.5
利奈唑胺	100.0	0	100.0	0
替加环素	100.0	0	100.0	ND
万古霉素	100.0	0	100.0	0

(四)防控措施

(1)对重点科室如 ICU、血液透析室等,重点人群如心脏手术患者、老年患者等进行鼻拭子筛查 MRSA,建议对阳性患者进行接触隔离。

(2)对重点岗位医护人员,如鼻腔携带 MRSA,建议短期局部应用抗菌药物。

(3)制定 MRSA 监测计划,进行 MRSA 监测,监测要点包括保持监测标准的一致性;保持实验室检验结果报告系统完整性和一致性;保持与微生物实验室的协作;MRSA 监测结果反馈、通告相关人员。

(4)医务人员培训、环境消毒、手卫生与合理使用抗菌药物等参见"防控原则"。

四、VRE

(一)定义

VRE 即耐万古霉素肠球菌,指对万古霉素等糖肽类抗生素获得性耐药的肠球菌,常见于屎肠球菌和粪肠球菌,以 VanA、VanB 耐药基因簇编码最常见。

(二)流行病学

(1)VRE 自 1988 年伦敦某医院首次分离至今已经在世界各地流行。美国 CDC 医院感染监测系统报道,VRE 已经成为第二位的医院感染菌。1990—1996 年 VRE 在血中的分离率从不到1%增加至 39%,VRE 菌血症的发生率从 3.2/10 万增加至 131/10 万;VRE 的暴发流行多为屎肠球菌。

(2)我国 VRE 的分离率<5%。原卫生部全国细菌耐药监测网(MOHNARIN)数据显示,VRE 在屎肠球菌中的检出率为 1.1%~6.4%,以华北和西南地区较高;在粪肠球菌中的检出率为 0.5%~2.6%。

(3)易感人群:①严重疾病,长期入住 ICU 病房的患者。②严重免疫抑制,如肿瘤患者。③外科胸腹腔大手术后的患者。④侵袭性操作,留置中央导管的患者。⑤长期住院患者、有VRE 定植的患者。⑥接受广谱抗菌药物治疗,曾口服、静脉接受万古霉素治疗的患者。

(三)对临床常用药物的敏感性

VRE 对临床常用药物的敏感性见表 3-4。

表3-4　2010年中、美两国粪肠球菌对抗菌药物的敏感率和耐药率(%)

抗菌药	中国		美国	
	敏感率	耐药率	敏感率	耐药率
氨苄西林	11.0	89.0	100.0	0
红霉素	4.0	92.1	12.3	50.3
左氧氟沙星	13.9	82.4	69.7	29.2
利奈唑胺	100.0	0	99.5	0.5
万古霉素	94.7	3.8	96.4	3.6
替考拉宁	97.0	2.3	96.9	3.1
四环素	51.0	46.4	23.6	75.4
磷霉素	73.2	19.1	ND	ND

(四)防控措施

(1)合理掌握万古霉素使用适应证。在医院内应用万古霉素已确证是VRE产生和引起暴发流行的危险因素。因此,所有医院均应制订一个全面的抗菌药物使用计划。严格掌握万古霉素和相关糖肽类抗菌药物使用的适应证。

(2)提高临床微生物室在检测、报告和控制VRE感染中的作用。临床微生物室是预防VRE感染在医院流行的第一道防线,即时、准确地鉴定和测定肠球菌对万古霉素耐药的能力,对诊断VRE定植和感染、避免问题复杂化都有极其重要的作用。

(3)加强重点部门的主动监测,尽早发现VRE定植或感染者,并第一时间进行干预。

(4)告知工作人员和患者有关注意事项,减少工作人员和患者在病房内的传播,患者医疗护理物品专用。

(5)携带VRE的手术医师不得进行手术,直至检出转为阴性。

(6)接触隔离、医护人员培训、消毒和手卫生措施参见"防控原则"。

五、MDR-AB

(一)定义

1.MDR-AB

MDR-AB即多重耐药鲍曼不动杆菌,指对下列5类抗菌药物中至少3类耐药的菌株,包括抗假单胞菌头孢菌素、抗假单胞菌碳青霉烯类、含有β-内酰胺酶抑制剂的复合制剂(包括哌拉西林/他唑巴坦、头孢哌酮/舒巴坦、氨苄西林/舒巴坦)、喹诺酮类、氨基糖苷类。

2.XDR-AB

XDR-AB即泛耐药鲍曼不动杆菌,指仅对1～2种潜在有抗不动杆菌活性的药物(主要指替加环素和/或多黏菌素)敏感的菌株。

3.PDR-AB

PDR-AB即全耐药鲍曼不动杆菌,指对目前所能获得的潜在有抗不动杆菌活性的抗菌药物(包括多黏菌素、替加环素)均耐药的菌株。

(二)流行病学

(1)鲍曼不动杆菌具有在体外长期存活能力,易造成克隆播散。

（2）美国 NNIS 以及卫生部细菌耐药监测结果均显示，鲍曼不动杆菌的分离率在非发酵菌中占第 2 位，仅次于铜绿假单胞菌。是我国院内感染的主要致病菌之一，占临床分离革兰阴性菌的 16.1%，仅次于大肠埃希菌与肺炎克雷伯杆菌。

（3）鲍曼不动杆菌可引起医院内肺炎、血流感染、腹腔感染、中枢神经系统感染、泌尿系统感染、皮肤软组织感染等。最常见的部位是肺部，是医院内肺炎（HAP），尤其是呼吸机相关肺炎（VAP）重要的病原菌。

（4）长时间住院、入住监护室、接受机械通气、侵入性操作、抗菌药物暴露以及严重基础疾病等是鲍曼不动杆菌感染的危险因素。常合并其他细菌和/或真菌的感染。

（5）鲍曼不动杆菌感染患者病死率高，但目前缺乏其归因病死率的大规模临床研究。

（6）鲍曼不动杆菌不仅是医院内感染的重要病原菌，同时也是社区获得性肺炎的重要致病菌。

（三）对临床常用药物的敏感性

MDR-AB 对临床常用药物的敏感性见表 3-5。

表 3-5　2010 年鲍曼不动杆菌对抗菌药物的敏感率（%）

抗菌药物	中国	美国
氨苄西林/舒巴坦	38.8	54.0
哌拉西林/他唑巴坦	33.6	43.0
头孢他啶	35.7	46.0
头孢噻肟	12.9	24.0
头孢唑肟	33.6	ND
亚胺培南	45.1	55.3
美罗培南	45	62.0
阿米卡星	50.7	60.0
庆大霉素	34.3	53.0
妥布霉素	41.5	54.0
环丙沙星	33.3	54.0
左氧氟沙星	35.3	ND
磺胺甲噁唑/甲氧苄啶	29.9	56.0
多黏霉素 B	97.2	ND
米诺环素	62.7	ND

（四）防控措施

鲍曼不动杆菌医院感染大多为外源性医院感染，其传播途径主要为接触传播；耐药鲍曼不动杆菌的产生是抗菌药物选择压力的结果。因此，其医院感染的预防与控制至关重要。需要从以下几个方面考虑。

（1）加强抗菌药物临床管理，延缓和减少耐药鲍曼不动杆菌的产生。医疗机构通过建立合理处方集、制定治疗方案和监测药物使用，同时联合微生物实验人员、传染病专家和医院感染管理人员对微生物耐药性增加的趋势进行干预，至少可以延缓鲍曼不动杆菌多重耐药性的迅速发展。如针对目前碳青霉烯耐药鲍曼不动杆菌不断增加现状，可考虑限制碳青霉烯类抗菌药物的使用，并加强临床微生物室对碳青霉烯耐药鲍曼不动杆菌的检出能力。

（2）严格遵守无菌操作和感染控制规范。医务人员应当严格遵守无菌技术操作规程，特别是实施中央导管插管、气管插管、导尿管插管、放置引流管等操作时，应当避免污染，减少感染的危险因素。对于留置的医疗器械要严格实施感染控制指南提出的有循证医学证据的干预组合策略，包括呼吸机相关肺炎、导管相关血流感染、导管相关尿路感染等。

（3）环境筛查。对多重耐药鲍曼不动杆菌暴发或流行的部门，应对患者周围的环境或设备进行微生物标本采样和培养，明确感染来源。

（4）必要时进行多重耐药菌主动监测培养。

（5）手卫生、隔离、环境清洁与消毒等措施参见"防控原则"。

六、MDR-PA

（一）定义

1.MDR-PA

MDR-PA 即多重耐药铜绿假单胞菌，指对下列 5 类抗菌药中的 3 类及以上耐药的菌株，包括头孢菌素类（如头孢他啶或头孢吡肟）、碳青霉烯类（如亚胺培南）、含 β-内酰胺酶抑制剂的复合制剂（如头孢哌酮/舒巴坦）、喹诺酮类（如环丙沙星）和氨基糖苷类（如阿米卡星）。

2.XDR-PA

XDR-PA 即泛耐药铜绿假单胞菌，指对以下抗菌药物均耐药的菌株，包括头孢吡肟、头孢他啶、亚胺培南、美罗培南、哌拉西林/他唑巴坦、环丙沙星、左氧氟沙星。

3.铜绿假单胞菌

通过获得各种 β-内酰胺酶编码基因、广谱或超广谱 β-内酰胺酶、氨基糖苷类修饰酶、借助整合子 qacEΔ1 基因对抗菌药物耐药。

（二）流行病学

（1）铜绿假单胞菌广泛分布于周围环境及正常人的皮肤、呼吸道和消化道等部位，是医院感染最常见的条件致病菌之一。

（2）铜绿假单胞菌适宜在潮湿环境中生长，氧气湿化瓶、沐浴头、牙科治疗台水系统等常有铜绿假单胞菌的污染，常常成为造成医院内感染暴发的主要原因。

（3）原卫生部 2010 年细菌耐药监测结果显示，铜绿假单胞菌分离率为 16.7%，仅次于大肠埃希菌，在革兰阴性菌中排名第二。

（4）近年来，由于 β-内酰胺类抗菌药物、免疫抑制剂、肿瘤化疗等药物的广泛使用以及各种侵入性操作的增多，该菌引起的医院感染日益突出。

（三）对临床常用抗生素的敏感性

MDR-PA 对临床常用抗生素的敏感性见表 3-6。

表 3-6　2010 年铜绿假单胞菌对临床常用抗菌药物的敏感率（%）

抗菌药物	中国	美国
哌拉西林/他唑巴坦	77.5	77.0
头孢他啶	71.8	81.0
头孢噻肟	10	24.0

抗菌药物	中国	美国
头孢吡肟	68.5	ND
亚胺培南	71.8	ND
美罗培南	75	62.0
阿米卡星	80.2	60.0
庆大霉素	68.7	53.0
妥布霉素	72.9	54.0
环丙沙星	68.9	54.0
左氧氟沙星	65.3	ND
磺胺甲噁唑/甲氧苄啶	ND	56.0
多黏菌素 B	96.4	ND

(四)防控措施

(1)主动监测医院内 MDR-PA。

(2)隔离 MDR-PA 感染或定植的患者。

(3)制定抗生素治疗指南,对某些抗生素的使用加以限制。

(4)手卫生、环境清洁与消毒等措施参见"防控原则"。

七、产 ESBLs 肠杆菌科细菌

(一)定义

(1)肠杆菌科细菌是一大群形态、生物学性状相似的革兰阴性杆菌。这类细菌多数有周身鞭毛,有动力,均能发酵利用葡萄糖,需氧或厌氧生长。在自然界中广泛分布,大多数寄生于人和动物的肠道中,也可存在于水、土壤或腐败的物质上,多数为条件致病菌,少数为致病菌。其主要包含的菌种为埃希菌属、克雷伯菌属、志贺菌属、沙门菌属、枸橼酸杆菌属、肠杆菌属、沙雷菌属和变形杆菌属等。

(2)超广谱 β-内酰胺酶(extended-spectrum β-lactamases,ESBLs)是指能够水解第三代头孢菌素的 β-内酰胺酶,由质粒介导的广谱酶如 TEM、SHV、CTX 和 OXA 酶发生点突变而形成。能够介导对青霉素类、头孢菌素类和氨曲南耐药。产 ESBLs 的菌株常同时对氨基糖苷类、磺胺类、喹诺酮类和/或四环素类耐药,呈多重耐药。

(3)ESBLs 主要在大肠埃希菌和肺炎克雷伯菌中发现,也见于肠杆菌属、枸橼柠檬酸菌属、变形杆菌属、沙雷菌属等其他肠杆菌科细菌。不动杆菌属和铜绿假单胞菌等非发酵菌也可产 ESBLs。

(二)流行病学

(1)卫生部 2010 年全国细菌耐药监测结果显示,头孢噻肟耐药的大肠埃希菌和肺炎克雷伯菌均＞50%。各个国家和地区产 ESBLs 细菌的发生率明显不同。日本、欧盟等国家产 ESBLs 细菌的发生率很低,而印度等国家产 ESBLs 细菌的发生率很高,而且具有较严重的耐药性。

(2)产 ESBLs 细菌可以发生克隆传播,也可通过质粒或转座子将产酶基因水平传播给敏感的非产酶细菌,引起更多的细菌产生 ESBLs,从而引起院内感染的暴发流行,还可以向院外传播,使流行范围扩大。

（3）危险因素包括：①入住 ICU。②住院时间长(≥7 天)。③机械通气。④留置有导尿管和/或中央导管。⑤有严重基础疾病(如糖尿病等)。⑥不适当联合使用抗菌药物或第三代头孢菌素。⑦年龄≥60 岁等。

(三)对临床常用药物的敏感性

2010 年以前 CLSI 规定,产 ESBLs 菌株对青霉素类和第一、第二、第三代头孢菌素均耐药。即使体外试验对某些青霉素类、头孢菌素敏感,临床上也可能治疗无效。2010 年 1 月,基于药代动力学(药效学)(PK/PD)和临床实践,CLSI 对肠杆菌科的头孢唑林、头孢噻肟、头孢唑肟、头孢曲松、头孢他啶和氨曲南的判读折点进行了修订,临床医师应结合药敏试验结果和临床表现严重性,确定抗生素治疗方案。2009 年监测产 ESBLs 菌株对药物的敏感性见表 3-7。

表 3-7　2009 年我国 Mohnarin 监测产 ESBLs 菌株对临床常用药物的敏感率和耐药率(%)

抗菌药物	产 ESBLs 大肠埃希菌		产 ESBLs 肺炎 克雷伯菌		产 ESBLs 产酸 克雷伯菌	
	耐药率	敏感率	耐药率	敏感率	耐药率	敏感率
氨苄西林/舒巴坦	73.7	8.6	83.0	6.4	85.5	6.8
哌拉西林/他唑巴坦	5.4	85.0	19.6	61.0	27.7	59.6
阿莫西林/克拉维酸	23.2	35.5	45.8	20.3	47.7	23.8
头孢哌酮/舒巴坦	8.9	64.2	16.2	54.2	27.0	51.3
头孢西丁	15.3	75.6	28.4	68.4	31.7	65.2
亚胺培南	0.3	99.4	1.3	98.4	1.3	98.4
美罗培南	0.2	99.8	1.4	98.3	1.0	99.0
庆大霉素	68.3	30.2	63.9	34.3	65.0	33.2
妥布霉素	43.2	37.4	43.3	42.6	53.4	33.9
阿米卡星	11.0	85.3	22.8	75.3	19.8	76.7
四环素	80.6	18.7	62.8	34.6	67.1	30.5
米诺环素	34.9	53.6	51.7	30.2	42.6	42.6
氯霉素	48.4	41.5	58.1	38.3	55.9	44.1
呋喃妥因	6.0	82.9	48.1	21.7	30.1	56.6
磺胺甲噁唑/甲氧苄胺	78.5	20.7	74.4	23.9	72.7	26.9
环丙沙星	80.6	17.4	48.2	39.9	53.1	37.8
左氧氟沙星	76.3	21.0	41.3	53.1	45.3	45.3

(四)防控措施

1.加强检测

实验室检测有助于明确产 ESBLs 细菌感染,便于采取消毒隔离措施。住院患者中常规监测产 ESBLs 细菌定植,可能有助于产 ESBLs 肠杆菌科的预防和管理。

2.合理使用抗菌药物

有证据表明,不适当的抗菌治疗是产 ESBLs 细菌的独立预测因素。第三代头孢菌素经验性用药可导致更多产 ESBLs 细菌的出现,从而引起产 ESBLs 细菌的流行。抗菌药物控制策略必须强制执行以减少细菌的耐药。具体措施包括严格抗菌药物的使用指征,尽量少用第三代头孢菌素类及青霉素类抗菌药物。

八、CRE

(一)定义

CRE 即耐碳青霉烯类肠杆菌科细菌,指对多利培南、美罗培南或亚胺培南等碳青霉烯类药物之一不敏感,而且对包括头孢曲松、头孢噻肟和头孢他啶在内所测试的第三代头孢菌素类均耐药的肠杆菌科细菌。

(二)流行病学

(1)近年来 CRE 呈迅速上升趋势,具有从单一菌株扩散至其他不同种属的细菌,从单一流行区域扩散至多区域流行的传播特点。

(2)我国 CRE 发生率较低($<5\%$),但呈逐年上升趋势,最常见的是产 KPC 酶,且已有全耐药产 KPC 酶菌株报道。目前产 KPC 酶的细菌逐渐形成全球播散的趋势,现已报道过产 KPC 酶细菌的国家横跨美洲、欧洲和亚洲等十几个国家和地区。

(3)主要感染类型包括泌尿道感染、伤口感染、医院内肺炎、呼吸机相关肺炎、血流感染、导管相关感染等。

(4)CRE 与其他多重耐药菌感染相似,易感人群为疾病危重、入住 ICU、长期使用抗菌药物、插管、机械通气的患者。

(5)CRE 感染患者病死率高,有研究报道高达 $40\%\sim50\%$。

(三)对临床药物的敏感性

由于碳青霉烯酶的基因多为质粒所介导,这些质粒同时又携带其他多种耐药基因,CRE 往往表现为泛耐药(XDR)甚至是全耐药(PDR)表型,此类菌株一旦暴发流行将对患者生命构成极大威胁。

(四)防控措施

(1)加强监测。医疗机构应明确入院 48 小时内的住院患者是否已有 CRE(至少是大肠埃希菌属和克雷伯菌属)检出。若已有 CRE 检出,医疗机构应明确:①是否有院内传播。②哪些科室最严重,若不知晓这些信息,则应量化评估 CRE 的临床发病率,如回顾 CRE 检出前一段时间(如 $6\sim12$ 个月)微生物实验室的检验结果中 CRE 的数量和/或构成比。此外,还应收集 CRE 感染或定植患者的基本流行病学信息,以了解其共有特征,如人口学特征、入院时间、疾病转归、用药史和既往史(例如科室、手术、操作)等。

(2)最大限度地减少侵入性器械的使用,确有必要时,应定期评估侵入性器械是否有必要继续使用,若无必要应尽快拔除。

(3)微生物实验室应建立预警机制,当检出 CRE 时应尽快告知临床和医院感染管理人员。

(4)加强抗菌药物临床合理使用管理,碳青霉烯类抗菌药物应严格按照特殊类抗菌药物进行管理,使用抗菌药物时应尽可能确保使用指征和使用疗程合理;针对临床具体情况选用最窄谱的抗菌药物。

(5)CRE 主动筛查:对于具有 CRE 定植或感染高风险的患者,采用主动筛检有助于发现 CRE 定植患者,主动筛查培养通常包括粪便、直肠或肛周培养,还可养通常包括粪便、直肠或肛周培养,还可包括伤口分泌物或尿培养(有导尿管的患者)。

（6）氯己定沐浴：当常规措施不能有效降低 CRE 感染或定植时，可考虑采取氯己定沐浴措施。一般采用 2‰氯己定稀释液或湿巾进行擦浴，通常不可用于下颌以上部位或开放性伤口。使用该项措施时，一般用于所有患者而不仅限于 CRE 感染或定植患者。沐浴的频率可根据日常沐浴方案进行调整。

（7）手卫生、接触隔离和员工教育培训等参见"防控原则"。

（黄夏萍）

第四节　呼吸机相关肺炎感染的预防与控制

一、定义

呼吸机相关肺炎（VAP）是指气管插管或气管切开患者接受机械通气 48 小时后发生的肺炎，机械通气撤机、拔管后 48 小时内出现的肺炎也属于 VAP 范畴。

二、流行病学

VAP 属于医院获得性感染，我国大规模的医院感染横断面调查结果显示，住院患者中医院获得性感染的发生率为 3.22%～5.22%，其中医院获得性下呼吸道感染为 1.76%～1.94%。国内外研究结果均显示，包括 VAP 在内的下呼吸道感染居医院获得性感染构成比之首。

我国一项调查结果显示，46 所医院的 17 358 例 ICU 住院患者，插管总天数为 91 448 天，VAP 的发病率为 8.9/1 000 机械通气日。机械通气患者中 VAP 的发病率为 9.7%～48.4%，或为（1.3～28.9）/1 000 机械通气日，病死率为 21.2%～43.2%。国内外的研究结果均表明，若病原菌为多重耐药（MDR）或全耐药（PDR）病原菌，归因病死率可高达 38.9%～60%。VAP 的病死率与高龄、合并糖尿病或慢性阻塞性肺疾病（慢阻肺）、感染性休克（脓毒症休克）及高耐药病原菌感染等相关。

三、危险因素和发病机制

（一）危险因素

发生 VAP 的危险因素涉及各个方面，可分为宿主自身和医疗环境两大类因素，主要危险因素见表 3-8。患者往往因多种因素同时存在或混杂，导致 VAP 的发生、发展。

表 3-8　医院获得性肺炎/呼吸机相关肺炎反生的危险因素

分类	危险因素
宿主自身因素	高龄
	误吸
	基础疾病（慢性肺部疾病、糖尿病、恶性肿瘤、心功能不全等）
	免疫功能受损
	意识障碍、精神状态失常

续表

分类	危险因素
医疗环境因素	颅脑等严重创伤
	电解质紊乱、贫血、营养不良或低蛋白血症
	长期卧床、肥胖、吸烟、酗酒等
	ICU 滞留时间、有创机械通气时间
	侵袭性操作,特别是呼吸道侵袭性操作
	应用提高胃液 pH 值的药物(H_2 受体阻断剂、质子泵抑制剂)
	应用镇静剂、麻醉药物
	头颈部、胸部或上腹部手术
	留置胃管
	平卧位
	交叉感染(呼吸器械及手感染)

(二)发病机制

VAP 的发病机制是病原体到达支气管远端和肺泡,突破宿主的防御机制,从而在肺部繁殖并引起侵袭性损害。致病微生物主要通过两种途径进入下呼吸道。

(1)误吸。

(2)致病微生物以气溶胶或凝胶微粒等形式通过吸入进入下呼吸道,其致病微生物多为外源性,如结核分枝杆菌、曲霉和病毒等。此外,VAP 也有其他感染途径,如感染病原体经血行播散至肺部、邻近组织直接播散或污染器械操作直接感染等。

气管插管使得原来相对无菌的下呼吸道直接暴露于外界,同时增加口腔清洁的困难,口咽部定植菌大量繁殖,含有大量定植菌的口腔分泌物在各种因素(气囊放气或压力不足、体位变动等)作用下通过气囊与气管壁之间的缝隙进入下呼吸道;气管插管的存在使得患者无法进行有效咳嗽,干扰了纤毛的清除功能,降低了气道保护能力,使得 VAP 发生风险明显增高;气管插管内外表面容易形成生物被膜,各种原因(如吸痰等)导致形成的生物被膜脱落,引起小气道阻塞,导致 VAP。此外,为缓解患者气管插管的不耐受,需使用镇痛镇静药物,使咳嗽能力受到抑制,从而增加 VAP 的发生风险。

VAP 可自局部感染逐步发展到脓毒症,甚至感染性休克。其主要机制是致病微生物进入血液引起机体失控的炎症反应,导致多个器官功能障碍,除呼吸系统外,尚可累及循环、泌尿、神经和凝血系统,导致代谢异常等。

四、病原学

非免疫缺陷患者的 VAP 通常由细菌感染引起,由病毒或真菌引起者较少,常见病原菌的分布及其耐药性特点随地区、医院等级、患者人群及暴露于抗菌药物的情况不同而异,并且随时间而改变。我国 VAP 常见的病原菌包括鲍曼不动杆菌、铜绿假单胞菌、肺炎克雷伯菌、金黄色葡萄球菌及大肠埃希菌等。但需要强调的是,了解当地医院的病原学监测数据更为重要,在经验性治疗时应根据及时更新的本地区、本医院甚至特定科室的细菌耐药特点针对性选择抗菌药物。

（一）病原谱

我国 VAP 患者主要见于 ICU。VAP 病原谱中,其中鲍曼不动杆菌分离率高达 35.7%～50%,其次为铜绿假单胞菌和金黄色葡萄球菌,二者比例相当(表 3-9)。≥65 岁的患者中铜绿假单胞菌的分离率高于其他人群。

表 3-9 我国呼吸机相关肺炎患者常见细菌的分辨率(%)

菌种	≥18 岁	≥65 岁
鲍曼不动杆菌	12.1～50.5	10.3～18.5
铜绿假单胞菌	12.5～27.5	27.7～34.6
肺炎克雷伯菌	9～16.1	5.1～13.9
金黄色葡萄球菌	6.9～21.4	5.8～15.4
大肠埃希菌	4～11.5	1.3～6.2
阴沟肠杆菌	2～3.4	3.1
嗜麦芽窄食单胞菌	1.8～8.6	4.6～9.6

由于我国二级及以下医院高质量前瞻性的 VAP 流行病学研究尚不足,目前查到的文献绝大部分为回顾性研究,以上数据仅供参考。

（二）常见病原菌的耐药性

细菌耐药给 VAP 的治疗带来了严峻挑战。临床上 MDR 的定义是指对 3 类或 3 类以上抗菌药物(除天然耐药的抗菌药物)耐药,广泛耐药(XDR)为仅对 1～2 类抗菌药物敏感而对其他抗菌药物耐药,PDR 为对能得到的、在常规抗菌谱范围内的药物均耐药。

VAP 常见的耐药细菌包括碳青霉烯类耐药的鲍曼不动杆菌(CRAB)、碳青霉烯类耐药的铜绿假单胞菌(CRPA)、产超广谱 β-内酰胺酶(ESBLs)的肠杆菌科细菌、甲氧西林耐药的金黄色葡萄球菌(MRSA)及碳青霉烯类耐药的肠杆菌科细菌(CRE)等。我国多中心细菌耐药监测网中的中国细菌耐药监测网(CHINET)和中国院内感染的抗菌药物耐药监测(CARES)数据均显亦,在各种标本中(血、尿、痰等)CRAB 的分离率高达 60%～70%,CRPA 的分离率为 20%～40%,产 ESBLs 的肺炎克雷伯菌和大肠埃希菌的分离率分别为 25%～35% 和 45%～60%,MRSA 的分离率为 35%～40%,CRE 的分离率为 5%～18%。而来自痰标本中的某些耐药菌,如 MRSA 的发生率往往更高。

五、诊断

（一）临床诊断标准

VAP 的临床表现及病情严重程度不同,从单一的典型肺炎到快速进展的重症肺炎伴脓毒症、感染性休克均可发生,目前尚无临床诊断的"金标准"。肺炎相关的临床表现满足的条件越多,临床诊断的准确性越高。

胸部 X 线或 CT 显示新出现或进展性的浸润影、实变影或磨玻璃影,加上下列 3 种临床症候中的 2 种或以上,可建立临床诊断:①发热,体温>38 ℃。②脓性气道分泌物。③外周血白细胞计数>$10×10^9$/L 或<$4×10^9$/L。

影像学是诊断 VAP 的重要基本手段,应常规行 X 线胸片,尽可能行胸部 CT 检查。对于危重症或无法行胸部 CT 的患者,有条件的单位可考虑床旁肺超声检查。

(二)病原学诊断

在临床诊断的基础上,若同时满足以下任一项,可作为确定致病菌的依据。

(1)合格的下呼吸道分泌物(中性粒细胞数>25个/低倍镜视野,上皮细胞数<10个/低倍镜视野,或二者比值>2.5∶1)、经支气管镜防污染毛刷(PSB)、支气管肺泡灌洗液(BALF)、肺组织或无菌体液培养出病原菌,且与临床表现相符。

(2)肺组织标本病理学、细胞病理学或直接镜检见到真菌并有组织损害的相关证据。

(3)非典型病原体或病毒的血清 IgM 抗体由阴转阳或急性期和恢复期双份血清特异性 IgG 抗体滴度呈 4 倍或 4 倍以上变化。呼吸道病毒流行期间且有流行病学接触史,呼吸道分泌物相应病毒抗原、核酸检测或病毒培养阳性。

六、VAP 的预防与控制措施

(一)管理要求

(1)应将 VAP 的预防与控制工作纳入医疗质量和医疗安全管理。

(2)应明确医务人员在 VAP 预防与控制工作中的责任,制订并落实 VAP 预防与控制工作的各项规章制度和标准操作规程。

(3)医院感染管理、医务、护理及其他有关部门应在各自专业范围内负责 VAP 预防与控制工作的监督管理,制订 VAP 循证措施依从性核查表,并督促落实。

(4)应制订 VAP 预防与控制知识和技能岗位培训计划,培训内容应定期根据最新循证医学证据和当地流行病学资料进行更新,并对计划的实施进行考核、评价与反馈。

(5)开展呼吸机诊疗活动的临床科室,应配备受过专业训练,具备独立工作能力的医务人员。

(6)医务人员在诊疗活动中应严格执行《医务人员手卫生规范》WS/T313 的要求,遵循洗手与卫生手消毒的原则、指征和方法。

(7)医务人员在诊疗活动中应严格执行《医院隔离技术规范》WS/T311 的要求,遵循"标准预防"和"基于疾病传播途径"的原则。患有呼吸道传染性疾病时,应避免直接接触患者。

(8)医务人员宜每年接种流感疫苗。

(二)预防措施

(1)若无禁忌证,应将患者床头抬高 30°～45°。

(2)应定时对患者进行口腔卫生,至少每 8 小时 1 次。

(3)宜使用 0.12%～2%氯己定消毒液对患者口腔黏膜、牙龈等部位擦拭或冲洗,意识清醒的患者可采取漱口的方式。

(4)对患者实施肠内营养时,应避免胃过度膨胀,条件许可时应尽早拔除鼻饲管。

(5)对患者实施肠内营养时,宜采用远端超过幽门的鼻饲管,注意控制输注容量和速度。

(6)应积极预防深静脉血栓形成。

(7)对多重耐药菌如甲氧西林耐药金黄色葡萄球菌(MRSA)、多重耐药或泛耐药鲍曼不动杆菌(MDR/XDR-AB)、耐碳青霉烯肠杆菌科细菌(CRE)、多重耐药或泛耐药铜绿假单胞菌(MDR/XDR-PA)等具有重要流行病学意义的病原体感染或定植患者,应采取隔离措施。

(8)应规范人工气道患者抗菌药物的预防性使用,避免全身静脉使用或呼吸道局部使用抗菌药物预防 VAP。

(9)不宜常规使用口服抗菌药物进行选择性消化道脱污染。

（三）气道管理

（1）严格掌握气管插管指征。对于需要辅助通气的患者，宜采用无创正压通气。

（2）宜选择经口气管插管。两周内不能撤除人工气道的患者，宜尽早选择气管切开。

（3）应选择型号合适的气管插管，并常规进行气囊压力监测，气囊压力应保持在 25～30 cmH$_2$O（2.45～2.94 kPa）。

（4）预计插管时间超过 72 小时的患者，宜选用带声门下分泌物吸引气管导管。

（5）对于留置气管插管的患者，每天停用或减量镇静剂 1 次，评估是否可以撤机或拔管，应尽早拔除气管插管。

（6）应定时抽吸气道分泌物。当转运患者、改变患者体位或插管位置、气道有分泌物积聚时，应及时吸引气道分泌物。吸引气道分泌物时，应遵循无菌操作，每次吸引应更换吸痰管，先吸气管内，再吸口鼻处，每次吸引应充分。气管导管气囊上滞留物的清除方法包括以下内容。①清除方法：操作前先清除呼吸机管路集水杯中的冷凝水。协助患者取头低脚高位或平卧位。先吸引下呼吸道分泌物，再吸引口鼻腔内分泌物。将简易呼吸器与气管插管连接，操作者在患者吸气末轻轻挤压简易呼吸器，在患者呼气初用力挤压简易呼吸器，另操作者同时放气囊。再次吸引口鼻腔内分泌物。如此反复操作 2～3 次，直到完全清除气管导管气囊上滞留物为止。②注意事项：操作前应充分做好用物准备。操作时断开的呼吸机管路接头应放在无菌巾上。操作时医务人员应戴无菌手套，不宜使用镊子等替代方式。戴无菌手套持吸痰管的手应避免污染。冲洗吸痰管分泌物的无菌溶液，应分别注明"口鼻腔""气管内"的字样，不应交叉使用。

（7）对多重耐药病原体感染或定植患者、呼吸道传染性疾病患者或疑似患者，宜采用密闭式吸痰管。

（8）连续使用呼吸机机械通气的患者，不应常规更换呼吸机管路，遇污染或故障时及时更换。

（9）呼吸机管路集水杯应处于管路最低位置，患者翻身或改变体位前，应先清除呼吸机管路集水杯中的冷凝水，清除冷凝水时呼吸机管路应保持密闭。

（10）应在呼吸机管路中采用加热湿化器或热湿交换器等湿化装置，不应使用微量泵持续泵入湿化液进行湿化，加热湿化器的湿化用水应为无菌水。

（11）热湿交换器的更换频率不宜＜48 小时，遇污染或故障时及时更换。

（12）雾化器应一人一用一消毒。

（13）雾化器内不宜添加抗菌药物。

（14）不应常规使用细菌过滤器预防 VAP。呼吸道传染性疾病患者或疑似患者，可使用细菌过滤器防止病原体污染呼吸机内部。

（四）消毒灭菌

（1）应遵循《医疗机构消毒技术规范》WS/T367 的管理要求和消毒灭菌基本原则。

（2）高度危险性物品应一人一用一灭菌，中度危险性物品应一人一用一消毒。应遵循《医院消毒供应中心 第 1 部分：管理规范》WS310.1 的管理要求，呼吸机螺纹管、雾化器、金属接头、湿化罐等，应由消毒供应中心（CSSD）回收，集中清洗、消毒、灭菌和供应。

（3）使用中的呼吸机外壳、按钮、面板等应保持清洁与干燥，每天至少擦拭消毒 1 次，遇污染应及时进行消毒；每位患者使用后应终末消毒。发生疑似或者确认医院感染暴发时应增加清洁消毒频次。

（4）应使用细菌过滤器防止麻醉机、呼吸机内部污染。复用的细菌过滤器清洁消毒应遵循生产厂家的使用说明,一次性细菌过滤器应一次性使用。感染性疾病患者使用后应立即更换。加热湿化器、活瓣和管路应一人一用一消毒,遇污染或故障时应及时更换。

(5)频繁接触的诊疗环境表面,如床栏杆、床头桌、呼叫按钮等,应保持清洁与干燥,每天至少消毒 1 次,遇污染时及时消毒,每位患者使用后应终末消毒。

(6)病床隔帘应保持清洁与干燥,遇污染时应及时更换。多重耐药菌如 MRSA、MDR/XDR-AB、CRE、MDR/XDR-PA 等具有重要流行病学意义的病原体感染或定植患者使用后应及时更换。

(五)监测

(1)应遵循《医院感染监测规范》WS/T312 的要求,开展 VAP 的目标性监测,包括发病率、危险因素和常见病原体等,定期对监测资料进行分析、总结和反馈。

(2)应定期开展 VAP 预防与控制措施的依从性监测、分析和反馈,并有对干预效果的评价和持续质量改进措施的实施。

(3)出现疑似医院感染暴发时,特别是多重耐药菌或不容易清除的耐药菌、真菌感染暴发以及发生军团菌医院感染时,应进行人员与环境的目标性微生物监测,追踪确定传染源,分析传播途径,并评价预防控制措施效果。

(黄夏萍)

第五节 手术部位感染的预防与控制

手术部位感染(SSI)的发生和治疗始终是制约外科手术治疗是否成功的一个因素。尽管对手术部位感染的发生有所持续改进,但手术部位感染率依然有较高的发生率,占医院感染的 15% 左右,居医院感染发生率的第三位。SSI 会导致手术失败、增加患者痛苦(严重的甚至死亡)、增加患者的经济负担、延长住院时间、增加医疗纠纷等。

一、手术部位感染的流行病学

(一)手术部位感染发生率

不同的医院外科手术部位感染率各不相同,手术部位感染与手术类型、患者潜在的疾病有关,发生率为 0.5%~15%。手术部位感染率居医院内感染的第三位。在美国,外科医师每月要进行大约 200 万次的操作,而且其中 2/3 是在门诊完成的。疾病预防和控制中心估计 2.7% 的手术操作会并发感染,手术部位感染占所有医院感染的 15%,手术部位感染延长住院时间 1~3 天,每例伤口感染的花费在 400~2 600 美元。手术部位感染的发生因手术类型的不同而不同,其中发生感染最高的是心脏手术(每 100 例出院患者中 2.5 例感染)、普通外科 1.9% 和烧伤/外伤 1.1%。心脏手术时体外循环的使用导致宿主防御系统出现比普通手术操作更大的应激反应。王西玲等报道,我国医院手术部位感染率为 7.12%。龚瑞娥、吴安华等一项针对 2 399 例手术患者研究显示,有 110 例次患者手术部位发生感染,感染率为 4.59%,实施手术部位感染综合干预措施后感染率为 2.12%。患者术后在住院期间发生手术部位感染占 62.72%,出院后(随访感染)发生手术部位感染占 36.1%~37.28%。相同种类的手术危险指数级别越高,感染发生率也越高;同样危险指数的手术中,结、直肠切除手术的感染高于其他手术类型,感染率为 10.16%~

37.5％,其余类别的手术的感染率则基本相同。手术切口类型级别越高,手术部位感染率越高,Ⅰ类切口感染率为 2.52％;Ⅱ类切口感染率为 5.79％;Ⅲ类切口感染率为 9.72％;Ⅳ类切口感染率为 73.75％。茅一萍等对 1 589 例手术患者调查报道显示,有 155 例手术部位发生感染,感染率为 9.75％。不同手术类别、相同危险指数的手术以剖腹探查手术和结肠手术感染发生最高。

(二)手术部位感染常见的病原体

美国研究报道,凝固酶阴性葡萄球菌和金黄色葡萄球菌是 2 种从感染手术伤口分离出来的最常见的微生物,并且分别占感染伤口的 14％和 20％,这些细菌是正常皮肤菌群的一部分,因此当伤口开放时可以造成污染。而我国 SSI 致病菌研究及 2010 年全国细菌监测资料显示(图 3-3),手术部位标本分离的病原菌 14 424 株,位于手术部位感染病原体前三位的是大肠埃希菌、金黄色葡萄球菌和铜绿假单胞菌。

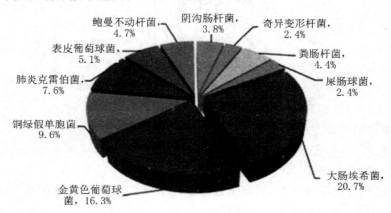

图 3-3 手术部位感染病原体分布

二、手术部位感染的因素

(一)手术部位感染定义

1992 年,由美国感染控制与流行病学专业协会(APIC)、美国医院流行病学学会(SHEA)和外科感染协会组成的联合小组修正提出了"手术部位感染",根据这一定义,将手术部位感染分为切口感染和器官/腔隙感染。切口部位感染被进一步分为表面切口感染(包括皮肤和皮下感染)或深部切口感染(包括深部软组织),组织结构见图 3-4。

1.切口浅部组织感染

手术后 30 天以内发生的仅累及切口皮肤或者皮下组织的感染,并符合下列条件之一:①切口浅部组织有化脓性液体。②从切口浅部组织的液体或者组织中培养出病原体。③具有感染的症状或者体征,包括局部发红、肿胀、发热、疼痛和触痛,外科医师开放的切口浅层组织。

下列情形不属于切口浅部组织感染:①针眼处脓点(仅限于缝线通过处的轻微炎症和少许分泌物)。②外阴切开术或包皮环切术部位或肛门周围手术部位感染。③感染的烧伤创面,以及溶痂的Ⅱ度、Ⅲ度烧伤创面。

2.切口深部组织感染

无植入物者手术后 30 天以内、有植入物者手术后 1 年以内发生的累及深部软组织(如筋膜和肌层)的感染,并符合下列条件之一。

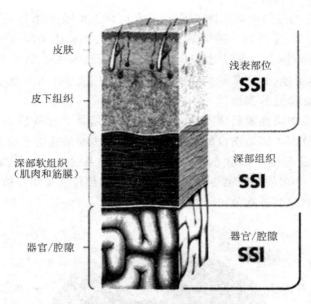

图 3-4 手术部位感染及其分类的解剖学图示

（1）从切口深部引流或穿刺出脓液,但脓液不是来自器官/腔隙部分。

（2）切口深部组织自行裂开或者由外科医师开放的切口。同时,患者具有感染的症状或者体征,包括局部发热、肿胀及疼痛。

（3）经直接检查、再次手术探查、病理学或者影像学检查,发现切口深部组织脓肿或者其他感染证据。

同时累及切口浅部组织和深部组织的感染归为切口深部组织感染;经切口引流所致器官/腔隙感染,无须再次手术归为深部组织感染。

3.器官/腔隙感染

无植入物者手术后 30 天以内、有植入物者手术后 1 年以内发生的累及术中解剖部位（如器官或者腔隙）的感染,并符合下列条件之一。

（1）器官或者腔隙穿刺引流或穿刺出脓液。

（2）从器官或者腔隙的分泌物或组织中培养分离出致病菌。

（3）经直接检查、再次手术、病理学或者影像学检查,发现器官或者腔隙脓肿或者其他器官或者腔隙感染的证据。

（二）外科手术部位感染的原因

手术部位感染的发生是一个复杂的过程,而且在这一复杂过程中,来源于环境、手术室、宿主、手术操作和微生物的许多因素以复杂的方式相互作用促成手术部位感染的发生。

1.外源性原因

在清洁手术操作中,由于手术不经过黏膜或空腔脏器,外源性污染源是重要的因素。因此,手术室环境和手术人员成为污染的重要媒介物。外科手术必然会带来手术部位皮肤和组织的损伤,当手术切口部位的微生物污染达到一定程度时,会发生手术部位的感染。主要因素是:术前住院时间长、备皮方式、手术室环境、手术器械的灭菌、手术过程中的无菌操作、手术技巧、手术持续时间和预防性抗菌药物使用情况等都是引起手术部位的外源性因素,而这些外源性因素是可以预防的。

2.内源性原因

多数手术部位感染来源于内源性原因,患者方面的主要因素是年龄、营养状况、免疫功能、健康状况、吸烟等。营养不良、烧伤、恶性肿瘤和接受免疫抑制药物治疗的患者中,宿主的正常防御机制发生了变化,免疫力下降,患者自身的皮肤或黏膜(胃肠道、口咽或泌尿生殖系统的细菌)的菌群移位至手术部位引起感染。术后切口提供了一个潮湿、温暖、营养丰富且易于细菌移生和繁殖的环境,切口的类型、深度、部位和组织灌注水平等许多因素影响微生物的数量和种类。手术部位感染的影响因素见表3-10。

表 3-10　手术部位感染的影响因素

手术方面	麻醉	患者方面
手术	组织灌注量	糖尿病
备皮方式	温度	吸烟
部位/时间/类型	吸氧浓度	营养不良
缝线质量	疼痛	身体状况
血肿	输血	高龄
预防抗菌药物		肥胖
机械压力		药物
手术室环境		感染
手术器械的灭菌		放疗/化疗
手术部位皮肤消毒		术前住院时间长

(1)糖尿病:高糖血症影响粒细胞的功能,包括黏附性、趋化作用、吞噬作用和杀菌活性。用胰岛素治疗的糖尿病患者中手术部位感染的危险高于用口服药治疗的糖尿病患者。Ltham 等前瞻性研究了 1 000 例准备进行冠脉搭桥术或瓣膜置换手术的糖尿病和非糖尿病心脏病患者,发现糖尿病患者的感染率几乎升高了 3 倍。此外,他们证明手术部位感染的最大危险与术后高糖血症(定义为血糖水平高于 200 mg/dL)有关而不是糖化血红蛋白水平或手术前高糖血症。糖尿病与心脏手术后手术部位感染是非常相关的。作为降低手术部位感染的一种措施,围术期高糖血症的控制值得进一步注意。

(2)肥胖:超过理想体重 20%的肥胖和手术部位的感染危险性相关。外科医师必须切开可能含有大量细菌的厚层组织,手术切口相对深、技术操作困难和组织中通常预防性抗菌药物浓度不够等均可引起手术部位感染。

(3)吸烟:吸烟与胶原的低生成和包括手术部位感染在内的术后并发症的发生有关。尼古丁延迟伤口愈合,而且可增加手术部位感染的危险。

(4)营养小良:严重的术前营养不良会增加手术部位感染的危险。在一项 404 种高危普通外科操作的研究中,人血清蛋白水平被认为是预测手术部位感染的变量之一。

(5)术前住院时间长:术前住院时间和手术部位感染危险相关。如果住院时间超过 2 天,这一危险的升高也可被革兰阴性菌更高的移生所解释,也就是说,革兰阴性杆菌在患者体内定植。

(6)金黄色葡萄球菌的携带者:美国从 20 世纪 50 年代以来,大量的研究显示在鼻孔中携带金黄色葡萄球菌的患者发生感染的可能性将升高。许多研究显示,金黄色葡萄球菌的鼻携带者发生金黄色葡萄球菌手术部位感染的危险有可能升高 2～10 倍,20%～30% 的个体在鼻孔内携带金黄色葡萄球菌。

(7)术前预防用药时机:术前给药时机是充分预防手术部位感染的一个关键要素。在手术自切开皮肤前 120 分钟至 0 分钟(时间为 0 是指切开的时间)之间接受抗菌药物的患者手术部位感染率最低(0.6%);切开后 0～180 分钟使用抗菌药物的一组患者手术部位感染率是 1.4%(与术前 2 小时内接受抗生素的患者相比较,$P=0.12$),而在切开皮肤 180 分钟(3 小时)后接受抗菌药物的患者手术部位感染率是 3.39%(与术前 2 小时内接受抗菌药物的患者相比较,$P<0.000\ 1$)。手术部位感染的最高危险的组是接受抗菌药物过早的一组,就是说在手术开始的 2 小时之前使用抗菌药物或者更早,这一组患者手术部位感染率是 3.8%,与术前 2 小时内接受抗菌药物者相比,感染危险性几乎升高了 7 倍($P<0.000\ 1$)。证明手术前一天使用药物起不到预防手术部位感染的作用,最佳的抗菌药物预防应该在手术前的短时间内开始,即皮肤切开前 30～60 分钟使用。

(8)手术持续时间:长时间的手术操作与手术部位感染的高危险有关,手术操作持续 1 小时、2 小时和 3 小时,手术部位的感染率分别是 1.39%、2.7% 和 3.6%,持续 2 小时以上的手术操作是手术部位感染的一个独立预测因子。对手术操作时间长和手术部位感染危险性增高之间的关系,最简单的解释便是长时间的切口暴露增加了伤口污染水平,增加了干燥所致的组织损伤程度,由于失血造成患者防御机制的抑制以及降低了抗生素预防的效力。手术持续时间也反映了外科医师的手术技能。在一些研究中,手术技术好的、有经验的外科医师所做的手术切口部位感染率比住院医师或经验较少的外科医师低。

三、管理要求

(一)医院

(1)应将手术部位感染预防控制工作纳入医疗质量管理,有效减少手术部位感染。

(2)医疗机构应当制订并完善外科手术部位感染预防与控制相关规章制度和工作规范,并严格落实。

(3)医疗机构要加强对临床医师、护士、医院感染管理专业人员的培训,掌握外科手术部位感染预防工作要点。

(4)医疗机构应当开展外科手术部位感染的目标性监测,采取有效措施逐步降低感染率。

(5)严格按照抗菌药物合理使用有关规定,正确、合理使用抗菌药物。

(6)评估患者发生手术部位感染的危险因素,做好各项防控工作。

(二)手术部(室)

(1)建筑布局应符合《手术部(室)医院感染控制规范》的相关要求。

(2)洁净手术部(室)的建筑应符合《医院洁净手术部建筑技术规范》GB50333 的要求。

(3)应建立手术部(室)预防医院感染的基本制度,包括手术部(室)清洁消毒隔离制度、手卫生制度、感染预防控制知识培训制度等。

(三)相关临床科室

(1)临床科室感染控制小组应定期对本科室人员培训。

(2)当怀疑 SSI 时,应及时采样进行病原学检测,及时报告本科室手术部位感染病例,采取有针对性的预防控制措施。

四、手术部位感染的预防和控制措施

(一)手术前感染因素和控制措施

(1)应缩短手术患者的术前住院时间。

(2)择期手术前宜将糖尿病患者的血糖水平控制在合理范围内。

(3)择期手术前吸烟患者宜戒烟,结直肠手术成年患者术前宜联合口服抗生素和机械性肠道准备。

(4)如存在手术部位以外的感染,宜治愈后再进行择期手术。

(5)择期手术前患者应沐浴、清洁手术部位,更换清洁患者服。

(6)当毛发影响手术部位操作时应选择不损伤皮肤的方式去除毛发,应于当日临近手术前,在病房或手术部(室)限制区外[术前准备区(间)]进行。

(7)急诊或有开放伤口的患者,应先简单清洁污渍、血迹、渗出物,遮盖伤口后再进入手术部(室)限制区。

清洁切口皮肤消毒应以切口为中心,从内向外消毒;清洁-污染切口或污染切口应从外向内消毒,消毒区域应在手术野及其外扩展≥15 cm部位擦拭,所使用的皮肤消毒剂应合法有效。

(二)手术中感染因素和控制措施

(1)择期手术安排应遵循先清洁手术后污染手术的原则。洁净手术间的手术安排应遵循《医院洁净手术部建筑技术规范》GB50333的相关规定。

(2)洁净手术间应保持正压通气,保持回风口通畅;保持手术间门关闭,减少开关频次。应限制进入手术室的人员数量。

(3)可复用手术器械、器具和物品的处置应严格执行《医院消毒供应中心 第1部分:管理规范》WS310.1《医院消毒供应中心 第2部分:清洗消毒及灭菌技术操作规范》WS310.2和《医院消毒供应中心 第3部分:清洗消毒及灭菌效果监测标准》WS310.3的要求。

(4)灭菌包的标识应严格执行《医院消毒供应中心 第3部分:清洗消毒及灭菌效果监测标准》WS310.3的相关要求。

(5)手术室着装要求符合 WS/T《手术部(室)医院感染控制规范》。

(6)手术无菌操作要求如下:①严格遵守无菌技术操作规程和《医务人员手卫生规范》WS/T313的规定。②开启的无菌溶液应一人一用。③在放置血管内装置(如中心静脉导管)、脊髓腔和硬膜外麻醉导管,或在配制和给予静脉药物时应遵循无菌技术操作规程,应保持最大无菌屏障。④操作应尽可能减少手术创伤,有效止血,减少坏死组织、异物存留(如缝线、焦化组织、坏死碎屑),消除手术部位无效腔。⑤如果外科医师判断患者手术部位存在严重污染(污染切口和感染切口)时,可决定延期缝合皮肤或敞开切口留待二期缝合。⑥根据临床需要选择是否放置引流管,如果需要,宜使用闭合式引流装置引流。引流切口应尽量避开手术切口,引流管应尽早拔除。放置引流管时不宜延长预防性应用抗菌药物的时间。

(7)围术期保温要求:①围术期应维持患者体温正常。②手术冲洗液应使用加温(37 ℃)的液体。③输血、输液宜加温(37 ℃),不应使用水浴箱加温。

(8)环境及物体表面的清洁和消毒:每台手术后,应清除所有污物,对手术室环境及物体表面进行清洁;被血液或其他体液污染时,应及时采用低毒高效的消毒剂进行消毒,清洁及消毒方法应遵循《医疗机构环境表面清洁与消毒管理规范》WS/T512的要求。

（三）手术后感染因素和控制措施

（1）在更换敷料前后、与手术部位接触前后均应遵循《医务人员手卫生规范》WS/T313 的要求进行手卫生。

（2）更换敷料时，应遵循无菌技术操作规程。

（3）应加强患者术后观察，如出血、感染等征象。

（4）应保持切口处敷料干燥，有渗透等情况时及时更换。

（5）宜对术后出院患者进行定期随访。

（6）当怀疑手术部位感染与环境因素有关时，应开展微生物学监测。

（四）手术部位感染暴发或疑似暴发管理

（1）应收集和初步分析首批暴发病例原始资料。

（2）应制订手术部位感染暴发调查的目标，包括感染人数、感染部位、病原体种类、首例病例发生的时间地点、病例发生的时间顺序、病例的分布、与手术、麻醉或护理相关人员等。

（3）应及时开展现场流行病学调查、环境卫生学检测等工作，如对手术器械、导管、一次性无菌用品、对使用的清洗剂、润滑剂、消毒剂、物体表面、医务人员的手等进行微生物学检测。及时采取有效的感染控制措施，查找和控制感染源，切断传播途径。

（五）围术期抗菌药物的预防用药管理

应遵循《抗菌药物临床应用指导原则（2015 年版）》的有关规定，加强围术期抗菌药物预防性应用的管理。

（黄夏萍）

第四章 基础护理技术

第一节 生命体征的观察与护理

生命体征是体温、脉搏、呼吸及血压的总称,是机体生命活动的客观反映,是评价生命活动状态的重要依据,也是护士评估患者身心状态的基本资料。

正常情况下,生命体征在一定范围内相对稳定,相互之间保持内在联系;当机体患病时,生命体征可发生不同程度的变化。护士通过对生命体征的观察,可以了解机体重要脏器的功能状态,了解疾病的发生、发展、转归,并为疾病预防、诊断、治疗和护理提供依据;同时,可以发现患者现存的或潜在的健康问题,以正确制订护理计划。因此,生命体征的测量及护理是临床护理工作的重要内容之一,也是护士应掌握的基本技能。

一、体温

体温由三大营养物质氧化分解而产生。50%以上迅速转化为热能,50%贮存于 ATP 内,供机体利用,最终仍转化为热能散发到体外。正常人体的温度是由大脑皮质和丘脑下部体温调节中枢所调节(下丘脑前区为散热中枢,下丘脑后区为产热中枢),并通过神经、体液因素调节产热和散热过程,保持产热与散热的动态平衡,所以正常人有相对恒定的体温。

(一)正常体温及生理性变化

1.正常体温

通常说的体温是指机体内部的温度,即胸腔、腹腔、中枢神经的温度,又称体核温度,较高且稳定。皮肤温度被称为体壳温度。临床上通常用口温、肛温、腋温来代替体温。在这三个部位测得的温度接近身体内部的温度,且测量较为方便。三个部位测得的温度略有不同,口腔温度居中,直肠温度较高,腋下温度较低。同时在三个部位进行测量,其温度差一般不超过 1 ℃。这是由于血液在不断地流动,将热量很快地由温度较高处带往温度较低处,因而机体各部的温度一般差异不大。

体温的正常值不是一个具体的点,而是一个范围。机体各部位由于代谢率的不同,温度略有差异,常以口腔、直肠、腋下的平均温度为标准,个体体温可以较正常的平均温度增减 0.3～0.6 ℃,健康成人的平均温度波动范围见表 4-1。

表 4-1　健康成人不同部位温度的波动范围

部位	波动范围
口腔	36.2～37.0 ℃
直肠	36.5～37.5 ℃
腋窝	36.0～36.7 ℃

2.生理性变化

人的体温在一些因素的影响下,会出现生理性的变化,但这种体温的变化,往往是在正常范围内或是一闪而过的。

(1)时间:人的体温 24 小时内的变动在 0.5～1.5 ℃,一般清晨 2～6 时体温最低,下午 2～8 时体温最高。这种昼夜的节律波动,可能与人体活动代谢的相应周期性变化有关。如长期从事夜间工作的人员,可出现夜间体温上升、日间体温下降的现象。

(2)年龄:新生儿因体温调节中枢尚未发育完全,调节体温的能力差,体温易受环境温度影响而变化;儿童由于代谢率高,体温可略高于成人;老年人代谢率较低,血液循环变慢,加上活动量减少,因此体温偏低。

(3)性别:一般来说,女性比男性有较厚的皮下脂肪层,维持体热能力强,故女性体温较男性高约0.3 ℃。并且女性的基础体温随月经周期出现规律变化,即月经来潮后逐渐下降,至排卵后,体温又逐渐上升。这种体温的规律性变化与血中孕激素及其代谢产物的变化相吻合。

(4)环境温度:在寒冷或炎热的环境下,机体的散热受到明显的抑制或加强,体温可暂时性的降低或升高。另外,气流、个体暴露的范围大小亦影响个体的体温。

(5)活动:任何需要耗费体力的活动,都使肌肉代谢增强,产热增加,可以使体温暂时性上升1～2 ℃。

(6)饮食:进食的冷热可以暂时性地影响口腔温度,进食后,由于食物的特殊动力作用,可以使体温暂时性地升高 0.3 ℃左右。

另外,强烈的情绪反应、冷热的应用以及个体的体温调节机制都对体温有影响,在测量体温的过程中要加以注意并能够做出解释。

3.产热与散热

(1)产热过程:机体产热过程是细胞新陈代谢的过程。人体通过化学方式产热,即食物氧化、骨骼肌运动、交感神经兴奋、甲状腺素分泌增多,以及体温升高均可提高新陈代谢率,而增加产热量。

(2)散热过程:机体通过物理方式进行散热。机体大部分的热量通过皮肤的辐射、传导、对流、蒸发来散热;一小部分的热量通过呼吸、尿、粪便而散发于体外。

当外界温度等于或高于皮肤温度时,蒸发就是人体唯一的散热形式。

辐射是热由一个物体表面通过电磁波的形式传至另一个与它不接触物体表面的一种形式。在低温环境中,它是主要的散热方式,安静时的辐射散热所占的百分比较大,可达总热量的60%。其散热量的多少与所接触物质的导热性能、接触面积和温差大小有关。

传导是机体的热量直接传给同它接触的温度较低的物体的一种散热方法。

对流是传导散热的特殊形式,是指通过气体或液体的流动来交换热量的一种散热方法。

蒸发是由液态转变为气态,同时带走大量热量的一种散热方法。

(二)异常体温的观察

人体最高的耐受热为 40.6～41.4 ℃,低于 34 ℃或高于 43 ℃,则极少存活。升高超过 41 ℃,可引起永久性的脑损伤;高热持续在 42 ℃以上 24 小时常导致休克及严重并发症。所以对于体温过高或过低者应密切观察病情变化,不能有丝毫的松懈。

1.体温过高

体温过高又称发热,是由于各种原因使下丘脑体温调节中枢的调定点上移,产热增加而散热减少,导致体温升高超过正常范围。

(1)原因。①感染性:如病毒、细菌、真菌、螺旋体、立克次体、支原体、寄生虫等感染引起的发热,最多见。②非感染性:无菌性坏死物质的吸收引起的吸收热、变态反应性发热等。

(2)以口腔温度为例,按照发热的高低将发热分为如下几类。①低热:37.5～37.9 ℃。②中等热:38.0～38.9 ℃。③高热:39.0～40.9 ℃。④超高热:41 ℃及以上。

(3)发热过程:发热的过程常根据疾病在体内的发展情况而定,一般分为三个阶段。①体温上升期:特点是产热大于散热。主要表现为皮肤苍白、干燥无汗,患者畏寒、疲乏,体温升高,有时伴寒战。方式为骤升和渐升。骤升指体温在数小时内升至高峰,如肺炎球菌导致的肺炎;渐升指体温在数小时内逐渐上升,数天内达高峰,如伤寒。②高热持续期:特点是产热和散热在较高水平上趋于平衡。主要表现:体温居高不下,皮肤潮红,呼吸加深加快,脉搏增快并有头痛、食欲缺乏、恶心、呕吐、口干、尿量减少等症状,甚至惊厥、谵妄。③体温下降期:特点是散热增加,产热趋于正常,体温逐渐恢复至正常水平。主要表现为大量出汗、皮肤潮湿、温度降低。老年人易出现血压下降、脉搏细速、四肢厥冷等循环衰竭的症状。方式为骤降和渐降。骤降指体温在数小时内降至正常,如大叶性肺炎、疟疾;渐降指体温在数天内降至正常,如伤寒、风湿热。

(4)热型:将不同时间测得的体温绘制在体温单上,互相连接就构成体温曲线。各种体温曲线形状称为热型。有些发热性疾病有特殊的热型,通过观察体温曲线可协助诊断。但应注意,药物的应用可使热型变得不典型。常见的热型如下。①稽留热:体温持续在 39～40 ℃,达数天或数周,24 小时波动范围不超过 1 ℃。常见于大叶性肺炎、伤寒等急性感染性疾病的极期。②弛张热:体温多在 39 ℃以上,24 小时体温波动幅度可超过 2 ℃,但最低温度仍高于正常水平。常见于化脓性感染、败血症、浸润性肺结核等疾病。③间歇热:体温骤然升高达高峰后,持续数小时又迅速降至正常,经过一天或数天间歇后,体温又突然升高,如此有规律地反复发作。常见于疟疾。④不规则热:发热不规律,持续时间不定。常见于流行性感冒、肿瘤等疾病引起的发热。

2.体温过低

体温过低是指由于各种原因引起的产热减少或散热增加,导致体温低于正常范围,称为体温过低。当体温低于 35 ℃时,称为体温不升。体温过低的原因如下。①体温调节中枢发育未成熟:如早产儿、新生儿。②疾病或创伤:见于失血性休克、极度衰竭等患者。③药物中毒。

(三)体温异常的护理

1.体温过高

降温措施有物理降温、药物降温及针刺降温。

(1)观察病情:加强对生命体征的观察,定时测量体温,一般每天测温 4 次,高热患者应每 4 小时测温一次,待体温恢复正常 3 天后,改为每天 1～2 次,同时观察脉搏、呼吸、血压、意识状态的变化;及时了解有关各种检查结果及治疗护理后病情好转还是恶化。

(2)饮食护理:①补充高蛋白、高热量、高维生素、易消化的流质或半流质饮食,如粥、鸡蛋羹、面片汤、青菜、新鲜果汁等。②多饮水,每天补充液量3 000 mL,必要时给予静脉滴注,以保证入量。

由于高热时,热量消耗增加,全身代谢率加快,蛋白质、维生素的消耗量增加,水分丢失增多,同时消化液分泌减少,胃肠蠕动减弱,所以宜及时补充水分和营养。

(3)使患者舒适:①安置舒适的体位让患者卧床休息,同时调整室温和避免噪声。②口腔护理:每天早、晚刷牙,饭前、饭后漱口,不能自理者,可行特殊口腔护理。由于发热患者唾液分泌减少,口腔黏膜干燥,机体抵抗力下降,极易引起口腔炎、口腔溃疡,因此口腔护理可预防口腔及咽部细菌繁殖。③皮肤护理:发热患者退热期出汗较多,此时应及时擦干汗液并更换衣裤和大单等,以保持皮肤的清洁和干燥,防止皮肤继发性感染。

(4)心理调护:注意患者的心理状态,对体温的变化给予合理的解释,以缓解患者紧张和焦虑的情绪。

2.体温过低

(1)保暖:①给患者加盖衣被、毛毯、电热毯等或放置热水袋,注意小儿、老人、昏迷者,热水袋温度不宜过高,以防烫伤。②暖箱:适用于体重<2 500 g,胎龄不足35周的早产儿、低体重儿。

(2)给予热饮。

(3)监测生命体征:每小时测体温1次,直至恢复正常且保持稳定,同时观察脉搏、呼吸、血压、意识的变化。

(4)设法提高室温:以22~24 ℃为宜。

(5)积极宣教:教会患者避免导致体温过低的因素。

(四)测量体温的技术

1.体温计的种类及构造

(1)水银体温计:水银体温计又称玻璃体温计,是最常用的最普通的体温计。它是一种外标刻度为红线的真空玻璃毛细管,其刻度范围为35~42 ℃,每小格0.1 ℃,在37 ℃刻度处以红线标记,以示醒目。体温计一端贮存水银,当水银遇热膨胀后沿毛细管上升;因毛细管下端和水银槽之间有一凹陷,所以水银柱遇冷不致下降,以便检视温度。

根据测量部位的不同可将体温计分为口表、肛表、腋表。口表的水银端呈圆柱形,较细长;肛表的水银端呈梨形,较粗短,适合插入肛门;腋表的水银端呈扁平鸭嘴形。临床上口表可代替腋表使用。

(2)其他:如电子体温计、感温胶片、可弃式化学体温计等。

2.测体温的方法

(1)目的:通过测量体温,了解患者的一般情况及疾病的发生、发展规律,为诊断、预防、治疗提供依据。

(2)用物准备:①测温盘内备体温计(水银柱甩至35 ℃以下)、秒表、纱布、笔、记录本。②若测肛温,另备润滑油、棉签、手套、卫生纸、屏风。

(3)操作步骤:①洗手、戴口罩,备齐用物,携至床旁。②核对患者并解释目的。③协助患者取舒适卧位。④测体温:根据病情选择合适的测温方法。测腋温:擦干汗液,将体温计放在患者腋窝,紧贴皮肤屈肘臂过胸,夹紧体温计。测量10分钟后,取出体温计用纱布擦拭。测口温:嘱患者张口,将口表汞柱端放于舌下热窝。嘱患者闭嘴用鼻呼吸,勿用牙咬体温计。测量时间3~5分钟。嘱患者张口,取出口表,用纱布擦拭。测肛温:协助患者取合适卧位,露出臀部。润滑肛表前端,戴手套用手垫卫生纸分开臀部,轻轻插入肛表 3～4 cm。测量时间 3～5 分钟。用卫生纸擦拭肛表。⑤检视读数,放体温计盒内,记录。⑥整理床单位。⑦洗手,绘制体温于体温单上。⑧消毒用过的体温计。

(4)注意事项:①测温前应注意有无影响体温波动的因素存在,如 30 分钟内有无进食、剧烈活动、冷热敷、坐浴等。②体温值如与病情不符,应重复测量。③腋下有创伤、手术或消瘦夹不紧体温计者不宜测腋温;腹泻、肛门手术、心肌梗死的患者禁测肛温;精神异常、昏迷、婴幼儿等不能合作者及口鼻疾病或张口呼吸者禁测口温;进热食或面颊部热敷者,应间隔 30 分钟后再测口温。④对小儿、重症患者测温时,护士应守护在旁。⑤测口温时,如不慎咬破体温计,应立即清除玻璃碎屑,以免损伤口腔黏膜;口服蛋清或牛奶,以保护消化道黏膜并延缓汞的吸收;病情允许者,进粗纤维食物,以加快汞的排出。

3.体温计的消毒与检查

(1)体温计的消毒:为防止测体温引起的交叉感染,保证体温计清洁,用过的体温计应消毒。①先将体温计分类浸泡于含氯消毒液内 30 分钟后取出,再用冷开水冲洗擦干,放入清洁容器中备用。(集体测温后的体温计,用后全部浸泡于消毒液中)。②5 分钟后取出清水冲净,擦干后放入另一消毒液容器中进行第二次浸泡,半小时后取出清水冲净,擦干后放入清洁容器中备用。③消毒液的容器及清洁体温计的容器每周进行 2 次高压蒸汽灭菌消毒,消毒液每天更换 1 次,若有污染随时消毒。④传染病患者应设专人体温计,单独消毒。

(2)体温计的检查:在使用新的体温计前,或定期消毒体温计后,应对体温计进行校对,以检查其准确性。将全部体温计的水银柱甩至 35 ℃以下,同一时间放入已测好的 40 ℃水内,3 分钟后取出检视。若体温计之间相差0.2 ℃以上或体温计上有裂痕者,取出不用。

二、脉搏

(一)正常脉搏及生理性变化

1.正常脉搏

随着心脏节律性收缩和舒张,动脉内的压力也发生周期性的波动,这种周期性的压力变化可引起动脉血管发生扩张与回缩的搏动,这种搏动在浅表的动脉可触摸到,临床简称为脉搏。正常人的脉搏节律均匀、规则,间隔时间相等,每搏强弱相同且有一定的弹性,每分钟搏动的次数为60～100 次(即脉率)。脉搏通常与心率一致,是心率的指标。

2.生理性变化

脉率受许多生理性因素影响而发生一定范围的波动。

(1)年龄:一般新生儿、幼儿的脉率较成人快。

(2)性别:同龄女性比男性快。

(3)情绪:兴奋、恐惧、发怒时脉率增快,忧郁时则慢。

(4)活动:一般人运动、进食后脉率会加快;休息、禁食则相反。

(5)药物:兴奋剂可使脉搏增快,镇静剂、洋地黄类药物可使脉搏减慢。

(二)异常脉搏的观察

1.脉率异常

(1)速脉:成人脉率在安静状态下＞100 次/分,又称为心动过速。见于高热、甲状腺功能亢进(甲亢,由于代谢率增加而使脉率增快)、贫血或失血等患者。正常人可有窦性心动过速,为一过性的生理现象。

(2)缓脉:成人脉率在安静状态下低于60次/分,又称心动过缓。颅内压增高、病窦综合征、二度以上房室传导阻滞,或服用某些药物如地高辛、普尼拉明、利血平、普萘洛尔等可出现缓脉。正常人可有生理性窦性心动过缓,多见于运动员。

2.脉律异常

脉搏的搏动不规则,间隔时间时长时短,称为脉律异常。

(1)间歇脉:在一系列正常均匀的脉搏中出现一次提前而较弱的脉搏,其后有一较正常延长的间歇(即代偿性间歇),也称期前收缩。见于各种心脏病或洋地黄中毒的患者;正常人在过度疲劳、精神兴奋、体位改变时也偶尔出现间歇脉。

(2)脉搏短绌:同一单位时间内脉率少于心率。绌脉是由于心肌收缩力强弱不等,有些心排血量少的搏动可发出心音,但不能引起周围血管搏动,导致脉率少于心率。脉律完全不规则,心率快慢不一、心音强弱不等。多见于心房纤颤者。

3.强弱异常

(1)洪脉:当心排血量增加,血管充盈度和脉压较大时,脉搏强大有力,称洪脉。见于高热、甲状腺功能亢进、主动脉关闭不全等患者;运动后、情绪激动时也常触到洪脉。

(2)细脉:当心排血量减少,动脉充盈度降低时,脉搏细弱无力,扪之如细丝,称细脉或丝脉。见于大出血、主动脉瓣狭窄和休克、全身衰竭的患者,是一种危险的脉象。

(3)交替脉:节律正常而强弱交替时出现的脉搏,称为交替脉。交替脉是左心衰竭的重要体征。常见于高血压性心脏病、急性心肌梗死、主动脉关闭不全等患者。

(4)水冲脉:脉搏骤起骤落,有如洪水冲涌,故名水冲脉,主要见于主动脉关闭不全、动脉导管未闭、甲亢、严重贫血患者,检查方法是将患者前臂抬高过头,检查者用手紧握患者手腕掌面,可明显感知。

(5)奇脉:在吸气时脉搏明显减弱或消失为奇脉。其产生主要与吸气时,左心室的每搏输出量减少有关。常见于心包腔积液、缩窄性心包炎等患者,是心脏压塞的重要体征之一。

4.动脉壁异常

由于动脉壁弹性减弱,动脉变得迂曲不光滑,有条索感,如按在琴弦上,多见于动脉硬化的患者。

(三)测量脉搏的技术

1.部位

临床上常在靠近骨骼的动脉测量脉搏。最常用最方便的是桡动脉,患者也乐于接受,其次为颞动脉、颈动脉、肱动脉、腘动脉、足背动脉和股动脉等。如怀疑患者心搏骤停或休克时,应选择大动脉为诊脉点,如颈动脉、股动脉。

2.测脉搏的方法

(1)目的:通过测量脉搏,可间接了解心脏的情况,观察相关疾病发生、发展规律,为诊断、治疗提供依据。

(2)准备:治疗盘内备带秒钟的表、笔、记录本及听诊器。

(3)操作步骤:①洗手、戴口罩,备齐用物,携至床旁。②核对患者,解释目的。③协助患者取坐位或半坐卧位,手臂放在舒适位置,腕部伸展。④以示指、中指、无名指的指端按在桡动脉表面,压力大小以能清楚地触及脉搏为宜,注意脉律,强弱动脉壁的弹性。⑤一般情况下所测得的数值乘以 2,心脏病患者、脉率异常者、危重患者则应以 1 分钟记录。⑥协助患者取舒适体位。⑦将脉搏绘制在体温单上。

(4)注意事项:①诊脉前患者应保持安静,剧烈运动后应休息 20 分钟后再测。②偏瘫患者应选择健侧肢体测量。③脉搏细、弱难以测量时,用听诊器测心率。④脉搏短细的患者,应由 2 名护士同时测量,一人听心率,另一人测脉率,一人发出"开始""停止"的口令,记数 1 分钟,以分数式记录:心率/脉率,若心率每分钟 120 次,脉率 90 次,即应写成 120/90 次/分。

三、呼吸

(一)正常呼吸及生理变化

1.正常呼吸的观察

在安静状态下,正常成人的呼吸频率为 16～20 次/分。正常呼吸表现为节律规则,均匀无声且不费力。

2.生理性变化

(1)年龄:一般年龄越小,呼吸频率越快,小儿比成年人稍快,老年人稍慢。

(2)性别:同龄的女性呼吸频率比男性稍快。

(3)运动:运动后呼吸加深加快,休息和睡眠时减慢。

(4)情绪:强烈的情绪变化会刺激呼吸中枢,导致呼吸加快或屏气。如恐惧、愤怒、紧张等都可引起呼吸加快。

(5)其他:环境温度过高或海拔增加,均会使呼吸加深加快,呼吸的频率和深浅度还可受意识控制。

(二)异常呼吸的评估及护理

1.异常呼吸的评估

(1)频率异常。①呼吸过速:在安静状态下,成人呼吸频率超过 24 次/分,称为呼吸过速或气促。见于高热、疼痛、甲亢、缺氧等患者,因血液中二氧化碳积聚,血氧不足,可刺激呼吸中枢,使呼吸加快。发热时,体温每升高 1 ℃,每分钟呼吸增加 3～4 次。②呼吸过缓:在安静状态下,成人呼吸频率少于 10 次/分,称为呼吸过缓。常见于呼吸中枢抑制的疾病,如颅内压增高、麻醉剂及安眠药过量等患者。

(2)节律异常。①潮式呼吸:又称陈-施呼吸,是一种周期性的呼吸异常,周期 0.5～2 分钟,需观察较长时间才能发现。特点表现为开始时呼吸浅慢,以后逐渐加深加快,又逐渐由深快变为浅慢,然后呼吸暂停 5～30 秒后,再重复上述状态的呼吸,如此周而复始,呼吸运动呈潮水涨落样,故称潮式呼吸(图 4-1)。发生机制为当呼吸中枢兴奋性减弱或高度缺氧时,呼吸减弱至暂停,血中二氧化碳增高到一定程度时,通过颈动脉和主动脉的化学感受器反射性地刺激呼吸中枢,使呼吸恢复。随着呼吸的由弱到强,二氧化碳不断排出,使其分压降低,呼吸中枢又失去有效的刺激,呼吸再次减弱至暂停,从而形成了周期性呼吸。常见于中枢神经系统疾病,如脑炎、颅内压增高、酸中毒、巴比妥中毒等患者。②间断呼吸:又称毕奥呼吸,表现为呼吸和呼吸暂停现象交替出现的呼吸。特点是有规律地呼吸几次后,突然暂停呼吸,间隔时间长短不同,随后又开始呼吸,然后反复交替出现(图 4-2)。其发生机制同潮式呼吸,是呼吸中枢兴奋性显著降低的表现,但比潮式呼吸更为严重,多在呼吸停止前出现,预后不佳。常见于颅内病变、呼吸中枢衰竭等患者。

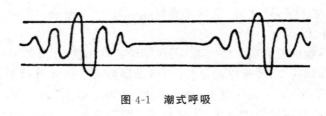

图 4-1　潮式呼吸

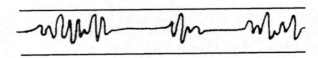

图 4-2　间断呼吸

（3）深浅度异常。①深度呼吸：又称库斯莫呼吸，是一种深而规则的大呼吸。见于尿毒症、糖尿病等引起的代谢性酸中毒等患者。②浮浅性呼吸：是一种浅表而不规则的呼吸。有时呈叹息样，见于呼吸肌麻痹或濒死的患者。

（4）音响异常。①蝉鸣样呼吸：吸气时有一种高音调的音响，声音似蝉鸣，称为蝉鸣样呼吸。其发生机制多由于声带附近有阻塞，使空气进入发生困难所致。见于喉头水肿、痉挛、喉头有异物等患者。②鼾声呼吸：呼气时发出粗糙的呼声。其发生机制由于气管或支气管内有较多的分泌物蓄积，多见于深昏迷等患者。

（5）呼吸困难：是指呼吸频率、节律和深浅度都有异常。呼吸困难的患者主观上表现空气不足、呼吸费力；客观上表现用力呼吸、张口耸肩、鼻翼翕动、发绀，辅助呼吸肌也参与呼吸运动，在呼吸频率、节律、深浅度上出现异常改变，根据临床表现可分为如下几种。①吸气性呼吸困难：是由于上呼吸道部分梗阻，使得气体进入肺部不畅，肺内负压极度增高所致，患者感觉吸气费力，吸气时间显著长于呼气时间，辅助呼吸肌收缩增强，出现明显的三凹征（胸骨上窝、锁骨上窝和肋间隙及腹上角凹陷）。多见于喉头水肿或气管、喉头有异物等患者。②呼气性呼吸困难：是由于下呼吸道部分梗阻，使得气体呼出肺部不畅所致，患者呼气费力，呼气时间显著长于吸气时间。多见于支气管哮喘和阻塞性肺气肿患者。③混合性呼吸困难：呼气和吸气均感费力，呼吸的频率加快而表浅。多见于重症肺炎、大片肺不张或肺纤维化的患者。

（6）形态异常。①胸式呼吸渐弱，腹式呼吸增强：正常女性以胸式呼吸为主。当胸部或肺有疾病或手术时均使胸式呼吸渐弱，腹式呼吸增强。②腹式呼吸渐弱，胸式呼吸增强：正常男性及儿童以腹式呼吸为主。当有腹部疾病时，如腹膜炎、腹部巨大肿瘤、大量腹水等，使膈肌下降，腹式呼吸渐弱，胸式呼吸增强。

2.异常呼吸的护理

（1）观察：密切观察呼吸状态及相关症状、体征的变化。

（2）吸氧：酌情给予氧气吸入，必要时可用呼吸机辅助呼吸。

（3）心理护理：根据患者的反应，有针对性地对患者做好患者的心理护理，合理解释及安慰患者，以消除患者的紧张、恐惧心理，有安全感，主动配合治疗和护理。

（4）卧床休息：调节室内温度和湿度，保持空气清新，禁止吸烟；根据病情安置舒适体位，以保证患者的休息，减少耗氧量。

（5）保持呼吸道通畅：及时清除呼吸道分泌物，必要时给予吸痰。

(6)给药治疗:根据医嘱给药治疗,注意观察疗效及变态反应。

(7)健康教育:讲解有效咳嗽和正确呼吸方法,指导患者戒烟。

(三)呼吸测量技术

1.目的

(1)测量患者每分钟的呼吸次数。

(2)协助临床诊断,为预防、治疗、护理提供依据。

(3)观察呼吸的变化,了解患者疾病的发生、发展规律。

2.评估

(1)患者的病情、治疗情况及合作程度。

(2)患者在 30 分钟内有无活动、情绪激动等影响呼吸的因素存在。

3.操作前准备

(1)用物准备:有秒针的表、记录本和笔。

(2)患者准备:情绪稳定,保持自然的呼吸状态。

(3)护士准备:着装整洁,修剪指甲,洗手,戴口罩。

(4)环境准备:安静、整洁、光线充足。

4.操作步骤

见表 4-2。

表 4-2　呼吸测量技术操作步骤

流程	步骤	要点说明
核对	携用物到床旁,核对床号、姓名	确定患者
取体位	测量脉搏后,护士仍保持诊脉手势	分散患者的注意力
测量呼吸	观察患者胸部或腹部的起伏(一起一伏为一次呼吸),一般情况测 30 秒,将所测数值乘以 2 即为呼吸频率,如患者呼吸不规则或婴儿应测 1 分钟 如患者呼吸微弱不易观察时,可用少许棉花放于患者鼻孔前,观察棉花纤维被吹动的次数,计数 1 分钟	男性多为腹式呼吸,女性多为胸式呼吸,同时应观察呼吸的节律、深浅度、音响及呼吸困难的症状
记录	记录呼吸值:次/分,洗手	

5.注意事项

测量患者呼吸时,患者应处于自然呼吸的状态,以保证测量数值的准确性。

四、血压

血压是指血液在血管内流动时对血管壁的侧压力。一般指动脉血压,如无特别注明均指肱动脉的血压。当心脏收缩时,主动脉压急剧升高,至收缩中期达最高值,此时的动脉血压称收缩压。当心室舒张时,主动脉压下降,至心舒末期达动脉血压的最低值,此时的动脉血压称舒张压。

(一)正常血压及生理性变化

1.正常血压

在安静状态下,正常成人的血压范围为(12.0~18.5)/(8.0~11.9) kPa[(90~139)/(60~89)mmHg],脉压为 4.0~5.3 kPa(30~40 mmHg)。

血压的计量单位,过去多用 mmHg(毫米汞柱),后改用国际统一单位 kPa(千帕斯卡)。目前仍用 mmHg(毫米汞柱)。两者换算公式:1 kPa=7.5 mmHg、1 mmHg=0.1 kPa。

2.生理性变化

在各种生理情况下,动脉血压可发生各种变化,影响血压的生理因素有以下几种。

(1)年龄:随着年龄的增长血压逐渐增高,以收缩压增高较显著。儿童血压的计算公式为:

$$收缩压=80+年龄×2$$

$$舒张压=收缩压×2/3$$

(2)性别:青春期前的男女血压差别不显著。成年男子的血压比女性高 0.7 kPa(5 mmHg);绝经期后的女性血压又逐渐升高,与男性差不多。

(3)昼夜和睡眠:血压在上午 8~10 时达全天最高峰,之后逐渐降低;午饭后又逐渐升高,下午 4~6 时出现全天次高值,然后又逐渐降低;至入睡后 2 小时,血压降至全天最低值;早晨醒来又迅速升高。睡眠欠佳时,血压稍增高。

(4)环境:寒冷时血管收缩,血压升高;气温高时血管扩张,血压下降。

(5)部位:一般右上肢血压常高于左上肢,下肢血压高于上肢。

(6)情绪:紧张、恐惧、兴奋及疼痛均可引起血压升高。

(7)体重:血压正常的人发生高血压的危险性与体重增加呈正比。

(8)其他:吸烟、劳累、饮酒、药物等都对血压有一定的影响。

(二)异常血压的观察

1.高血压

目前基本上采用 1999 年世界卫生组织和国际抗高血压联盟高血压治疗指南的高血压定义:在未服抗高血压药的情况下,成人收缩压≥18.7 kPa(140 mmHg)和/或舒张压≥12.0 kPa(90 mmHg)者。95%的患者为病因不明的原发性高血压,多见于动脉硬化、肾炎、颅内压增高等,最易受损的部位是心、脑、肾、视网膜。

2.低血压

一般认为血压低于正常范围且有明显的血容量不足表现如脉搏细速、心悸、头晕等,即可诊断为低血压。常见于休克、大出血等。

3.脉压异常

脉压增大多见于主动脉瓣关闭不全、主动脉硬化等;脉压减小多见于心包积液、缩窄性心包炎等。

(三)血压的测量

1.血压计的种类和构造

(1)水银血压计:分立式和台式两种,其基本结构都包括输气球、调节空气的阀门、袖带、能充水银的玻璃管、水银槽几部分。袖带的长度和宽度应符合标准:宽度比被测肢体的直径宽20%,长度应能包绕整个肢体。充水银的玻璃管上标有刻度,范围为 0~40.0 kPa(0~300 mmHg),每小格表示 0.3 kPa(2 mmHg);玻璃管上端和大气相通,下端和水银槽相通。当输气球送入空气后,水银由玻璃管底部上升,水银柱顶端的中央凸起可指出压力的刻度。水银血压计测得的数值相当准确。

(2)弹簧表式血压计:由一袖带与有刻度 2.7~4.0 kPa(20~30 mmHg)的圆盘表相连而成,表上的指针指示压力。此种血压计携带方便,但欠准确。

（3）电子血压计：袖带内有一换能器，可将信号经数字处理，在显示屏上直接显示收缩压、舒张压和脉搏的数值。此种血压计操作方便，清晰直观，不需听诊器，使用方便、简单，但欠准确。

2.测血压的方法

（1）目的：通过测量血压，了解循环系统的功能状况，为诊断、治疗提供依据。

（2）准备：听诊器、血压计、记录纸、笔。

（3）操作步骤：①测量前，让患者休息片刻，以消除活动或紧张因素对血压的影响；检查血压计，如袖带的宽窄是否适合患者、玻璃管有无裂缝、橡胶管和输气球是否漏气等。②向患者解释，以取得合作。患者取坐位或仰卧，被侧肢体的肘臂伸直、掌心向上，肱动脉与心脏在同一水平。坐位时，肱动脉平第4软骨；卧位时，肱动脉平腋中线。如手臂低于心脏水平，血压会偏高；手臂高于心脏水平，血压会偏低。③放平血压计于上臂旁，打开水银槽开关，将袖带平整地缠于上臂中部，袖带的松紧以能放入一指为宜，袖带下缘距肘窝2～3 cm。如测下肢血压。袖带下缘距腘窝3～5 cm。将听诊器胸件置于腘动脉搏动处，记录时注明下肢血压。④戴上听诊器，关闭输气球气门，触及肱动脉搏动。听诊器胸件放在肱动脉搏动最明显的地方，但勿塞入袖带内，以一手稍加固定。⑤挤压输气球囊打气至肱动脉搏动音消失，水银柱又升高2.7～4.0 kPa（20～30 mmHg）后，以每秒0.5 kPa（4 mmHg）左右的速度放气，使水银柱缓慢下降，视线与水银柱所指刻度平行。⑥在听诊器中听到第一声动脉音时，水银柱所指刻度即为收缩压；当搏动音突然变弱或消失时，水银柱所指的刻度即为舒张压。当变音与消失音之间有差异时，或危重者应记录两个读数。⑦测量后，除尽袖带内的空气，解开袖带。安置患者于舒适卧位。⑧将血压计右倾45°，关闭气门，气球放在固定的位置，以免压碎玻璃管；关闭血压计盒盖。⑨用分数式：收缩压/舒张压 mmHg 记录测得的血压值，如15.3/9.3 kPa（110/70 mmHg）。

（4）注意事项：①测血压前，要求安静休息20～30分钟，如运动、情绪激动、吸烟、进食等可导致血压偏高。②血压计要定期检查和校正，以保证其准确性，切勿倒置或震动。③打气不可过猛、过高，如水银柱里出现气泡，应调节或检修，不可带着气泡测量。④降至"0"，稍等片刻再行第二次测量。⑤对偏瘫、一侧肢体外伤或手术后患者，应在健侧手臂上测量。⑥排除影响血压值的外界因素，如袖带太窄、袖带过松、放气速度太慢测得的血压值偏高，反之则血压值偏低。⑦长期测血压应做到四定：定部位、定体位、定血压计、定时间。

（杨　杰）

第二节　休息与睡眠护理

休息与睡眠是人类最基本的生理需要。良好的休息和睡眠如同充分的营养和适度的运动一样，对保持和促进健康起着重要作用。作为护士，必须了解睡眠的分期、影响睡眠的因素及患者的睡眠习惯，切实解决患者的睡眠问题，帮助患者达到可能的最佳睡眠状态。

一、休息

休息是指在一段时间内，通过相对地减少机体活动，使身心放松，处于一种没有紧张和焦虑的松弛状态。休息包括身体和心理两方面的放松，通过休息，可以减轻疲劳和缓解精神紧张。

（一）休息的意义和方式

1.休息的意义

对健康人来说,充足的休息是维持机体身心健康的必要条件;对患者来说,充足的休息是促进疾病康复的重要措施。休息对维护健康具有重要的意义,具体表现为:①休息可以减轻或消除疲劳,缓解精神紧张和压力。②休息可以维持机体生理调节的规律性。③休息可以促进机体正常的生长发育。④休息可以减少能量的消耗。⑤休息可以促进蛋白质的合成及组织修复。

2.休息的方式

休息的方式是因人而异的,取决于个体的年龄、健康状况、工作性质和生活方式等因素。对不同的人而言,休息有着不同的含义。例如,对从事脑力劳动的人而言,他的休息方式可以是散步、打球、游泳等;而对于从事这些活动的运动员来讲,他的休息反而是读书、看报、听音乐。无论采取何种方式,只要达到缓解疲劳、减轻压力、促进身心舒适和精力恢复的目的,就是有效的休息。在休息的各种形式中,睡眠是最常见也是最重要的一种。

（二）休息的条件

要想得到充足的休息,应满足以下三个条件,即充足的睡眠、生理上的舒适和心理上的放松。

1.充足的睡眠

休息的最基本的先决条件是充足的睡眠。充足的睡眠可以促进个体精力和体力的恢复。虽然每个人所需要的睡眠时间有较大的区别,但都有最低限度的睡眠时数,满足了一定的睡眠时数,才能得到充足的休息。护理人员要尽量使患者有足够的睡眠时间和建立良好的睡眠习惯。

2.生理上的舒适

生理上的舒适也就是身体放松,是保证有效休息的前提。因此,在休息之前必须将身体上的不适降至最低程度。护理人员应为患者提供各种舒适服务,包括祛除或控制疼痛、提供舒适的体位或姿势、协助患者搞好个人卫生、保持适宜的温湿度、调节睡眠时所需的光线等。

3.心理上的放松

要得到良好的休息,必须有效地控制和减少紧张和焦虑,心理上才能得到放松。患者由于生病、住院时个体无法满足社会上、职业上或个人角色在义务上的需要,加之住院时对医院环境及医护人员感到陌生,对自身疾病的担忧等,患者常常会出现紧张和焦虑。因此,护理人员应耐心与患者沟通,恰当地运用其知识和技能,提供及时、准确的服务,尽量满足患者的各种需要,才能帮助患者减少紧张和焦虑。

二、睡眠

睡眠是各种休息中最自然、最重要的方式。人的一生中有 1/3 的时间要用在睡眠上。任何人都需要睡眠,通过睡眠可以使人的精力和体力得到恢复,可以保持良好的觉醒状态,这样人才能精力充沛地从事劳动或其他活动。睡眠对于维持人的健康,尤其是促进疾病的康复,具有重要的意义。

（一）睡眠的定义

现代医学界普遍认为睡眠是一种主动过程,是一种知觉的特殊状态。睡眠时,人脑并没有停止工作,只是换了模式,虽然对周围环境的反应能力降低,但并未完全消失。通过睡眠,人的精力和体力得到恢复,睡眠后可保持良好的觉醒状态。

由此,可将睡眠定义为周期性发生的持续一定时间的知觉的特殊状态,具有不同的时相,睡眠时可相对地不做出反应。

（二）睡眠原理

睡眠是与较长时间的觉醒交替循环的生理过程。目前认为,睡眠由睡眠中枢控制。睡眠中枢位于脑干尾端,它向上传导冲动,作用于大脑皮质(也称上行抑制系统),与控制觉醒状态的脑干网状结构上行激动系统的作用相拮抗,引起睡眠和脑电波同步化,从而调节睡眠与觉醒的相互转化。

（三）睡眠分期

通过脑电图(EEG)测量大脑皮质的电活动,眼电图(EOG)测量眼睛的运动,肌电图(EMG)测量肌肉的状况,发现睡眠的不同阶段脑、眼睛、肌肉的活动处于不同的水平。正常的睡眠周期可分为两个相互交替的不同时相状态,即慢波睡眠和快波睡眠。成人进入睡眠后,首先是慢波睡眠,持续80～120分钟后转入快波睡眠,维持20～30分钟后,又转入慢波睡眠。整个睡眠过程中有四或五次交替,越近睡眠的后期,快波睡眠持续时间越长。两种睡眠时相状态均可直接转为觉醒状态,但在觉醒状态下,一般只能进入慢波睡眠,而不能进入快波睡眠。

1.慢波睡眠

脑电波呈现同步化慢波时相,伴有慢眼球运动,肌肉松弛但仍有一定张力,亦称正相睡眠或非快速眼球运动睡眠。在这段睡眠期间,大脑的活动下降到最低,使得人体能够得到完全的舒缓。此阶段又可分为四期。

(1)第Ⅰ期:为入睡期,是所有睡眠时相中睡得最浅的一期,常被认为是清醒与睡眠的过渡阶段,仅维持几分钟,很容易被唤醒。此期眼球有着缓慢的运动,生理活动开始减少,同时生命体征和新陈代谢逐渐减缓,在此阶段的人们仍然认为自己是清醒的。

(2)第Ⅱ期:为浅睡期。此阶段的人们已经进入无意识阶段,不过仍可听到声音,仍然容易被唤醒。此期持续10～20分钟,眼球不再运动,机体功能继续变慢,肌肉逐渐放松,脑电图偶尔会产生较快的宽大的梭状波。

(3)第Ⅲ期:为中度睡眠期。持续15～30分钟。此期肌肉完全放松,心搏缓慢,血压下降,但仍保持正常,难以唤醒并且身体很少移动,脑电图显示梭状波与δ波(大而低频的慢波)交替出现。

(4)第Ⅳ期:为深度睡眠期。持续15～30分钟。全身松弛,无任何活动,极难唤醒,生命体征比觉醒时明显下降,体内生长激素大量分泌,人体组织愈合加快,遗尿和梦游可能发生,脑电波为慢而高的δ波。

2.快波睡眠

快波睡眠亦称异相睡眠或快速眼球运动睡眠(rapid eye movement sleep,REM sleep)。此期的睡眠特点是眼球转动很快,脑电波活跃,与觉醒时很难区分。其表现与慢波睡眠相比,是各种感觉功能进一步减退,唤醒阈值提高,极难唤醒,同时骨骼肌张力消失,肌肉几乎完全松弛。此外,这一阶段还会有间断的阵发性表现,如眼球快速运动、部分躯体抽动,同时有心排血量增加、血压上升、心率加快、呼吸加快而不规则等交感神经兴奋的表现。多数在醒来后能够回忆的生动、逼真的梦境都是在此期发生的。

睡眠中的一些时相对人体具有特殊的意义,如在NREM第Ⅳ期的睡眠中,机体会释放大量的生长激素来修复和更新上皮细胞和某些特殊细胞,如脑细胞,故慢波睡眠有利于促进生长和体力的恢复。而REM睡眠则对于学习记忆和精力恢复似乎很重要。因为在快波睡眠中,脑耗氧量增加,脑血流量增多,且脑内蛋白质合成加快,有利于建立新的突触联系,可加快幼儿神经系统成熟。同时快波睡眠对保持精神和情绪上的平衡最为重要。因为这一时期的梦境都是生动的、充满感情色彩的,此梦境可减轻、缓解精神压力,使人将忧虑的事情从记忆中消除。非快速眼球运动睡眠与快速眼球运动睡眠的比较见表 4-3。

表 4-3　非快速眼球运动睡眠与快速眼球运动睡眠的比较

项目	非快速眼球运动睡眠	快速眼球运动睡眠
脑电图	第Ⅰ期:低电压 α 节律 8～12 次/秒 第Ⅱ期:宽大的梭状波 14～16 次/秒 第Ⅲ期:梭状波与 δ 波交替 第Ⅳ期:慢而高的 δ 波 1～2 次/秒	去同步化快波
眼球运动	慢的眼球转动或没有	阵发性的眼球快速运动
生理变化	呼吸、心率减慢且规则 血压、体温下降 肌肉渐松弛 感觉功能减退	感觉功能进一步减退 肌张力进一步减弱 有间断的阵发性表现:心排血量增加,血压升高, 呼吸加快且不规则,心率加快
合成代谢	人体组织愈合加快	脑内蛋白质合成加快
生长激素	分泌增加	分泌减少
其他	第Ⅳ期发生夜尿和梦游	做梦且为充满感情色彩、稀奇古怪的梦
优点	有利于个体体力的恢复	有利于个体精力的恢复

(四)睡眠周期

对大多数成人而言,睡眠是每 24 小时循环一次的周期性程序。一旦入睡,成人平均每晚经历 4～6 个完整的睡眠周期,每个睡眠周期由不同的睡眠时相构成,分别是 NREM 睡眠的四个时相和 REM 睡眠,持续 60～120 分钟,平均为 90 分钟。睡眠周期各时相按一定的顺序重复出现。这一模式总是从 NREM 第Ⅰ期开始,依次经过第Ⅱ期、第Ⅲ期、第Ⅳ期之后,返回 NREM 的第Ⅲ期然后到第Ⅱ期,再进入 REM 期,当 REM 期完成后,再回到 NREM 的第Ⅱ期(图 4-3),如此周而复始。在睡眠时相周期的任一阶段醒而复睡时,都需要从头开始依次经过各期。

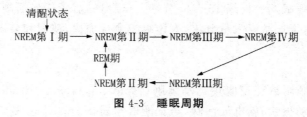

图 4-3　睡眠周期

在睡眠周期中,每一时相所占的时间比例随睡眠的进行而有所改变。一般刚入睡时,个体进入睡眠周期约 90 分钟后才进入 REM 睡眠,随睡眠周期的进展,NREM 第Ⅲ、Ⅳ时相缩短,REM阶段时间延长。在最后一个睡眠周期中,REM 睡眠可达到 60 分钟。因此,大部分 NREM 睡眠发生在上半夜,REM 睡眠则多在下半夜。

(五)影响睡眠的因素

1.生理因素

(1)年龄:通常人睡眠的需要量与其年龄成反比,但有个体差异。新生儿期每天睡眠时间最长,可达 16～20 小时,成人 7～8 小时。

(2)疲劳:适度的疲劳,有助于入睡,但过度的精力耗竭反而会使入睡发生困难。

(3)昼夜节律:"睡眠-觉醒"周期具有生物钟式的节律性,如果长时间频繁地夜间工作或航空时差,就会造成该节律失调,从而影响入睡及睡眠质量。

(4)内分泌变化:妇女月经前期和月经期常出现嗜睡现象,绝经期妇女常失眠,与内分泌变化有关。

(5)寝前习惯:睡前的一些行为习惯,如看报纸杂志、听音乐、喝牛奶、洗热水澡或泡脚等,当这些习惯突然改变或被阻碍进行时,可能使睡眠发生障碍。

(6)食物因素:含有较多 L-色氨酸的食物,如肉类、乳制品和豆类都能促进入睡、缩短入睡时间,是天然的催眠剂;少量饮酒能促进放松和睡眠,但大量饮酒会干扰睡眠,使睡眠变浅;含有咖啡因的浓茶、咖啡及可乐饮用后使人兴奋,即使入睡也容易中途醒来,且总睡眠时间缩短。

2.病理因素

(1)疾病影响:几乎所有疾病都会影响睡眠。例如,各种原因引起的疼痛未能及时缓解时严重影响睡眠,精神分裂症、强迫性神经症等患者常处于过度觉醒状态。生病的人需要更多时间的睡眠来促进机体康复,却往往因为多种症状困扰或特殊的治疗限制而无法获得正常的睡眠。

(2)身体不适:身体的舒适是获得休息与安睡的先决条件,饥饿、腹胀、呼吸困难、憋闷、身体不洁、皮肤瘙痒、体位不适等都是常见的影响睡眠的原因。

3.环境因素

睡眠环境影响睡眠状况,适宜的温湿度,安静、整洁、舒适、空气清新的环境常可增进睡眠,反之则会对睡眠产生干扰。

4.心理因素

焦虑不安、强烈的情绪反应(如恐惧、悲哀、激动、喜悦)、家庭或人际关系紧张等常常影响患者的睡眠。

5.其他

食物摄入多少、体育锻炼情况、某些药物等也会影响睡眠形态。

(六)促进睡眠的护理措施

1.增进舒适

人们在感觉舒适和放松时才能入睡。为了使患者放松,对于一些遭受病痛折磨的患者采用有效镇痛的方法;做好就寝前的晚间护理,如协助患者洗漱、排便;帮助患者处于正确的睡眠姿势,妥善安置身体各部位的导管、引流管,以及牵引、固定等特殊治疗措施。

2.环境控制

人们睡眠时需要的环境条件包括适宜的室温和通风、最低限度的声音、舒适的床和适当的照明。一般冬季室温 18 ～22 ℃、夏季 25 ℃左右、相对湿度以 50%～60%为宜;根据患者需要,睡前开窗通风,清除病房内异味,使空气清新;保持病区尽可能的安静,尽量减少晚间交谈;提供清洁、干燥的卧具和舒适的枕头、被服;夜间调节住院单元的灯光。

3.重视心理护理

多与患者沟通交流,找出影响患者休息与睡眠的心理-社会因素,通过鼓励倾诉、正确指导,消除患者紧张和焦虑情绪,恢复平静、稳定的状态,提高休息和睡眠质量。

4.建立休息和睡眠周期

针对患者的不同情况,帮助患者建立适宜的休息和睡眠周期。患者入院后,原有的休息和睡眠规律被打乱,护士应在患者醒时进行评估、治疗和常规护理工作,避免因一些非必需任务而唤醒患者,同时鼓励患者合理安排日间活动,适当锻炼。

5.尊重患者的睡眠习惯

病情允许的情况下,护理人员应尽可能根据患者就寝前的一些个人习惯,选择如提供温热饮料,允许短时间的阅读、听音乐,协助沐浴或泡脚等方式促进睡眠。

6.健康教育

使患者了解睡眠对健康与康复的重要作用,身心放松的重要意义和一些促进睡眠的常用技巧。与患者一起讨论有关休息和睡眠的知识,分析困扰患者睡眠的因素,针对具体情况给予相应指导,帮助患者建立有规律的生活方式,养成良好的睡眠习惯。

(杨　杰)

第三节　无菌技术

无菌技术是医疗护理操作中防止发生感染和交叉感染的一项重要的基本操作,执行无菌技术可以减少以至杜绝患者因诊断、治疗和护理所引起的意外感染。因此,医务人员必须加强无菌操作的观念,正确熟练地掌握无菌技术,严密遵守操作规程,以保证患者的安全,防止医源性感染。

一、相关概念

(一)无菌技术

无菌技术指在医疗、护理操作过程中防止一切微生物侵入人体和防止无菌物品、无菌区域被污染的操作技术。

(二)无菌物品

无菌物品指经过物理或化学方法灭菌后保持无菌状态的物品。

(三)非无菌区

非无菌区指未经过灭菌处理或虽经过灭菌处理但又被污染的区域。

二、无菌技术操作原则

(一)环境清洁

操作区域要宽敞,无菌操作前30分钟通风,停止清扫工作,减少走动,防止尘埃飞扬。

(二)工作人员准备

修剪指甲,洗手,戴好帽子、口罩(4~8小时更换,一次性的少于4小时更换),必要时穿无菌衣,戴无菌手套。

(三)物品妥善保管

(1)无菌物品与非无菌物品应分别放置。

（2）无菌物品须存放在无菌容器或无菌包内。

（3）无菌包外注明品名、时间，按有效期先后安放。

（4）未被污染下保存期7～14天。

（5）过期或受潮均应重新灭菌。

（四）取无菌物注意事项

（1）面向无菌区域，用无菌钳钳取，手臂须保持在腰部水平以上，注意不可跨越无菌区。

（2）无菌物品一经取出，即使未使用，也不可放回。

（3）未经消毒的用物不可触及无菌物品。

（五）操作时要保持无菌

不可面对无菌区讲话、咳嗽、打喷嚏，疑有无菌物品被污染，不可使用。

（六）一人一物

一套无菌物品，仅供一人使用，防止交叉感染。

三、无菌技术基本操作

无菌技术及操作规程是根据科学原则制定的，任何一个环节都不可违反，每个医务人员都必须遵守，以保证患者的安全。

（一）取用无菌物持钳法

使用无菌物持钳取用和传递无菌物品，以维持无菌物品及无菌区的无菌状态。

1.类别

（1）三叉钳：夹取较重物品，如盆、盒、瓶、罐等，不能夹取细的物品。

（2）卵圆钳：夹取镊、剪、刀、治疗碗及盘等，不能夹取较重物品。

（3）镊子：夹取棉球、棉签、针、注射器等。

2.无菌持物钳（镊）的使用法

（1）无菌持物钳（镊）应浸泡在盛有消毒溶液的无菌广口容器内，液面需超过轴节以上2～3 cm或镊子1/2处。容器底部应垫无菌纱布，容器口上加盖。每个容器内只能放一把无菌持物钳（镊）（图4-4）。

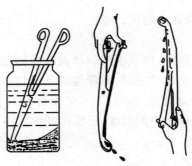

A 正确　　B 不正确

图4-4　无菌持物钳（镊）的使用

（2）取放无菌持物钳（镊）时，尖端闭合，不可触及容器口缘及溶液面以上的容器内壁。手指不可触摸浸泡部位。使用时保持尖端向下，不可倒转向上，以免消毒液倒流污染尖端。用后立即放回容器内，并将轴节打开。如取远处无菌物品时，无菌持物钳（镊）应连同容器移至无菌物品旁使用。

（3）无菌持物钳（镊）不能触碰未经灭菌的物品，也不可用于换药或消毒皮肤。如被污染或可疑污染时，应重新消毒灭菌。

（4）无菌持物钳（镊）及其浸泡容器，每周消毒灭菌 1 次，并更换消毒溶液及纱布。外科病室每周 2 次，手术室、门诊换药室或其他使用较多的部门，应每天灭菌 1 次。

（5）不能用无菌持物钳夹取油纱布，因黏于钳端的油污可形成保护层，影响消毒液渗透而降低消毒效果。

（二）无菌容器的使用法

无菌容器用以保存无菌物品，使其处于无菌状态以备使用（图 4-5）。

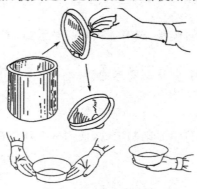

图 4-5　无菌容器使用

（1）取无菌容器内的物品，打开时将盖内面（无菌面）向上置于稳妥处或内面向下拿在手中，手不可触及容器壁的内面，取后即将容器盖盖严，避免容器内无菌物品在空气中暴露过久。

（2）无菌容器应托住容器底部，手指不可触及容器边缘及内面。

（三）取用无菌溶液法

目的是维持无菌溶液在无菌状态下使用。

1.核对

药名、剂量、浓度、有效期。

2.检查

有无裂缝、瓶盖有无松动、溶液的澄清度、质量。

3.倒用密封瓶溶液法

擦净瓶外灰尘，用启瓶器撬开铝盖，用双手拇指将橡胶塞边缘向上翻起，再用示指和中指套住橡胶塞拉出，先倒出少量溶液冲洗瓶口，倒液时标签朝上，倒后立即将橡胶塞塞好，常规消毒后将塞翻下，记录开瓶日期、时间，有效期 24 小时，不可将无菌物品或非无菌物品伸入无菌溶液内蘸取或直接接触瓶口倒液，以免污染瓶内的溶液，已倒出的溶液不可再倒回瓶内（图 4-6）。

4.倒用烧瓶液法

先检查后解系带，倒液同密封法。

（四）无菌包使用法

目的是保持无菌包内无菌物品处于无菌状态，以备使用。

1.包扎法

将物品放在包布中央，最后一角折盖后用化学指示胶带粘贴，封包胶带上可书写记录，或用带包扎"＋"。

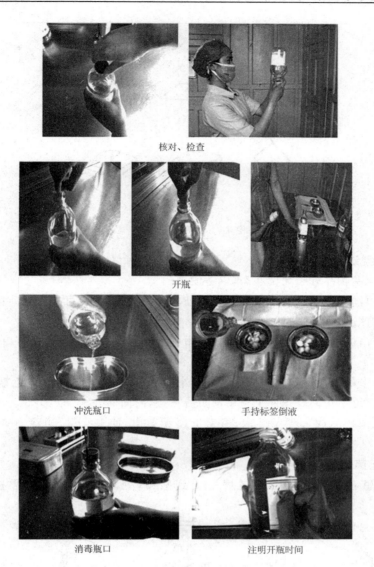

核对、检查

开瓶

冲洗瓶口　　　　　　　　手持标签倒液

消毒瓶口　　　　　　　　注明开瓶时间

图 4-6　无菌溶液的取用

2.开包法

(1)三查:名称、日期、化学指示胶带。

(2)撕开粘贴或解开系带,系带卷放在包布边下,先外角再两角,后内角,注意手不可触及内面,放在事先备好的无菌区域内,将包布按原折痕包起,将带以"一"字形包扎,记录,24 小时有效(图 4-7)。

3.小包打开法

托在手上打开,另一手将包布四角抓住,稳妥地将包内物品放入无菌区域内。

4.一次性无菌物品

注射器或输液条,敷料或导管。

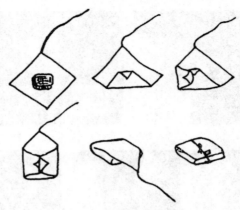

图 4-7　无菌包的使用

（五）铺无菌盘法

目的是维持无菌物品处于无菌状态，以备使用。

将无菌治疗巾铺在清洁、干燥的治疗盘内，使其内面为无菌区，可放置无菌物品，以供治疗和护理操作使用。有效期限不超过 4 小时。

（1）无菌治疗巾的折叠法：将双层棉布治疗巾横折 2 次，再向内对折，将开口边分别向外翻折对齐。

（2）无菌治疗巾的铺法：手持治疗巾两开口外角呈双层展开，由远端向近端铺于治疗盘内。两手捏住治疗巾上层下边两外角向上呈扇形折叠三层，内面向外。

（3）取所需无菌物品放入无菌区内，覆盖上层无菌巾，使上、下层边缘对齐，多余部分向上反折。

（六）戴、脱无菌手套法

目的是防止患者在手术与治疗过程中受到感染，处理无菌物品过程中确保物品无菌（图 4-8）。

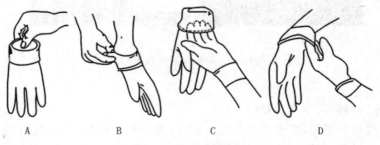

A　　　　　　　B　　　　　　　C　　　　　　　D

图 4-8　戴脱无菌手套

（1）洗净擦干双手，核对号码及日期。

（2）打开手套袋，取出滑石粉擦双手。

（3）掀起手套袋开口处，取出手套，对准戴上。

（4）双手调手套位置，扣套在工作衣袖外面。

（5）脱手套，外面翻转脱下。

（6）注意：①未戴手套的手不可触及手套的外面；②已戴手套的手不可触及未戴手套的手或

另一手套内面;③发现手套有破洞立即更换。

(七)取用消毒棉签法

目的是保持无菌棉签处于无菌状态下使用。

1.无菌棉签使用法

(1)检查棉签有效作用期及包装的完整程度,有破损时不能使用。

(2)左手握棉签棍端,右手捏住塑料包装袋上部,依靠棉棍的支撑向后稍用力撕开前面的包装袋。

(3)将包装袋抽后折盖左手示指,以中指压住。

(4)右手拇指顶出所用棉签并取出。

2.复合碘医用消毒棉签使用法

(1)取复合碘医用消毒棉签1包,检查有效期,注明开启时间。

(2)将包内消毒棉签推至包的右下端,并分离1根留置包内左侧。

(3)左手拇、示指持复合碘医用消毒棉签包的窗口缘,右手拇指、示指捏住窗翼,揭开窗口。

(4)将窗翼拉向右下方,以左手拇指按压窗翼,固定窗盖。

(5)右手从包的后方将包左上角向后反折,夹于左手示指与中指之间,露出棉签手柄部。

(6)以右手取出棉签。

(7)松开左手拇指和中指,拇指顺势将窗口封好,放回盘内备用。

(杨　杰)

第四节　口服给药法

口服是一种最常用的给药方法,它既方便又经济且较安全,药物经口服后,通过胃肠黏膜吸收进入血液循环,起到局部或全身的治疗作用。口服法的缺点是吸收慢而不规则;有些药物到达全身循环前要经过肝脏,使药效受到破坏;有的药物在肠内不吸收或具有刺激性而不能口服。病危、昏迷或呕吐不止的患者不宜应用口服法。因此,护士应根据病情、用药目的及药物吸收的快慢,掌握用药的时间。

一、摆药

(一)病区摆药

1.用物

药柜(内有各种药物、量杯、滴管、乳体、药匙、纱布或小毛巾),发药盘或发药车,药杯,小药牌,服药单(本),小水壶内备温开水。

2.操作方法

(1)操作前应洗手、戴口罩,打开药柜将用物备齐。

(2)按服药时间挑选小药牌,核对小药牌及服药单,无误后依床号顺序将小药牌插入发药盘内配药,注意用药的起止时间,先配固体药,后配水剂及油剂。

(3)摆固体药片、药粉、胶囊时应用药匙分发,同一患者的数种药片可放入同一个杯内,药粉或含化药须用纸包。

（4）摆水剂用量杯计量，左手持量杯，拇指置于所需刻度，右手持药瓶先将药液摇匀，标签朝上，举量杯使所需刻度与视线平行，缓缓倒入所需药量（图4-9），倒毕，以湿纱布擦净瓶口放回原处。同时服用几种水剂时，须分别倒入几个杯内。更换药液品种应洗净量杯。

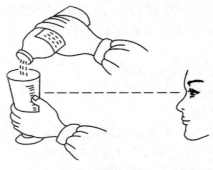

图4-9　倒药液法

（5）药液不足1 mL，须用滴管测量，1 mL＝15滴，滴时须稍倾斜。为使患者得到准确的药量，避免药液蘸在杯内，应滴入已盛好冷开水的药杯。

（6）药摆毕，应将药物、小药牌与服药单全部核对一遍；发药前由别人再查对一次，无误后方可发药。

（二）中心药站

有的医院设有中心药站，为住院患者集中摆药。中心药站具有全院宏观调控药品的作用，避免积压浪费，减少病区摆药、取药、退药、保管等烦琐工作。

病区护士每天查房后，将药盘及小药牌一起送到中心药站，由药站专人负责摆药、核对。摆药一次备一天量（三次用量），尔后由病区护士核对取回，按时发给患者。

各病区可另设一小药柜，存放少量的常用药、抢救药、针剂和极少量毒、麻、限制药品等，以备夜间及临时急用。

二、发药

（1）备好温开水，携带发药车或发药盘，服药单进病室。

（2）按规定时间送药至床前，核对床号、姓名，并呼唤患者无误后再发药物，待患者服下后方可离开。

（3）对危重患者护士应予喂服，鼻饲患者应由胃管注入。若患者不在或因故不能当时服药者，将药品带回保管。换药或停药应及时告诉患者，如患者提出疑问，应耐心解释。

（4）抗生素及磺胺类药物需在血液内保持有效浓度，必须准时给药。

三、注意事项

（1）某些刺激食欲的健胃药宜在饭前服，因为刺激舌的味觉感受器，使胃液大量分泌。

（2）某些磺胺类药物经肾脏排出，尿少时即析出结晶引起肾小管堵塞，服药后指导患者多饮水，而对呼吸道黏膜起保护性作用的止咳合剂，服后则不宜立即饮水，以免冲淡药物降低药效。

（3）服用强心苷类药物如洋地黄、地高辛等，应先测脉率、心率，并注意其节律变化，脉率低于

60次/分或节律不齐时则不可继续服用。

（4）某些药物对牙齿有腐蚀作用或使牙齿染色的药物如酸类或铁剂，服用时避免与牙齿接触，可将药液由饮水管吸入，服后再漱口。

四、发药后处理

药杯用肥皂水和清水洗净，消毒擦干后，放回原处备用。油剂药杯应先用纸擦净后清洗再消毒，同时清洁药盘或发药车。

（杨　杰）

第五节　注射给药法

注射法是将无菌药液或生物制剂注入体内的方法，包括皮内注射（ID）、皮下注射（IH）、肌内注射（IM）及静脉注射（IV）。注射给药的优点是药物吸收快，血药浓度迅速升高，吸收的量也较准确。适用于需要药物迅速发挥作用而不宜口服给药的患者。但注射给药造成组织一定程度的损伤，可引起疼痛及潜在并发症的发生。此外，因药物吸收快，某些药物的不良反应发生也快，故应加强用药后的观察。

一、注射原则

（一）严格遵守无菌操作原则
（1）注射前护士必须洗手、戴口罩，保持衣帽整洁。

（2）注射部位按要求消毒并保持无菌。常规消毒皮肤方法为用棉签蘸2%碘酊，以注射点为中心由内向外旋转涂擦，直径大于5cm（消毒范围不能留有空隙），待碘酊干后（约20秒）再用70%乙醇以同法脱碘，其范围略大于碘酊范围，待干后注射。如用0.5%的碘伏消毒则无须脱碘。

（二）严格执行查对制度
认真做好"三查七对"。严格检查药液质量，发现药液有变质、沉淀、混浊、药物有效期已过或安瓿有裂痕等现象，不可使用。

（三）严格执行消毒隔离制度
注射时做到一人一针、一人一止血带、一人一棉垫。所用物品应先消毒。对一次性物品不可随意丢弃，应按有关规定处理（使用后的一次性注射器建议使用毁形器进行毁形，然后浸泡消毒后再处理）。

（四）根据药液的剂量、黏稠度和刺激性的强弱选择注射器和针头
注射器应完整无损，不漏气；针头应锐利、无钩、不弯曲、型号合适；注射器和针头衔接必须紧密；一次性注射器包装应密封无漏气，在有效期内。

（五）选择合适的注射部位
选择注射部位应避开神经和血管处；切勿在发炎、化脓感染、硬结、瘢痕及患皮肤病处进针；对需长期注射的患者应经常更换注射部位；静脉注射时选择血管应由远心端到近心端。

（六）注射药液现用现配

药液按规定临时抽取，及时注射；已抽取药液的注射器针梗，必须用无菌物品遮盖，不可暴露在空气中，以免药物效价降低或污染。

（七）注射前排尽空气

各种注射前一定要排尽注射器内的空气，特别是静脉注射，以防造成空气栓塞。在排空气时，要防止浪费药液和针头污染。

（八）注射前检查回血

进针后，注射药液前，抽动注射器活塞，检查有无回血。动、静脉注射必须见回血，皮下、肌内注射必须无回血方可注入药物。

（九）掌握无痛注射技术

（1）解除患者思想顾虑，分散其注意力。

（2）取合适的体位，使肌肉放松，易于进针。

（3）注射时做到"两快一慢"，即进针、拔针快，推药慢。推药速度要均匀。

（4）注射刺激性较强的药物，选用粗长针头，进针要深；注射油性药液选择较粗针头；如需同时注射多种药物，一般先注射刺激性较弱的药物，再注射刺激性强的，同时注意药物的配伍禁忌。

二、注射前准备

（一）用物准备

1.注射盘内放

（1）皮肤消毒液（2％碘酊与70％乙醇）。

（2）消毒镊子（浸泡于消毒溶液瓶内）。

（3）砂轮，棉签，乙醇棉球罐，弯盘，启瓶器，静脉注射时加止血带和治疗巾。

2.注射器和针头

（1）注射器的构造、规格：注射器的构造有乳头、空筒、活塞、活塞轴、活塞柄（图 4-10），其规格有 1、2、5、10、20、30、50、100 mL 共 8 种。

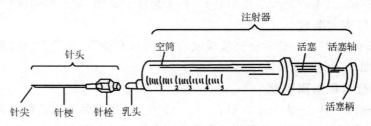

图 4-10　注射器和针头的构造

（2）针头的构造、规格：针头由针尖、针梗、针栓三部分组成。其常用型号有 4.5、5、5.5、6、6.5、7、8、9 等数种。

（3）各种注射器、针头的规格及用途（表 4-4）。

表 4-4　注射器、针头的规格及用途

用途	注射器	针头
皮内试验、注射胰岛素	1	4.5～5
皮下注射	2.5	5.5～6
肌内注射	2.5、10	6.5～7
静脉注射、静脉采血	5、10、20、50	6、7、8、9

3.药物

常用有溶液、油剂、混悬液、结晶和粉剂等。

(二)药液抽吸法

1.自安瓿内吸药法

将安瓿尖端药液弹至体部,70%乙醇棉签消毒安瓿颈部,用砂轮在安瓿颈部划一锯痕,然后重新消毒,拭去细屑,用小纱布按住颈部,折断安瓿,用注射器将针头斜面向下,伸入安瓿内的液面下,抽动活塞进行吸药(图 4-11、图 4-12)。吸药时不得用手握住活塞,只能持活塞柄,吸毕,将安瓿套在针头上备用。

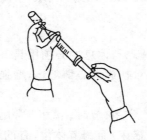

图 4-11　自小安瓿内吸取药液法

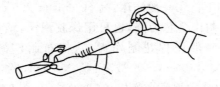

图 4-12　自大安瓿内吸取药液法

2.自密封瓶内吸药法

除去铝盖中心部分,用 2%碘酊、70%乙醇棉签消毒瓶塞,待干后往瓶内注入所需药液的等量空气,以增加瓶内压力,避免形成负压,倒转药瓶及注射器,使针头在液面下,吸取所需药量,再以示指固定针栓,拔出针头(图 4-13)。然后把针头向上,轻拉活塞使针头中的药液流入注射器内,并使气泡聚集在乳头口,稍推活塞,驱出气体。如注射器乳头偏向一侧,驱出气泡时应使注射器乳头朝上倾斜,使气泡集中于乳头根部,然后按上法驱出。

3.吸取结晶或粉剂注射剂法

用无菌生理盐水或注射用水将药溶化(某些药物需专用溶媒)待充分溶解后吸取。

黏稠油剂注射时,可先加温(药液易被热破坏者除外),或将药瓶用双手对搓后再抽吸。如为混悬液,应先摇匀后再吸取,油剂及混悬剂使用时应选用稍粗长针头注射。

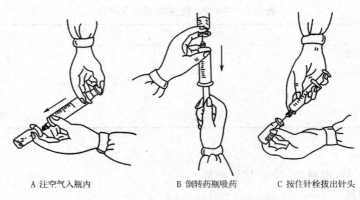

A 注空气入瓶内　　　　　B 倒转药瓶吸药　　　　　C 按住针栓拔出针头

图 4-13　自密封瓶内吸取药液法

（于　伟）

第六节　铺　床　法

　　病床是病室的主要设备,是患者睡眠与休息的必须用具。患者,尤其是卧床患者与病床朝夕相伴,因此,床铺的清洁、平整和舒适,可使患者心情舒畅,增强治愈疾病的自信心,并可预防并发症的发生。

　　铺床总的要求为舒适、平整、安全、实用、节时、节力。常用的病床有以下几种。①钢丝床:有的可通过支起床头、床尾(二截或三截摇床)而调节体位,有的床脚下装有小轮,便于移动。②木板床:为骨科患者所用。③电动控制多功能床:患者可自己控制升降或改变体位。

　　病床及被服类规格要求如下。①一般病床:高 60 cm,长 200 cm,宽 90 cm。②床垫:长宽与床规格相同,厚 9 cm。以棕丝制作垫芯为好,也可用橡胶泡沫,塑料泡沫制作垫芯,垫面选帆布制作。③床褥:长宽同床垫,一般用棉花制作褥芯,棉布制作褥面。④棉胎:长 210 cm,宽 160 cm。⑤大单:长 250 cm,宽 180 cm。⑥被套:长 230 cm,宽 170 cm,尾端开口缝四对带。⑦枕芯:长 60 cm,宽 40 cm,内装木棉或高弹棉、锦纶丝棉,用棉布制作枕面。⑧枕套:长 65 cm,宽 45 cm。⑨橡胶单:长 85 cm,宽 65 cm,两端各加白布 40 cm。⑩中单:长 85 cm,宽 170 cm。以上各类被服均以棉布制作。

一、备用床

(一)目的
铺备用床是为了准备接受新患者和保持病室整洁美观。

(二)用物准备
床、床垫、床褥、枕芯、棉胎或毛毯、大单、被套或衬单及罩单、枕套。

(三)操作方法
1.被套法
(1)将上述物品置于护理车上,推至床前。

（2）移开床旁桌，距床 20 cm，并移开床旁椅置床尾正中，距床 15 cm。

（3）将用物按铺床操作的顺序放于椅上。

（4）翻床垫，自床尾翻向床头或反之，上缘紧靠床头。床褥铺于床垫上。

（5）铺大单，取折叠好的大单放于床褥上，使中线与床的中线对齐，并展开拉平，先铺床头后铺床尾。①铺床头：一手托起床头的床垫，一手伸过床的中线将大单塞于床垫下，将大单边缘向上提起呈等边三角形，下半三角平整塞于床垫下，再将上半三角翻下塞于床垫下。②铺床尾：至床尾拉紧大单，一手托起床垫，一手握住大单，同法铺好床角。③铺中段：沿床沿边拉紧大单中部边沿，然后，双手掌心向上，将大单塞于床垫下。④至对侧：同法铺大单。

（6）套被套。①S 形式套被套法（图 4-14）：被套正面向外使被套中线与床中线对齐，平铺于床上，开口端的被套上层倒转向上约 1/3。棉胎或毛毯竖向三折，再按 S 形横向三折。将折好的棉胎置于被套开口处，底边与被套开口边平齐。拉棉胎上边至被套封口处，并将竖折的棉胎两边展开与被套平齐（先近侧后对侧）。盖被上缘距床头 15 cm，至床尾逐层拉平盖被，系好带子。边缘向内折叠与床沿平齐，尾端掖于床垫下。同上法将另一侧盖被整理好。②卷筒式套被套法（图 4-15）：被套正面向内平铺于床上，开口端向床尾，棉胎或毛毯平铺在被套上，上缘与被套封口边齐，将棉胎与被套上层一并由床尾卷至床头（也可由床头卷向床尾），自开口处翻转，拉平各层，系带，余同 S 形式。

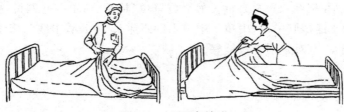

图 4-14　S 形套被法

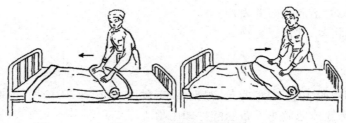

图 4-15　卷筒式套被套法

（7）套枕套，于椅上套枕套，使四角充实，系带子，平放于床头，开口背门。

（8）移回桌椅，检查床单，保持整洁。

2.被单法

（1）移开床旁桌、椅，翻转床垫、铺大单，同被套法。

（2）将反折的大单（衬单）铺于床上，上端反折 10 cm，与床头齐，床尾按铺大单法铺好床尾。

（3）棉胎或毛毯平铺于衬单上，上端距床头 15 cm，将床头衬单反折于棉胎或毛毯上，床尾同大单铺法。

（4）铺罩单，正面向上对准床中线，上端与床头齐，床尾处则折成斜 45°，沿床边垂下。转至对侧，先后将衬单、棉胎及罩单同上法铺好。

(5)余同被套法。

(四)注意事项

(1)铺床前先了解病室情况,若患者进餐或做无菌治疗时暂不铺床。

(2)铺床前要检查床各部分有无损坏,若有则修理后再用。

(3)操作中要使身体靠近床边,上身保持直立,两腿前后分开稍屈膝以扩大支持面增加身体稳定性,既省力又能适应不同方向操作。同时手和臂的动作要协调配合,尽量用连续动作,以节省体力消耗,并缩短铺床时间。

(4)铺床后应整理床单位及周围环境,以保持病室整齐。

二、暂空床

(一)目的

铺暂空床是为了供新入院的患者或暂离床活动的患者使用和保持病室整洁美观。

(二)用物准备

同备用床,必要时备橡胶中单、中单。

(三)操作方法

(1)将备用床的盖被四折叠于床尾。若被单式,在床头将罩单向下包过棉胎上端,再翻上衬单做25 cm的反折,包在棉胎及罩单外面。然后将罩单、棉胎、衬单一并四折,叠于床尾。

(2)根据病情需要铺橡胶中单、中单。中单上缘距床头 50 cm,中线与床中线对齐,床沿的下垂部分一并塞床垫下。至对侧同上法铺好。

三、麻醉床

(一)目的

(1)铺麻醉床便于接受和护理手术后患者。

(2)使患者安全、舒适和预防并发症。

(3)防止被褥被污染,并便于更换。

(二)用物准备

1.被服类

同备用床,另加橡胶中单、中单两条,弯盘,纱布数块,血压计,听诊器,护理记录单,笔。根据手术情况备麻醉护理盘或急救车上备麻醉护理用物。

2.麻醉护理盘用物

治疗巾内置张口器、压舌板、舌钳、牙垫、通气导管、治疗碗、镊子、输氧导管、吸痰导管、纱布数块。治疗巾外放电筒、胶布等。必要时备输液架、吸痰器、氧气筒、胃肠减压器等。天冷时无空调设备应备热水袋及布套各 2 只、毯子。

(三)操作方法

(1)拆去原有枕套、被套、大单等。

(2)按使用顺序备齐用物至床边,放于床尾。

(3)移开床旁桌椅等同备用床。

(4)同暂空床铺好一侧大单、中段橡胶中单、中单及上段橡胶中单、中单,上段中单与床头齐。转至对侧,按上法铺大单、橡胶中单、中单。

（5）铺盖被。①被套式：盖被头端两侧同备用床，尾端系带后向内或向上折叠与床尾齐，将向门口一侧的盖被三折叠于对侧床边。②被单式：头端铺法同暂空床，下端向上反折和床尾齐，两侧边缘向上反折同床沿齐，然后将盖被折叠于一侧床边。

（6）套枕套后将枕头横立于床头，以防患者躁动时头部碰撞床栏而受伤（图4-16）。

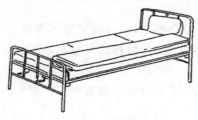

图 4-16　麻醉床

（7）移回床旁桌，椅子放于接受患者对侧床尾。

（8）麻醉护理盘置于床旁桌上，其他用物放于妥善处。

（四）注意事项

（1）铺麻醉床时，必须更换各类清洁被服。

（2）床头一块橡胶中单、中单可根据病情和手术部位需要铺于床头或床尾。若为下肢手术者将单铺于床尾，头胸部手术者铺于床头。若为全麻手术者则单铺于床头。而一般手术者，可只铺床中部中单即可。

（3）患者的盖被根据医院条件增减。冬季必要时可置热水袋两只加布套，分别放于床中部及床尾的盖被内。

（4）输液架、胃肠减压器等物放于妥善处。

四、卧有患者床

（一）扫床法

1.目的

（1）使病床平整无皱褶，患者睡卧舒适，保持病室整洁美观。

（2）随扫床操作协助患者变换卧位，又可预防压疮及坠积性肺炎。

2.用物准备

护理车上置浸有消毒液的半湿扫床巾的盆，扫床巾每床一块。

3.操作方法

（1）备齐用物，推护理车至患者床旁，向患者解释，以取得合作。

（2）移开床旁桌椅，半卧位患者，若病情许可，暂将床头、床尾支架放平，以便操作。若床垫已下滑，需上移与床头齐。

（3）松开床尾盖被，助患者翻身侧卧背向护士，枕头随患者翻身移向对侧。松开近侧各层被单，取扫床巾分别扫净中单、橡胶中单后搭在患者身上。然后自床头至床尾扫净大单上碎屑，注意枕下及患者身下部分各层应彻底扫净，最后将各单逐层拉平铺好。

（4）协助患者翻身侧卧于扫净一侧，枕头也随之移向近侧。转至对侧，以上法逐层扫净拉平铺好。

（5）协助患者平卧，整理盖被，将棉胎与被套拉平，披成被筒，为患者盖好。

(6)取出枕头,揉松,放于患者头下,支起床上支架。

(7)移回床旁桌椅,整理床单位,保持病室整洁美观,向患者致谢意。

(8)清理用物,归回原处。

(二)更换床单法

1.目的

(1)使病床平整无皱褶,患者睡卧舒适,保持病室整洁美观。

(2)随扫床操作协助患者变换卧位,又可预防压疮及坠积性肺炎。

2.用物准备

清洁的大单、中单、被套、枕套,需要时备患者衣裤。护理车上置浸有消毒液的半湿扫床巾的盆,扫床巾每床一块。

3.操作方法

(1)适用于卧床不起,病情允许翻身者(图4-17)。①备齐用物推护理车至患者床旁,向患者解释,以取得合作。移开床旁桌椅,半卧位患者,若病情许可,暂将床头、床尾支架放平,以便操作。若床垫已下滑,需上移与床头齐。清洁的被服按更换顺序放于床尾椅上。②松开床尾盖被,助患者侧卧,背向护士,枕头随之移向对侧。③松开近侧各单,将中单卷入患者身下,用扫床巾扫净橡胶中单上的碎屑,搭在患者身上再将大单卷入患者身下,扫净床上碎屑。④取清洁大单,使中线与床中线对齐。将对侧半幅卷紧塞于患者身近侧,半幅自床头、床尾、中部先后展平拉紧铺好,放下橡胶中单,铺上中单(另一半卷紧塞于患者身下),两层一并塞入床垫下铺平。移枕头并助患者翻身面向护士。转至对侧,松开各单,将中单卷至床尾大单上,扫净橡胶中单上的碎屑后搭于患者身上,然后将污大单从床头卷至床尾与污中单一并丢入护理车污衣袋或护理车下层。⑤扫净床上碎屑,依次将清洁大单、橡胶中单、中单逐层拉平,同上法铺好。助患者平卧。⑥解开污被套尾端带子,取出棉胎盖在污被套上,并展平。将清洁被套铺于棉胎上(反面在外),两手伸入清洁被套内,抓住棉胎上端两角,翻转清洁被套,整理床头棉被,一手抓棉被下端,一手将清洁被套往下拉平,同时顺手将污棉套撤出放入护理车污衣袋或护理车下层。棉被上端可压在枕下或请患者抓住,然后至床尾逐层拉平后系好带子,掖成被筒为患者盖好。⑦一手托起头颈部,一手迅速取出枕头,更换枕套,助患者枕好枕头。⑧清理用物,归回原处。

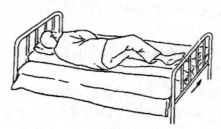

图4-17 卧有允许翻身患者床换单法

(2)适用于病情不允许翻身的侧卧患者(图4-18)。①备用物推护理车至患者床旁,向患者解释,以取得合作。移开床旁桌椅,半卧位患者,若病情许可,暂将床头、床尾支架放平,以便操作。若床垫已下滑,需上移与床头齐。清洁的被服按更换顺序放于床尾椅上。②2人操作。一人一手托起患者头颈部,另一人一手迅速取出枕头,放于床尾椅上。松开床尾盖被,大单、中单及橡胶中单。从床头将大单横卷成筒式至肩部。③将清洁大单横卷成筒式铺于床头,大单中线与床中线对齐,铺好床头大单。一人抬起患者上半身(骨科患者可利用牵引架上拉手,自己抬起身躯),将污大单、橡胶中单、中单一起从床头卷至患者臀下,同时另一人将清洁大单也随着污单拉至臀部。④放下上半身,一人托起臀部,一人迅速撤出污单,同时将清洁大单拉至床尾,橡胶中单放在床尾椅背上,污单丢入护理车污衣袋或护理车下层,展平大单铺好。⑤一人套枕套为患者枕好。一人备橡胶中单、中单,并先铺好一侧,余半幅塞患者身下至对侧,另一人展平铺好。⑥更换被套、枕套同方法一,两人合作更换。

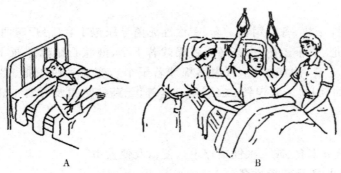

图 4-18 卧有不允许翻身患者床换单法

（3）盖被为被单式更换衬单和罩单的方法:①将床头污衬单反折部分翻至被下,取下污罩单丢入污衣袋或护理车下层。②铺大单(衬单)于棉胎上,反面向上,上端反折 10 cm,与床头齐。③将棉胎在衬单下由床尾退出,铺于衬单上,上端距床头 15 cm。④铺罩单,正面向上,对准中线,上端和床头齐。⑤在床头将罩单向下包过棉胎上端,再翻上衬单做 25 cm 的反折,包在棉胎和罩单的外面。⑥盖被上缘压于枕下或请患者抓住,在床尾撤出衬单,并逐层拉平铺好床尾,注意松紧,以防压迫足趾。

4.注意事项

（1）更换床单或扫床前,应先评估患者及病室环境是否适宜操作。需要时应关闭门窗。

（2）更换床单时注意保暖,动作敏捷,勿过多翻动和暴露患者,以免患者过劳和受凉。

（3）操作时要随时注意观察病情。

（4）患者若有输液管或引流管,更换床单时可从无管一侧开始,操作较为方便。

（5）撤下的污单切勿丢在地上或他人床上。

（于 伟）

第七节 导 尿 术

一、目的

（1）为尿潴留患者解除痛苦,使尿失禁患者保持会阴清洁干燥。

（2）收集无菌尿标本,做细菌培养。

（3）避免盆腔手术时误伤膀胱,为危重、休克患者正确记录尿量,测尿比重提供依据。

(4)检查膀胱功能,测膀胱容量、压力及残余尿量。

(5)鉴别尿闭和尿潴留,以明确肾功能不全或排尿功能障碍。

(6)诊断及治疗膀胱和尿道的疾病,如进行膀胱造影或对膀胱肿瘤患者进行化疗等。

二、准备

(一)物品准备

1.治疗盘内

橡皮圈1个,别针1枚,备皮用物1套,一次性无菌导尿包1套(治疗碗两个、弯盘、双腔气囊导尿管、弯血管钳1把、镊子1把、小药杯内置棉球若干个,液状石蜡棉球瓶1个,洞巾1块),弯盘1个,一次性手套1双,治疗碗1个(内盛棉球若干个),弯血管钳1把、镊子2把、无菌手套1双,常用消毒溶液如0.1%苯扎溴铵、0.1%氯己定等,无菌持物钳及容器1套,男患者导尿另备无菌纱布2块。

2.治疗盘外

小橡胶单和治疗巾1套(或一次性治疗巾),便盆及便盆巾。

(二)患者、护理人员及环境准备

患者了解导尿目的、方法、注意事项及配合要点。取仰卧屈膝位,调整情绪,指导或协助患者清洗外阴,备便盆。护理人员应衣帽整齐,修剪指甲,洗手,戴口罩。环境安静、整洁、光线、温湿度适宜,关闭门窗,备屏风或隔帘。

三、评估

(1)评估患者病情、治疗情况、意识、心理状态及合作度。

(2)患者排尿功能异常的程度,膀胱充盈度及会阴部皮肤、黏膜的完整性。

(3)向患者解释导尿的目的、方法、注意事项及配合要点。

四、操作步骤

将用物推至患者处,核对患者床号、姓名,向患者解释导尿的目的、方法、注意事项及配合要点。消除患者紧张和窘迫的心理,以取得合作。①用屏风或隔帘遮挡患者,保护患者的隐私,使患者精神放松。②帮助患者清洗外阴部,减少逆行尿路感染的机会。③检查导尿包的日期,是否严密干燥,确保物品无菌性,防止尿路感染。④根据男女性尿道解剖特点执行不同的导尿术。

(一)男性患者导尿术操作步骤

(1)操作者位于患者右侧,帮助患者取仰卧屈膝位,脱去对侧裤腿,盖在近侧腿上,对侧下肢和上身用盖被盖好,两腿略外展,暴露外阴部。

(2)将一次性橡胶单和治疗巾垫于患者臀下,弯盘放于患者臀部,治疗碗内盛棉球若干个。

(3)左手戴手套,用纱布裹住阴茎前1/3,将阴茎提起,另一手持镊子夹消毒棉球按顺序消毒,阴茎后2/3部-阴阜-阴囊暴露面。

(4)用无菌纱布包裹消毒过的阴茎后2/3部-阴阜-阴囊暴露面,消毒阴茎前1/3,并将包皮向后推,换另一把镊子夹消毒棉球消毒尿道口,向外螺旋式擦拭龟头-冠状沟-尿道口数次,包皮和冠状沟易藏污,应彻底消毒,预防感染。污棉球置于弯盘内移至床尾。

(5)在患者两腿间打开无菌导尿包,用持物钳夹浸消毒液的棉球于药杯内。

(6)戴无菌手套,铺洞巾,使洞巾与包布内面形成无菌区域。嘱患者勿移动肢体保持体位,以免污染无菌区。

(7)按操作顺序排列好用物,用镊子取液状石蜡棉球,润滑导尿管前端。

(8)左手用纱布裹住阴茎并提起,使之与腹壁呈60°,使耻骨前弯消失,便于插管。将包皮向后推,右手用镊子夹取浸消毒液的棉球,按顺序消毒尿道口、螺旋消毒龟头、冠状沟、尿道口数遍,每个棉球只可用一次,禁止重复使用,确保消毒部位不受污染,污棉球置于弯盘内,右手将弯盘移至靠近床尾无菌区域边沿,便于操作。

(9)左手固定阴茎,右手将治疗碗置于洞巾口旁,男性尿道长而且又有3个狭窄处,当插管受阻时,应稍停片刻嘱患者深呼吸,减轻尿道括约肌紧张,再徐徐插入导尿管,切忌用力过猛而损伤尿道。

(10)用另一只血管钳夹持导尿管前端,对准尿道口轻轻插入20～22 cm,见尿液流出后,再插入约2 cm,将尿液引流入治疗碗(第一次放尿不超过1 000 mL,防止大量放尿,腹腔内压力急剧下降,血液大量滞留腹腔血管内,血压下降虚脱及膀胱内压突然降低,导致膀胱黏膜急剧充血,发生血尿)。

(11)治疗碗内尿液盛2/3满后,可用血管钳夹住导尿管末端,将尿液导入便器内,再打开导尿管继续放尿。注意询问患者的感觉,观察患者的反应。

(12)导尿毕,夹住导尿管末端,轻轻拔出导尿管,避免损伤尿道黏膜。撤下洞巾,擦净外阴,脱去手套置弯盘内,撤出臀部一次性橡胶单和治疗巾置治疗车下层。协助患者穿好裤子,整理床单位。

(13)整理用物。

(14)洗手,记录。

(二)女性患者导尿术操作步骤

(1)操作者位于患者右侧,帮助患者取仰卧屈膝位,脱去对侧裤腿,盖在近侧腿上,对侧下肢和上身用盖被盖好,两腿略外展,暴露外阴部。

(2)将一次性橡胶单和治疗巾垫于患者臀下,弯盘放于患者臀部,治疗碗内盛棉球若干个。

(3)左手戴手套,右手持血管钳夹取消毒棉球做外阴初步消毒,按由外向内,自上而下,依次消毒阴阜、两侧大阴唇。

(4)左手分开大阴唇,换另一把镊子按顺序消毒大小阴唇之间-小阴唇-尿道口-自尿道口至肛门,减少逆行感染的机会。污棉球置于弯盘内,消毒完毕,脱下手套置于治疗碗内,污物放置治疗车下层。

(5)在患者两腿间打开无菌导尿包,用持物钳夹浸消毒液的棉球于药杯内。

(6)戴无菌手套,铺洞巾,使洞巾与包布内面形成无菌区域。嘱患者勿移动肢体保持体位,以免污染无菌区。

(7)按操作顺序排列好用物,用镊子取液状石蜡棉球,润滑导尿管前端。

(8)左手拇指、食指分开并固定小阴唇,右手持弯持物钳夹取消毒棉球,按由内向外,自上而下顺序消毒尿道口、两侧小阴唇、尿道口,尿道口处要重复消毒一次,污棉球及弯血管钳置于弯盘内,右手将弯盘移至靠近床尾无菌区域边沿,便于操作。

(9)右手将无菌治疗碗移至洞巾旁,嘱患者张口呼吸,用另一只弯血管钳夹持导尿管对准导尿口轻轻插入尿道4～6 cm,见尿液后再插入1～2 cm。

(10)左手松开小阴唇,下移固定导尿管,将尿液引入治疗碗。注意询问患者的感觉,观察患者的反应。

(11)导尿毕,夹住导管末端,轻轻拔出导尿管,避免损伤尿道黏膜。撤下洞巾,擦净外阴,脱去手套置弯盘内,撤出臀部一次性橡胶单和治疗巾置治疗车下层。协助患者穿好裤子,整理床单位。

(12)整理用物。

(13)洗手,记录。

五、注意事项

(1)向患者及其家属解释留置导尿管的目的和护理方法,使其认识到预防泌尿道感染的重要性,并主动参与护理。

(2)保持引流通畅,避免导尿管扭曲堵塞,造成引流不畅。

(3)防止泌尿系统逆行感染。

(4)患者每天摄入足够的液体,每天尿量维持在 2 000 mL 以上,达到自然冲洗尿路的目的,以减少尿路感染和结石的发生。

(5)保持尿道口清洁,女患者用消毒棉球擦拭外阴及尿道口,如分泌物过多,可用 0.02% 高锰酸钾溶液冲洗,再用消毒棉球擦拭外阴及尿道口。男患者用消毒棉球擦拭尿道口、阴茎头及包皮,1~2 次/天。

(6)每周定时更换集尿袋 1 次,定时排空集尿袋,并记录尿量。

(7)每月定时更换导尿管 1 次。

(8)采用间歇性夹管方式,训练膀胱反射功能。关闭导尿管,每 4 小时开放 1 次,使膀胱定时充盈和排空,促进膀胱功能的回复。

(9)离床活动时,应用胶布将导尿管远端固定在大腿上,集尿袋不得超过膀胱高度,防止尿液逆流。

(10)协助患者更换体位,倾听患者主诉,并观察尿液性状、颜色和量,尿常规每周检查一次,若发现尿液混浊、沉淀、有结晶,应做膀胱冲洗。

(杨 杰)

第五章 心内科护理

第一节 心律失常

一、疾病概述

(一)概念和特点

心律失常是指心脏冲动频率、节律、起源部位、传导速度或激动次序的异常。按其发生原理可分为冲动形成异常和冲动传导异常两大类。按照心律失常发生时心率的快慢,可分为快速性与缓慢性心律失常两大类。

心律失常可发生在没有明确心脏病或其他原因的患者。心律失常的后果取决于其对血流动力学的影响,可从心律失常对心、脑、肾灌注的影响来判断。轻者可无症状,一般表现为心悸,但也可出现心绞痛、气短、晕厥等症状。心律失常持续时间不一,有时仅持续数秒、数分钟,有时可持续数天,如慢性心房颤动。

(二)相关病理生理

正常生理状态下,促成心搏的冲动起源于窦房结,并以一定的顺序传导于心房与心室,使心脏在一定频率范围内发生有规律的搏动。如果心脏内冲动的形成异常和/或传导异常,使整个心脏或其一部分的活动变为过快、过慢或不规则,或者各部分活动的程序发生紊乱,即形成心律失常。心律失常有多种不同的发生机制,如折返、自律性改变、触发活动和平行收缩等。然而,由于条件限制,目前能直接对人体内心脏研究的仅限于折返机制,临床检查尚不能判断大多数心律失常的电生理机制。产生心律失常的电生理机制主要包括冲动发生异常、冲动传导异常以及触发活动。

(三)主要病因与诱因

1.器质性心脏病

心律失常可见于各种器质性心脏病,其中以冠心病、心肌病、心肌炎和风湿性心脏病多见,尤其在发生心力衰竭或急性心肌梗死时。

2.非心源性疾病

几乎其他系统疾病均可引发心律失常,常见的有内分泌失调、麻醉、低温、胸腔或心脏手术、中枢神经系统疾病及自主神经功能失调等。

3.酸碱失衡和电解质紊乱

各种酸碱代谢紊乱、钾代谢紊乱可使传导系统或心肌细胞的兴奋性、传导性异常而引起心律失常。

4.理化因素和中毒

电击可直接引起心律失常甚至死亡,中暑、低温也可导致心律失常。某些药物可引起心律失常,其机制各不相同,洋地黄、奎尼丁、氨茶碱等直接作用于心肌,夹竹桃、蟾蜍等通过兴奋迷走神经,拟肾上腺素药、三环类抗抑郁药等通过兴奋交感神经,可溶性钡盐、棉酚、排钾性利尿剂等引起低钾血症,窒息性毒物则引起缺氧诱发心律失常。

5.其他

发生在健康者的心律失常也不少见,部分病因不明。

(四)临床表现

心律失常的诊断大多数要靠心电图,但相当一部分患者可根据病史和体征做出初步诊断。详细询问发作时的心率快慢,节律是否规整,发作起止与持续时间,发作时是否伴有低血压、昏厥、心绞痛或心力衰竭等表现,及既往发作的诱因、频率和治疗经过,有助于心律失常的诊断,同时要对患者全身情况、既往治疗情况等进行全面的了解。

(五)辅助检查

1.心电图检查

心电图检查是诊断心律失常最重要的一项无创性检查技术。应记录 12 导联心电图,并记录清楚显示 P 波导联的心电图长条以备分析,通常选择 V_1 导联或 Ⅱ 导联。必要时采用动态心电图,连续记录患者24 小时的心电图。

2.运动试验

患者在运动时出现心悸可做运动试验协助诊断。运动试验诊断心律失常的敏感性不如动态心电图。

3.食管心电图

解剖上左心房后壁毗邻食管,因此,插入食管电极导管并置于心房水平时,能记录到清晰的心房电位,并能进行心房快速起搏或程序电刺激。

4.心腔内电生理检查

心腔内电生理检查是将几根多电极导管经静脉和/或动脉插入,放置在心腔内的不同部位辅以 12 通道以上多导生理仪,同步记录各部位电活动,包括右心房、右心室、希氏束、冠状静脉窦(反映左心房、左心室电活动)。其适应证包括:①窦房结功能测定。②房室与室内传导阻滞。③心动过速。④不明原因晕厥。

5.三维心脏电生理标测及导航系统

三维心脏电生理标测及导航系统(三维标测系统)是近年来出现的新的标测技术,能够减少 X 线曝光时间,提高消融成功率,加深对心律失常机制的理解。

(六)窦性心律失常治疗原则

(1)若患者无心动过缓有关的症状,不必治疗,仅定期随诊观察。对于有症状的病窦综合征患者,应接受起搏器治疗。

(2)心动过缓-心动过速综合征患者发作心动过速,单独应用抗心律失常药物治疗可能加重心动过缓。应用起搏治疗后,患者仍有心动过速发作,可同时应用抗心律失常药物。

(七)房性心律失常治疗原则

1.房性期前收缩

无须治疗。当有明显症状或因房性期前收缩触发室上性心动过速时,应给予治疗。治疗药物包括普罗帕酮、莫雷西嗪或β受体阻滞剂。

2.房性心动过速

(1)积极寻找病因,针对病因治疗。

(2)抗凝治疗。

(3)控制心室率。

(4)转复窦性心律。

3.心房扑动

(1)药物治疗:减慢心室率的药物包括β受体阻滞剂、钙通道阻滞剂(维拉帕米、地尔硫䓬)或洋地黄制剂(地高辛、毛花苷C)。转复心房扑动的药物包括ⅠA(如奎尼丁)或ⅠC(如普罗帕酮)类抗心律失常药,如心房扑动患者合并冠心病、充血性心力衰竭等时,不用ⅠA或ⅠC类药物,应选用胺碘酮。

(2)非药物治疗:直流电复律是终止心房扑动最有效的方法。其次食管调搏也是转复心房扑动的有效方法。射频消融可根治心房扑动。

(3)抗凝治疗:持续性心房扑动的患者发生血栓栓塞的风险明显增高,应给予抗凝治疗。

4.心房颤动

应积极寻找心房颤动的原发疾病和诱发因素,进行相应处理。

治疗包括:①抗凝治疗;②转复并维持窦性心律;③控制心室率。

(八)房室交界区性心律失常治疗原则

1.房室交界区性期前收缩

通常无须治疗。

2.房室交界区性逸搏与心律失常

一般无须治疗,必要时可起搏治疗。

3.非阵发性房室交界区性心动过速

主要针对病因治疗。洋地黄中毒引起者可停用洋地黄,可给予钾盐、利多卡因或β受体阻滞剂治疗。

4.与房室交界区相关的折返性心动过速

急性发作期应根据患者的基础心脏状况、既往发作的情况以及对心动过速的耐受程度做出适当处理。

主要药物治疗如下。

(1)腺苷与钙通道阻滞剂:为首选。起效迅速,不良反应为胸部压迫感、呼吸困难、面部潮红、窦性心动过缓、房室传导阻滞等。

(2)洋地黄与β受体阻滞剂:静脉注射洋地黄可终止发作。对伴有心功能不全患者仍作为首选。β受体阻滞剂也能有效终止心动过速,选用短效β受体阻滞剂较合适,如艾司洛尔。

(3)普罗帕酮$1\sim2$ mg/kg静脉注射。

(4)其他:食管心房调搏术、直流电复率等。

预防复发:是否需要给予患者长期药物预防,取决于发作的频繁程度以及发作的严重性。药物的选择可依据临床经验或心内电生理试验结果。

5.预激综合征

对于无心动过速发作或偶有发作但症状轻微的预激综合征患者的治疗,目前仍存有争议。如心动过速发作频繁伴有明显症状,应给予治疗。治疗方法包括药物和导管消融。

(九)室性心律失常治疗原则

1.室性期前收缩

首先应对患者室性期前收缩的类型、症状及其原有心脏病变做全面的了解;然后,根据不同的临床状况决定是否给予治疗,采取何种方法治疗以及确定治疗的终点。

2.室性心动过速

一般遵循的原则:有器质性心脏病或有明确诱因应首先给予针对性治疗;无器质性心脏病患者发生非持续性短暂室速,如无症状或无血流动力学影响,处理的原则与室性期前收缩相同;持续性室性发作,无论有无器质性心脏病,应给予治疗。

3.心室扑动与颤动

快速识别心搏骤停、高声呼救、进行心肺复苏,包括胸外按压、开放气道、人工呼吸、除颤、气管插管、吸氧、药物治疗等。

(十)心脏传导阻滞治疗原则

1.房室传导阻滞

应针对不同病因进行治疗。一度与二度Ⅰ型房室阻滞心室率不太慢者,无须特殊治疗。二度Ⅱ型与三度房室阻滞如心室率显著缓慢,伴有明显症状或血流动力学障碍,甚至阿-斯综合征发作者,应给予起搏治疗。

2.室内传导阻滞

慢性单侧束支阻滞的患者如无症状,无须接受治疗。双分支与不完全性三分支阻滞有可能进展为完全性房室传导阻滞,但是否一定发生及何时发生均难以预料,不必常规预防性起搏器治疗。急性前壁心肌梗死发生双分支、三分支阻滞,或慢性双分支、三分支阻滞,伴有晕厥或阿-斯综合征发作者,则应及早考虑心脏起搏器治疗。

二、护理评估

(一)一般评估

心律失常患者的生命体征,发作间歇期无异常表现。发作期则出现心悸、气短、不敢活动,心电图显示心率过快、过慢、不规则或暂时消失而形成窦性停搏。

(二)身体评估

发作时体格检查应着重于判断心律失常的性质及心律失常对血流动力学状态的影响。听诊心音了解心室搏动率的快、慢和规则与否,结合颈静脉搏动所反映的心房活动情况,有助于做出心律失常的初步鉴别诊断。缓慢(<60 次/分)而规则的心率为窦性心动过缓,快速(>100 次/分)而规则的心率常为窦性心动过速。窦性心动过速较少超过 160 次/分,心房扑动伴 2∶1 房室传导时心室率常固定在 150 次/分左右。不规则的心律中以期前收缩最常见,快而不规则者以心房颤动或心房扑动、房速伴不规则房室传导阻滞为多。心律规则而第一心音强弱不等(大炮音),尤其是伴颈静脉搏动间断不规则增强(大炮波),提示房室分离,多见于完全性或室速。

(三)心理-社会评估

心律失常患者常有焦虑、恐惧等负性情绪,护理人员应做好以下几点:①帮助患者认识到自己的情绪反应,承认自己的感觉,指导患者使用放松术。②安慰患者,告诉患者较轻的心律失常通常不会威胁生命。有条件时安排单人房间,避免与其他焦虑患者接触。③经常巡视病房,了解患者的需要,帮助其解决问题,如主动给患者介绍环境,耐心解答有关疾病的问题等。

(四)辅助检查结果的评估

1.心电图(ECG)检查

心律失常发作时的心电图记录是确诊心律失常的重要依据。应记录 12 导联心电图,包括较长的 II 或 V_1 导联记录。注意 P 和 QRS 波形态、P-QRS 关系,P-P、P-R 与 R-R 间期,判断基本心律是窦性还是异位。通过逐个分析提早或延迟心搏的性质和来源,最后判断心律失常的性质。

2.动态心电图

对心律失常的检出率明显高于常规心电图,特别是对易引起猝死的恶性心律失常的检出尤为有意义。对心律失常的诊断优于普通心电图。

3.运动试验

运动试验可增加心律失常的诊断率和敏感性,是对 ECG 很好的补充,但运动试验有一定的危险性,需严格掌握禁忌证。

4.食管心电图

食管心电图是食管心房调搏最佳起搏点判定的可靠依据,更能在心律失常的诊断与鉴别诊断方面起到特殊而独到的作用。食管心电图与心内电生理检查具有高度的一致性,为导管射频消融术根治阵发性室上性心动过速(PSVT)提供可靠的分型及定位诊断。亦有助于不典型的预激综合征患者确立诊断。

5.心腔内电生理检查

心腔内电生理检查为有创性电生理检查,除能确诊缓慢性和快速性心律失常的性质外,还能在心律失常发作间隙应用程序电刺激方法判断窦房结和房室传导系统功能,诱发室上性和室性快速性心律失常,确定心律失常起源部位,评价药物与非药物治疗效果,以及为手术、起搏或消融治疗提供必要的信息。

(五)常用药物治疗效果的评估

(1)治疗缓慢性心律失常:一般选用增强心肌自律性和/或加速传导的药物,如拟交感神经药、迷走神经抑制药或碱化剂(克分子乳酸钠或碳酸氢钠)。护理评估:①服药后心悸、乏力、头晕、胸闷等临床症状有无改善。②有无不良反应发生。

(2)治疗快速性心律失常:选用减慢传导和延长不应期的药物,如迷走神经兴奋剂,拟交感神经药间接兴奋迷走神经或抗心律失常药物。护理评估:①用药后的疗效。②有无严重不良反应发生。药物疗效不佳时,考虑电转复或射频消融术治疗,并做好术前准备。

(3)临床上抗心律失常药物繁多,药物的分类主要基于其对心肌的电生理学作用。治疗缓慢性心律失常的药物,主要提高心脏起搏和传导功能,肾上腺素类药物如肾上腺素、异丙肾上腺素,拟交感神经药如阿托品、山莨菪碱,β 受体兴奋剂如多巴胺类、沙丁胺醇等。

(4)及时就诊的指标:①心动过速发作频繁,伴有明显症状如低血压、休克、心绞痛、心力衰竭或晕厥等。②出现洋地黄中毒症状。

三、主要护理诊断/问题

(一)活动无耐力

活动无耐力与心律失常导致心悸或心排血量减少有关。

(二)焦虑

焦虑与心律失常反复发作,对治疗缺乏信心有关。

(三)有受伤的危险

危险与心律失常引起的头晕、晕厥有关。

(四)潜在并发症

心力衰竭、脑栓塞、猝死。

四、护理措施

(一)体位与休息

当心律失常发作导致胸闷、心悸、头晕等不适时采取高枕卧位、半卧位或其他舒适体位,尽量避免左侧卧位,以防左侧卧位时感觉到心脏搏动而加重不适。有头晕、晕厥发作或曾有跌倒病史者应卧床休息。保证患者充分的休息与睡眠,必要时遵医嘱给予镇静剂。

(二)给氧

伴呼吸困难、发绀等缺氧表现时,给予氧气吸入,$2\sim4$ L/min。

(三)饮食

控制膳食总热量,以维持正常体重为度,40 岁以上者尤应预防发胖。一般以身体质量指数(BMI)$20\sim24$ 为正常体重。或以腰围为标准,一般以女性≥80 cm,男性≥85 cm 为超标。超重或肥胖者应减少每天进食的总热量,低脂(30%/d)、低胆固醇(200 mg/d)饮食,并限制酒及糖类食物的摄入。严禁暴饮暴食,以免诱发心绞痛或心肌梗死。合并高血压或心力衰竭者,应同时限制钠盐。避免摄入刺激性食物如咖啡、浓茶等,保持大便通畅。

(四)病情观察

严密进行心电监测,出现异常心律变化,如 $3\sim5$ 次/分的室性期前收缩或阵发性室性心动过速、窦性停搏、二度Ⅱ型或三度房室传导阻滞等,立即通知医师。应将急救药物备好,需争分夺秒地迅速给药。观察有无心悸、胸闷、胸痛、头晕、晕厥等。检测电解质变化,尤其是血钾。

(五)用药指导

接受各种抗心律失常药物治疗的患者,应在心电监测下用药,以便掌握心律的变化情况和观察药物疗效。密切观察用药反应,严密观察穿刺局部情况,谨防药物外渗。皮下注射给予抗凝溶栓及抗血小板药时,注意更换注射部位,避免按摩,应持续按压 $2\sim3$ 分钟。严格按医嘱给药,避免食用影响药物疗效的食物。用药前、中、后注意心率、心律、PR 间期、QT 间期等的变化,以判断疗效和有无不良反应。

(六)除颤的护理

持续性室性心动过速患者,应用药物效果不明显时,护士应密切配合医师将除颤器电源接好,检查仪器性能是否完好,备好电极板,以便及时顺利除颤。对于缓慢型心律失常患者,应用药物治疗后仍不能增加心率,且病情有所发展或反复发作阿-斯综合征时,应随时做好安装人工心脏起搏器的准备。

(七)心理护理

向患者说明心律失常的治疗原则,介绍介入治疗如心导管射频消融术或心脏起搏器安置术的目的及方法,以消除患者的紧张心理,使患者主动配合治疗。

(八)健康教育

1.疾病知识指导

向患者及家属讲解心律失常的病因、诱因及防治知识。

2.生活指导

指导患者劳逸结合,生活规律,保证充足的休息与睡眠。无器质性心脏病者应积极参加体育锻炼。保持情绪稳定,避免精神紧张、激动。改变不良饮食习惯,戒烟、酒,避免浓茶、咖啡、可乐等刺激性食物。保持大便通畅,避免排便用力而加重心律失常。

3.用药指导

嘱患者严格按医嘱按时按量服药,说明所用药物的名称、剂量、用法、作用及不良反应,不可随意增减药物的剂量或种类。

4.制订活动计划

评估患者心律失常的类型及临床表现,与患者及家属共同制订活动计划。对无器质性心脏病的良性心律失常患者,鼓励其正常工作和生活,保持心情舒畅,避免过度劳累。窦性停搏、二度Ⅱ型或三度房室传导阻滞、持续性室速等严重心律失常患者或快速心室率引起血压下降者,应卧床休息,以减少心肌耗氧量。卧床期间加强生活护理。

5.自我监测指导

教会患者及家属测量脉搏的方法,心律失常发作时的应对措施及心肺复苏术,以便于自我检测病情和自救。对安置心脏起搏器的患者,讲解自我监测与家庭护理方法。

6.及时就诊的指标

(1)出现头晕、气促、胸闷、胸痛等不适症状。

(2)复查心电图发现异常时。

五、护理效果评估

(1)患者及家属掌握自我监测脉搏的方法,能复述疾病发作时的应对措施及心肺复苏术。

(2)患者掌握发生疾病的诱因,能采取相应措施尽可能避免诱因。

(3)患者心理状态稳定,养成正确的生活习惯。

(4)患者未发生猝死或发生致命性心律失常时能得到及时发现和处理。

(李秀明)

第二节　心　绞　痛

一、稳定型心绞痛

(一)概念和特点

稳定型心绞痛也称劳力性心绞痛,是在冠状动脉固定性严重狭窄基础上,由于心肌负荷的增加引起心肌急剧的、暂时的缺血缺氧的临床综合征。其特点为阵发性的前胸压榨性疼痛或憋闷感觉,主要位于胸骨后部,可放射至心前区和左上肢尺侧,常发生于劳力负荷增加时,持续数分钟,休息或用硝酸酯制剂后疼痛消失。疼痛发作的程度、频度、性质及诱发因素在数周至数月内无明显变化。

(二)相关病理生理

患者在心绞痛发作之前,常有血压增高、心律增快、肺动脉压和肺毛细血管压增高的变化,反映心脏和肺的顺应性减低。发作时可有左心室收缩力和收缩速度降低、射血速度减慢、左心室收缩压下降、心搏量和心排血量降低、左心室舒张末期压和血容量增加等左心室收缩和舒张功能障碍的病理生理变化。左心室壁可呈收缩不协调或部分心室壁有收缩减弱的现象。

(三)主要病因及诱因

本病的基本病因是冠脉粥样硬化。正常情况下,冠脉循环血流量具有很大的储备量,其血流量可随身体的生理情况有显著的变化,休息时无症状。当劳累、激动、心力衰竭等使心脏负荷增加,心肌耗氧量增加时,对血液的需求增加,而冠脉的供血已不能相应增加,即可引起心绞痛。

(四)临床表现

1.症状

心绞痛以发作性胸痛为主要临床表现,典型疼痛的特点如下。

(1)部位:主要在胸骨体中、上段之后,可波及心前区,界限不很清楚。常放射至左肩、左臂尺侧达无名指和小指,偶有至颈、咽或下颌部。

(2)性质:胸痛常有压迫、憋闷或紧缩感,也可有烧灼感,偶尔伴有濒死感。

(3)持续时间:疼痛出现后常逐步加重,持续 3～5 分钟,休息或含服硝酸甘油可迅速缓解,很少超过半小时。可数天或数周发作 1 次,亦可一天内发作数次。

2.体征

心绞痛发作时,患者面色苍白、出冷汗、心率增快、血压升高、表情焦虑。心尖部听诊有时出现"奔马律",可有暂时性心尖部收缩期杂音,是乳头肌缺血以致功能失调引起二尖瓣关闭不全所致。

3.诱因

发作常由体力劳动、情绪激动、饱餐、寒冷、吸烟、心动过速、休克等引起。

(五)辅助检查

1.心电图

(1)静息时心电图:约有半数患者在正常范围,也可有陈旧性心肌梗死的改变或非特异性 ST 段和 T 波异常。有时出现心律失常。

(2)心绞痛发作时心电图:绝大多数患者可出现暂时性心肌缺血引起的 ST 段压低($\geqslant$0.1 mV),有时出现 T 波倒置,在平时有 T 波持续倒置的患者,发作时可变为直立(假性正常化)。

(3)心电图负荷试验:运动负荷试验及 24 小时动态心电图,可显著提高缺血性心电图的检出率。

2.X 线检查

心脏检查可无异常,若已伴发缺血性心肌病可见心影增大、肺充血等。

3.放射性核素

利用放射性铊心肌显像所示灌注缺损,提示心肌供血不足或血供消失,对心肌缺血诊断较有价值。

4.超声心动图

多数稳定性心绞痛患者静息时超声心动图检查无异常,有陈旧性心肌梗死者或严重心肌缺血者,二维超声心动图可探测到坏死区或缺血区心室壁的运动异常,运动或药物负荷超声心动图检查可以评价心肌灌注和存活性。

5.冠状动脉造影

选择性冠状动脉造影可使左、右冠状动脉及主要分支得到清楚的显影,具有确诊价值。

(六)治疗原则

治疗原则是改善冠脉血供和降低心肌耗氧量以改善患者症状,提高生活质量,同时治疗冠脉粥样硬化,预防心肌梗死和死亡,以延长生存期。

1.发作时的治疗

(1)休息:发作时立即休息,一般患者停止活动后症状即可消失。

(2)药物治疗:宜选用作用快的硝酸酯制剂,这类药物除可扩张冠脉增加冠脉血流量外,还可扩张外周血管,减轻心脏负荷,从而缓解心绞痛。如硝酸甘油 0.3~0.6 mg 或硝酸异山梨酯 3~10 mg 舌下含化。

2.缓解期的治疗

缓解期一般不需卧床休息,应避免各种已知的诱因。

(1)药物治疗:以改善预后的药物和减轻症状、改善缺血的药物为主,如阿司匹林、氯吡格雷、β受体阻滞剂、他汀类药物、血管紧张素转换酶抑制剂、硝酸酯制剂,其他如代谢性药物、中医中药。

(2)非药物治疗:运动锻炼疗法、血管重建治疗、增强型体外反搏等。

二、不稳定型心绞痛

(一)概念和特点

目前已趋向将典型的稳定型劳力性心绞痛以外的缺血性胸痛统称为不稳定型心绞痛。不稳定型心绞痛根据临床表现可分为静息型心绞痛、初发型心绞痛、恶化型心绞痛 3 种类型。

(二)相关病理生理

与稳定型心绞痛的差别主要在于冠脉内不稳定的粥样斑块继发的病理改变,使局部的心肌血流量明显下降,如斑块内出血、斑块纤维帽出现裂隙、表面有血小板聚集和/或刺激冠脉痉挛,导致缺血性心绞痛,虽然也可因劳力负荷诱发,但劳力负荷终止后胸痛并不能缓解。

(三)主要病因及诱因

少部分不稳定型心绞痛患者心绞痛发作有明显的诱因。

1.增加心肌氧耗

感染、甲状腺功能亢进或心律失常。

2.冠脉血流减少

低血压。

3.血液携氧能力下降

贫血和低氧血症。

(四)临床表现

1.症状

不稳定型心绞痛患者胸部不适的性质与典型的稳定型心绞痛相似,通常程度更重,持续时间更长,可达数十分钟,胸痛在休息时也可发生。

2.体征

体检可发现一过性第三心音或第四心音,以及由于二尖瓣反流引起的一过性收缩期杂音,这些非特异性体征也可出现在稳定性心绞痛和心肌梗死患者,但详细的体格检查可发现潜在的加重心肌缺血的因素,并成为判断预后非常重要的依据。

(五)辅助检查

1.心电图

(1)大多数患者胸痛发作时有一过性 ST 段(抬高或压低)和 T 波(低平或倒置)改变,其中 ST 段的动态改变(≥0.1 mV 的抬高或压低)是严重冠脉疾病的表现,可能会发生急性心肌梗死或猝死。

(2)连续心电监护:连续 24 小时心电监测发现,85%～90% 的心肌缺血可不伴有心绞痛症状。

2.冠脉造影剂其他侵入性检查

在长期稳定型心绞痛基础上出现的不稳定型心绞痛患者常有多支冠脉病变,而新发作静息心绞痛患者,可能只有单支冠脉病变。在所有的不稳定型心绞痛患者中,3 支血管病变占 40%,2 支血管病变占 20%,左冠脉主干病变约占 20%,单支血管病变约占 10%,没有明显血管狭窄者占 10%。

3.心脏标志物检查

心脏肌钙蛋白(cTnT)及心肌蛋白 I 较传统的肌酸激酶(CK)和肌酸激酶同工酶(CK-MB)更为敏感、可靠。

4.其他

胸部 X 线、心脏超声和放射性核素检查的结果与稳定型心绞痛患者的结果相似,但阳性发现率会更高。

(六)治疗原则

不稳定型心绞痛是严重、具有潜在危险的疾病,病情发展难以预料,应使患者处于监控之下,疼痛发作频繁或持续不缓解及高危组的患者应立即住院。其治疗包括抗缺血治疗、抗血栓治疗和根据危险度分层进行优创治疗。

1.一般治疗

发作时立即卧床休息,床边 24 小时心电监护,严密观察血压、脉搏、呼吸、心率、心律变化,有呼吸困难、发绀者应给氧吸入,维持血氧饱和度达到 95% 以上。如有必要,重测心肌坏死标志物。

2.止痛

烦躁不安、疼痛剧烈者,可考虑应用镇静剂如吗啡 5～10 mg 皮下注射;硝酸甘油或硝酸异山梨酯持续静脉点滴或微量泵输注,以 10 μg/min 开始,每 3～5 分钟增加 10 μg/min,直至症状缓解或出现血压下降。

3.抗凝（栓）

抗血小板和抗凝治疗是不稳定型心绞痛治疗至关重要的措施,应尽早应用阿司匹林、氯吡格雷和肝素或低分子肝素,以有效防止血栓形成,阻止病情进展为心肌梗死。

4.其他

对于个别病情极严重患者,保守治疗效果不佳,心绞痛发作时 ST 段≥0.1 mV,持续时间＞20 分钟,或血肌钙蛋白升高者,在有条件的医院可行急诊冠脉造影,考虑经皮冠脉成形术。

三、护理评估

(一)一般评估

(1)患者有无面色苍白、出冷汗、心率加快、血压升高。

(2)患者主诉有无心绞痛发作症状。

(二)身体评估

(1)有无表情焦虑、皮肤湿冷、出冷汗。

(2)有无心律增快、血压升高。

(3)心尖区听诊是否闻及收缩期杂音,或听到第三心音或第四心音。

(三)心理-社会评估

患者能否控制情绪,避免激动或愤怒,以减少心悸耗氧量;家属能否做到给予患者安慰及细心的照顾,并督促定期复查。

(四)辅助检查结果的评估

(1)心电图有无 ST 段及 T 波异常改变。

(2)24 小时连续心电监测有无心肌缺血的改变。

(3)冠脉造影检查结果有无显示单支或多支病变。

(4)心脏标志物肌钙蛋白(cTnT)的峰值是否超过正常对照值的百分位数。

(五)常用药物治疗效果的评估

1.硝酸酯类药物

心绞痛发作时,能及时舌下含化,迅速缓解疼痛。

2.他汀类药物

长期服用可以维持 LDL-C 的目标值＜70 mg/dL,且不出现肝酶和肌酶升高等不良反应。

四、主要护理诊断/问题

(一)胸痛

胸痛与心肌缺血、缺氧有关。

(二)活动无耐力

活动无耐力与心肌氧的供需失调有关。

(三)知识缺乏

缺乏控制诱发因素及预防心绞痛发作的知识。

(四)潜在并发症

心肌梗死。

五、护理措施

（一）休息与活动

1.适量运动

应以有氧运动为主，运动的强度和时间因病情和个体差异而不同，必要时在监测下进行。

2.心绞痛发作时

立即停止活动，就地休息。不稳定型心绞痛患者，应卧床休息，并密切观察。

（二）用药的指导

1.心绞痛发作时

立即舌下含化硝酸甘油，用药后注意观察患者胸痛变化情况，如 3～5 分钟后仍不缓解，隔 5 分钟后可重复使用。对于心绞痛发作频繁者，静脉滴注硝酸甘油时，患者及家属不要擅自调整滴速，以防低血压发生。部分患者用药后出现面部潮红、头部胀痛、头晕、心动过速、心悸等不适，应告知患者是药物的扩血管作用所致，不必有顾虑。

2.应用他汀类药物时

应严密监测转氨酶及肌酸激酶等生化指标，及时发现药物可能引起的肝脏损害和肌病。采用强化降脂治疗时，应注意监测药物的安全性。

（三）心理护理

安慰患者，解除紧张不安情绪，改变急躁易怒性格，保持心理平衡。告知患者及家属过劳、情绪激动、饱餐、用力排便、寒冷刺激等都是心绞痛发作的诱因，应注意避免。

（四）健康教育

1.疾病知识指导

（1）合理膳食：宜摄入低热量、低脂、低胆固醇、低盐饮食，多食蔬菜、水果和粗纤维食物如芹菜、糙米等，避免暴饮暴食，应少食多餐。

（2）戒烟、限酒。

（3）适量运动：应以有氧运动为主，运动的强度和时间因病情和个体差异而不同，必要时在监测下进行。

（4）心理调适：保持心理平衡，可采取放松技术或与他人交流的方式缓解压力，避免心绞痛发作的诱因。

2.用药指导

指导患者出院后遵医嘱用药，不擅自增减药量，自我检测药物的不良反应。外出时随身携带硝酸甘油以备急用。硝酸甘油遇光易分解，应放在棕色瓶内存放于干燥处，以免潮解失效。药瓶开封后每 6 个月更换 1 次，以确保疗效。

3.病情检测指导

教会患者及家属心绞痛发作时的缓解方法，胸痛发作时应立即停止活动或舌下含服硝酸甘油。如连续含服 3 次仍不缓解，或心绞痛发作比以往频繁、程度加重、疼痛时间延长，应及时就医，警惕心肌梗死的发生。不典型心绞痛发作时，可能表现为牙痛、肩周炎、上腹痛等，为防治误诊，应尽快到医院做相关检查。

4.及时就诊的指标

（1）心绞痛发作时，舌下含化硝酸酯类药物无效或重复用药仍未缓解。

（2）心绞痛发作比以往频繁、程度加重、疼痛时间延长。

六、护理效果评估

（1）患者能坚持长期遵医嘱用药物治疗。

（2）心绞痛发作时，能立即停止活动，并舌下含服硝酸甘油。

（3）能预防和控制缺血症状，减低心肌梗死的发生。

（4）能戒烟、控制饮食和糖尿病治疗。

（5）能坚持定期门诊复查。

（李秀明）

第三节　心肌梗死

一、疾病概述

（一）概念和特点

心肌梗死是心肌长时间缺血导致的心肌细胞死亡。为在冠状动脉病变的基础上，发生冠状动脉血供急剧减少或中断，使相应心肌严重而持久地急性缺血导致的心肌细胞死亡。急性心肌梗死临床表现有持久的胸骨后剧烈疼痛、发热、白细胞计数和血清心肌坏死标志物增高，以及心电图进行性改变；可发生心律失常、休克或心力衰竭，属急性冠脉综合征的严重类型。

（二）相关病理生理

主要出现左心室舒张和收缩功能障碍的一些血流动力学改变，其严重程度和持续时间取决于梗死的部位、程度和范围。心脏收缩力减弱、顺应性降低、心肌收缩不协调，左心室压力曲线最大上升速度（dp/dt）减低，左心室舒张末期压增高、舒张和收缩末期容量增多。射血分数减低，心搏量和心排血量下降，心率增快或有心律失常，血压下降。病情严重者，动脉血氧含量降低。急性大面积心肌梗死者，可发生泵衰竭——心源性休克或急性肺水肿。

（三）主要病因及诱因

急性心肌梗死的基本病因是冠脉粥样硬化。造成一支或多支管腔狭窄和心肌血供不足，而侧支循环未建立。在此基础上，一旦血供急剧减少或中断，使心肌严重而持久地急性缺血达30分钟以上，即可发生急性心肌梗死。

促使斑块破溃出血及血栓形成的诱因：①晨起6时至12时，交感神经活动增加，机体应激反应增强，心肌收缩力、心率、血压增高，冠状动脉张力增高。②饱餐特别是进食多量高脂饮食后。③重体力劳动、情绪过分激动、血压急剧升高或用力排便。④休克、脱水、出血、外科手术或严重心律失常。

（四）临床表现

与梗死的面积大小、部位、冠状动脉侧支循环情况密切相关。

1.先兆

50%～81.2%的患者在发病前数天有乏力、胸部不适、活动时心悸、气急、烦躁、心绞痛等前驱症状。以初发心绞痛或原有心绞痛加重为最突出。心绞痛发作较以往频繁、程度较剧、持续较久、硝酸甘油疗效差、诱发因素不明显。

2.症状

(1)疼痛:出现最早、最突出,多发生于清晨,尤其是晨间运动或排便时。疼痛的性质和部位与心绞痛相似,但程度更剧烈,多伴有大汗、烦躁不安、恐惧及濒死感,持续时间可达数小时或数天,休息和服用硝酸甘油不缓解。部分患者疼痛可向上腹部放射,而被误诊为急腹症或因疼痛向下颌、颈部、背部放射而误诊为其他疾病。少数患者无疼痛,一开始即表现为休克或急性心力衰竭。

(2)全身症状:一般在疼痛发生后 24~48 小时出现发热、心动过速、白细胞计数增高或和血沉增快等。体温可升高至 38 ℃左右,很少超过 39 ℃,持续约 1 周。

(3)胃肠道症状:疼痛剧烈时常伴恶心、呕吐、上腹胀痛。也可有肠胀气或呃逆。

(4)心律失常:75%~95%的患者在起病 1~2 天内可发生心律失常,24 小时内最多见。

(5)低血压和休克:疼痛发作期间血压下降常见,但未必是休克,如疼痛缓解而收缩压仍低于 10.7 kPa(80 mmHg),且患者表现为烦躁不安、面色苍白、皮肤湿冷、脉细而快、大汗淋漓、少尿、神志迟钝,甚至晕厥者为休克表现。

(6)心力衰竭:发生率为 32%~48%,主要为急性左心衰竭。表现为呼吸困难、咳嗽、发绀、烦躁等症状,重者可发生肺水肿。随后可发生颈静脉怒张、肝大、水肿等右心衰竭表现,伴血压下降。

3.体征

心率多增快,也可减慢,心律不齐。心尖部第一心音减弱,可闻及“奔马律”;除急性心肌梗死早期血压可增高外,几乎所有患者都有血压下降。

4.并发症

乳头肌功能失调或断裂、心脏破裂、栓塞、心室壁瘤、心肌梗死后综合征等。

(五)辅助检查

1.心电图

(1)ST 段抬高性心肌梗死心电图的特点:①ST 段抬高呈弓背向上型,在面向坏死区周围心肌损伤区的导联上出现。②宽而深的 Q 波(病理性 Q 波),在面向透壁心肌坏死区的导联上出现。③T 波倒置,在面向损伤区周围心肌缺血区的导联上出现。

(2)非 ST 段抬高性心肌梗死心电图的特点:①无病理性 Q 波,有普遍性 ST 段压低 ≥0.1 mV,但 aVR 导联 ST 段抬高,或有对称性 T 波倒置,为心内膜下心肌梗死所致。②无病理性 Q 波,也无 ST 段变化,仅有 T 波倒置变化。

(3)动态性改变:ST 段抬高心肌梗死的心电图演变过程:①在起病数小时内可无异常或出现异常高大两支不对称的 T 波,为超急性期改变。②数小时后,ST 段明显抬高,弓背向上,与直立的 T 波连接,形成单向曲线;数小时至 2 天内出现病理性 Q 波同时 R 波减低,为急性期改变。③如果早期不进行治疗干预,抬高的 ST 段可在数天至 2 周内逐渐回到基线水平,T 波逐渐平坦或倒置,为亚急性期改变。④数周至数月后,T 波呈 V 形倒置,两支对称,为慢性期改变。T 波倒置可永久存在,也可在数月至数年内逐渐恢复。

2.超声心动图

二维和 M 型超声心动图有助于了解心室壁的运动和左心室功能,诊断室壁瘤和乳头肌功能失调等。

3.放射性核检查

可显示心肌梗死的部位与范围,观察左心室壁的运动和左心室射血分数,有助于判定心室的功能、诊断梗死后造成的室壁运动失调和心室壁瘤。

(六)治疗原则

尽早使心肌血液再灌注(到达医院后 30 分钟内开始溶栓或 90 分钟内行介入治疗),以挽救濒死的心肌,防止梗死面积扩大和缩小心肌缺血范围,保护和维持心脏功能,及时处理严重心律失常,泵衰竭和各种并发症,防治猝死,注重二级预防。

1.一般治疗

(1)休息:患者未行再灌注治疗前,应绝对卧床休息,保持环境安静,防止不良刺激,解除焦虑。

(2)给氧:常规给氧。

(3)监测:急性期应常规安置于心脏重症监护病房,进行心电、血压、呼吸监测 3~5 天,除颤仪处于随时备用状态。

(4)建立静脉通道:保持给药途径畅通。

2.药物治疗

(1)吗啡或哌替啶:吗啡 2~4 mg 或哌替啶 50~100 mg 肌内注射解除疼痛,必要时 5~10 分钟后重复。注意低血压和呼吸功能抑制。

(2)硝酸酯类药物:通过扩张冠状动脉增加冠状动脉血流以增加静脉容量。但下壁心肌梗死、可疑右室心肌梗死或明显低血压[收缩压低于 12.0 kPa(90 mmHg)]的患者,不适合使用。

(3)阿司匹林:无禁忌者立即口服水溶性阿司匹林或嚼服肠溶性阿司匹林。一般首次剂量达到 150~300 mg,每天 1 次,3 天后,75~150 mg 每天 1 次长期维持。

3.再灌注心肌

(1)经皮冠状动脉介入治疗(percutaneous coronary intervention,PCI):有条件的医院对具备适应证的患者应尽快实施 PCI,可获得更好的治疗效果。

(2)溶栓疗法:无条件实行介入治疗或延误再灌注时机者,无禁忌证应立即(接诊后 30 分钟之内)溶栓治疗。发病 3 小时内,心肌梗死溶栓治疗血流完全灌注率高,获益最大。年龄≥75 岁者选择溶栓应慎重,并酌情减少溶栓药物剂量。

二、护理评估

(一)一般评估

1.本次发病特点与目前病情

评估患者此次发病有无明显的诱因,胸痛发作的特征,尤其是起病的时间、疼痛剧烈程度、是否进行性加重,有无恶心、呕吐、乏力、头晕、呼吸困难等伴随症状,是否有心律失常、休克、心力衰竭的表现。

2.患病及治疗经过

评估患者有无心绞痛发作史,患病的起始时间,患病后的诊治过程,是否遵医嘱治疗,目前用药及有关的检查等。

3.危险因素评估

危险因素评估包括患者的年龄、性别、职业；有无家族史；了解患者有无肥胖、血脂异常、高血压、糖尿病等危险因素；有无摄入高脂饮食、吸烟等不良生活习惯，是否有充足的睡眠，有无锻炼身体的习惯；排便情况；了解工作与生活压力情况及性格特征等。

(二)身体评估

1.一般状态

观察患者的精神意识状态，尤其注意有无面色苍白、表情痛苦、大汗或神志模糊、反应迟钝甚至晕厥等表现。

2.生命体征

观察体温、脉搏、呼吸、血压有无异常及其程度。

3.心脏听诊

注意心率、心律、心音的变化，有无奔马律、心脏杂音及肺部啰音等。

(三)心理-社会评估

急性心肌梗死时患者胸痛程度异常剧烈，可有濒死感，或行紧急溶栓、介入治疗，由此产生恐惧心理。由于心肌梗死使患者活动耐力和自理能力下降，生活上需要照顾；如患者入住冠心病重症监护室(CCU)，面对一系列检查和治疗，加上对预后的担心，对工作于生活的影响等，易产生焦虑。

(四)辅助检查结果的评估

1.心电图检查

是否有心肌梗死的特征性、动态性变化，对心肌梗死者应加做右胸导联，判断有无右心室梗死。连续心电监测有无心律失常等。

2.血液检查

定时抽血检测血清心肌标志物；评估血常规检查有无白细胞计数增高及血清电解质、血糖、血脂等异常。

(五)常用药物治疗效果的评估

1.硝酸酯类

遵医嘱给予舌下含化，动态评估患者胸疼是否缓解，注意血压及心电图的变化。

2.β受体阻滞剂

评估患者是否知晓本药不可以随意停药或漏服，否则可引起心绞痛加剧或心肌梗死。交代患者饭前服，以保证药物疗效及患者安全用药。用药过程中的心率、血压、心电图检测，是否有诱发心力衰竭的可能性。

3.血管紧张素转换酶抑制剂(ACEI)

本药常有刺激性干咳，具有适量降低血压作用，防止心室重构，预防心力衰竭。注意是否出现肾小球滤过率降低引起尿少；评估其有效性。出现干咳时，应评估干咳的原因，可能有以下因素引起：①ACEI本身引起。②肺内感染引起，本原因引起的干咳往往伴有气促。③心力衰竭时也可引起干咳。

三、主要护理诊断/问题

(一)疼痛

胸痛：与心肌缺血坏死有关。

(二)活动无耐力

活动无耐力与氧的供需失调有关。

(三)有便秘的危险

有便秘的危险与进食少、活动少、不习惯床上大小便有关。

(四)潜在并发症

心力衰竭、猝死。

四、护理措施

(一)休息指导

发病 12 小时内应绝对卧床休息,保持环境安静,限制探视,并告知患者和家属休息可以降低心肌耗氧量和交感神经兴奋性,有利于缓解疼痛,以取得合作。

(二)饮食指导

起病后 4～12 小时内给予流质饮食,以减轻胃扩张。随后过渡到低脂、低胆固醇清淡饮食,提倡少食多餐。

(三)给氧

鼻导管给氧,氧流量 2～5 L/min,以增加心肌氧的供应,减轻缺血和疼痛。

(四)心理护理

疼痛发作时应有专人陪伴,允许患者表达内心感受,给予心理支持,鼓励患者树立战胜疾病的信心。告知患者住进 CCU 后病情的任何变化都在医护人员的严密监护下,并能得到及时的治疗,以缓解患者的恐惧心理。简明扼要地解释疾病过程与治疗配合,说明不良情绪会增加心肌耗氧量而不利于病情的控制。医护人员应紧张有序的工作,避免忙乱给患者带来的不安全感。监护仪器的报警声应尽量调低,以免影响患者休息,增加患者心理负担。

(五)止痛治疗的护理

遵医嘱给予吗啡或哌替啶止痛,注意有无呼吸抑制等不良反应。给予硝酸酯类药物时应随时检测血压的变化,维持收缩压在 13.3 kPa(100 mmHg)及以上。

(六)溶栓治疗的护理

(1)询问患者是否有溶栓禁忌证。

(2)协助医师做好溶栓前血常规、出凝血时间和血型等检查。

(3)迅速建立静脉通路,遵医嘱正确给予溶栓药物,注意观察有无不良反应:①变态反应,表现为寒战、发热、皮疹等;②低血压;③出血,包括皮肤黏膜出血、血尿、便血、咯血、颅内出血等,一旦出现应紧急处理。

(4)溶栓疗效观察,可根据下列指标间接判断溶栓是否成功:①胸痛 2 小时内基本消失;②心电图 ST 段于 2 小时内回降＞50％;③2 小时内出现再灌注性心律失常;④cTnI 或 cTnT 峰值提前至发病后 12 小时内,血清 CK-MB 峰值提前出线(14 小时以内)。上述 4 项中②和④最重要。也可根据冠脉造影直接判断溶栓是否成功。

(七)健康教育

除参见"心绞痛"的健康教育外,还应注意以下几点。

1.疾病知识指导

指导患者积极进行二级预防,防止再次梗死和其他心血管事件。急性心肌梗死恢复后的患者应调节饮食,可减少复发,即低饱和脂肪和低胆固醇饮食,要求饱和脂肪占总热量的7%以下,胆固醇<200 mg/d。戒烟是心肌梗死后的二级预防中的重要措施,研究表明,急性心肌梗死后继续吸烟,再梗死和死亡的危险增高22%～47%,每次随诊都必须了解并登记吸烟情况,积极劝导患者戒烟,并实施戒烟计划。

2.心理指导

心肌梗死后患者焦虑情绪多来自对今后工作及生活质量的担心,应予以充分理解并指导患者保持乐观、平和的心情,正确对待自己的病情。告诉家属对患者要积极配合与支持,为其创造一个良好的身心修养环境,生活中避免对其施加压力,当患者出现紧张、焦虑或烦躁等不良情绪时,应给予理解和疏导,必要时争取患者工作单位领导和同事的支持。

3.康复指导

加强运动康复锻炼,与患者一起制订个体化运动处方,指导患者出院后的运动康复训练。个人卫生、家务劳动、娱乐活动等也对患者有益。无并发症的患者,心肌梗死后6～8周可恢复性生活,性生活以不出现心率、呼吸增快持续20～30分钟、胸痛、心悸持续时间不超过15分钟为度。经2～4个月体力活动锻炼后,酌情恢复部分或轻体力工作。但对重体力劳动、驾驶员、高空作业及其他精神紧张或工作量过大的工种,应予以更换。

4.用药指导与病情监测

心肌梗死后患者因用药多、时间久、药品贵等,往往用药依从性低。需要采取形式多样的健康教育途径,应强调药物治疗的必要性,指导患者按医嘱服药,列举不遵医行为导致严重后果的病例,让患者认识到遵医用药的重要性,告知药物的用法、作用和不良反应,并教会患者定时测脉搏、血压,发护嘱卡或个人用药手册,定期电话随访,使患者"知、信、行"统一,提高用药依从性。若胸痛发作频繁、程度较重、时间较长,服用硝酸酯制剂疗效较差时,提示急性心血管事件,应及时就医。

5.照顾者指导

心肌梗死是心脏性猝死的高危因素,应教会家属心肺复苏的基本技术以备急用。

6.及时就诊的指标

(1)胸口剧痛。

(2)剧痛放射至头、手臂、下颌。

(3)出现出汗、恶心、甚至气促。

(4)自测脉搏<60次/分,应该暂停服药,来院就诊。

五、护理效果评估

(1)患者主诉疼痛症状消失。

(2)能叙述限制最大活动量的指征,参与制订并遵循活动计划,活动过程中无并发症,主诉活动时耐力增强。

(3)能陈述预防便秘的措施,未发生便秘。

(4)未发生猝死,或发生致命性心律失常时得到了及时发现和处理。

(5)能自觉避免心力衰竭的诱发因素,未发生心力衰竭或心力衰竭得到了及时发现和处理。

(李秀明)

第六章 呼吸内科护理

第一节 肺 炎

一、概述

肺炎是指终末气道、肺泡和肺间质的炎症,可由病原微生物、理化因素、免疫损伤、过敏及药物所致。细菌性肺炎是最常见的肺炎,也是最常见的感染性疾病之一。尽管新的强效抗生素不断投入应用,但其发病率和病死率仍很高,其原因可能有社会人口老龄化、吸烟人群的低龄化、伴有基础疾病、免疫功能低下,加之病原体变迁、医院获得性肺炎发病率增加、病原学诊断困难、抗生素的不合理使用导致细菌耐药性增加和部分人群贫困化加剧等因素有关。

(一)分类

肺炎可按解剖、病因或患病环境加以分类。

1.解剖分类

(1)大叶性(肺泡性)肺炎:为肺实质炎症,通常并不累及支气管。病原体先在肺泡引起炎症,经肺泡间孔向其他肺泡扩散,导致部分或整个肺段、肺叶发生炎症改变。致病菌多为肺炎链球菌。

(2)小叶性(支气管)肺炎:指病原体经支气管入侵,引起细支气管、终末细支气管和肺泡的炎症。病原体有肺炎链球菌、葡萄球菌、病毒、肺炎支原体以及军团菌等。常继发于其他疾病,如支气管炎、支气管扩张、上呼吸道病毒感染以及长期卧床的危重患者。

(3)间质性肺炎:以肺间质炎症为主,病变累及支气管壁及其周围组织,有肺泡壁增生及间质水肿。可由细菌、支原体、衣原体、病毒或肺孢子菌等引起。

2.病因分类

(1)细菌性肺炎:如肺炎链球菌、金黄色葡萄球菌、甲型溶血性链球菌、肺炎克雷伯菌、流感嗜血杆菌、铜绿假单胞菌、棒状杆菌、梭形杆菌等引起的肺炎。

(2)非典型病原体所致肺炎:如支原体、军团菌和衣原体等。

(3)病毒性肺炎:如冠状病毒、腺病毒、呼吸道合胞病毒、流感病毒、麻疹病毒、巨细胞病毒、单纯疱疹病毒等。

(4)真菌性肺炎:如白念珠菌、曲霉、放射菌等。

(5)其他病原体所致的肺炎:如立克次体(如 Q 热立克次体)、弓形虫(如鼠弓形虫)、寄生虫(如肺棘球蚴、肺吸虫、肺血吸虫)等。

(6)理化因素所致的肺炎:如放射性损伤引起的放射性肺炎、胃酸吸入、药物等引起的化学性肺炎等。

3.患病环境分类

由于病原学检查阳性率低,培养结果滞后,病因分类在临床上应用较为困难,目前多按肺炎的获得环境分成两类,有利于指导经验治疗。

(1)社区获得性肺炎(community acquired pneumonia,CAP)是指在医院外罹患的感染性肺实质炎症,也称院外肺炎,包括具有明确潜伏期的病原体感染而在入院后平均潜伏期内发病的肺炎。常见致病菌为肺炎链球菌、流感嗜血杆菌、卡他莫拉菌和非典型病原体。

(2)医院获得性肺炎(hospital acquired pneumonia,HAP)简称医院内肺炎,是指患者入院时既不存在、也不处于潜伏期,而于入院 48 小时后在医院(包括老年护理院、康复院等)内发生的肺炎,也包括出院后 48 小时内发生的肺炎。无感染高危因素患者的常见病原体依次为肺炎链球菌、流感嗜血杆菌、金黄色葡萄球菌、铜绿假单胞菌、大肠埃希菌、肺炎克雷伯菌等;有感染高危因素患者的常见病原体依次为金黄色葡萄球菌、铜绿假单胞菌、肠杆菌属、肺炎克雷伯菌等。

(二)病因及发病机制

正常的呼吸道免疫防御机制(支气管内黏液-纤毛运载系统、肺泡巨噬细胞防御的完整性等)使气管隆凸以下的呼吸道保持无菌。肺炎的发生主要由病原体和宿主两个因素决定。如果病原体数量多、毒力强和/或宿主呼吸道局部和全身免疫防御系统损害,即可发生肺炎。病原体可通过空气吸入、血行播散、邻近感染部位蔓延、上呼吸道定植菌的误吸引起社区获得性肺炎。医院获得性肺炎还可通过误吸胃肠道的定植菌(胃食管反流)和通过人工气道吸入环境中的致病菌引起。

二、肺炎链球菌肺炎

肺炎链球菌肺炎或称肺炎球菌肺炎,是由肺炎链球菌或称肺炎球菌所引起的肺炎,占社区获得性肺炎的半数以上。通常急骤起病,以高热、寒战、咳嗽、血痰及胸痛为特征。X 线胸片呈肺段或肺叶急性炎性实变,近年来因抗生素的广泛使用,致使本病的起病方式、症状及 X 线改变均不典型。

肺炎链球菌为革兰染色阳性球菌,多成双排列或短链排列。有荚膜,其毒力大小与荚膜中的多糖结构及含量有关。根据荚膜多糖的抗原特性,肺炎链球菌可分为 86 个血清型。成人致病菌多属 1~9 及 12 型,以第 3 型毒力最强,儿童则多为 6、14、19 及 23 型。肺炎链球菌在干燥痰中能存活数月,但在阳光直射 1 小时,或加热至 52 ℃ 10 分钟即可杀灭,对石炭酸等消毒剂亦甚敏感。机体免疫功能正常时,肺炎链球菌是寄居在口腔及鼻咽部的一种正常菌群,其带菌率常随年龄、季节及免疫状态的变化而有差异。机体免疫功能受损时,有毒力的肺炎链球菌入侵人体而致病。肺炎链球菌除引起肺炎外,少数可发生菌血症或感染性休克,老年人及婴幼儿的病情尤为严重。

本病以冬季与初春多见,常与呼吸道病毒感染相伴行。患者常为原先健康的青壮年或老年与婴幼儿,男性较多见。吸烟者、痴呆者、慢性支气管炎、支气管扩张、充血性心力衰竭、慢性病患者以及免疫抑制宿主均易受肺炎链球菌侵袭。肺炎链球菌不产生毒素,不引起原发性组织坏死或形成空洞。其致病力是由于有高分子多糖体的荚膜对组织的侵袭作用,首先引起肺泡壁水肿,出现白细胞与红细胞渗出,含菌的渗出液经肺泡间孔(Cohn)向肺的中央部分扩展,甚至累及几个肺段或整个肺叶,因病变开始于肺的外周,故叶间分界清楚,易累及胸膜,引起渗出性胸膜炎。

病理改变有充血期、红肝变期、灰肝变期及消散期。表现为肺组织充血水肿,肺泡内浆液渗出及红、白细胞浸润,白细胞吞噬细菌,继而纤维蛋白渗出物溶解、吸收、肺泡重新充气。在肝变期病理阶段实际上并无确切分界,经早期应用抗生素治疗,此种典型的病理分期已很少见。病变消散后肺组织结构多无损坏,不留纤维瘢痕。极个别患者肺泡内纤维蛋白吸收不完全,甚至有成纤维细胞形成,形成机化性肺炎。老年人及婴幼儿感染可沿支气管分布(支气管肺炎)。若未及时使用抗生素,5%～10%的患者可并发脓胸,10%～20%的患者因细菌经淋巴管、胸导管进入血循环,可引起脑膜炎、心包炎、心内膜炎、关节炎和中耳炎等肺外感染。

(一)护理评估

1.健康史

肺炎的发生与细菌的侵入和机体防御能力的下降有关。吸入口咽部的分泌物或空气中的细菌、周围组织感染的直接蔓延、菌血症等均可成为细菌入侵的途径;吸烟、酗酒、年老体弱、长期卧床、意识不清、吞咽和咳嗽反射障碍、慢性或重症患者、长期使用糖皮质激素或免疫抑制剂、接受机械通气及大手术者均可因机体防御机制降低而继发肺炎。注意询问患者起病前是否存在机体抵抗力下降、呼吸道防御功能受损的因素,了解患者既往的健康状况。

2.身体状况

发病前常有受凉、淋雨、疲劳、醉酒、病毒感染史,多有上呼吸道感染的前驱症状。

(1)主要症状:起病多急骤,高热,寒战,全身肌肉酸痛,体温通常在数小时内升至 $39\sim40$ ℃,高峰在下午或傍晚,或呈稽留热,脉率随之增速。可有患侧胸部疼痛,放射到肩部或腹部,咳嗽或深呼吸时加剧。痰少,可带血或呈铁锈色,食欲锐减,偶有恶心、呕吐、腹痛或腹泻,易被误诊为急腹症。

(2)护理体检:患者呈急性病容,面颊绯红,鼻翼翕动,皮肤灼热、干燥,口角及鼻周有单纯疱疹;病变广泛时可出现发绀。有败血症者,可出现皮肤、黏膜出血点,巩膜黄染。早期肺部体征无明显异常,仅有胸廓呼吸运动幅度减小,叩诊稍浊,听诊可有呼吸音降低及胸膜摩擦音。肺实变时叩诊浊音、触觉语颤增强并可闻及支气管呼吸音。消散期可闻及湿啰音。心率增快,有时心律不齐。重症患者有肠胀气,上腹部压痛多与炎症累及膈胸膜有关。重症感染时可伴休克、急性呼吸窘迫综合征及神经精神症状,表现为神志模糊、烦躁、呼吸困难、嗜睡、谵妄、昏迷等。累及脑膜时有颈抵抗及出现病理性反射。

本病自然病程大致 $1\sim2$ 周。发病 $5\sim10$ 天,体温可自行骤降或逐渐消退;使用有效的抗生素后可使体温在 $1\sim3$ 天内恢复正常。患者的其他症状与体征亦随之逐渐消失。

(3)并发症:肺炎链球菌肺炎的并发症近年来已很少见。严重败血症或毒血症患者易发生感染性休克,尤其是老年人。表现为血压降低、四肢厥冷、多汗、发绀、心动过速、心律失常等,而高热、胸痛、咳嗽等症状并不突出。其他并发症有胸膜炎、脓胸、心包炎、脑膜炎和关节炎等。

3.实验室及其他检查

(1)血常规检查:血白细胞计数 $(10\sim20)\times10^9$/L,中性粒细胞多在 80% 以上,并有核左移,细胞内可见中毒颗粒。年老体弱、酗酒、免疫功能低下者的白细胞计数可不增高,但中性粒细的百分比仍增高。

（2）痰直接涂片：做革兰染色及荚膜染色镜检发现典型的革兰染色阳性、带荚膜的双球菌或链球菌，即可初步做出病原诊断。

（3）痰培养：24～48 小时可以确定病原体。痰标本送检应注意器皿洁净无菌，在抗生素应用之前漱口后采集，取深部咳出的脓性或铁锈色痰。

（4）聚合酶链反应（PCR）检测及荧光标记抗体检测：可提高病原学诊断率。

（5）血培养：10%～20%患者合并菌血症，故重症肺炎应做血培养。

（6）细菌培养：如合并胸腔积液，应积极抽取积液进行细菌培养。

（7）X 线检查：早期仅见肺纹理增粗，或受累的肺段、肺叶稍模糊。随着病情进展，肺泡内充满炎性渗出物，表现为大片炎症浸润阴影或实变影，在实变阴影中可见支气管充气征，肋膈角可有少量胸腔积液。在消散期，X 线显示炎性浸润逐渐吸收，可有片状区域吸收较快，呈现"假空洞"征，多数病例在起病3～4 周后才完全消散。老年患者肺炎病灶消散较慢，容易出现吸收不完全而成为机化性肺炎。

4.心理-社会评估

肺炎起病多急骤，短期内病情严重，加之高热和全身中毒症状明显，患者及家属常深感不安。当出现严重并发症时，患者会表现出忧虑和恐惧。

（二）主要护理诊断及医护合作性问题

1.体温过高

体温过高与肺部感染有关。

2.气体交换受损

气体交换受损与肺部炎症、痰液黏稠等引起呼吸面积减少有关。

3.清理呼吸道无效

清理呼吸道无效与胸痛、气管、支气管分泌物增多、黏稠及疲乏有关。

4.疼痛

胸痛与肺部炎症累及胸膜有关。

5.潜在并发症

感染性休克。

（三）护理目标

体温恢复正常范围；患者呼吸平稳，发绀消失；症状减轻呼吸道通畅；疼痛减轻，感染控制未发生休克。

（四）护理措施

1.一般护理

（1）休息与环境：保持室内空气清新，病室保持适宜的温、湿度，环境安静、清洁、舒适。限制患者活动，限制探视，避免因谈话过多影响体力。要集中安排治疗和护理活动，保证足够的休息，减少氧耗量，缓解头痛、肌肉酸痛、胸痛等症状。

（2）体位：协助或指导患者采取合适的体位。对有意识障碍患者，如病情允许可取半卧位，增加肺通气量；或侧卧位，以预防或减少分泌物吸入肺内。为促进肺扩张，每 2 小时变换体位 1 次，减少分泌物淤积在肺部而引起并发症。

（3）饮食与补充水分：给予高热量、高蛋白质、高维生素、易消化的流质或半流质饮食，以补充高热引起的营养物质消耗。宜少食多餐,避免压迫膈肌。若有明显麻痹性肠梗阻或胃扩张,应暂时禁食,遵医嘱给予胃肠减压,直至肠蠕动恢复。鼓励患者多饮水(1～2 L/d),来补充发热、出汗和呼吸急促所丢失的水分,并利于痰液排出。轻症者无须静脉补液,脱水严重者可遵医嘱补液,补液有利于加快毒素排泄和热量散发,尤其是食欲差或不能进食者。心脏病或老年人应注意补液速度,过快过多易导致急性肺水肿。

2.病情观察

监测患者神志、体温、呼吸、脉搏、血压和尿量,并做好记录。尤其应注意密切观察体温的变化。观察有无呼吸困难及发绀,及时适宜给氧。重点观察儿童、老年人、久病体弱者的病情变化,注意是否伴有感染性休克的表现。观察痰液颜色、性状和量,如肺炎球菌肺炎呈铁锈色,葡萄球菌肺炎呈粉红色乳状,厌氧菌感染者痰液多有恶臭等。

3.对症护理

(1)高热的护理。

(2)咳嗽、咳痰的护理:协助和鼓励患者有效咳嗽、排痰,及时清除口腔和呼吸道内痰液、呕吐物。痰液黏稠不易咳出时,在病情允许情况下可扶患者坐起,给予拍背,协助咳痰,遵医嘱应用祛痰药以及超声雾化吸入,稀释痰液,促进痰的排出。必要时吸痰,预防窒息。吸痰前,注意告知病情。

(3)气急发绀的护理:监测动脉血气分析值,给予吸氧,提高血氧饱和度,改善发绀,增加患者的舒适度。氧流量一般为每分钟 4～6 L,若为 COPD 患者,应给予低流量低浓度持续吸氧。注意观察患者呼吸频率、节律、深度等变化,皮肤色泽和意识状态有无改变,如果病情恶化,准备气管插管和呼吸机辅助通气。

(4)胸痛的护理:维持患者舒适的体位。患者胸痛时,常随呼吸、咳嗽加重,可采取患侧卧位,在咳嗽时可用枕头等物夹紧胸部,必要时用宽胶布固定胸廓,以降低胸廓活动度,减轻疼痛。疼痛剧烈者,遵医嘱应用镇痛、止咳药,缓解疼痛和改善肺通气,如口服可卡因。此外可用物理止痛和中药止痛擦剂。物理止痛,如按摩、针灸、经皮肤电刺激止痛穴位或局部冷敷等,可降低疼痛的敏感性。中药经皮肤吸收,无创伤,且发挥药效快,对轻度疼痛效果好。中药止痛擦剂具有操作简便、安全,毒副作用小,无药物依赖现象等优点。

(5)其他:鼓励患者经常漱口,做好口腔护理。口唇疱疹者局部涂液体石蜡或抗病毒软膏,防止继发感染。烦躁不安、谵妄、失眠者酌情使用地西泮或水合氯醛,禁用抑制呼吸的镇静药。

4.感染性休克的护理

(1)观察休克的征象:密切观察生命体征、实验室检查和病情的变化。发现患者神志模糊、烦躁、发绀、四肢湿冷、脉搏细数、脉压变小、呼吸浅快、面色苍白、尿量减少(每小时少于 30 mL)等休克早期症状时,及时报告医师,采取救治措施。

(2)环境与体位:应将感染性休克的患者安置在重症监护室,注意保暖和安全。取仰卧中凹位,抬高头胸部 20°,抬高下肢约 30°,有利于呼吸和静脉回流,增加心排血量。尽量减少搬动。

(3)吸氧:应给高流量吸氧,维持动脉氧分压在 8.0 kPa(60 mmHg)以上,改善缺氧状况。

(4)补充血容量:快速建立两条静脉通路,遵医嘱给予右旋糖酐或平衡液以维持有效血容量,降低血液的黏稠度,防止弥散性血管内凝血。随时监测患者一般情况、血压、尿量、尿比重、血细胞比容等;监测中心静脉压,作为调整补液速度的指标,中心静脉压<0.5 kPa(3.7 mmHg)可放心输液,达到 1.0 kPa(7.4 mmHg)应慎重。以中心静脉压不超过 1.0 kPa(7.4 mmHg)、尿量每

小时在 30 mL 以上为宜。补液不宜过多过快,以免引起心力衰竭和肺水肿。若血容量已补足而 24 小时尿量仍<400 mL、尿比重<1.018 时,应及时报告医师,注意是否合并急性肾衰竭。

(5)纠正酸中毒:有明显酸中毒可静脉滴注 5%的碳酸氢钠,因其配伍禁忌较多,宜单独输入。随时监测和纠正电解质和酸碱失衡等。

(6)应用血管活性药物的护理:遵医嘱在应用血管活性药物,如多巴胺、间羟胺时,滴注过程中应注意防止液体溢出血管外,引起局部组织坏死和影响疗效。可应用输液泵单独静脉输入血管活性药物,根据血压随时调整滴速,维持收缩压在 12.0～13.3 kPa(90～100 mmHg),保证重要器官的血液供应,改善微循环。

(7)对因治疗:应联合、足量应用强有力的广谱抗生素控制感染。

(8)病情转归观察:随时监测和评估患者意识、血压、脉搏、呼吸、体温、皮肤、黏膜、尿量的变化,判断病情转归。如患者神志逐渐清醒、皮肤及肢体变暖、脉搏有力、呼吸平稳规则、血压回升、尿量增多,预示病情已好转。

5.用药护理

遵医嘱及时使用有效抗感染药物,注意观察药物疗效及不良反应。

(1)抗生素治疗:一经诊断即应给予抗生素治疗,不必等待细菌培养结果。首选青霉素 G,用药途径及剂量视病情轻重及有无并发症而定:对于成年轻症患者,可用 240 万单位/天,分 3 次肌内注射,或用普鲁卡因青霉素每 12 小时肌内注射 60 万单位。病情稍重者,宜用青霉素 G 240 万～480 万单位/天,分次静脉滴注,每 6～8 小时 1 次;重症及并发脑膜炎者,可增至 1 000 万～3 000 万单位/天,分 4 次静脉滴注。对青霉素过敏者或耐青霉素或多重耐药菌株感染者,可用呼吸氟喹诺酮类、头孢噻肟或头孢曲松等药物,多重耐药菌株感染者可用万古霉素、替考拉宁等。药物治疗 48～72 小时后应对病情进行评价,治疗有效表现为体温下降、症状改善、白细胞计数逐渐降低或恢复正常等。如用药 72 小时后病情仍无改善,需及时报告医师并做相应处理。

(2)支持疗法:患者应卧床休息,注意补充足够蛋白质、热量及维生素。密切监测病情变化,注意防止休克。剧烈胸痛者,可酌情用少量镇痛药,如可卡因 15 mg。不用阿司匹林或其他解热药,以免过度出汗、脱水及干扰真实热型,导致临床判断错误。鼓励饮水每天 1～2 L,轻症患者无须常规静脉输液,确有失水者可输液,保持尿比重在 1.020 以下,血清钠保持在 145 mmol/L 以下。中等或重症患者[PaO_2<8.0 kPa(60 mmHg]或有发绀应给氧。若有明显麻痹性肠梗阻或胃扩张,应暂时禁食、禁饮和胃肠减压,直至肠蠕动恢复。烦躁不安、谵妄、失眠者酌用地西泮 5 mg 或水合氯醛 1～1.5 g,禁用抑制呼吸的镇静药。

(3)并发症的处理:经抗生素治疗后,高热常在 24 小时内消退,或数天内逐渐下降。若体温降而复升或 3 天后仍不降者,应考虑肺炎链球菌的肺外感染,如脓胸、心包炎或关节炎等。持续发热的其他原因尚有耐青霉素的肺炎链球菌或混合细菌感染、药物热或并存其他疾病。肿瘤或异物阻塞支气管时,经治疗后肺炎虽可消散,但阻塞因素未除,肺炎可再次出现。10%～20%肺炎链球菌肺炎伴发胸腔积液者,应酌情取胸液检查及培养以确定其性质。若治疗不当,约 5%并发脓胸,应积极排脓引流。

6.心理护理

患病前健康状态良好的患者会因突然患病而焦虑不安;病情严重或患有慢性基础疾病的患者则可能出现消极、悲观和恐慌的心理反应。要耐心给患者讲解疾病的有关知识,解释各种症状和不适的原因,讲解各项诊疗、护理操作目的、操作程序和配合要点,使患者清楚大部分肺炎治疗、预后良好。询问和关心患者的需要,鼓励患者说出内心感受,与患者进行有效的沟通。帮助患者祛除不良心理反应,树立治愈疾病的信心。

7.健康指导

(1)疾病知识指导:让患者及家属了解肺炎的病因和诱因,有皮肤疖、痈、伤口感染、毛囊炎、蜂窝织炎时应及时治疗。避免受凉、淋雨、酗酒和过度疲劳,特别是年老体弱和免疫功能低下者,如糖尿病、慢性肺病、慢性肝病、血液病、营养不良、艾滋病等。天气变化时随时增减衣服,预防上呼吸道感染。可注射流感或肺炎免疫疫苗,使之产生免疫力。

(2)生活指导:劝导患者要注意休息,劳逸结合,生活有规律。保证摄取足够的营养物质,适当参加体育锻炼,增强机体抗病能力。对有意识障碍、慢性病、长期卧床者,应教会家属注意帮助患者经常改变体位、翻身、拍背,协助并鼓励患者咳出痰液,有感染征象时及时就诊。

(3)出院指导:出院后需继续用药者,应指导患者遵医嘱按时服药,向患者介绍所服药物的疗效、用法、疗程、不良反应,不能自行停药或减量。教会患者观察疾病复发症状,如出现发热、咳嗽、呼吸困难等不适表现时,应及时就诊。告知患者随诊的时间及需要准备的有关资料,如 X 线胸片等。

(五)护理评价

患者体温恢复正常;能进行有效咳嗽,痰容易咳出,显示咳嗽次数减少或消失,痰量减少;休克发生时及时发现并给予及时的处理。

三、其他类型肺炎

(一)葡萄球菌肺炎评估

葡萄球菌肺炎是由葡萄球菌引起的急性肺部化脓性炎症。葡萄球菌的致病物质主要是毒素与酶,具有溶血、坏死、杀白细胞和致血管痉挛等作用。其致病力可用血浆凝固酶来测定,阳性者致病力较强,是化脓性感染的主要原因。但其他凝固酶阴性的葡萄球菌亦可引起感染。随着医院内感染的增多,由凝固酶阴性葡萄球菌引起的肺炎也不断增多。

医院获得性肺炎中,葡萄球菌感染占 11%～25%。常发生于有糖尿病、血液病、艾滋病、肝病或慢性阻塞性肺疾病等原有基础疾病者。若治疗不及时或不当,病死率甚高。

1.临床表现

起病多急骤,寒战、高热,体温高达 39～40 ℃,胸痛,咳大量脓性痰,带血丝或呈脓血状。全身肌肉和关节酸痛,精神萎靡,病情严重者可出现周围循环衰竭。院内感染者常起病隐袭,体温逐渐上升,咳少量脓痰。老年人症状可不明显。

早期可无体征,晚期可有双肺散在湿啰音。病变较大或融合时可出现肺实变体征。但体征与严重的中毒症状和呼吸道症状不平行。

2.实验室及其他检查

(1)血常规:白细胞计数及中性粒细胞显著增加,核左移,有中毒颗粒。

(2)细菌学检查:痰涂片可见大量葡萄球菌和脓细胞,血、痰培养多为阳性。

(3)X 线检查:胸部 X 线显示短期内迅速多变的特征,肺段或肺叶实变,可形成空洞,或呈小叶状浸润,可有单个或多个液气囊腔,2～4 周后完全消失,偶可遗留少许条索状阴影或肺纹理增多等。

3.治疗要点

为早期清除原发病灶,强有力的抗感染治疗,加强支持疗法,预防并发症。通常首选耐青霉素酶的半合成青霉素或头孢菌素,如苯唑西林、头孢呋辛等。对甲氧西林耐药株(MRSA)可用万古霉素、替考拉宁等治疗。疗程为2~3周,有并发症者需4~6周。

(二)肺炎支原体肺炎评估

肺炎支原体肺炎是由肺炎支原体引起的呼吸道和肺部的急性炎症。常同时有咽炎、支气管炎和肺炎。肺炎支原体是介于细菌和病毒之间,兼性厌氧、能独立生活的最小微生物。健康人吸入患者咳嗽、打喷嚏时喷出的口鼻分泌物可感染,即通过呼吸道传播。病原体通常吸附宿主呼吸道纤毛上皮细胞表面,不侵入肺实质,抑制纤毛活动和破坏上皮细胞。其致病性可能与患者对病原体及其代谢产物的变态反应有关。

支原体肺炎占非细菌性肺炎的1/3以上,或各种原因引起的肺炎的10%。以秋冬季发病较多,可散发或小流行,患者以儿童和青年人居多,婴儿间质性肺炎亦应考虑本病的可能。

1.临床表现

通常起病缓慢,潜伏期2~3周,症状主要为乏力、咽痛、头痛、咳嗽、发热、食欲缺乏、肌肉酸痛等。多为刺激性咳嗽,咳少量黏液痰,发热可持续2~3周,体温恢复正常后可仍有咳嗽。偶伴有胸骨后疼痛。

可见咽部充血、颈部淋巴结肿大等体征。肺部可无明显体征,与肺部病变的严重程度不相称。

2.实验室及其他检查

(2)血常规:血白细胞计数正常或略增高,以中性粒细胞为主。

(2)免疫学检查:起病2周后,约2/3的患者冷凝集试验阳性,滴度效价大于1:32,尤以滴度逐渐升高更有价值。约半数患者对链球菌MG凝集试验阳性。还可评估肺炎支原体直接检测、支原体IgM抗体、免疫印迹法和聚合酶链反应(PCR)等检查结果。

(3)X线检查:肺部可呈多种形态的浸润影,呈节段性分布,以肺下野为多见,有的从肺门附近向外伸展。3~4周后病变可自行消失。

3.治疗要点

肺炎支原体肺炎首选大环内酯类抗生素,如红霉素。疗程一般为2~3周。

(三)病毒性肺炎评估

病毒性肺炎评估是由上呼吸道病毒感染,向下蔓延所致的肺部炎症。常见病毒为甲、乙型流感病毒、腺病毒、副流感病毒、呼吸道合胞病毒和冠状病毒等。患者可同时受一种以上病毒感染,气道防御功能降低,常继发细菌感染。病毒性肺炎为吸入性感染,常有气管-支气管炎。呼吸道病毒通过飞沫与直接接触而迅速传播,可暴发或散发流行。

病毒性肺炎约占需住院的社区获得性肺炎的8%,大多发生于冬春季节。密切接触的人群或有心肺疾病者、老年人等易受感染。

1.临床表现

一般临床症状较轻,与支原体肺炎症状相似。起病较急,发热、头痛、全身酸痛、乏力等较突出。有咳嗽、少痰或白色黏液痰、咽痛等症状。老年人或免疫功能受损的重症患者,可表现为呼吸困难、发绀、嗜睡、精神萎靡,甚至并发休克、心力衰竭和呼吸衰竭,严重者可发生急性呼吸窘迫综合征。

本病常无显著的胸部体征,病情严重者有呼吸浅速、心率增快、发绀、肺部干湿性啰音。

2.实验室及其他检查

(1)血常规:白细胞计数正常、略增高或偏低。

(2)病原体检查:呼吸道分泌物中细胞核内的包涵体可提示病毒感染,但并非一定来自肺部。需进一步评估下呼吸道分泌物或肺活检标本培养是否分离出病毒。

(3)X线检查:可见肺纹理增多,小片状或广泛浸润。病情严重者,显示双肺呈弥漫性结节浸润,而大叶实变及胸腔积液者不多见。

3.治疗要点

病毒性肺炎以对症治疗为主,板蓝根、黄芪、金银花、连翘等中药有一定的抗病毒作用。对某些重症病毒性肺炎应采用抗病毒药物,如选用利巴韦林、阿昔洛韦等。

(四)真菌性肺炎评估

肺部真菌感染是最常见的深部真菌病。真菌感染的发生是机体与真菌相互作用的结果,最终取决于真菌的致病性、机体的免疫状态及环境条件对机体与真菌之间关系的影响。广谱抗生素、糖皮质激素、细胞毒药物及免疫抑制剂的广泛使用,人免疫缺陷病毒(HIV)感染和艾滋病增多使肺部真菌感染的机会增加。

真菌多在土壤中生长,孢子飞扬于空气中,极易被人体吸入而引起肺真菌感染(外源性),或使机体致敏,引起表现为支气管哮喘的过敏性肺泡炎。有些真菌为寄生菌,如念珠菌和放线菌,当机体免疫力降低时可引起感染。静脉营养疗法的中心静脉插管如留置时间过长,白念珠菌能在高浓度葡萄糖中生长,引起念珠菌感染中毒症。空气中到处有曲霉属孢子,在秋冬及阴雨季节,储藏的谷草发热霉变时更多,若大量吸入可能引起急性气管-支气管炎或肺炎。

1.临床表现

真菌性肺炎多继发于长期应用抗生素、糖皮质激素、免疫抑制剂、细胞毒药物或因长期留置导管、插管等诱发,其症状和体征无特征性变化。

2.实验室及其他检查

(1)真菌培养:其形态学辨认有助于早期诊断。

(2)X线检查:可表现为支气管肺炎、大叶性肺炎、弥漫性小结节及肿块状阴影和空洞。

3.治疗要点

真菌性肺炎目前尚无理想的药物,两性霉素 B 对多数肺部真菌仍为有效药物,但由于其不良反应较多,使其应用受到限制。其他药物尚有氟胞嘧啶、米康唑、酮康唑、制霉菌素等也可选用。

(蒋桂珍)

第二节 肺间质纤维化

肺间质纤维化是各种原因引起肺部分正常组织被纤维化的组织代替,失去正常的气体交换功能。活动后气促、干咳是该病最典型的症状。

一、护理措施

(1)为患者提供安静、舒适的休养环境,根据患者情况给予舒适的卧位,半卧位或端坐位。减少探视人员,避免交叉感染。

(2)急性期绝对卧床休息,给予中流量吸氧 $3\sim5$ L/min,血氧饱和度维持在90%以上。疾病缓解期根据情况鼓励患者在室内活动并间断吸氧。疾病恢复期如果体力允许指导患者进行室外活动。

(3)缺氧导致机体能量消耗增加,因此为患者提供高蛋白、高热量、高纤维素、易消化的饮食,经常变换食谱,注意少食多餐。进餐时可以吸氧,避免进餐时因气短而导致食欲下降。

(4)病情观察:注意患者咳嗽、咳痰情况,应指导患者正确留取痰培养标本并及时送检。监测患者生命体征、呼吸深浅度等,重症患者应用心电监护,监测血氧饱和度,必要时进行动脉血气分析,观察有无二氧化碳潴留,以调整用氧。

(5)咳嗽、咳痰明显的患者,应遵医嘱给予祛痰止咳药,不宜选用强力镇咳药,以免抑制呼吸中枢,影响排痰。必要时雾化吸入,嘱患者饮水 $1\,500\sim2\,000$ mL/d。气短加重者应告诫患者持续吸氧,以改善静息状态下的呼吸困难和活动后的喘息。

(6)发热患者遵医嘱给予头置冰袋、温水擦浴等物理降温措施或解热镇痛药。根据医嘱给予有效的抗生素,进行抗感染治疗。

(7)患者出现胸闷、憋气、呼吸困难等呼吸衰竭症状时,遵医嘱予以不同方式的吸氧,注意气道湿化。对于重度呼吸衰竭的患者可应用机械通气治疗。

(8)糖皮质激素的用药护理:治疗此病最重要的药物是糖皮质激素。应用糖皮质激素进行药物治疗期间应注意以下事项:严格按医嘱坚持服药,告诫患者切忌随意停药或减量,因为突然停药易造成病情反复,如要减药必须在医护人员的监护下进行。激素治疗期间应进食含钙、含钾较高的食物,如牛奶、鱼、虾皮、橘子汁等,防止低钙、低钾血症;长期服用激素可造成骨质疏松,应避免参加剧烈活动,否则易造成病理性骨折;注意口腔护理,长期大量应用激素,易发生白色念珠菌感染,应每天刷牙 $2\sim3$ 次,每天常规检查口腔黏膜,如已发生白色念珠菌感染可用氟康唑生理盐水涂抹;用激素期间,由于机体抵抗力低,容易加重或诱发各种感染。因此,应严格无菌操作,尽量避免留置尿管等侵袭性操作。严密观察激素的不良反应,如满月脸、水牛背、水钠潴留、胃溃疡、高血压、糖尿病、精神症状、停药后反跳等,及时向患者做好解释工作,解除患者对激素的不安心理。

(9)心理护理:由于本病多数呈慢性过程,预后不良。因此,患者在病情反复且逐渐加重的治疗过程中会产生恐惧、悲观、预感性悲哀等不良情绪反应,医护人员要主动与患者建立有效的沟通,并争取家属及单位对患者的支持,从而帮助他们树立信心,调整心态,积极配合治疗。

(10)健康指导:①居住环境要舒适安静,空气新鲜。指导患者及家属识别与自身疾病有关的诱发因素,如避免吸烟及接触二手烟、避免接触刺激性气体及减少呼吸道感染等易使本病反复发作及加重的因素。②为患者及家属讲解氧疗知识、用药知识及药物不良反应,嘱其按时按量服药,勿擅自减药停药,使患者在出院后仍能继续进行吸氧治疗,按医嘱服药。③合理安排生活起居,注意休息,避免过度劳累。可选择适合自己的运动,如散步、打太极拳等。④多食高维生素(如绿叶蔬菜、水果)、高蛋白(如瘦肉、豆制品、蛋类)、粗纤维(如芹菜、韭菜)的食物,少食动物脂肪以及胆固醇含量高的食物(如动物的内脏)。⑤鼓励患者进行呼吸锻炼,掌握活动的方法及原则。如做呼吸操、慢跑,以不感到疲劳、喘憋为宜。告诉患者如果出现胸闷、气短、呼吸困难、咳嗽、咳脓痰或伴有发热等症状时,应及时到门诊就诊。

二、主要护理问题

(一)清理呼吸道低效
清理呼吸道低效与痰液黏稠,不易咳出有关。

(二)活动无耐力
活动无耐力与疾病致体力下降有关。

(三)知识缺乏
缺乏肺间质纤维化的预防保健知识。

(蒋桂珍)

第三节　肺　脓　肿

肺脓肿是各种病原菌引起的肺组织化脓性、坏死性炎症,早期为化脓性炎症,继而坏死、液化形成脓肿。临床上以高热、胸痛、咳嗽、咳大量脓臭痰为特征。X线显示肺部空洞伴液平面。本病多见于青壮年,男性多于女性。

一、护理措施

(一)环境要求
肺脓肿患者咳痰量大,常有厌氧菌感染,痰有臭味,因此应定时开窗通风,维持室内空气清新,以消除病房内痰液的臭味,并注意保暖。

(二)休息与活动
高热、中毒症状明显者应卧床休息,毒血症状缓解后可以适当活动。

(三)饮食
鼓励患者多饮水,进食高热量、高蛋白、高纤维素等营养丰富的食物。

(四)卫生
肺脓肿患者高热时间长,唾液分泌少,口腔黏膜干燥,咳大量脓臭痰,利于细菌繁殖,易引起口腔炎症和黏膜溃疡,抗生素的大量使用,易引起菌群失调诱发真菌感染,宜在晨起、饭后、体位引流后及睡前漱口、刷牙,防止污染分泌物误吸入下呼吸道,做好口腔护理。

(五)病情观察
观察痰的颜色、性状、气味和静置后是否分层。准确记录24小时排痰量。当大量痰液排出时,要注意观察患者排痰是否通畅,咳嗽是否有力,避免脓痰窒息;当痰液减少时要观察患者的中毒症状是否好转,如中毒症状严重,提示痰液引流不畅,要做好痰液引流,以保持呼吸道通畅;如发现血痰,应及时向医师报告,痰中血量较多时,应密切观察体温、脉搏、呼吸、血压及神志的变化。

(六)寒战、高热护理

1.观察病情

观察体温、脉搏、呼吸、血压变化情况,尤其是儿童、老年人、久病体弱者。

2.保暖

寒战时可用空调、热水袋、被褥保暖,若用热水袋时避免烫伤;遵医嘱使用异丙嗪及地塞米松等抗过敏药物。

3.降温护理

高热时可物理降温,如酒精擦浴,冰袋(冰帽)冰敷,或遵医嘱给小剂量退热药降温,在降温过程中注意观察体温和出汗情况,儿童注意防止惊厥,过度出汗应及时补充水分以防脱水。

4.及时补充营养及水分

发热时机体分解代谢增加,糖、脂肪、蛋白质大量消耗,患者消化吸收功能降低,宜给予高热量、易消化的流食或半流食。鼓励患者多饮水,失水明显或暂不能进食者遵医嘱静脉补液,不宜过快,尤其老年人和心脏疾病的患者,以防肺水肿。

5.口腔清洁

高热时唾液分泌减少,口腔黏膜干燥,同时机体抵抗力下降,易引起口腔干裂,口唇疱疹,口腔溃疡等,应在餐后、睡前进行口腔清洁,保持口腔湿润,舒适。

6.皮肤清洁

协助大量出汗的患者进行温水擦浴,及时更换衣服和被褥,并注意保持皮肤的清洁、干燥。

(七)咳嗽、咳痰的护理

肺脓肿患者通过咳嗽可以排出大量脓痰,因此,鼓励患者进行有效的咳嗽,经常活动及变换体位,以利痰液的排出。嘱患者多饮水,使痰液稀释而易于排出,要注意观察痰液的颜色、性质、气味和静置后是否分层,准确记录24小时排痰量,如发现血痰,应及时向医师报告,痰中血量较多时,应密切观察患者的病情变化,准备好抢救药物和用品,嘱患者取患侧卧位,头偏向一侧,警惕大咯血或窒息的发生,必要时于床旁准备负压吸引器。

(八)体位引流的护理

根据病变部位采取适当体位,原则上病变部位位于高处,引流支气管开口向下,有利于潴留的分泌物随重力作用流入大支气管和气管,进而排出。引流时间一般为每天2～3次,每次15～20分钟,宜在饭前进行,引流时辅以胸部叩击,指导患者进行有效咳嗽,以提高引流效果。引流过程中应注意病情变化,如面色苍白、发绀、心悸、呼吸困难等异常,应立即停止。引流完毕,擦净口周的痰液,给予漱口,并记录排出的痰量和性质,必要时送检。

(九)胸痛的护理

评估疼痛的部位、性质、程度等,患者胸痛常随呼吸、咳嗽而加重,可采取患侧卧位,或用多头带固定患侧胸廓减轻疼痛,必要时遵医嘱予止疼药。

(十)用药护理

遵医嘱使用抗生素、祛痰药、支气管扩张剂等药物,注意观察疗效及不良反应。

(十一)心理护理

部分患者由于口腔脓臭气味害怕与他人接近,应指导患者正确对待本病,协助患者进行口腔护理,减轻口腔臭味,同时主动询问和关心患者,使其敢说出内心感受,并积极进行疏导,鼓励其与人交往,及时向患者及家属介绍病情,解释各种症状和不适的原因,说明各项诊疗、护理操作的目的、操作程序和配合要点,增加患者治疗的依从性和信心,帮助患者树立治愈疾病的信心,以促进患者早日康复。

(十二)健康指导

(1)生活指导:指导患者多注意休息,生活要有规律,劳逸结合,应增加营养物质的摄入,提倡健康的生活方式,平日多饮水,戒烟、酒。保持环境整洁舒适,维持适宜的温度和湿度,要注意保暖,避免受凉。重视口腔护理,在晨起、饭后、体位引流后及睡前要漱口、刷牙,防止污染分泌物误吸入下呼吸道。

(2)疾病知识指导:向患者及家属讲解肺脓肿的发生、发展、治疗、护理及预防知识,指导患者积极治疗原发病灶,如肺炎、皮肤疖、痈或肺外化脓性病变。不挤压疖肿,防止血源性肺脓肿的发生。

(3)指导患者练习深呼吸,鼓励患者以有效的咳嗽方式进行排痰,保持呼吸道通畅。指导患者及家属遵医嘱用药,向患者及家属讲解抗生素等药物的使用方式、不良反应、疗效及坚持疗程的重要性,提醒患者发现异常应及时就诊。

二、主要护理问题

(一)清理呼吸道低效

清理呼吸道低效与痰液黏稠,痰液多有关。

(二)体温过高

体温过高与肺组织感染有关。

(三)营养失调

低于机体需要量与慢性疾病消耗有关。

(四)胸痛

胸痛与炎症累及胸膜有关。

(五)知识缺乏

缺乏肺脓肿的预防保健知识。

(蒋桂珍)

第四节 肺 结 核

一、护理评估

(一)流行病学

结核病曾在全世界广泛流行,在全球所有传染性疾病中,结核病仍是成年人的首要死因。20世纪60年代起,结核病化学治疗的应用使结核病流行病学和临床状况显著改观。使新发结核病治愈率达到95%以上。但20世纪80年代中期以来,结核病出现全球恶化趋势,世界卫生组织(WHO)于1993年宣布结核病处于"全球紧急状态"。世界范围内结核病复燃的主要原因一方面是人免疫缺陷病毒(HIV)感染的流行、多重耐药结核分枝杆菌感染的增多、贫困、人口增长、全球移民和难民的增多等客观因素;另一方面则是由于近年全球忽视结核病问题,放松和削弱对结核病控制工作的投入和管理等主观因素所致。据 WHO 报告:全球有 1/3 的人(约 20 亿)曾受结核分枝杆菌的感染,现有肺结核患者约 2 000 万,每年新发病例 800 万～1 000 万,每年死于肺结核约 300 万。更值得注意的是,全球 90% 的结核病患者在发展中国家。结核病的高流行与 GDP 的低水平相对应。在全球所有传染性疾病中,肺结核已成为 5 岁以上人口的首要死因,约占 6%,也是艾滋病感染患者的首位死因。中国被世界卫生组织列为高负担、高危险性的 22 个国家之一。据 2000 年的流行病学抽样调查资料表明,我国当前的结核病疫情呈三高一低。①高感染率:全国结核分枝杆菌感染者约 5.5 亿。城市人群高于农村;②高患病率:活动性肺结核患病率为 367/10 万,2000 年统计结果显示,活动性肺结核患者约 500 万,占世界结核患者总数的 1/4,中青年患病多。西部地区患病率明显高于全国平均水平,而东部地区低于平均水平。患病后死亡人数多,每年约有 13 万人死于结核病,是全国十大死亡疾病之一。③高耐药率:初始耐药率为 18.6%,获得性耐药率为 46.5%;④低递降率:1990－2000 年间涂阳肺结核患病率平均年递降率仅为 3.2%。

(二)病因及发病机制

1.病原学

结核病的病原菌为结核分枝杆菌,分为人型、牛型、非洲型和鼠型 4 类,其中引起人类结核病的主要为人型结核分枝杆菌,少数为牛型和非洲型分枝杆菌。其生物学特性如下。

(1)抗酸性:结核分枝杆菌耐酸染色呈红色,可抵抗盐酸酒精的脱色作用,又称抗酸杆菌。

(2)生长缓慢:结核分枝杆菌为需氧菌,适宜生长温度为 37 ℃左右。生长缓慢,增殖一代需 14～20 小时,对营养有特殊的要求;培养时间一般为 2～8 周。

(3)抵抗力强:结核分枝杆菌对干燥、酸、碱、冷的抵抗力较强。在干燥环境中可存活数月或数年。在阴暗潮湿环境下能生存数月不死,但在 10 W 紫外线灯距照射物 0.5～1 m,照射 30 分钟具有明显杀菌作用。阳光下暴晒 2～7 小时可被杀死。用氢氧化钠或硫酸对痰液进行处理时,一般杂菌很快被杀死,而结核分枝杆菌仍存活,故常以此方法对临床痰标本进行结核分枝杆菌培养前处理。湿热 80 ℃ 5 分钟、95 ℃ 1 分钟或煮沸 100 ℃ 5 分钟可杀死结核分枝杆菌,因而煮沸消毒与高压消毒是最有效的消毒法。常用杀菌剂中,70% 酒精最佳,一般在 2 分钟内可杀死结核分枝杆菌。1.5% 煤酚皂(来苏儿)接触 2～12 小时,5% 苯酚(石炭酸)24 小时亦可杀菌。将痰吐在纸上直接焚烧是最简易的灭菌方法。除污剂或合成洗涤剂对结核分枝杆菌完全不起作用。

(4)菌体结构复杂:结核分枝杆菌菌体成分复杂,主要是类脂质、蛋白质和多糖类组成的复合成分。在人体内,类脂质与结核病的组织坏死、干酪液化、空洞发生,以及结核变态反应有关;菌体蛋白质是结核菌素的主要成分,诱发皮肤变态反应;多糖类与血清反应等免疫应答有关。

2.流行病学

(1)传染源:结核病的传染源主要是继发性肺结核患者。由于结核分枝杆菌主要是随着痰排出体外而播散,因而痰液检查结核分枝杆菌阳性的患者才有传染性,才是传染源。

(2)传播途径:飞沫传播是肺结核最重要的传播途径。结核分枝杆菌主要通过咳嗽、喷嚏、大笑或大声谈话等方式把含有结核分枝杆菌的微滴排到空气中而传播。经消化道和皮肤等其他途径传播现已少见。

(3)易感人群:人群对结核病易感性与机体自然抵抗力和获得性特异性抵抗力有关。结核病的易感人群包括:与肺结核患者密切接触者、免疫抑制或滥用药物者、HIV感染者、生活贫困、居住环境拥挤者、老年人、流浪人员,以及婴幼儿等机体自然抵抗力低下者。山区及农村居民结核分枝杆菌自然感染率低,导致获得性特异性抵抗力低,移居到城市生活后也成为结核病的易感人群。

(4)影响传染性的因素:已感染者排出结核分枝杆菌量的多少、空气中结核分枝杆菌微滴的密度、通风情况、接触的密切程度和时间长短,以及个体免疫力情况等。HIV感染者及免疫功能受损者比健康人更容易受到结核分枝杆菌感染,而且感染后容易发病。

3.结核病的发生与发展

(1)原发感染:感染后的结核病的发生、发展与转归取决于入侵结核分枝杆菌的毒力及肺泡内巨噬细胞固有的吞噬杀菌能力。如果结核分枝杆菌能够在体内存活,并可在肺泡巨噬细胞内外生长繁殖,这部分肺组织即出现炎性病变,称为原发病灶。原发病灶中的结核分枝杆菌沿着肺内引流淋巴管到达肺门淋巴结,引起淋巴结肿大。原发病灶和肿大的气管支气管淋巴结统称为原发综合征或原发性结核。原发病灶继续发展,可直接或经血流播散到邻近组织器官,引起结核病。肺结核的发生发展过程见图6-1。

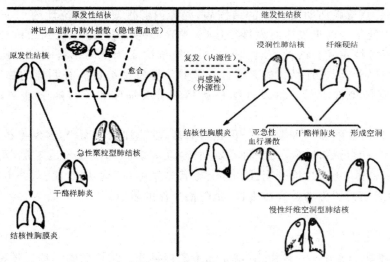

图6-1　肺结核病自然过程示意图

当结核分枝杆菌首次侵入人体开始繁殖时,人体通过细胞介导的免疫系统对结核分枝杆菌产生特异性免疫,使原发病灶、肺门淋巴结和播散到全身各器官的结核分枝杆菌停止繁殖,原发病灶炎症迅速吸收或留下少量钙化灶,肿大的肺门淋巴结逐渐缩小、纤维化或钙化,播散到全身各器官的结核分枝杆菌大部分被消灭,这就是原发感染最常见的良性过程。但仍然有少量结核分枝杆菌没有被消灭,长期处于休眠期,成为继发性结核的潜在来源。少数患者因免疫反应强烈或免疫力低下,原发病灶可扩大呈干酪样坏死,形成空洞或干酪样肺炎。干酪样坏死组织破入支气管可引起沿支气管结核播散。结核分枝杆菌经淋巴引起血行播散,形成血行播散型肺结核。

(2)结核病免疫和迟发性变态反应:结核病主要的免疫保护机制是细胞免疫,体液免疫对控制结核分枝杆菌感染的作用不重要。人体受结核分枝杆菌感染后,首先是巨噬细胞做出反应,肺泡中的巨噬细胞大量分泌白细胞介素(简称白介素)-1、白介素-6和肿瘤坏死因子-α(TNF-α)等细胞因子使淋巴细胞和单核细胞聚集到结核分枝杆菌入侵部位,逐渐形成结核肉芽肿,限制结核分枝杆菌扩散并杀灭结核分枝杆菌。T细胞有独特作用,其与巨噬细胞相互作用和协调,对完善免疫保护作用非常重要。T淋巴细胞有识别特异性抗原的受体,$CD4^+$ T细胞促进免疫反应,在淋巴因子作用下分化为第一类和第二类辅助性T细胞(Th1和Th2)。细胞免疫保护作用以Th1为主,Th1促进巨噬细胞的功能和免疫保护力。白介素-12可诱导Th1的免疫作用,刺激T细胞分化为Th1,增加γ-干扰素的分泌,激活巨噬细胞抑制或杀灭结核分枝杆菌的能力。

1890年Koch观察到,将一定量结核分枝杆菌皮下注射到未感染的豚鼠,10～14天后局部皮肤红肿、溃烂,形成深的溃疡,不愈合,最后豚鼠因结核分枝杆菌播散到全身而死亡。而对3～6周前受少量结核分枝杆菌感染和结核菌素皮肤试验阳转的动物,给予同等剂量的结核分枝杆菌皮下注射,2～3天后局部出现红肿,形成表浅溃烂,继之较快愈合,无淋巴结肿大,无播散和死亡。这种机体对结核分枝杆菌再感染和初感染所表现出不同反应的现象称为Koch现象。较快的局部红肿和表浅溃烂是由结核菌素诱导的迟发性变态反应的表现;结核分枝杆菌无播散、引流淋巴结无肿大,以及溃疡较快愈合是免疫力的反映。免疫力与迟发性变态反应之间关系相当复杂,尚不十分清楚,大致认为两者既有相似的方面,又有独立的一面,变态反应不等于免疫力。

(3)继发性结核。继发性结核病的发病有两种方式:原发性结核感染时期遗留下来的潜在病灶中的结核分枝杆菌重新活动而发生的结核病,此为内源性复发;据统计约10%的结核分枝杆菌感染者,在一生的某个时期发生继发性结核病。另一种方式是由于受到结核分枝杆菌的再感染而发病,称为外源性重染。两种不同发病方式主要取决于当地的结核病流行病学特点与严重程度。继发性结核病与原发性结核病有明显的差异。继发性结核病有明显的临床症状,容易出现空洞和排菌,有传染性,所以,继发性结核病具有重要临床和流行病学意义,是防治工作的重点。

继发性肺结核的发病有两种类型,一种是发病慢,临床症状少而轻,多发生在肺尖或锁骨下,痰涂片检查阴性,一般预后良好。另一种是发病快,几周前肺部检查还是正常,发现时已出现广泛的病变、空洞和播散,痰涂片检查阳性。这类患者多发生在青春期女性、营养不良、抵抗力弱的群体以及免疫功能受损的患者。有传染性,是防治工作的重点。

(三)病理

1.基本病理变化

结核病的基本病理变化是炎性渗出、增生和干酪样坏死。结核病的病理过程特点是破坏与修复常同时进行,故上述三种病理变化多同时存在,也可以一种变化为主,而且可相互转化。这主要取决于结核分枝杆菌的感染量、毒力大小以及机体的抵抗力和变态反应状态。渗出为主的病变主要出现在结核性炎症初期阶段或病变恶化复发时,可表现为局部中性粒细胞浸润,继之由巨噬细胞及淋巴细胞取代。增生为主的病变表现为典型的结核结节,直径约为0.1 mm,数个融合后肉眼能见到,增生为主的病变多在菌量较少而机体抵抗力较强、病变恢复阶段。干酪样坏死常发生在渗出或增生性病变基础上。干酪坏死为主的病变多发生在结核分枝杆菌毒力强、感染菌量多、机体超敏反应增强、抵抗力低下时。干酪坏死病变镜检为红染无结构的颗粒状物,含脂质多,肉眼观察呈淡黄色,状似奶酪,故称干酪样坏死。干酪灶含菌量大,传染性强,肺组织坏死已不可逆。

2.病理变化转归

抗结核化学治疗问世前,结核病的病理转归特点为吸收愈合十分缓慢、多反复恶化和播散。采用化学治疗后早期渗出性病变可完全吸收消失或仅留下少许纤维索条。一些增生病变或较小干酪样病变在化学治疗下也可吸收缩小逐渐纤维化,或纤维组织增生将病变包围,形成散在的小硬结灶。未经化学治疗的干酪样坏死病变常发生液化或形成空洞,含有大量结核分枝杆菌的液化物可经支气管播散到对侧肺或同侧肺其他部位引起新病灶。经化疗后干酪样病变中的大量结核分枝杆菌被杀死,病变逐渐吸收缩小或形成钙化。

(四)健康史

1.一般情况

有无吸烟嗜好。年龄可影响人对结核菌感染的自然抵抗力,老人及幼儿是易感者;原发型肺结核多见于儿童、青少年或来自边远山区、农村初次进城无卡介苗接种史的成年人;浸润型肺结核多见于成年人。

2.机体抵抗力

生活贫困、营养不良、婴幼儿、老年人、糖尿病、硅肺、麻疹、百日咳及有免疫缺陷疾病和接受免疫抑制剂治疗者,易使人体免疫力削弱,而易感染发病,或引起原已稳定的病灶重新活动。

3.既往史

有无卡介苗接种史;有无淋巴结炎、胸膜炎、咯血或肺结核病史;抗结核治疗经过和疗效,目前的用药情况,能否按医嘱服药。

4.环境因素

是否在过于拥挤和污染的环境中工作和生活,以便确认有无环境因素助长患病的概率。

5.预防接种史

是否常规接种过卡介苗,家族中与患者有密切接触的人是否接种过卡介苗或患过肺结核,目前有无症状。

(五)身体状况

1.主要症状

(1)全身中毒症状:典型肺结核表现为午后低热、乏力、食欲减退、消瘦、盗汗等,发热为最常见的症状。多为长期午后潮热,即下午或傍晚开始升高,翌晨降至正常。妇女可有月经失调和闭经,当肺部病灶急剧进展播散时,可有不规则高热。

(2)呼吸系统症状。①咳嗽咳痰:是肺结核最常见症状。咳嗽较轻,干咳或少量黏液痰。有空洞形成时,痰量增多,若合并其他细菌感染,痰可呈脓性。若合并支气管结核,表现为刺激性咳嗽。②咯血:1/3~1/2的患者有咯血。咯血量多少不定,多数患者为少量咯血,少数为大咯血。痰中带血多因炎性病灶的毛细血管扩张所致;中等量以上咯血,则与小血管损伤或来自空洞的血管瘤破裂有关。咯血后低热多为小血管内血液吸收或阻塞支气管引起感染所致,若高热持续不退,提示结核病灶播散;大咯血时若血块阻塞大气道可引起窒息。③胸痛:炎症波及壁层胸膜,可有相应部位胸痛,为胸膜性胸痛。随呼吸运动和咳嗽加重。患侧卧位可减轻疼痛。④呼吸困难:慢性重症肺结核时,呼吸功能减退,常出现渐进性呼吸困难,并发气胸或大量胸腔积液时,呼吸困难尤为严重。多见于干酪样肺炎和大量胸腔积液患者。

2.护理体检

体征取决于病变性质、部位、范围和程度。病变范围较小或位于肺组织深部时,一般无明显体征。渗出性病变范围较大或干酪样坏死时,则可以有肺实变体征,如触觉语颤增强、叩诊浊音、听诊闻及支气管呼吸音和细湿啰音。较大的空洞性病变听诊也可以闻及支气管呼吸音。结核好发于肺尖,在锁骨上下、肩胛间区叩诊略浊,于咳嗽后偶可闻及湿啰音,对肺结核的诊断具有参考意义。当有较大范围的纤维条索形成时,气管向患侧移位,患侧胸廓塌陷、叩诊浊音、听诊呼吸音减弱并可闻及湿啰音。健侧可有代偿性肺气肿征。结核性胸膜炎时有胸腔积液体征：气管向健侧移位，患侧胸廓视诊饱满、触觉语颤减弱、叩诊实音、听诊呼吸音消失。支气管结核可有局限性哮鸣音。

少数患者可以有类似风湿热样表现，称为结核性风湿症。多见于青少年女性。常累及四肢大关节。在受累关节附近可见结节性红斑或环形红斑，间歇出现。

3.临床类型及特点

(1)原发型肺结核：含原发综合征及胸内淋巴结结核。多见于少年儿童，无症状或症状轻微，类似感冒，有低热、咳嗽、食欲缺乏、体重减轻等。多有结核病家庭接触史，结核菌素试验多为强阳性，X线胸片表现为哑铃型阴影，即原发病灶、引流淋巴管炎和肿大的肺门淋巴结，形成典型的原发综合征(图6-2)(原发病灶，部位多在上叶底部、中叶或下叶上部)。原发病灶一般吸收较快，可不留任何痕迹。若X线胸片只有肺门淋巴结肿大，则诊断为胸内淋巴结结核。

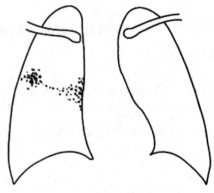

图 6-2　原发综合征

(2)血行播散型肺结核：本型为各型肺结核中较严重者，包括急性血行播散型肺结核(急性粟粒型肺结核)及亚急性、慢性血行播散型肺结核。急性粟粒型肺结核多见于婴幼儿和青少年，特别是营养不良、患传染病和长期应用免疫抑制剂导致抵抗力明显下降的小儿，多同时伴有原发型肺结核。成人也可发生急性粟粒型肺结核，可由病变中和淋巴结内的结核分枝杆菌侵入血管所致。起病急，持续高热，中毒症状严重，一半以上的小儿和成人合并结核性脑膜炎。虽然病变侵及两肺，但极少有呼吸困难。全身浅表淋巴结肿大，肝和脾大，有时可发现皮肤淡红色粟粒疹，可出现颈项强直等脑膜刺激征，眼底检查约1/3的患者可发现脉络膜结核结节。部分患者结核菌素试验阴性，随病情好转可转为阳性。X线胸片和CT检查开始为肺纹理重，在症状出现2周左右可发现由肺尖至肺底呈大小、密度和分布皆均匀的粟粒状结节阴影，结节直径2 mm左右(图6-3)。亚急性、慢性血行播散型肺结核起病较缓，症状较轻，X线胸片呈双上、中肺野为主的大小不等、密度不同和分布不均的粟粒状或结节状阴影，新鲜渗出与陈旧硬结和钙化病灶共存。慢性血行播散型肺结核多无明显中毒症状。

(3)继发型肺结核：多发生在成人，病程长，易反复。肺内病变多为含有大量结核分枝杆菌的早期渗出性病变，易进展，多发生干酪样坏死、液化、空洞形成和支气管播散；同时又多出现病变周围纤维组织增生，使病变局限化和瘢痕形成。病变轻重多寡相差悬殊，活动性渗出病变、干酪样病变和愈合性病变共存。因此，继发型肺结核X线表现特点为多态性，好发在上叶尖后段和下叶背段。痰结核分枝杆菌检查常为阳性。

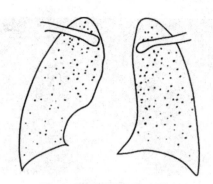

图 6-3 急性粟粒型肺结核

继发型肺结核含浸润性肺结核、纤维空洞性肺结核和干酪样肺炎等。临床特点如下。①浸润性肺结核：临床上最常见的继发性肺结核,大多为人体免疫力降低时,潜伏在肺部病灶内的结核菌重新繁殖而引起的,形成以渗出和细胞浸润为主、伴有程度不同的干酪样病灶。临床症状根据病灶性质、范围大小和个体反应性而不同。轻者可有低热、盗汗等;重者病情呈急性进展,可有明显毒血症状和呼吸道症状,如高热、咳嗽、咳痰、呼吸困难等。X线可见片状、絮状阴影,边缘模糊。浸润渗出性结核病变和纤维干酪增殖病变多发生在肺尖和锁骨下,影像学检查表现为小片状或斑点状阴影,可融合和形成空洞。渗出性病变易吸收,而纤维干酪增殖病变吸收很慢,可长期无改变(图 6-4)。②空洞性肺结核：空洞形态不一。多由干酪渗出病变溶解形成洞壁不明显的、多个空腔的虫蚀样空洞;伴有周围浸润病变的新鲜的薄壁空洞,当引流支气管壁出现炎症伴堵塞时,因活瓣形成,而出现壁薄的、可迅速扩大和缩小的张力性空洞以及肺结核球干酪样坏死物质排出后形成的干酪溶解性空洞。空洞性肺结核多有支气管播散病变,临床症状较多,发热,咳嗽,咳痰和咯血等。空洞性肺结核患者痰中经常排菌。应用有效的化学治疗后,出现空洞不闭合,但长期多次查痰阴性,空洞壁由纤维组织或上皮细胞覆盖,诊断为"净化空洞"。但有些患者空洞还残留一些干酪组织,长期多次查痰阴性,临床上诊断为"开放菌阴综合征",仍须随访。③结核球：多由干酪样病变吸收和周边纤维膜包裹或干酪空洞阻塞性愈合而形成。结核球内有钙化灶或液化坏死形成空洞,同时 80% 以上结核球有卫星灶,直径在 2～4 cm,多小于 3 cm(图 6-5)。④干酪样肺炎：多发生在机体免疫力和体质衰弱,又受到大量结核分枝杆菌感染的患者,或有淋巴结支气管瘘,淋巴结中的大量干酪样物质经支气管进入肺内而发生。大叶性干酪样肺炎 X 线呈大叶性密度均匀磨玻璃状阴影,逐渐出现溶解区,呈虫蚀样空洞,可出现播散病灶,痰中能查出结核分枝杆菌。小叶性干酪样肺炎的症状和体征都比大叶性干酪样肺炎轻 X 线呈小叶斑片播散病灶,多发生在双肺中下部。⑤纤维空洞性肺结核：肺结核未及时发现或治疗不当,或由于病情随机体免疫力的高低波动,病灶吸收、修复与恶化、进展交替出现,导致空洞长期不愈、病灶出现广泛纤维化,患者长期咳嗽、咳痰、反复咯血、活动后气促,严重者可发生呼吸衰竭。纤维空洞性肺结核的特点是病程长,反复进展恶化,肺组织破坏重,肺功能严重受损,双侧或单侧出现纤维厚壁空洞和广泛的纤维增生,造成肺门抬高和肺纹理呈垂柳样,患侧肺组织收缩,纵隔向患侧移位,常见胸膜粘连和健侧呈代偿性肺气肿(图 6-6)。结核分枝杆菌长期检查阳性且常耐药。在结核病控制和临床上均为老大难问题,关键在最初治疗中给予合理化学治疗,以预防纤维空洞性肺结核的发生。X线可见一侧或两侧单个或多个厚壁空洞,多伴有支气管播散病灶及明显的胸膜增厚。

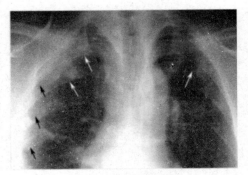

图 6-4　浸润性肺结核

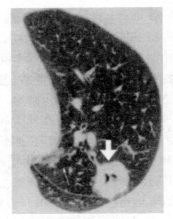

图 6-5　结核球

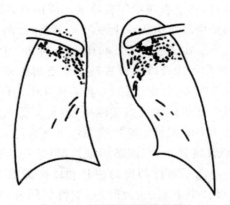

图 6-6　纤维空洞性肺结核

　　(4)结核性胸膜炎:机体处于高敏状态时,结核菌侵入胸膜腔可引起渗出性胸膜炎。除出现全身中毒症状外,有胸痛和呼吸困难。早期出现局限性胸膜摩擦音,随着积液增多出现胸腔积液体征。X线可见中下肺野均匀致密阴影,上缘弧形向上,外侧升高(图 6-7)。

　　(5)其他肺外结核:按部位和脏器命名,如骨关节结核、肾结核、肠结核等。

　　(6)菌阴肺结核:菌阴肺结核为三次痰涂片及一次培养阴性的肺结核,其诊断标准为:①典型肺结核临床症状和胸部 X 线表现;②抗结核治疗有效;③临床可排除其他非结核性肺部疾病;④PPD(5 IU)强阳性,血清抗结核抗体阳性;⑤痰结核菌 PCR 和探针检测呈阳性;⑥肺外组织病理证实结核病变；⑦支气管肺泡灌洗（BAL）液中检出抗酸分枝杆菌；⑧支气管或肺部组织病理证实结核病变。

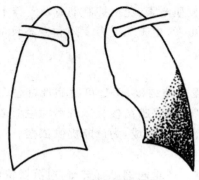

图 6-7　渗出性胸膜炎

具备①～⑥中 3 项或⑦～⑧中任何 1 项可确诊。

4.活动性与转归

（1）进展期：新发现的活动性病变；病变较前增多、恶化；新出现空洞或空洞增大；痰菌阳转。凡具备上述一项者，即属进展期。

（2）好转期：病变较前吸收好转；空洞缩小或闭合；痰菌减少或阴转。凡具备上述一项者，即属好转期。

（3）稳定期：病变无活动性，空洞闭合，痰菌连续阴性（每月至少查痰一次），均达 6 个月以上。若空洞仍然存在，则痰菌需连续阴性一年以上。

5.并发症

肺内空洞及干酪样病变靠近胸膜部位破溃时，可引起结核性脓气胸。渗出性胸膜炎的胸腔积液，如未及时治疗，亦可逐渐干酪化甚至变为脓性，成为结核性脓胸。慢性纤维空洞型肺结核或一侧肺毁损，并发肺气肿、肺大疱，可引起自发性气胸，亦可导致慢性肺源性心脏病甚至心肺功能衰竭。肺结核病灶反复进展及纤维化，致使肺内支气管正常结构被破坏，可引起继发性支气管扩张。

（六）实验室及其他检查

1.结核菌检查

痰中找到结核菌是确诊肺结核病的主要依据。可直接涂片、厚涂片、荧光显微镜检查，能快速找到结核杆菌。痰培养则更精确，且可鉴定菌型，做药物敏感试验。聚合酶链反应（PCR）法检查，标本中有少量结核菌即可得阳性结果。

2.结核菌素（简称结素）试验

旧结素（OT）是结核菌的代谢产物，主要成分为结核蛋白。因 OT 抗原不纯，可能引起非特异性反应。目前多采用结素的纯蛋白衍生物（纯结素，PPD），通常取 1∶2 000 结素稀释液 0.1 mL（5 IU）在前臂掌侧做皮内注射，注射后 48～72 小时测皮肤硬结直径，如≤4 mm 为阴性（－），5～9 mm 为弱阳性（＋），10～19 mm 为阳性（＋＋），20 mm 以上或局部有水泡、坏死为强阳性（＋＋＋）。

我国城市中成年居民的结核菌感染率高，用 5 IU 结素进行试验，阳性仅表示曾有结核感染；用 1∶10 000 结素稀释液 0.1 mL（1 IU）试验呈强阳性，常提示体内有活动性结核病灶。结素试验对婴幼儿的诊断价值比成人高,因年龄越小,自然感染率越低。

结素试验阴性除表明机体未感染结核菌外,还见于:①结核菌感染尚未到4~8周,机体内变态反应尚未完全建立;②应用糖皮质激素、免疫抑制剂者及营养不良和年老体弱病者结素反应可暂时消失;③严重结核病和危重患者,由于免疫力下降和变态反应暂时受抑制,结素试验可暂时呈阴性,待病情好转可转为阳性。

3.影像学检查

胸部X线检查不但可早期发现肺结核,而且可对病灶部位、范围、性质、病情发展和治疗效果做出判断,有助于决定治疗方案,也是肺结核临床分型的主要依据。胸部CT检查能发现微小或隐蔽性病变,有助于了解病变范围及组成,为诊断提供依据。

4.其他检查

结核患者血常规一般无异常。严重病例可有贫血,血沉增快,白细胞计数减少或类白血病反应。血清中抗体检查、纤维支气管镜检查、浅表淋巴结活检对结核病诊断有帮助。

(七)心理-社会评估

肺结核病临床上多呈慢性过程,疾病早期因症状不明显,往往不引起患者的重视。病情一旦发展到影响工作和生活时,会导致患者心理压力增加。故应评估:①患者的性格特征、情绪反应,了解患者是否采用有效应对方式适应角色的转变;有无因疾病导致角色的改变而产生自卑、悲观、抑郁;是否因病程长而产生"患病角色"习惯。②由于疾病具有传染性,多数患者患病期间十分关注亲友、同事对其的态度,对人际交往有紧张、恐惧情绪,应了解患者是否害怕他人嫌弃而主动远离人群,造成心理上的压抑和孤独。③有吸烟嗜好的患者是否已经或准备戒烟,家庭是否成为有效的戒烟支持系统。④患者及家属对结核病知识的了解程度,是否有进一步获得有关知识的愿望,患者对用药的长期性是否有充分的思想准备。⑤了解患者家庭主要成员对其关怀、支持程度;家庭的经济条件,有无医疗保障的支持;患者工作单位所能提供的支持;出院后的就医条件,居住地的社区保健服务等。

二、主要护理诊断及医护合作性问题

(一)活动无耐力

活动无耐力与疲劳、营养不良和慢性低热有关。

(二)营养失调

低于机体需要量与机体消耗增加、食欲减退有关。

(三)知识缺乏

缺乏配合结核病药物治疗的知识。

(四)潜在并发症

大咯血、窒息。

三、护理目标

患者疲乏感减轻,营养得到改善,对结核防病知识有了更多的了解,没有出现窒息。

四、护理措施

(一)适当休息和活动,增加机体耐力

(1)与患者一起讨论预防和减轻疲劳的方法,如指导患者使用全身放松术,解除精神负担和心理压力;协助患者日常活动,减少机体消耗和减轻疲乏感。

(2)了解患者的活动能力、方式和活动量,制订合理的休息与活动计划。①急性期应取半坐卧位卧床休息,使膈肌下降,胸腔容量扩大,肺活量增加,以改善呼吸困难,还可减轻体力和氧的消耗,避免活动后加重呼吸困难和疲劳感;肺结核进展期或咯血时,以卧床休息为主,适当离床活动;大咯血应绝对卧床休息,保证患侧卧位,以免病灶扩散。②稳定期可适当增加户外活动,如散步、打太极拳、做保健操等,加强体质锻炼,提高机体耐力和抗病能力。呼吸功能的锻炼可减少肺功能受损。③轻症患者在化疗的同时,可进行正常工作,但应避免劳累和重体力劳动。

(二)加强营养,补充机体需要

(1)制订较全面的饮食营养摄入计划。补充蛋白质、维生素等营养物质,如鱼、肉、蛋、牛奶、豆制品等动植物蛋白,成人每天蛋白质总量为 $90\sim120$ g,以增加机体的抗病能力及修复能力;每天摄入一定量的新鲜蔬菜和水果,满足机体对维生素 C、维生素 B_1 等的需要;注意食物合理搭配,色、香、味俱全,以增加食欲及促进消化液的分泌,保证摄入足够的营养。

(2)患者如无心、肾功能障碍,应补充足够的水分。由于机体代谢增加,盗汗使体内水分的消耗量增加,应鼓励患者多饮水,每天不少于 2 000 mL,既保证机体代谢的需要,又有利于体内毒素的排泄。

(3)每周测体重 1 次并记录,观察患者营养状况的改善情况。

(三)用药护理

(1)掌握早期、联用、适量、规律和全程的抗结核化疗的原则,督促患者按化疗方案用药,不遗漏或中断。加强访视宣传,取得患者合作,才能保证治疗计划的顺利完成。

(2)用药剂量要适当。药量不足,组织内药物达不到有效浓度,影响疗效,还易使细菌产生继发性耐药;滥用药物或药量过大,非但造成浪费,且使毒副作用增加。

(3)向患者说明用药过程中可能出现的不良反应,并注意观察有无巩膜黄染、肝区疼痛及胃肠道反应等,发现异常随时报告医师并协助处理(表 6-1)。

表 6-1　常用抗结核药的用法、不良反应和注意事项

药名	成人每天用量(g)	间歇疗法一天量(g)	主要不良反应	注意事项
异烟肼 (H,INH)	0.3~0.4 空腹顿服	0.6~0.8 2~3 次/周	偶有眩晕,周围神经炎,精神异常,发热、皮疹等	避免与抗酸药同时服用 注意消化道反应,肢体远端感觉及精神状态 定期查肝功能 可抑制抗凝血药代谢,使抗凝作用增强

药名	成人每天用量(g)	间歇疗法一天量(g)	主要不良反应	注意事项
利福平 (R,RFP)	0.45～0.6 * 空腹顿服 (或分 3 次饭前一小时服)	0.6～0.9 2～3 次/周	偶有肝功能损害,胃肠道不适,腹泻,血白细胞及血小板计数减少,流感样综合征	体液及分泌物呈橘黄色,使隐形眼镜永久变色 监测肝脏毒性及变态反应 会加速口服避孕药、口服降糖药、茶碱、抗凝血等药物的排泄,使药效降低或失效
链霉素	0.75～1.0△ 一次肌内注射	0.75～1.0 2 次/周	听神经损害,眩晕,听力减退,口周麻木,过敏性皮疹、肾功能损害	进行听力检查,注意听力变化及有无平衡失调(用药前、用药后 1～2 个月复查一次)了解尿常规及肾功能的变化
吡嗪酰胺 (Z,PZA)	1.5～2.0 顿服(或分 3 次)	2～3 2～3 次/周	可引起发热,黄疸,肝功能损害及痛风	警惕肝脏毒性注意关节疼痛、皮疹等反应 定期监测 ALT 及血清尿酸 避免日光过度照射
乙胺丁醇 (E,EMB)	0.75～1.0 * * 顿服(或分 3 次)	1.5～2.0 * * 2～3 次/周	视神经损害,视力减退,皮疹	检查视觉灵敏度和颜色的鉴别力(用药前、用药后 1～2 个月复查一次)
对氨基水杨酸钠(P,PAS)	8～12 分 3 次饭后服用	10～12 3 次/周	胃肠道不适,变态反应,有恶心、呕吐、食欲减退、腹痛、腹泻、皮疹、黄疸及肝功能损害	监测不良反应的症状、体征定期查肝功能

注:* 体重<50 kg 用 0.45,≥50 kg 用 0.6;S、Z 用量也按体重调节;* * 前 2 个月 25 mg/kg,其后 15 mg/kg;△老年人每次0.75 g。

(4)咯血患者遵医嘱使用止血药物。垂体后叶素 10 U 加入 20～30 mL 生理盐水或 50%葡萄糖中,在 15～20 分钟内缓慢静脉推注;然后以 10 U 垂体后叶素加入 5%葡萄糖液500 mL静脉滴注维持治疗,使用过程中须密切观察药物不良反应。

(四)健康指导

1.指导用药、配合治疗

(1)根据患者及家属对结核病知识认识程度及接受知识的能力,进行卫生宣教,使之了解结核病是一种慢性呼吸道感染病,抗结核用药时间至少半年,有时长达一年半之久,患者往往难以坚持,而只有坚持合理、全程化疗,才可完全康复。告知患者,不规则服药或过早停药是治疗失败的主要原因。

(2)帮助住院患者尽快适应环境,消除焦虑、紧张心理,充分调动人体内在的自身康复能力,增进机体免疫功能,树立信心,使患者处于接受治疗的最佳心理状态,积极配合治疗。

2.重视营养宣传

饮食营养与人体健康及疾病痊愈的关系,在坚持药物治疗的同时,辅以营养疗法的意义。使患者了解结核病是一种慢性消耗性疾病,由于体内分解代谢加速和抗结核药物的毒性反应,使胃肠功能障碍、食欲缺乏,导致营养代谢的失衡和机体抵抗力下降,促使疾病恶化,必须高度重视饮食营养疗法。

3.户外活动和锻炼

(1)指导患者进行有利于身心健康和疾病恢复的有益活动,如保健体操、行走、太极拳等,以促进疾病早日康复。

(2)宣传休息、营养、阳光、空气对结核病康复的重要性。有条件的患者可选择在空气新鲜、阳光充足、气候温和、花草茂盛、风景宜人的海滨湖畔疗养。

4.消毒、隔离宣传

结核病的传播途径及消毒、隔离的重要性,指导患者采取有效的消毒、隔离措施,并能自觉遵照执行。

(1)患者单居一室,实行呼吸道隔离,室内保持良好通风,每天用紫外线照射消毒,或用1‰过氧乙酸1~2 mL加入空气清洁剂内作空气喷雾消毒。

(2)注意个人卫生,严禁随地吐痰,痰液须经灭菌处理,如将痰吐在纸上直接焚烧是最简易的灭菌方法;打喷嚏或咳嗽时避免面对他人,并用双层纸巾遮住口鼻,纸巾用后焚烧,以控制感染源;为避免结核菌的传播,外出时应戴口罩。

(3)实行分餐制,同桌共餐时使用公筷;餐具、痰杯煮沸消毒或用消毒液浸泡消毒,以预防结核菌经消化道进入。

(4)不饮未消毒的牛奶,以免肠道结核菌感染。

(5)患者使用的被褥、书籍应在烈日下曝晒,时间不少于6小时。

5.出院指导

指导出院患者定期随诊,接受肝功能和X线胸片检查,以了解病情变化,有利治疗方案的调整,继续巩固治疗至疾病痊愈。

6.预防接种

做好结核病的预防工作和结核患者的登记管理工作。对未受过结核菌感染的新生儿、儿童及青少年及时接种卡介苗,使人体对结核菌产生获得性免疫力。

五、护理评价

(1)患者身心得到休息,能够维持日常生活和社交活动,乏力等不适症状减轻。

(2)遵循饮食计划,保证营养物质的摄入,维持足够的营养和液体,体重增加。

(3)患者获得有关结核病知识,治疗期间按时服药。

(4)呼吸道通畅,无窒息发生。

(蒋桂珍)

第五节　支气管哮喘

支气管哮喘(简称哮喘)是由多种细胞(如嗜酸性粒细胞、肥大细胞、T淋巴细胞、中性粒细胞、气道上皮细胞等)和细胞组分参与的气道慢性炎症性疾病。这种慢性炎症导致气道高反应性和广泛多变的可逆性气流受限,并引起反复发作性的喘息、气急、胸闷或咳嗽等症状,常在夜间和/或清晨发作和加重,多数患者可自行缓解或治疗后缓解。支气管哮喘如贻误诊治,随病程的延长可产生气道不可逆性狭窄和气道重塑。因此,合理的防治至关重要。

哮喘是全球性疾病,全球约有 1.6 亿患者,我国患病率为 1%～4%,其中儿童患病率高于青壮年,城市高于农村,老年人群的患病率有增高趋势。成人男女患病率相近,约 40% 的患者有家族史。

一、护理评估

(一)病因和发病机制

1.病因

本病的病因不十分清楚。目前认为哮喘是多基因遗传病,受遗传因素和环境因素双重影响。

(1)遗传因素:哮喘发病具有明显的家族集聚现象,临床家系调查发现,哮喘患者亲属患病率高于群体患病率,且亲缘关系越近患病率越高;病情越严重,其亲属患病率也越高。

(2)环境因素:主要为哮喘的激发因素。①吸入性变应原:如尘螨、花粉、真菌、动物毛屑、二氧化硫、氨气等各种特异和非特异性吸入物。②感染:如细菌、病毒、原虫、寄生虫等。③食物:如鱼、虾、蟹、蛋类、牛奶等。④药物:如普萘洛尔、阿司匹林等。⑤其他:气候改变、运动、妊娠等。

2.发病机制

哮喘的发病机制非常复杂(如图 6-8),变态反应、气道炎症、气道反应性增高和神经等因素及其相互作用被认为与哮喘的发病关系密切。其中气道炎症是哮喘发病的本质,而气道高反应性是哮喘的重要特征。根据变应原吸入后哮喘发生的时间,可分为速发性哮喘反应(IAR)、迟发性哮喘反应(LAR)和双相型哮喘反应(DAR)。IAR 在吸入变应原的同时立即发生反应,15～30 分钟达高峰,2 小时逐渐恢复正常。LAR 约在吸入变应原 6 小时发作,持续时间长,症状重,常呈持续性哮喘表现,为气道慢性炎症反应的结果。

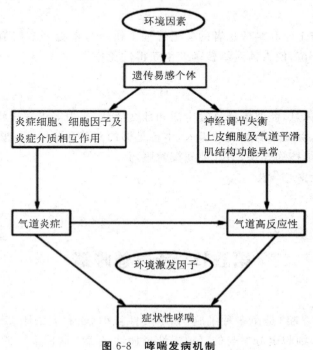

图 6-8　哮喘发病机制

（二）病理

疾病早期，肉眼所见无明显器质性改变，随疾病进展，肉眼可见肺膨胀及肺气肿，支气管及细支气管内含有黏稠痰液及黏液栓，黏液栓塞局部可出现肺不张。支气管壁增厚、黏膜及黏膜下血管增生、黏膜肿胀充血形成皱襞。气道上皮下有肥大细胞、嗜酸性粒细胞、淋巴细胞等多种炎性细胞浸润。

（三）健康史

哮喘的发作受诸多因素的影响，应询问患者哮喘发作是否与下列因素有关。

1.吸入变应原

如花粉、工业粉尘、刺激性气体等。

2.食物

引起哮喘发作的常见食物有鱼类、虾蟹、蛋类和牛奶等。过咸或过甜等刺激性强的食物也可诱发哮喘的发作。

3.感染

哮喘的发作与上呼吸道的反复感染有关，如病毒、细菌等。

4.接触某些药物

常见的药物有阿司匹林、普萘洛尔、青霉素、磺胺类等。

5.其他

吸烟、气候的变化、剧烈运动、精神紧张等也可诱发哮喘的发作。

（四）身体状况

1.主要症状

典型表现为发作性呼气性呼吸困难或发作性胸闷和咳嗽，伴有哮鸣音。严重者呈强迫坐位或端坐呼吸，甚至出现发绀等；干咳或咳大量泡沫样痰。哮喘发作前常有干咳、呼吸紧迫感、连打喷嚏、流泪等先兆表现；有时仅以咳嗽为唯一的症状（咳嗽变异性哮喘）。哮喘症状可在数分钟内发作，经数小时至数天，用支气管舒张药可缓解或自行缓解。在夜间及凌晨发作和加重常是哮喘的特征之一。有些青少年，在运动时出现咳嗽、胸闷和呼吸困难（运动性哮喘）。

2.护理体检

发作时胸部呈过度充气征象，双肺可闻及广泛的哮鸣音，呼气音延长。严重者可有辅助呼吸肌收缩加强，心率加快、奇脉、胸腹反常运动和发绀。但在轻度哮喘或非常严重哮喘发作时，哮鸣音可不出现，称之为寂静胸。非发作期可无阳性体征。

3.分期及病情评价

根据临床表现哮喘分为急性发作期、慢性持续期和缓解期。

（1）急性发作期：气促、咳嗽、胸闷等症状突然发生，常有呼吸困难，以呼气流量降低为其特征，常因接触刺激物或治疗不当所致。哮喘急性发作时严重程度评估见表6-2。

表6-2　哮喘急性发作时病情严重程度的分级

病情程度	临床表现	生命体征	血气分析
轻度	对日常生活影响不大，可平卧，说话连续成句，步行、上楼时有气短	脉搏<100次/分 基本正常	能被控制

病情程度	临床表现	生命体征	血气分析
中度	日常生活受限,稍事活动便有喘息,喜坐位,讲话时断时续,有焦虑和烦躁,哮鸣音响亮而弥漫	脉搏 100~120 次/分	PaO_2 8.0~10.7 kPa(60~80 mmHg) $PaCO_2$<6.0 kPa(45 mmHg)	仅有部分缓解
重度	喘息持续发作,日常生活受限,休息时亦喘,端坐前弓位,大汗淋漓,常有焦虑和烦躁	脉搏明显增快,有奇脉、发绀	PaO_2<8.0 kPa(60 mmHg) $PaCO_2$>6.0 kPa(45 mmHg)	无效
危重	患者不能讲话,出现意识障碍,呼吸时,哮鸣音明显减弱或消失,胸腹部矛盾运动	脉搏>120 次/分或脉律徐缓不规则,血压下降	PaO_2<8.0 kPa(60 mmHg) $PaCO_2$>6.0 kPa(45 mmHg)	无效

(2)慢性持续期:在哮喘非急性发作期,患者仍有不同程度的哮喘症状或 PEF 降低。根据临床表现和肺功能可将慢性持续期的病情程度分为 4 级,见表 6-3。

表 6-3　哮喘慢性持续期病情严重度的分级

分级	临床表现	肺功能改变
间歇发作(第一级)	症状<每周 1 次,短暂发作,夜间哮喘症状≤每月 2 次	FEV_1≥80%预计值或 PEF≥80%个人最佳值,PEF 或 FEV_1 变异率<20%
轻度持续(第二级)	症状≥每周 1 次,但<每天 1 次,可能影响活动及睡眠,夜间哮喘症状>每月 2 次,但<每周 1 次	FEV_1≥80%预计值或 PEF≥80%个人最佳值,PEF 或 FEV_1 变异率 20%~30%
中度持续(第三级)	每天有症状,影响活动及睡眠,夜间哮喘症状≥每周 1 次	FEV_1 60%~79%预计值或 PEP 60%~79%个人最佳值,PEF 或 FEV_1 变异率>30%
重度持续(第四级)	每天有症状,频繁发作,经常出现夜间哮喘症状,体力活动受限	FEV_1<60%预计值或 PEF<60%个人最佳值,PEF 或 FEV_1 变异率>30%

(3)缓解期:经过或未经过治疗症状、体征消失,肺功能恢复到急性发作前水平,并维持 4 周以上。

4.并发症

发作时可并发气胸、纵隔气肿、肺不张;反复发作和感染可并发慢性支气管炎、肺气肿和肺源性心脏病。

(五)实验室及其他检查

1.呼吸功能检查

(1)通气功能检测:发作时呈阻塞性通气功能障碍,呼气流速指标显著下降,第一秒用力呼气容积(FEV_1)、第一秒用力呼气容积占用力肺活量比值(FEV_1/FVC%)、最大呼气中期流速(MMEF)以及呼气峰值流速(PEF)均减少。其中以 FEV_1/FVC%的下降(低于 70%或低于正常预计值的 80%)为判断气道阻塞的最重要指标。缓解期上述通气功能指标逐渐恢复。

(2)支气管舒张试验：用以测定气道气流的可逆性。常用吸入型的支气管舒张药(如沙丁胺醇、特布他林等)，如 FEV_1 较用药前增加＞15％，且其绝对值增加＞200 mL，可判断舒张试验阳性。

(3)支气管激发试验：用以测定气道反应性。常用吸入激发剂为醋甲胆碱、组胺。激发试验只适用于 FEV_1 在正常预计值的 70％ 以上的患者。在设定的激发剂量范围内，如 FEV_1 下降＞20％，可诊断为激发试验阳性。

(4)PEF 及其变异率测定：PEF 可反映气道通气功能的变化。哮喘发作时 PEF 下降。昼夜PEF 变异率≥20％，则符合气道气流受限可逆性改变的特点。

2.血气分析

严重发作时可有 PaO_2 降低。由于过度通气可使 $PaCO_2$ 下降，pH 上升，表现为呼吸性碱中毒。如气道阻塞严重时，可出现 CO_2 潴留，$PaCO_2$ 上升，表现呼吸性酸中毒。如缺氧明显，可合并代谢性酸中毒。

3.胸部 X 线检查

哮喘发作时双肺透亮度增高，呈过度充气状态。合并感染时，可见肺纹理增加和炎性浸润阴影。

4.特异性变应原的检测

哮喘患者大多数对众多的变应原和刺激物敏感。结合病史测定变应原指标有助于对病因的诊断，避免或减少对该致敏因素的接触。

5.痰液检查

涂片可见嗜酸性粒细胞增多。

(六)心理-社会评估

评估家属对疾病的认知程度及对患者的支持程度、经济状况和社区保健情况。因哮喘发作时出现呼吸困难、濒死感而导致患者焦虑、恐惧情绪，哮喘发作严重的患者，甚至丧失生活信心，易对家属、医务人员或支气管舒张药产生依赖心理。心理因素与哮喘发病间互为因果，在护理中应注意细致了解患者精神及情绪状况，工作学习情况，家庭生活情况，经济状况等。

二、主要护理诊断及医护合作性问题

(一)气体交换受损

气体交换受损与支气管痉挛、气道炎症、气道阻力增加有关。

(二)清理呼吸道无效

清理呼吸道无效与支气管黏膜水肿、分泌物增多、痰液黏稠、无效咳嗽有关。

(三)知识缺乏

缺乏正确使用吸入器的相关知识。

(四)潜在并发症

自发性气胸、纵隔气肿、肺不张、呼吸衰竭。

三、护理目标

患者呼吸困难缓解，能进行有效呼吸；痰液能排出；能正确使用雾化吸入器；未发生并发症。

四、护理措施

支气管哮喘目前尚无根治的方法。护理措施和治疗的目的为控制症状,防止病情恶化,尽可能保持肺功能正常,维持正常活动能力(包括运动),避免治疗不良反应,防止不可逆气道阻塞,避免死亡。

(一)一般护理

1.环境与体位

提供安静、舒适、温湿度适宜的环境,保持室内清洁、空气流通。脱离变应原非常必要,找到引起哮喘发作的变应原或其他非特异刺激因素,并使患者迅速脱离,这是防治哮喘最有效的方法。病室不宜布置花草,避免使用羽绒或蚕丝织物。发作时,协助患者采取舒适的半卧位或坐位,或用过床桌使患者伏桌休息,以减轻体力消耗。

2.饮食护理

大约20%的成年人和50%的哮喘患儿可因不适当饮食而诱发或加重哮喘。护理人员应帮助患者找出与哮喘发作的有关食物。哮喘患者的饮食以清淡、易消化、高蛋白、富含维生素A、维生素C、钙食物为主,如哮喘发作与进食某些异体蛋白如鱼、虾、蟹、蛋类、牛奶等有关,应忌食;某些食物添加剂如酒石黄、亚硝酸盐(制作糖果、糕点用于漂白、防腐)也可诱发哮喘发作,应当引起注意。慎用或忌用某些引起哮喘的药物,如阿司匹林或阿司匹林的复方制剂。戒酒、戒烟。哮喘发作时,患者呼吸增快、出汗,极易形成痰栓阻塞小支气管,若无心、肾功能不全时,应鼓励患者饮水 2 000~3 000 mL/d,必要时,遵医嘱静脉补液,注意输液速度。

3.保持身体清洁舒适

哮喘患者常会大量出汗,应每天以温水擦浴,勤换衣服和床单,保持皮肤的清洁、干燥和舒适。协助并鼓励患者咳嗽后用温水漱口,保持口腔清洁。

4.氧疗护理

重症哮喘患者常伴有不同程度的低氧血症存在,应遵医嘱给予吸氧,吸氧流量为每分钟1~3 L,吸氧浓度一般不超过40%。为避免气道干燥和寒冷气流的刺激而导致气道痉挛,吸入的氧气应尽量温暖湿润。

(二)病情观察

观察哮喘发作的前驱症状,如鼻咽痒、喷嚏、流涕、眼痒等黏膜过敏症状;哮喘发作时,观察患者意识状态、呼吸频率、节律、深度及辅助呼吸肌是否参与呼吸运动等,监测呼吸音、哮鸣音变化,监测动脉血气分析和肺功能情况,了解病情和治疗效果。呼吸困难时遵医嘱给予吸氧,注意氧疗效果;哮喘发作严重时,如经治疗病情无缓解,做好机械通气准备工作;加强对急性期患者的监护,尤其在夜间和凌晨易发生哮喘的时间段内,严密观察有无病情变化。

(三)用药护理

1.β_2受体激动剂

β_2受体激动剂是控制哮喘急性发作症状的首选药物,短效 β_2 受体激动剂起效较快,但药效持续时间较短,一般仅维持4~6小时,常用药物有沙丁胺醇、特布他林等。长效 β_2 受体激动剂作用时间均在 12 小时以上,且有一定抗炎作用,如福莫特罗、沙美特罗及丙卡特罗等,用药方法可采用定量气雾剂(MDI)吸入、干粉吸入、持续雾化吸入等,也可用口服或静脉注射。首选吸入法,因药物直接作用于呼吸道,局部浓度高且作用迅速,所用剂量较小,全身性不良反应少。常用沙丁胺醇或特布他林,每天 3～4 次,每次 1～2 喷。干粉吸入方便较易掌握。持续雾化吸入多用于重症和儿童患者,方法简单易于配合。β_2 受体激动剂的缓(控)释型口服制剂,用于防治反复发作性哮喘和夜间哮喘。注射用药,用于严重哮喘,一般每次用量为沙丁胺醇 0.5 mg,只在其他疗法无效时使用。指导患者按医嘱用药,不宜长期规律、单一、大量使用,否则会引起气道 β_2 受体功能下调,药物减效;由于本类药物(特别是短效制剂)无明显抗炎作用,故宜与吸入激素等抗炎药配伍使用。口服沙丁胺醇或特布他林时,观察有无心悸、骨骼肌震颤等不良反应。静脉点滴沙丁胺醇注意滴速 2～4 $\mu g/min$,并注意有无心悸等不良反应。

2.糖皮质激素

糖皮质激素是当前控制哮喘发作最有效的药物。可分为吸入、口服和静脉用药。吸入治疗是目前推荐长期抗感染治疗哮喘的最常用的方法。常用吸入药物有倍氯米松、氟替卡松、莫米松等,起效慢,通常需规律用药一周以上方能起效。口服药物用于吸入糖皮质激素无效或需要短期加强的患者。有泼尼松、泼尼松龙,起始 30～60 mg/d,症状缓解后逐渐减量至 ≤10 mg/d。然后停用,或改用吸入剂。在重度或严重哮喘发作时,提倡及早静脉给药。吸入治疗药物全身性不良反应少,少数患者可出现口腔念珠菌感染、声音嘶哑或呼吸道不适,指导患者吸药后必须立即用清水充分漱口以减轻局部反应和胃肠吸收。全身用药应注意肥胖、糖尿病、高血压、骨质疏松、消化性溃疡等不良反应,口服用药宜在饭后服用,以减少对胃肠道黏膜的刺激。气雾吸入糖皮质激素可减少其口服量,当用吸入剂替代口服剂时,通常需同时使用两周后逐步减少口服量,指导患者不得自行减量或停药。

3.茶碱类

茶碱类是目前治疗哮喘的有效药物,通过抑制磷酸二酯酶,提高平滑肌细胞内的 cAMP 浓度,拮抗腺苷受体,刺激肾上腺分泌肾上腺素,增强呼吸肌的收缩;同时具有气道纤毛清除功能和抗炎作用。口服氨茶碱一般剂量每天 6～10 mg/kg,控(缓)释茶碱制剂,可用于夜间哮喘。静脉给药主要应用于危、重症哮喘,静脉注射首次剂量 4～6 mg/kg,注射速度不超过 0.25 mg/(kg·min),静脉滴注维持量为 0.6～0.8 mg/(kg·h)日注射量一般不超过 1.0 g。其主要不良反应为胃肠道、心脏和中枢神经系统的毒性反应。氨茶碱用量过大或静脉注射(滴注)速度过快可引起恶心、呕吐、头痛、失眠、心律失常,严重者引起室性心动过速,抽搐乃至死亡。静脉注射时浓度不宜过高,速度不宜过快,注射时间宜在 10 分钟以上,以防中毒症状发生,观察用药后疗效和不良反应,最好在用药中监测血药浓度,其安全有效浓度为 6～15 $\mu g/mL$。发热、妊娠、小儿或老年有心、肝、肾功能障碍及甲状腺功能亢进者慎用。合用西咪替丁、喹诺酮类、大环内酯类药物等可影响茶碱代谢而使其排泄减慢,应减少用量。茶碱缓释片或茶碱控释片由于药片有控释材料,不能嚼服,必须整片吞服。

4.抗胆碱药胆

胆碱能受体(M 受体)拮抗剂有舒张支气管及减少痰液的作用。常用异丙托溴铵吸入或雾化吸入,约 10 分钟起效,维持 4～6 小时;长效抗胆碱药噻托溴铵作用维持时间可达 24 小时。

5.其他

色苷酸钠是非糖皮质激素抗炎药物。对预防运动或变应原诱发的哮喘最为有效。色苷酸钠雾化吸入 3.5～7 mg 或干粉吸入 20 mg,每天 3～4 次。酮替酚和新一代组胺 H_1 受体拮抗剂阿司咪唑、曲尼斯特等对轻症哮喘和季节性哮喘有效,也可与 β_2 受体激动剂联合用药。色苷酸钠及尼多酸钠,少数病例可有咽喉不适、胸闷、偶见皮疹,孕妇慎用。抗胆碱药吸入后,少数患者可有口苦或口干感。白三烯(LT)拮抗剂具有抗炎和舒张支气管平滑肌的作用。白三烯调节剂的主要不良反应是较轻微的胃肠道症状,少数有皮疹、血管性水肿、转氨酶升高,停药后可恢复正常。

(四)吸入器的正确使用

1.定量雾化吸入器(MDI)

MDI的使用需要患者协调呼吸动作,正确使用是保证吸入治疗成功的关键。

(1)介绍雾化吸入的器具:根据患者文化层次、学习能力,提供雾化吸入器的学习资料。

(2)MDI使用方法:打开盖子,摇匀药液,深呼气至不能再呼时,张口,将MDI喷嘴置于口中,双唇包住咬口,以慢而深的方式经口吸气,同时以手指按压喷药,至吸气末屏气10秒,使较小的雾粒沉降在气道远端,然后缓慢呼气,休息3分钟后可再重复使用一次。指导患者反复练习,医护人员演示,直至患者完全掌握。

(3)特殊MDI的使用:对不易掌握MDI吸入方法的儿童或重症患者,可在MDI上加储物罐,可以简化操作,增加吸入到下呼吸道和肺部的药物量,减少雾滴在口咽部沉积引起刺激,增加雾化吸入疗效。见图6-9。

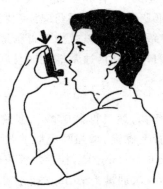

图6-9　定量雾化吸入器(MDI)
1.喷口 2.锹钮

2.干粉吸入器

较常用的有蝶式吸入器、都宝装置和准纳器。

(1)蝶式吸入器:指导患者正确将药物转盘装进吸入器中,打开上盖至垂直部位(刺破胶囊),用口唇含住吸嘴用力深吸气,屏气数秒钟。重复上述动作3~5次,直至药粉吸尽为止。完全拉出滑盘,再推回原位(此时旋转转盘至一个新囊泡备用)。

(2)都宝装置:使用时移去瓶盖,一手垂直握住瓶体,另一手握住底盖,先右转再向左旋转至听到"喀"的一声。吸入前先呼气,然后含住吸嘴,仰头,用力深吸气,屏气5~10秒。见图6-10。

(3)准纳器:使用时一手握住外壳,另一手的大拇指放在拇指柄上向外推动至完全打开,推动滑杆直至听到"咔哒"声,将吸嘴放入口中,经口深吸气,屏气10秒。

(五)心理护理

研究证明,精神因素在哮喘的发生发展过程中起重要作用,培养良好的情绪和战胜疾病的信心是哮喘治疗和护理的重要内容。哮喘患者的心理表现类型多种多样,可有抑郁、焦虑、恐惧、性格的改变(悲观、失望、孤独、脆弱、躁动、敌对、易于冲动、神经质、自卑等)、社会工作能力的下降(自信心及适应能力下降、交际减少等)或自主神经紊乱的表现,如多汗、头晕、眼花、食欲减退、手颤、胸闷、气短、心悸等。针对哮喘患者心理障碍的情况，护理人员应体谅和同情患者的痛苦，尤其对于慢性哮喘治疗效果不佳的患者更应关心，给予心理疏导和教育，向患者解释避免不良情绪的重要性，多用鼓励性语言，减轻患者的心理压力，提高治疗的信心和依从性。

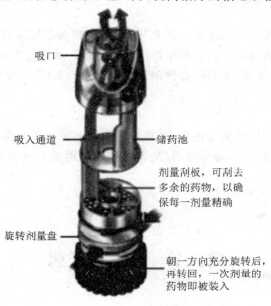

图 6-10 都宝装置

（六）健康指导

（1）疾病知识指导：通过教育使患者能懂得哮喘虽不能彻底治愈，但只要坚持充分地正规治疗，完全可以有效地控制哮喘的发作，即患者可达到没有或仅有轻度症状，能坚持日常工作和学习。

（2）识别和避免触发因素针对个体情况，指导患者有效控制可诱发哮喘发作的各种因素，如避免摄入引起过敏的食物；室内布局力求简洁，避免使用地毯、种植花草、不养宠物；经常打扫房间，清洗床上用品；避免接触刺激性气体及预防呼吸道感染；避免进食易引起哮喘的食物；避免强烈的精神刺激和剧烈的运动；避免大笑、大哭、大喊等过度换气动作；在缓解期应加强体育锻炼、耐寒锻炼及耐力训练，以增强体质。

（3）自我监测病情：识别哮喘加重的早期情况，学会哮喘发作时进行简单的紧急自我处理方法，学会利用峰流速仪来监测最大呼气峰流速（PEFR），做好哮喘日记，为疾病预防和治疗提供参考资料。峰流速仪是一种可随身携带，能测量 PEFR 的一种小型仪器。使用方法是取站立位，尽可能深吸一口气，然后用唇齿部分包住口含器后，以最快的速度，用一次最有力的呼气吹动游标滑动，游标最终停止的刻度，就是此次峰流速值。峰流速测定是发现早期哮喘发作最简便易行的方法，在没有出现症状之前，PEFR 下降，提示早期哮喘的发生。

临床试验观察证实，每天测量的 PEFR 与标准的 PEFR 进行比较，不仅能早期发现哮喘发作，还能判断哮喘控制的程度和选择治疗措施。如果 PEFR 经常地、有规律地保持在 80%～100%，为安全区，说明哮喘控制理想；如果 PEFR 50%～80%，为警告区，说明哮喘加重，需及时调整治疗方案；如果 PEFR<50%，为危险区，说明哮喘严重，需要立即到医院就诊。

（4）用药指导：哮喘患者应了解自己所用的每种药的药名、用法及使用时的注意事项，了解药物的主要不良反应及如何采取相应的措施来避免。指导患者或家属掌握正确的药物吸入技术。一般先用 β_2 受体激动剂,后用糖皮质激素吸入剂。与患者共同制订长期管理、防止复发的计划。坚持定期随访保健,指导正确用药,使药物不良反应减至最少,受体激动剂使用量减至最小,甚至不用也能控制症状。

（5）心理-社会指导:保持有规律的生活和乐观情绪,积极参加体育锻炼,最大程度恢复劳动能力,特别向患者说明发病与精神因素和生活压力的关系。动员与患者关系密切的力量,如家人或朋友参与对哮喘患者的管理;为其身心健康提供各方面的支持,并充分利用社会支持系统。

五、护理评价

患者呼吸平稳,肺部听诊呼吸音正常,哮鸣音消失。动脉血气检测结果维持在正常范围;患者能摄入足够的液体,痰液稀薄,容易咳出;患者能描述使用吸入器的目的、注意事项、正确掌握使用方法。

（蒋桂珍）

第六节　支气管扩张

支气管扩张是指直径大于 2 mm 的支气管由于管壁的肌肉和弹性组织破坏引起的慢性异常扩张。临床特点为慢性咳嗽、咳大量脓性痰和/或反复咯血。患者常有童年麻疹、百日咳或支气管肺炎等病史。随着人民生活条件的改善,麻疹、百日咳疫苗的预防接种,以及抗生素的应用,本病发病率已明显降低。

一、病因及发病机制

（一）支气管-肺组织感染和支气管阻塞

它是支气管扩张的主要病因。感染和阻塞症状相互影响,促使支气管扩张的发生和发展。其中婴幼儿期支气管-肺组织感染是最常见的病因,如婴幼儿麻疹、百日咳、支气管肺炎等。

由于儿童支气管较细,易阻塞,且管壁薄弱,反复感染破坏支气管壁各层结构,尤其是平滑肌和弹性纤维的破坏削弱了对管壁的支撑作用。支气管炎使支气管黏膜充血、水肿、分泌物阻塞管腔,导致引流不畅而加重感染。支气管内膜结核、肿瘤、异物引起管腔狭窄、阻塞,也是导致支气管扩张的原因之一。由于左下叶支气管细长,且受心脏血管压迫引流不畅,容易发生感染,故支气管扩张左下叶比右下叶多见。肺结核引起的支气管扩张多发生在上叶。

（二）支气管先天性发育缺陷和遗传因素

此类支气管扩张较少见,如巨大气管-支气管症、Kartagener 综合征（支气管扩张、鼻窦炎和内脏转位）、肺囊性纤维化、先天性丙种球蛋白缺乏症等。

（三）全身性疾病

目前已发现类风湿关节炎、Crohn 病、溃疡性结肠炎、系统性红斑狼疮、支气管哮喘等疾病可同时伴有支气管扩张;有些不明原因的支气管扩张患者,其体液免疫和/或细胞免疫功能有不同程度的异常,提示支气管扩张可能与机体免疫功能失调有关。

二、临床表现

(一)症状

1.慢性咳嗽、大量脓痰

痰量与体位变化有关。晨起或夜间卧床改变体位时,咳嗽加剧、痰量增多。痰量多少可估计病情严重程度。感染急性发作时,痰量明显增多,每天可达数百毫升,外观呈黄绿色脓性痰,痰液静置后出现分层的特征:上层为泡沫;中层为脓性黏液;下层为坏死组织沉淀物。合并厌氧菌感染时痰有臭味。

2.反复咯血

50%～70%的患者有程度不等的反复咯血,咯血量与病情严重程度和病变范围不完全一致。大量咯血最主要的危险是窒息,应紧急处理。部分发生于上叶的支气管扩张,引流较好,痰量不多或无痰,以反复咯血为唯一症状,称为"干性支气管扩张"。

3.反复肺部感染

其特点是同一肺段反复发生肺炎并迁延不愈。

4.慢性感染中毒症状

反复感染者可出现发热、乏力、食欲减退、消瘦、贫血等,儿童可影响发育。

(二)体征

早期或干性支气管扩张多无明显体征,病变重或继发感染时在下胸部、背部常可闻及局限性、固定性湿啰音,有时可闻及哮鸣音;部分慢性患者伴有杵状指(趾)。

三、辅助检查

(一)胸部 X 线检查

早期无异常或仅见患侧肺纹理增多、增粗现象。典型表现是轨道征和卷发样阴影,感染时阴影内出现液平面。

(二)胸部 CT 检查

管壁增厚的柱状扩张或成串成簇的囊状改变。

(三)纤维支气管镜检查

有助于发现患者出血的部位,鉴别腔内异物、肿瘤或其他支气管阻塞原因。

四、诊断要点

根据患者有慢性咳嗽、大量脓痰、反复咯血的典型临床特征,以及肺部闻及固定而局限性的湿啰音,结合儿童时期有诱发支气管扩张的呼吸道病史,一般可做出初步临床诊断。胸部影像学检查和纤维支气管镜检查可进一步明确诊断。

五、治疗要点

治疗原则是保持呼吸道引流通畅,控制感染,处理咯血,必要时手术治疗。

(一)保持呼吸道通畅

1.药物治疗

祛痰药及支气管舒张药具有稀释痰液、促进排痰作用。

2.体位引流

对痰多且黏稠者作用尤其重要。

3.经纤维支气管镜吸痰

若体位引流排痰效果不理想,可经纤维支气管镜吸痰及生理盐水冲洗痰液,也可局部注入抗生素。

(二)控制感染

它是支气管扩张急性感染期的主要治疗措施。应根据症状、体征、痰液性状,必要时参考细菌培养及药物敏感试验结果选用抗生素。

(三)手术治疗

对反复呼吸道急性感染或大咯血,病变局限在一叶或一侧肺组织,经药物治疗无效,全身状况良好的患者,可考虑手术切除病变肺段或肺叶。

六、常用护理诊断

(一)清理呼吸道无效

咳嗽、大量脓痰、肺部湿啰音与痰液黏稠和无效咳嗽有关。

(二)有窒息的危险

有窒息的危险与痰多、痰液黏稠或大咯血造成气道阻塞有关。

(三)营养失调

乏力、消瘦、贫血、发育迟缓与反复感染导致机体消耗增加以及患者食欲缺乏、营养物质摄入不足有关。

(四)恐惧

精神紧张、面色苍白、出冷汗与突然或反复大咯血有关。

七、护理措施

(一)一般护理

1.休息与环境

急性感染或咯血时应卧床休息,大咯血患者需绝对卧床,取患侧卧位。病室内保持空气流通,维持适宜的温、湿度,注意保暖。

2.饮食护理

提供高热量、高蛋白、高维生素饮食,发热患者给予高热量流质或半流质饮食,避免冰冷、油腻、辛辣食物诱发咳嗽。鼓励患者多饮水,每天 1 500 mL 以上,以稀释痰液。指导患者在咳痰后及进食前后用清水或漱口液漱口,保持口腔清洁,促进食欲。

(二)病情观察

观察痰液量、颜色、性质、气味和与体位的关系,记录 24 小时痰液排出量;定期测量生命体征,记录咯血量,观察咯血的颜色、性质及量;病情严重者需观察有无窒息前症状,发现窒息先兆,立即向汇报并配合处理。

(三)对症护理

1.促进排痰

(1)指导有效咳嗽和正确的排痰方法。

（2）采取体位引流者需依据病变部位选择引流体位,使病肺居上,引流支气管开口向下,利于痰液流出。一般于饭前 1 小时进行。引流时可配合胸部叩击,提高引流效果。

（3）必要时遵医嘱选用祛痰剂或 β_2 受体激动剂喷雾吸入,扩张支气管、促进排痰。

2.预防窒息

（1）痰液排除困难者,鼓励多饮水或雾化吸入,协助患者翻身、拍背或体位引流,以促进痰液排除,减少窒息发生的危险。

（2）密切观察患者的表情、神志、生命体征,观察并记录痰液的颜色、量与性质,及时发现和判断患者有无发生窒息的可能。如患者突然出现烦躁不安、神志不清、面色苍白或发绀、出冷汗、呼吸急促、咽喉部明显的痰鸣音,应警惕窒息的发生,并及时通知。

（3）对意识障碍、年老体弱、咳嗽咳痰无力、咽喉部明显的痰鸣音、神志不清者、突然大量呕吐物涌出等高危患者,立即做好抢救准备,如迅速备好吸引器、气管插管或气管切开等用物,积极配合抢救工作。

（四）心理护理

病程较长,咳嗽、咳痰、咯血反复发作或逐渐加重时,患者易产生焦虑、沮丧情绪。护士应多与其交谈,讲明支气管扩张反复发作的原因及治疗进展,帮助患者树立战胜疾病的信心,缓解焦虑不安情绪。咯血时医护人员应陪伴、安慰患者,帮助情绪稳定,避免因情绪波动加重出血。

（五）健康教育

1.疾病知识指导

帮助患者及家属了解疾病发生、发展与治疗、护理过程。与其共同制订长期防治计划。宣传防治百日咳、麻疹、支气管肺炎、肺结核等呼吸道感染的重要性;及时治疗上呼吸道慢性病灶;避免受凉,预防感冒;戒烟、减少刺激性气体吸入,防止病情恶化。

2.生活指导

讲明加强营养对机体康复的作用,使患者能主动摄取必需的营养素,以增强机体抗病能力。鼓励患者参加体育锻炼,建立良好的生活习惯,劳逸结合,以维护心、肺功能状态。

3.用药指导

向患者介绍常用药物的用法和注意事项,观察疗效及不良反应。指导患者及家属学习和掌握有效咳嗽、胸部叩击、雾化吸入和体位引流的方法,以利于长期坚持,控制病情的发展;了解抗生素的作用、用法和不良反应。

4.自我监测指导

定期复查。嘱患者按医嘱服药,教患者学会观察药物的不良反应。教会患者识别病情变化的征象,观察痰液量、颜色、性质、气味和与体位的关系,并记录 24 小时痰液排出量。如有咯血,窒息先兆,立即前往医院就诊。

（李雪霞）

第七节　慢性阻塞性肺疾病

慢性阻塞性肺疾病（chronic obstructive pulmonary disease,COPD）是一种以不完全可逆性

气流受限为特征,呈进行性发展的肺部疾病。COPD 是呼吸系统疾病中的常见病和多发病,由于患者数多,病死率高,社会经济负担重,已成为一个重要的公共卫生问题。在世界范围内,COPD 的死亡率居所有死因的第四位。根据世界银行/世界卫生组织发表的研究,至 2020 年 COPD 成为世界疾病经济负担的第五位。在我国,COPD 同样是严重危害人民群体健康的重要慢性呼吸系统疾病,1992 年对我国北部及中部地区农村 102 230 名成人调查显示,COPD 约占 15 岁以上人群的 3%,近年来对我国 7 个地区 20 245 名成年人进行调查,COPD 的患病率占 40 岁以上人群的 8.2%,患病率之高是十分惊人的。

COPD 与慢性支气管炎及肺气肿密切相关。慢性支气管炎(简称慢支)是指气管、支气管黏膜及其周围组织的慢性、非特异性炎症。如患者每年咳嗽、咳痰达 3 个月以上,连续两年或以上,并排除其他已知原因的慢性咳嗽,即可诊断为慢性支气管炎。阻塞性肺气肿(简称肺气肿)是指肺部终末细支气管远端气腔出现异常持久的扩张,并伴有肺泡壁和细支气管的破坏而无明显肺纤维化。当慢性支气管炎和/或肺气肿患者肺功能检查出现气流受限并且不能完全可逆时,可视为 COPD。如患者只有慢性支气管炎和/或肺气肿,而无气流受限,则不能视为 COPD,而视为 COPD 的高危期。支气管哮喘也具有气流受限。但支气管哮喘是一种特殊的气道炎症性疾病,其气流受限具有可逆性,它不属于 COPD。

一、护理评估

(一)病因及发病机制

确切的病因不清,可能与下列因素有关。

1.吸烟

吸烟是最危险的因素。国内外的研究均证明吸烟与慢支的发生有密切关系,吸烟者慢性支气管炎的患病率比不吸烟者高 2～8 倍,吸烟时间越长,量越大,COPD 患病率越高。烟草中的多种有害化学成分,可损伤气道上皮细胞使巨噬细胞吞噬功能降低和纤毛运动减退;黏液分泌增加,使气道净化能力减弱;支气管黏膜充血水肿、黏液积聚,而易引起感染。慢性炎症及吸烟刺激黏膜下感受器,引起支气管平滑肌收缩,气流受限。烟草、烟雾还可使氧自由基增多,诱导中性粒细胞释放蛋白酶,抑制抗蛋白酶系统,使肺弹力纤维受到破坏,诱发肺气肿形成。

2.职业性粉尘和化学物质

职业性粉尘及化学物质,如烟雾、变应原、工业废气及室内污染空气等,浓度过大或接触时间过长,均可导致与吸烟无关的 COPD。

3.空气污染

大气污染中的有害气体(如二氧化硫、二氧化氮、氯气等)可损伤气道黏膜,并有细胞毒作用,使纤毛清除功能下降,黏液分泌增多,为细菌感染创造条件。

4.感染

感染是 COPD 发生发展的重要因素之一。长期、反复感染可破坏气道正常的防御功能,损伤细支气管和肺泡。主要病毒为流感病毒、鼻病毒和呼吸道合胞病毒等;细菌感染以肺炎链球菌、流感嗜血杆菌、卡他莫拉菌及葡萄球菌为多见,支原体感染也是重要因素之一。

5.蛋白酶-抗蛋白酶失衡

蛋白酶对组织有损伤和破坏作用;抗蛋白酶对弹性蛋白酶等多种蛋白酶有抑制功能。在正常情况下,弹性蛋白酶与其抑制因子处于平衡状态。其中 α_1-抗胰蛋白酶(α_1-AT)是活性最强的一种。蛋白酶增多和抗蛋白酶不足均可导致组织结构破坏产生肺气肿。

6.其他

机体内在因素如呼吸道防御功能及免疫功能降低、自主神经功能失调、营养、气温的突变等都可能参与 COPD 的发生、发展。

(二)病理生理

COPD 的病理改变主要为慢性支气管炎和肺气肿的病理改变。COPD 对呼吸功能的影响，早期病变仅局限于细小气道，表现为闭合容积增大。病变侵入大气道时，肺通气功能明显障碍；随肺气肿的日益加重，大量肺泡周围的毛细血管受膨胀的肺泡挤压而退化，使毛细血管大量减少，肺泡间的血流量减少，导致通气与血流比例失调，使换气功能障碍。由通气和换气功能障碍引起缺氧和二氧化碳潴留，进而发展为呼吸衰竭。

(三)健康史

询问患者是否存在引起慢支的各种因素如感染、吸烟、大气污染、职业性粉尘和有害气体的长期吸入、变态反应等；是否有呼吸道防御功能及免疫功能降低、自主神经功能失调等。

(四)身体状况

1.主要症状

(1)慢性咳嗽：晨间起床时咳嗽明显，白天较轻，睡眠时有阵咳或排痰。随病程发展可终生不愈。

(2)咳痰：一般为白色黏液或浆液性泡沫痰，偶可带血丝，清晨排痰较多。急性发作伴有细菌感染时，痰量增多，可有脓性痰。

(3)气短或呼吸困难：早期仅在体力劳动或上楼等活动时出现，随着病情发展逐渐加重，日常活动甚至休息时也感到气短，是 COPD 的标志性症状。

(4)喘息和胸闷：重度患者或急性加重时出现喘息，甚至静息状态下也感气促。

(5)其他：晚期患者有体重下降，食欲减退等全身症状。

2.护理体检

早期可无异常，随疾病进展慢性支气管炎病例可闻及干啰音或少量湿啰音。有喘息症状者可在小范围内出现轻度哮鸣音。肺气肿早期体征不明显，随疾病进展出现桶状胸，呼吸活动减弱，触觉语颤减弱或消失；叩诊呈过清音，心浊音界缩小或不易叩出，肺下界和肝浊音界下移，听诊心音遥远，两肺呼吸音普遍减弱，呼气延长，并发感染时，可闻及湿啰音。

3.COPD 严重程度分级

根据第一秒用力呼气容积占用力肺活量的百分比（$FEV_1/FVC\%$）、第一秒用力呼气容积占预计值百分比（$FEV_1\%$预计值）和症状对 COPD 的严重程度做出分级。

(1)Ⅰ级：轻度，$FEV_1/FVC<70\%$、$FEV_1\geqslant80\%$预计值，有或无慢性咳嗽、咳痰症状。

(2)Ⅱ级：中度，$FEV_1/FVC<70\%$、50%预计值$\leqslant FEV_1<80\%$预计值，有或无慢性咳嗽、咳痰症状。

(3)Ⅲ级：重度，$FEV_1/FVC<70\%$、30%预计值$\leqslant FEV_1<50\%$预计值，有或无慢性咳嗽、咳痰症状。

(4)Ⅳ级：极重度，$FEV_1/FVC<70\%$、$FEV_1<30\%$预计值或 $FEV_1<50\%$预计值，伴慢性呼吸衰竭。

4.COPD 病程分期

COPD 按病程可分为急性加重期和稳定期,前者指在短期内咳嗽、咳痰、气短和/或喘息加重、脓痰量增多,可伴发热等症状;稳定期指咳嗽、咳痰、气短症状稳定或轻微。

5.并发症

COPD 可并发慢性呼吸衰竭、自发性气胸、慢性肺源性心脏病。

(五)实验室及其他检查

1.肺功能检查

肺功能检查是判断气流受限的主要客观指标,对 COPD 诊断、严重程度评价、疾病进展、预后及治疗反应等有重要意义。第一秒用力呼气容积(FEV_1)占用力肺活量(FVC)的百分比($FEV_1/FVC\%$)是评价气流受限的敏感指标。第一秒用力呼气容积(FEV_1)占预计值百分比($FEV_1\%$预计值),是评估 COPD 严重程度的良好指标。当 $FEV_1/FVC<70\%$ 及 $FEV_1<80\%$ 预计值者,可确定为不能完全可逆的气流受限。FEV_1 的逐渐减少,大致提示肺部疾病的严重程度和疾病进展的阶段。

肺气肿呼吸功能检查示残气量增加,残气量占肺总量的百分比增大,最大通气量低于预计值的 80%;第一秒时间肺活量常低于 60%;残气量占肺总量的百分比增大,往往超过 40%;对阻塞性肺气肿的诊断有重要意义。

2.胸部 X 线检查

早期胸片可无变化,可逐渐出现肺纹理增粗、紊乱等非特异性改变,肺气肿的典型 X 线表现为胸廓前后径增大,肋间隙增宽,肋骨平行,膈低平。两肺透亮度增加,肺血管纹理减少或有肺大泡征象。X 线检查对 COPD 诊断特异性不高。

3.动脉血气分析

早期无异常,随病情进展可出现低氧血症、高碳酸血症、酸碱平衡失调等,用于判断呼吸衰竭的类型。

4.其他

COPD 合并细菌感染时,血白细胞计数增高,核左移。痰培养可能检出病原菌。

(六)心理-社会评估

COPD 由于病程长、反复发作,每况愈下,给患者带来较重的精神和经济负担,病现焦虑、悲观、沮丧等心理反应,甚至对治疗丧失信心。病情一旦发展到影响工作和会导致患者心理压力增加,生活方式发生改变,也会影响到工作,甚至因无法工作孤独。

二、主要护理诊断及医护合作性问题

(一)气体交换受损
气体交换受损与气道阻塞、通气不足、呼吸肌疲劳、分泌物过多和肺泡呼吸有关。

(二)清理呼吸道无效
清理呼吸道无效与分泌物增多而黏稠、气道湿度降低和无效咳嗽有关。

(三)低效性呼吸型态
低效性呼吸型态与气道阻塞、膈肌变平以及能量不足有关。

(四)活动无耐力
活动无耐力与疲劳、呼吸困难、氧供与氧耗失衡有关。

（五）营养失调

低于机体需要量与食欲降低、摄入减少、腹胀、呼吸困难、痰液增多关。

（六）焦虑

焦虑与健康状况的改变、病情危重、经济状况有关。

三、护理目标

患者痰能咳出,喘息缓解;活动耐力增强;营养得到改善;焦虑减轻。

四、护理措施

（一）一般护理

1.休息和活动

患者采取舒适的体位,晚期患者宜采取身体前倾位,使辅助呼吸肌参与呼吸。发热、咳喘时应卧床休息,视病情安排适当的活动量,活动以不感到疲劳、不加重症状为宜。室内保持合适的温湿度,冬季注意保暖,避免直接吸入冷空气。

2.饮食护理

呼吸功的增加可使热量和蛋白质消耗增多,导致营养不良。应制订出高热量、高蛋白、高维生素的饮食计划。正餐进食量不足时,应安排少量多餐,避免餐前和进餐时过多饮水。餐后避免平卧,有利于消化。为减少呼吸困难,保存能量,患者饭前至少休息 30 分钟。每天正餐应安排在患者最饥饿、休息最好的时间。指导患者采用缩唇呼吸和腹式呼吸减轻呼吸困难。为促进食欲,提供给患者舒适的就餐环境和喜爱的食物,餐前及咳痰后漱口,保持口腔清洁;腹胀的患者应进软食,细嚼慢咽。避免进食产气的食物,如汽水、啤酒、豆类、马铃薯和胡萝卜等;避免易引起便秘的食物,如油煎食物、干果、坚果等。如果患者通过进食不能吸收足够的营养,可应用管喂饮食或全胃肠外营养。

（二）病情观察

观察咳嗽、咳痰的情况,痰液的颜色、量及性状,咳痰是否顺畅;呼吸困难的程度,能否平卧,与活动的关系,有无进行性加重;患者的营养状况、肺部体征及有无慢性呼吸衰竭、自发性气胸、慢性肺源性心脏病等并发症产生。监测动脉血气分析和水、电解质、酸碱平衡情况。

（三）氧疗的护理

呼吸困难伴低氧血症者,遵医嘱给予氧疗。一般采用鼻导管持续低流量吸氧,氧流量 $1\sim 2$ L/min。对 COPD 慢性呼吸衰竭者提倡进行长期家庭氧疗(LTOT)。LTOT 为持续低流量吸氧它能改变疾病的自然病程,改善生活质量。LTOT 是指一昼夜吸入低浓度氧 15 小时以上,并持续较长时间,使 $PaO_2 \geqslant 8.0$ kPa(60 mmHg),或 SaO_2 升至 90％的一种氧疗方法。LTOT 指征:①$PaO_2 \leqslant 7.3$ kPa(55 mmHg)或 $SaO_2 \leqslant 88$％,有或没有高碳酸血症。②PaO_2 7.9～7.3 kPa(55～60 mmHg)或 $SaO_2 < 88$％,并有肺动脉高压、心力衰竭所致的水肿或红细胞增多症(血细胞比容＞0.55)。LTOT 对血流动力学、运动耐力、肺生理和精神状态均会产生有益的影响,从而提高 COPD 患者的生活质量和生存率。

COPD 患者因长期二氧化碳潴留,主要靠缺氧刺激呼吸中枢,如果吸入高浓度的氧,反而会导致呼吸频率和幅度降低,引起二氧化碳潴留。而持续低流量吸氧维持 $PaO_2 \geqslant 7.9$ kPa(60 mmHg),既能改善组织缺氧,也可防止因缺氧状态解除而抑制呼吸中枢。护理人员应密切注意患者吸氧后的变化,如观察患者的意识状态、呼吸的频率及幅度、有无窒息或呼吸停止和动脉血气复查结果。氧疗有效指标:患者呼吸困难减轻、呼吸频率减慢、发绀减轻、心率减慢、活动耐力增加。

(四)用药护理

1.稳定期治疗用药

(1)支气管舒张药:短期应用以缓解症状,长期规律应用预防和减轻症状。常选用 β_2 肾上腺素受体激动剂、抗胆碱药、氨茶碱或其缓(控)释片。

(2)祛痰药:对痰不易咳出者可选用盐酸氨溴索或羧甲司坦。

2.急性加重期的治疗用药

使用支气管舒张药及对低氧血症者进行吸氧外,应根据病原菌类型及药物敏感情况合理选用抗生素治疗。如给予 β-内酰胺类/β-内酰胺酶抑制剂;第二代头孢菌素、大环内酯类或喹诺酮类。如出现持续气道阻塞,可使用糖皮质激素。

3.遵医嘱用药

遵医嘱应用抗生素,支气管舒张药,祛痰药物,注意观察疗效及不良反应。

(五)呼吸功能锻炼

COPD 患者需要增加呼吸频率来代偿呼吸困难,这种代偿多数是依赖于辅助呼吸肌参与呼吸,即胸式呼吸,而非腹式呼吸。然而胸式呼吸的有效性要低于腹式呼吸,患者容易疲劳。因此,护理人员应指导患者进行缩唇呼气、腹式呼吸、膈肌起搏(体外膈神经电刺激)、吸气阻力器等呼吸锻炼,以加强胸、膈呼吸肌肌力和耐力,改善呼吸功能。

1.缩唇呼吸

缩唇呼吸的技巧是通过缩唇形成的微弱阻力来延长呼气时间,增加气道压力,延缓气道塌陷。患者闭嘴经鼻吸气,然后通过缩唇(吹口哨样)缓慢呼气,同时收缩腹部。吸气与呼气时间比为 1∶2 或 1∶3。缩唇大小程度与呼气流量,以能使距口唇 15～20 cm 处,与口唇等高点水平的蜡烛火焰随气流倾斜又不至于熄灭为宜。

2.膈式或腹式呼吸

患者可取立位、平卧位或半卧位,两手分别放于前胸部和上腹部。用鼻缓慢吸气时,膈肌最大程度下降,腹肌松弛,腹部凸出,手感到腹部向上抬起。呼气时用口呼出,腹肌收缩,膈肌松弛,膈肌随腹腔内压增加而上抬,推动肺部气体排出,手感到腹部下降。

另外,可以在腹部放置小枕头、杂志或书锻炼腹式呼吸。如果吸气时,物体上升,证明是腹式呼吸。缩唇呼吸和腹式呼吸每天训练 3～4 次,每次重复 8～10 次。腹式呼吸需要增加能量消耗,因此指导患者只能在疾病恢复期如出院前进行训练。

(六)心理护理

COPD 患者因长期患病,社会活动减少、经济收入降低等方面发生的变化,容易形成焦虑和压抑的心理状态,失去自信,躲避生活。也可由于经济原因,患者可能无法按医嘱常规使用某些药物,只能在病情加重时应用。医护人员应详细了解患者及其家庭对疾病的态度,关心体贴患者,了解患者心理、性格、生活方式等方面发生的变化,与患者和家属共同制订和实施康复计划,定期进行呼吸肌功能锻炼、合理用药等,减轻症状,增强患者战胜疾病的信心;对表现焦虑的患者,教会患者缓解焦虑的方法,如听轻音乐、下棋、做游戏等娱乐活动,以分散注意力,减轻焦虑。

(七)健康指导

1.疾病知识指导

使患者了解 COPD 的相关知识,识别和消除使疾病恶化的因素,戒烟是预防 COPD 的重要且简单易行的措施,应劝导患者戒烟;避免粉尘和刺激性气体的吸入;避免和呼吸道感染患者接触,在呼吸道传染病流行期间,尽量避免去人群密集的公共场所。指导患者要根据气候变化,及时增减衣物,避免受凉感冒。学会识别感染或病情加重的早期症状,尽早就医。

2.康复锻炼

使患者理解康复锻炼的意义,充分发挥患者进行康复的主观能动性,制订个体化的锻炼计划,选择空气新鲜、安静的环境,进行步行、慢跑、气功等体育锻炼。在潮湿、大风、严寒气候时,避免室外活动。教会患者和家属依据呼吸困难与活动之间的关系,判断呼吸困难的严重程度,以便合理的安排工作和生活。

3.家庭氧疗

对实施家庭氧疗的患者,护理人员应指导患者和家属做到以下几点。

(1)了解氧疗的目的、必要性及注意事项;注意安全,供氧装置周围严禁烟火,防止氧气燃烧爆炸;吸氧鼻导管需每天更换,以防堵塞,防止感染;氧疗装置定期更换、清洁、消毒。

(2)告诉患者和家属宜采取低流量(氧流量 1~2 L/min 或氧浓度 25％~29％)吸氧,且每天吸氧的时间不宜少于 10 小时,因夜间睡眠时,部分患者低氧血症更为明显,故夜间吸氧不宜间断;监测氧流量,防止随意调高氧流量。

4.心理指导

引导患者适应慢性病并以积极的心态对待疾病,培养生活乐趣,如听音乐、培养养花种草等爱好,以分散注意力,减少孤独感,缓解焦虑、紧张的精神状态。

五、护理评价

氧分压和二氧化碳分压维持在正常范围内;能坚持药物治疗;能演示缩唇呼吸和腹式呼吸技术;呼吸困难发作时能采取正确体位,使用节能法;清除过多痰液,保持呼吸道通畅;使用控制咳嗽方法;增加体液摄入;减少症状恶化;根据身高和年龄维持正常体重;减少急诊就诊和入院的次数。

(李雪霞)

第八节　睡眠呼吸暂停综合征

睡眠呼吸暂停综合征(SAS)是由于某些原因而致上呼吸道阻塞,睡眠时有呼吸暂停,伴有缺氧、鼾声、白天嗜睡等症状的一种较复杂的疾病。该病好发于肥胖者、老年人,是一种常见的、有一定潜在危险性的睡眠呼吸紊乱,临床上以每晚 7 小时睡眠中发生 30 次以上呼吸暂停,或每小时睡眠发作 5 次以上呼吸暂停,或呼吸紊乱指数>5 为诊断标准。

一、护理措施

(1)严密观察病情变化。特别是在零点以后,尤其是凌晨 2～5 时,更应加强巡视,注意观察心率,心律、血压及血氧饱和度的变化,警惕脑血管疾病和心脏疾病的发生,防止 SAS 患者夜间猝死。

(2)减少白天的睡眠时间,注意睡眠情况,出现呼吸暂停时唤醒患者。

(3)给予低流量吸氧。病情严重者给予 BIPAP 呼吸机辅助呼吸。

(4)加强 BIPAP 呼吸机管理,注意面罩有无漏气,保护受压部位的皮肤。

(5)控制饮食,多食水果、蔬菜。指导患者戒烟、禁酒、侧卧睡眠等。

(6)加强安全保护,防止外伤。

(7)健康指导:①生活规律,戒烟、酒。饮酒、服用镇静安眠药可加重呼吸暂停,指导患者尽量避免此类药物。②进行适当的体育锻炼。③合理膳食,坚持减肥。④学会并遵医嘱使用呼吸机。

二、主要护理问题

(一)气体交换受损
气体交换受损与疾病致肺通/换气障碍有关。

(二)营养失调
高于机体需要量与疾病致内分泌紊乱有关。

(三)睡眠型态紊乱
睡眠型态紊乱与疾病致嗜睡和睡眠中呼吸暂停有关。

(四)活动无耐力
活动无耐力与疾病致体力下降有关。

(五)焦虑
焦虑与担心疾病预后有关。

(六)有皮肤完整性受损危险
有皮肤完整性受损危险与使用呼吸机面罩有关。

(七)知识缺乏
缺乏睡眠呼吸暂停综合征的相关知识。

(李雪霞)

第七章 消化内科护理

第一节 反流性食管炎

反流性食管炎（reflux esophagitis，RE）是指胃、十二指肠内容物反流入食管所引起的食管黏膜炎症、糜烂、溃疡和纤维化等病变，甚至引起咽喉、气道等食管以外的组织损害。其发病男性多于女性，男女比例为（2～3）：1，发病率为 1.92％。随着年龄的增长，食管下段括约肌收缩力的下降，胃、十二指肠内容物自发性反流，而使老年人反流性食管炎的发病率有所增加。

一、病因与发病机制

（一）抗反流屏障削弱

食管下括约肌是指食管末端 3～4 cm 长的环形肌束。正常人静息时压力为 1.3～4.0 kPa（10～30 mmHg），为一高压带，防止胃内容物反流入食管。由于年龄的增长，机体老化导致食管下括约肌的收缩力下降引起食物反流。一过性食管下括约肌松弛也是反流性食管炎的主要发病机制。

（二）食管清除作用减弱

正常情况下，一旦发生食物的反流，大部分反流物通过 1～2 次食管自发和继发性的蠕动性收缩将食管内容物排入胃内，即容量清除，剩余的部分则由唾液缓慢地中和。老年人食管蠕动缓慢和唾液产生减少，影响了食管的清除作用。

（三）食管黏膜屏障作用下降

反流物进入食管后，可以凭借食管上皮表面黏液、不移动水层和表面 HCO_3^-、复层鳞状上皮等构成上皮屏障，以及黏膜下丰富的血液供应构成的后上皮屏障，发挥其抗反流物对食管黏膜损伤的作用。随着机体老化，食管黏膜逐渐萎缩，黏膜屏障作用下降。

二、护理评估

（一）健康史

询问患者的饮食结构及习惯、有无长期服用药物史。

(二)身体评估

1.反流症状

反酸、反食、反胃(指胃内容物在无恶心和不用力的情况下涌入口腔)、嗳气等,多在餐后明显或加重,平卧或躯体前屈时易出现。

2.反流物引起的刺激症状

胸骨后或剑突下烧灼感、胸痛、吞咽困难等。常由胸骨下段向上伸延,常在餐后 1 小时出现,平卧、弯腰或腹压增高时可加重。反流物刺激食管痉挛导致胸痛,常发生在胸骨后或剑突下。严重时可为剧烈刺痛,可放射到后背、胸部、肩部、颈部、耳后,有的酷似心绞痛的特点。

3.其他症状

咽部不适,有异物感、棉团感或堵塞感,可能与酸反流引起食管上段括约肌压力升高有关。

4.并发症

(1)上消化道出血:因食管黏膜炎症、糜烂及溃疡可以导致上消化道出血。

(2)食管狭窄:食管炎反复发作致使纤维组织增生,最终导致瘢痕性狭窄。

(3)Barrett 食管:在食管黏膜的修复过程中,食管-贲门交界处 2 cm 以上的食管鳞状上皮被特殊的柱状上皮取代,称之为 Barrett 食管。Barrett 食管发生溃疡时,又称 Barrett 溃疡。Barrett食管是食管癌的主要癌前病变,其腺癌的发生率较正常人高 30～50 倍。

(三)辅助检查

1.内镜检查

内镜检查是反流性食管炎最准确、最可靠的诊断方法,能判断其严重程度和有无并发症,结合活检可与其他疾病相鉴别。

2.24 小时食管 pH 监测

应用便携式 pH 记录仪在生理状态下对患者进行 24 小时食管 pH 连续监测,可提供食管是否存在过度酸反流的客观依据。在进行该项检查前 3 天,应停用抑酸药与促胃肠动力的药物。

3.食管吞钡 X 线检查

对不愿意接受或不能耐受内镜检查者行该检查。严重患者可发现阳性 X 线征。

(四)心理-社会状况

反流性食管炎长期持续存在,病情反复、病程迁延,因此患者会出现食欲缺乏,体重下降,导致患者心情烦躁、焦虑;合并消化道出血时会使患者紧张、恐惧。应注意评估患者的情绪状态及对本病的认知程度。

三、常见护理诊断及问题

(一)疼痛

胸痛与胃食管黏膜炎性病变有关。

(二)营养失调

低于机体需要量与害怕进食、消化吸收不良等有关。

(三)有体液不足的危险

体液不足的危险与合并消化道出血引起活动性体液丢失、呕吐及液体摄入量不足有关。

(四)焦虑

焦虑与病情反复、病程迁延有关。

（五）知识缺乏

缺乏对反流性食管炎病因和预防知识的了解。

四、诊断要点与治疗原则

（一）诊断要点

临床上有明显的反流症状；内镜下有反流性食管炎的表现，食管过度酸反流的客观依据即可做出诊断。

（二）治疗原则

以药物治疗为主，对药物治疗无效或发生并发症者可做手术治疗。

1.药物治疗

目前多主张采用递减法，即开始使用质子泵抑制剂加促胃肠动力药，迅速控制症状，待症状控制后再减量维持。

（1）促胃肠动力药：目前主要常用的药物是西沙必利。常用量为每次 5～15 mg，每天 3～4 次，疗程 8～12 周。

（2）抑酸药。①H_2 受体拮抗剂（H_2RA）：西咪替丁 400 mg、雷尼替丁 150 mg、法莫替丁 20 mg，每天 2 次，疗程 8～12 周；②质子泵抑制剂（PPI）：奥美拉唑 20 mg、兰索拉唑 30 mg、泮托拉唑 40 mg、雷贝拉唑 10 mg 和埃索美拉唑 20 mg，一天 1 次，疗程 4～8 周；③抗酸药：仅用于症状轻、间歇发作的患者作为临时缓解症状用。反流性食管炎有并发症或停药后很快复发者，需要长期维持治疗。H_2RA、西沙必利、PPI 均可用于维持治疗，其中以 PPI 效果最好。维持治疗的剂量因患者而异，以调整至患者无症状的最低剂量为合适剂量。

2.手术治疗

手术为不同术式的胃底折叠术。手术指征为：①严格内科治疗无效。②虽经内科治疗有效，但患者不能忍受长期服药。③经反复扩张治疗后仍反复发作的食管狭窄。④确证由反流性食管炎引起的严重呼吸道疾病。

3.并发症的治疗

（1）食管狭窄：大部分狭窄可行内镜下食管扩张术治疗。扩张后予以长程 PPI 维持治疗可防止狭窄复发。少数严重瘢痕性狭窄需行手术切除。

（2）Barrett 食管：药物治疗是预防 Barrett 食管发生和发展的重要措施，必须使用 PPI 治疗及长期维持。

五、护理措施

（一）一般护理

为减少平卧时及夜间反流可将床头抬高 15～20 cm。避免睡前 2 小时内进食，白天进餐后亦不宜立即卧床。应避免食用使食管下括约肌压力降低的食物和药物，如高脂肪、巧克力、咖啡、浓茶及硝酸甘油、钙拮抗剂等。应戒烟及禁酒。减少一切影响腹压增高的因素，如肥胖、便秘、紧束腰带等。

（二）用药护理

遵医嘱给予药物治疗，注意观察药物的疗效及不良反应。

1.H₂受体拮抗剂

药物应在餐中或餐后即刻服用,若需同时服用抗酸药,则两药应间隔 1 小时以上。若静脉给药应注意控制速度,过快可引起低血压和心律失常。西咪替丁对雄性激素受体有亲和力,可导致男性乳腺发育、阳痿以及性功能紊乱,应做好解释工作。该药物主要通过肾排泄,用药期间应监测肾功能。

2.质子泵抑制剂

奥美拉唑可引起头晕,应嘱患者用药期间避免开车或做其他必须高度集中注意力的工作。兰索拉唑的不良反应包括荨麻疹、皮疹、瘙痒、头痛、口苦、肝功能异常等,轻度不良反应不影响继续用药,较严重时应及时停药。泮托拉唑的不良反应较少,偶可引起头痛和腹泻。

3.抗酸药

该药在饭后 1 小时和睡前服用。服用片剂时应嚼服,乳剂给药前应充分摇匀。

抗酸剂应避免与奶制品、酸性饮料及食物同时服用。

(三)饮食护理

(1)指导患者有规律地定时进餐,饮食不宜过饱,选择营养丰富、易消化的食物。避免摄入过咸、过甜、过辣的刺激性食物。

(2)制订饮食计划:与患者共同制订饮食计划,指导患者及家属改进烹饪技巧,增加食物的色、香、味,刺激患者食欲。

(3)观察并记录患者每天进餐次数、量、种类,以了解其摄入营养素的情况。

六、健康指导

(一)疾病知识的指导

向患者及家属介绍本病的有关病因,避免诱发因素。保持良好的心理状态,平时生活要有规律,合理安排工作和休息时间,注意劳逸结合,积极配合治疗。

(二)饮食指导

指导患者加强饮食卫生和饮食营养,养成有规律的饮食习惯;避免过冷、过热、辛辣等刺激性食物及浓茶、咖啡等饮料;嗜酒者应戒酒。

(三)用药指导

根据病因及病情进行指导,嘱患者长期维持治疗,介绍药物的不良反应,如有异常及时复诊。

(李雪霞)

第二节　慢　性　胃　炎

慢性胃炎是指由多种原因引起的胃黏膜慢性炎症。其发病率在各种胃病中居首位,男性多于女性,各个年龄段均可发病,且随年龄增长发病率逐渐增高。慢性胃炎的分类方法很多,2000 年全国慢性胃炎研讨会共识意见中采纳了国际上新悉尼系统的分类方法,将慢性胃炎分为浅表性(又称非萎缩性)、萎缩性和特殊类型三大类。慢性浅表性胃炎是指不伴有胃黏膜萎缩性改变的慢性炎症,幽门螺杆菌感染是其主要病因;慢性萎缩性胃炎是指胃黏膜已经发生了萎缩性改变,常伴有肠上皮化生,又分为多灶萎缩性胃炎和自身免疫性胃炎两大类;特殊类型胃炎种类很多,临床上较少见。

一、病因及诊断检查

(一)致病因素

1.幽门螺杆菌感染

幽门螺杆菌感染是慢性浅表性胃炎最主要的病因。幽门螺杆菌具有鞭毛,其分泌的黏液素可直接侵袭胃黏膜,释放的尿素酶可分解尿素产生 NH_3 中和胃酸,使幽门螺杆菌在胃黏膜定居和繁殖,同时可损伤上皮细胞膜;幽门螺杆菌产生的细胞毒素还可引起炎症反应和菌体壁诱导自身免疫反应的发生,导致胃黏膜慢性炎症。

2.饮食因素

高盐饮食,长期饮烈酒、浓茶、咖啡,摄取过热、过冷、过于粗糙的食物等,均易引起慢性胃炎。

3.自身免疫

患者血液中存在自身抗体,如抗壁细胞抗体和抗内因子抗体,可使壁细胞数目减少,胃酸分泌减少或缺失,还可使维生素 B_{12} 吸收障碍导致恶性贫血。

4.其他因素

各种原因引起的十二指肠液反流入胃,削弱或破坏胃黏膜的屏障功能;老年胃黏膜退行性病变;胃黏膜营养因子缺乏,如胃泌素缺乏;服用非类固醇抗炎药等,均可引起慢性胃炎。

(二)身体状况

慢性胃炎起病缓慢,病程迁延,常反复发作,缺乏特异性症状。由幽门螺杆菌感染引起的慢性胃炎患者多数无症状;部分患者有上腹不适、腹部隐痛、腹胀、食欲缺乏、恶心和呕吐等消化不良的表现;少数患者可有少量上消化道出血;自身免疫性胃炎患者可出现明显厌食、体重减轻和贫血。体格检查可有上腹部轻压痛。

(三)心理-社会状况

病情反复、病程迁延不愈可使患者出现烦躁、焦虑等不良情绪。

(四)实验室及其他检查

1.胃镜及活组织检查

胃镜及活组织检查是诊断慢性胃炎最可靠的方法。慢性浅表性胃炎可见红斑(点、片状或条状)、黏膜粗糙不平、出血点或出血斑;慢性萎缩性胃炎可见黏膜呈颗粒状、黏膜血管显露、色泽灰暗、皱襞细小。

2.幽门螺杆菌检测

可通过侵入性(如快速尿素酶试验、组织学检查和幽门螺杆菌培养等)和非侵入性(如 [13]C 或 [14]C-尿素呼气试验、粪便幽门螺杆菌抗原检测和血清学检查等)方法检测幽门螺杆菌。

3.胃液分析

自身免疫性胃炎时,胃酸缺乏;多灶萎缩性胃炎时,胃酸分泌正常或偏低。

4.血清学检查

自身免疫性胃炎时,血清抗壁细胞抗体和抗内因子抗体可呈阳性,血清胃泌素水平明显升高;多灶萎缩性胃炎时,血清胃泌素水平正常或偏低。

二、护理诊断及医护合作性问题

(一)疼痛
腹痛与胃黏膜炎性病变有关。

(二)营养失调
营养失调与厌食、消化吸收不良等有关。

(三)焦虑
焦虑与病情反复、病程迁延有关。

(四)潜在并发症
癌变。

(五)知识缺乏
缺乏对慢性胃炎病因和预防知识的了解。

三、治疗及护理措施

(一)治疗要点
治疗原则是积极祛除病因,根除幽门螺杆菌感染,对症处理,防治癌前病变。

1.病因治疗

根除幽门螺杆菌感染:目前多采用的治疗方案是以胶体铋剂或质子泵抑制药为基础加上两种抗生素的三联治疗方案。如常用奥美拉唑或枸橼酸铋钾,与阿莫西林及甲硝唑或克拉霉素3种药物联用,两周为1个疗程。治疗失败后再治疗比较困难,可换用两种抗生素,或采用胶体铋剂和质子泵抑制药合用的四联疗法。

其他病因治疗:因非类固醇抗炎药引起者,应立即停药并给予制酸药或硫糖铝;因十二指肠液反流引起者,应用硫糖铝或氢氧化铝凝胶吸附胆汁;因胃动力学改变引起者,应给予多潘立酮或莫沙必利等。

2.对症处理

有胃酸缺乏和贫血者,可用胃蛋白酶合剂等以助消化;对于上腹胀满者,可选用胃动力药、理气类中药;有恶性贫血时可肌内注射维生素 B_{12}。

3.胃黏膜异型增生的治疗

异型增生是癌前病变,应定期随访,给予高度重视。对不典型增生者可给予维生素 C、维生素 E, β-胡萝卜素、叶酸和微量元素硒预防胃癌的发生;对已经明确的重度异型增生可手术治疗,目前多采用内镜下胃黏膜切除术。

(二)护理措施

1.病情观察

主要观察有无上腹不适、腹胀、食欲缺乏等消化不良的表现;观察腹痛的部位、性质,呕吐物与大便的颜色、量及性状;评估实验室及胃镜检查结果。

2.饮食护理

(1)营养状况评估:观察并记录患者每天进餐次数、量和品种,以了解机体的营养摄入状况。定期监测体重,监测血红蛋白浓度、血清蛋白等有关营养指标的变化。

(2)制订饮食计划:①与患者及其家属共同制订饮食计划,以营养丰富、易消化、少刺激为原则。②胃酸低者可适当食用刺激胃酸分泌或酸性的食物,如浓肉汤、鸡汤、山楂、食醋等;胃酸高者应指导患者避免食用酸性和多脂肪食物,可进食牛奶、菜泥、面包等。③鼓励患者养成良好的饮食习惯,进食应规律,少食多餐,细嚼慢咽。④避免摄入过冷、过热、过咸、过甜、辛辣和粗糙的食物,戒除烟酒。⑤提供舒适的进餐环境,改进烹饪技巧,保持口腔清洁卫生,以促进患者的食欲。

3.药物治疗的护理

(1)严格遵医嘱用药,注意观察药物的疗效及不良反应。

(2)枸橼酸铋钾:宜在餐前半小时服用,因其在酸性环境中方起作用;服药时要用吸管直接吸入,防止将牙齿、舌染黑;部分患者服药后出现便秘或黑粪,少数患者有恶心、一过性血清转氨酶升高,停药后可自行消失,极少数患者可能出现急性肾衰竭。

(3)抗菌药物:服用阿莫西林前应详细询问患者有无青霉素过敏史,用药过程中要注意观察有无变态反应的发生;服用甲硝唑可引起恶心、呕吐等胃肠道反应及口腔金属味、舌炎、排尿困难等不良反应,宜在餐后半小时服用。

(4)多潘立酮及西沙必利:应在餐前服用,不宜与阿托品等解痉药合用。

4.心理护理

护理人员应主动安慰、关心患者,向患者说明不良情绪会诱发和加重病情,经过正规的治疗和护理慢性胃炎可以康复。

5.健康指导

向患者及家属介绍本病的有关知识、预防措施等;指导患者避免诱发因素,保持愉快的心情,生活规律,养成良好的饮食习惯,戒除烟酒;向患者介绍服用药物后可能出现的不良反应,指导患者按医嘱坚持用药,定期复查,如有异常及时复诊。

(李雪霞)

第三节 肝 硬 化

一、疾病概述

(一)概念和特点

肝硬化是各种慢性肝病发展的晚期阶段。病理上以肝脏弥漫性纤维化、再生结节和假小叶形成为特征。临床上,起病隐匿,病程发展缓慢,晚期以肝功能减退和门静脉高压为主要表现,常出现多种并发症。

肝硬化是临床常见病,世界范围内的年发病率为(25～400)/10 万,发病高峰年龄在35～50 岁,男性多见,出现并发症时死亡率高。

(二)相关病理生理

肝硬化的病理改变主要是正常肝小叶结构被假小叶所替代后,在大体形态上:肝脏早期肿大、晚期明显缩小,质地变硬。

肝硬化的病理生理改变主要是肝功能减退(失代偿)和门静脉高压,临床上表现为由此而引起的多系统、多器官受累所产生的症状和体征,进一步发展可产生一系列并发症。

(三)肝硬化的病因

引起肝硬化的病因很多,在我国以病毒性肝炎为主,欧美国家以慢性酒精中毒多见。

(1)病毒性肝炎:主要为乙型、丙型和丁型肝炎病毒的重叠感染,通常经过慢性肝炎阶段演变而来,急性或亚急性肝炎如有大量肝细胞坏死和肝纤维化可以直接演变为肝硬化,乙型和丙型或丁型肝炎病毒的重叠感染可加速发展至肝硬化。

(2)慢性酒精中毒:长期大量饮酒(一般为每天摄入酒精 80 g 达 10 年以上),乙醇及其代谢产物(乙醛)的毒性作用,引起酒精性肝炎,继而可发展为肝硬化。

(3)非酒精性脂肪性肝炎:非酒精性脂肪性肝炎可发展成肝硬化。

(4)胆汁淤积:持续肝内胆汁淤积或肝外胆管阻塞时,高浓度胆酸和胆红素对肝细胞有损害作用,引起原发性胆汁性肝硬化或继发性胆汁性肝硬化。

(5)肝静脉回流受阻:慢性充血性心力衰竭、缩窄性心包炎、肝静脉阻塞综合征、肝小静脉闭塞等引起肝脏长期淤血缺氧,引起肝细胞坏死和纤维化。

(6)遗传代谢性疾病:先天性酶缺陷疾病,致使某些物质不能被正常代谢而沉积在肝脏,如肝豆状核变性(铜沉积)、血色病(铁沉积)、α_1-抗胰蛋白酶缺乏症等。

(7)工业毒物或药物:长期接触四氯化碳、磷、砷等或服用双醋酚汀、甲基多巴、异烟肼等可引起中毒性或药物性肝炎而演变为肝硬化;长期服用甲氨蝶呤可引起肝纤维化而发展为肝硬化。

(8)自身免疫性肝炎可演变为肝硬化。

(9)血吸虫病:虫卵沉积于汇管区,引起肝纤维化组织增生,导致窦前性门静脉高压,亦称为血吸虫病性肝硬化。

(10)隐源性肝硬化:部分原因不明的肝硬化。

(四)临床表现

1.代偿期肝硬化

症状轻且无特异性。可有乏力、食欲缺乏、腹胀不适等。患者营养状况一般,可触及肿大的肝脏、质偏硬,脾大。肝功能检查正常或仅有轻度酶学异常。常在体检或手术中被偶然发现。

2.失代偿期肝硬化

临床表现明显,可发生多种并发症。

(1)症状。①全身症状:乏力为早期症状,其程度可自轻度疲倦至严重乏力。体重下降往往随病情进展而逐渐明显。少数患者有不规则低热,与肝细胞坏死有关,但注意与合并感染、肝癌鉴别。②消化道症状:食欲缺乏为常见症状,可有恶心、偶伴呕吐。腹胀亦常见,与胃肠积气、腹水和肝脾大等有关,腹水量大时,腹胀成为患者最难忍受的症状。腹泻往往表现为对脂肪和蛋白质耐受差,稍进油腻肉食即易发生腹泻。部分患者有腹痛,多为肝区隐痛,当出现明显腹痛时要注意合并肝癌、原发性腹膜炎、胆管感染、消化性溃疡等情况。③出血倾向:可有牙龈、鼻腔出血、皮肤紫癜,女性月经过多等。④与内分泌紊乱有关的症状:男性可有性功能减退、男性乳房发育,女性可发生闭经、不孕。部分患者有低血糖的表现。⑤门脉高压症状:如食管胃底静脉曲张破裂而致上消化道出血时,表现为呕血及黑粪;脾功能亢进可致血细胞减少,贫血而出现皮肤黏膜苍白。

(2)体征。呈肝病容,面色黧黑而无光泽。晚期患者消瘦、肌肉萎缩。皮肤可见蜘蛛痣、肝掌、男性乳房发育。腹壁静脉以脐为中心显露至曲张,严重者脐周静脉突起呈水母状并可听见静脉杂音。黄疸提示肝功能储备已明显减退,黄疸呈持续性或进行性加深提示预后不良。腹水伴或不伴下肢水肿是失代偿期肝硬化最常见表现,部分患者可伴肝性胸腔积液,以右侧多见。

肝脏早期肿大可触及,质硬而边缘钝;后期缩小,肋下常触不到。半数患者可触及肿大的脾脏,常为中度,少数重度。

各型肝硬化起病方式与临床表现并不完全相同。如大结节性肝硬化起病较急进展较快,门静脉高压症相对较轻,但肝功能损害则较严重;血吸虫病性肝纤维化的临床表现则以门静脉高压症为主,巨脾多见,黄疸、蜘蛛痣、肝掌少见,肝功能损害较轻,肝功能试验多基本正常。

(五)辅助检查

1.实验室检查

血、尿、粪常规,血清免疫学,内镜,腹腔镜,腹水和门静脉压力生化检查(以了解其病因、诱因及潜在的护理问题)。

2.肝功能检查

代偿期大多正常或仅有轻度的酶学异常,失代偿期普遍异常,且异常程度往往与肝脏的储备功能减退程度相关。具体表现为转氨酶升高,血清蛋白下降、球蛋白升高,A/G 倒置,凝血酶原时间延长,结合胆红素升高等。

3.影像学检查

(1)X 线检查:食管静脉曲张时行食管吞钡 X 线检查显示虫蚀样或蚯蚓状充盈缺损,纵行黏膜皱襞增宽,胃底静脉曲张时胃肠钡餐可见菊花瓣样充盈缺损。

(2)腹部超声检查:B 超检查显示肝脏表面不光滑、肝叶比例失调、肝实质回声不均匀等,以及脾大、门静脉扩张和腹水等超声图像。

(3)CT 和 MRI 对肝硬化的诊断价值与 B 超相似。

(六)治疗原则

本病目前无特效治疗,关键在于早期诊断,针对病因给予相应处理,阻止肝硬化进一步发展,后期积极防治并发症,终末期则只能有赖于肝移植。

二、护理评估

(一)一般评估

1.生命体征

伴感染时可有发热、有心脏功能不全时可有呼吸、脉搏和血压的改变,余无明显特殊变化。

2.患病及治疗经过

询问本病的有关病因。例如,有无肝炎或输血史、心力衰竭、胆管疾病;有无长期接触化学毒物、使用损肝药物或嗜酒,其用量和持续时间。有无慢性肠道感染、消化不良、消瘦、黄疸、出血史。有关的检查、用药和其他治疗情况。

3.患者主诉及一般情况

饮食及消化情况。例如,食欲、进食量及食物种类、饮食习惯及爱好。有无食欲缺乏甚至畏食,有无恶心、呕吐、腹胀、腹痛,呕吐物和粪便的性质及颜色。日常休息及活动量、活动耐力、尿量及颜色等。

4.相关记录

体重、饮食、皮肤、肝脏大小、出入量、出血情况、意识等记录结果。

(二)身体评估

1.头颈部

(1)面部颜色有无异常,有无肝病面容,脱发。

(2)患者的精神状态,对人物、时间、地点的定向力(表情淡漠、性格改变或行为异常多为肝脏病的前驱表现)。

2.胸部

呼吸的频率和节律,有无呼吸浅速、呼吸困难和发绀,有无因呼吸困难、心悸而不能平卧,有无胸腔积液形成。

3.腹部

(1)测量腹围有无腹壁紧张度增加、脐疝、腹式呼吸减弱等腹水征象。

(2)腹部有无移动性浊音,大量腹水可有液波震颤。

(3)有无腹壁静脉显露,腹壁静脉曲张时在剑突下,脐周腹壁静脉曲张处可听见静脉连续性潺潺声(结合病例综合考虑)。

(4)肝脾大小、质地、表面情况及有无压痛(结合 B 超检查结果综合考虑)。

4.其他

是否消瘦、皮下脂肪消失、肌肉萎缩;皮肤是否干枯,有无黄染、出血点、蜘蛛痣、肝掌等。

(三)心理-社会评估

评估时应注意患者的心理状态,有无个性、行为的改变,有无焦虑、抑郁、易怒、悲观等情绪。并发肝性脑病时,患者可出现嗜睡、兴奋、昼夜颠倒等神经精神症状,应注意鉴别。评估患者及家属对疾病的认识及态度、家庭经济情况和社会支持等。

(四)辅助检查结果评估

1.血常规检查

有无红细胞计数减少或全血细胞计数减少。

2.血生化检查

肝功能有无异常,有无电解质和酸碱平衡紊乱,血氨是否增高,有无氮质血症。

3.腹水检查

腹水的性质是漏出液或渗出液,有无找到病原菌或恶性肿瘤细胞。

4.其他检查

钡餐造影检查有无食管胃底静脉曲张,B 超检查有无静脉高压征象等。

(五)常用药物治疗效果的评估

1.准确记录患者出入量(尤其是 24 小时尿量)

大量利尿可引起血容量过度降低,心排血量下降,血尿素氮增高。患者皮肤弹性减低,出现直立性低血压和少尿。

2.血生化检查的结果

长期使用噻嗪类利尿剂有可能导致水、电解质紊乱,产生低钠、低氯和低钾血症。

三、主要护理诊断/问题

(一)营养失调

低于机体需要量与肝功能减退、门静脉高压引起食欲缺乏、消化和吸收障碍有关。

（二）体液过多

体液过多与肝功能减退、门静脉高压引起钠水潴留有关。

（三）潜在并发症

1.上消化道出血

上消化道出血与食管胃底静脉曲张破裂有关。

2.肝性脑病

肝性脑病与肝功能障碍、代谢紊乱致神经系统功能失调有关。

四、护理措施

（一）休息与活动

睡眠应充足，生活起居有规律。代偿期患者无明显的精神、体力减退，可适当参加工作，避免过度疲劳；失代偿期患者以卧床休息为主，并视病情适量活动，活动量以不加重疲劳感和其他症状为度。腹水患者宜平卧位，可抬高下肢，以减轻水肿。阴囊水肿者可用拖带托起阴囊，大量腹水者卧床时可取半卧位，以减轻呼吸困难和心悸。

（二）合理饮食

既保证饮食营养又遵守必要的饮食限制是改善肝功能、延缓病情进展的基本措施。与患者共同制订符合治疗需要而又为其接受的饮食计划。饮食治疗原则：高热量、高蛋白质、高维生素、限制水钠、易消化饮食，并根据病情变化及时调整。

（三）用药护理

应严格按医嘱用药，并注意观察常用药的毒副作用，发现问题及时处理。如使用利尿药注意维持水电解质和酸碱平衡，利尿速度不宜过快，以每天体重减轻不超过 0.5 kg 为宜。

（四）心理护理

多关心体贴患者，使患者保持愉快心情，帮助患者树立治病的信心。

（五）健康教育

1.饮食指导

切实遵循饮食治疗原则和计划，禁酒。

2.用药原则

遵医嘱按时、正确服用相关药物，加用药物需征得医师同意，以免加重肝脏负担和肝功能损害。让患者了解常用药物不良反应及自我观察要点。

3.预防感染的措施

注意保暖和个人卫生保健。

4.适当活动计划

睡眠应充足，生活起居有规律。制订个体化的活动计划，避免过度疲劳。

5.皮肤的保护

沐浴时应注意避免水温过高，或使用有刺激性的皂类和沐浴液，沐浴后使用性质柔和的润肤品；皮肤瘙痒者给予止痒处理，嘱患者勿用手抓搔，以免皮肤破损。

6.及时就诊的指标

（1）患者出现性格、行为改变等可能为肝性脑病的前驱症状时。

（2）出现消化道出血等其他并发症时。

五、护理效果评估

(1)患者自觉症状好转,食欲增加。

(2)患者尿量增加、体重减轻、水肿减轻及其他身体不适有所减轻。

(3)患者能正确记录出入量,测量腹围和体重。

(李雪霞)

第四节 病毒性肝炎

一、甲型病毒性肝炎

甲型病毒性肝炎旧称流行性黄疸或传染性肝炎,早在 8 世纪就有记载。目前全世界有 40 亿人口受到该病的威胁。近年对其病原学和诊断技术等方面的研究进展较大,并已成功研制出甲型肝炎病毒减毒活疫苗和灭活疫苗,可有效控制甲型肝炎的流行。

(一)病因

甲型肝炎传染源是患者和亚临床感染者。潜伏期后期及黄疸出现前数日传染性最强,黄疸出现后 2 周粪便仍可能排出病毒,但传染性已明显减弱。本病无慢性甲肝病毒(HAV)携带者。

(二)诊断要点

甲型病毒性肝炎主要依据流行病学资料、临床特点、常规实验室检查和特异性血清学诊断。流行病学资料应参考当地甲型肝炎流行疫情,病前有无肝炎患者密切接触史及个人、集体饮食卫生状况。急性黄疸型病例黄疸期诊断不难。在黄疸前期获得诊断称为早期诊断,此期表现似"感冒"或"急性胃肠炎",如尿色变为深黄色应疑及本病。急性无黄疸型及亚临床型病例不易早期发现,诊断主要依赖肝功能检查。根据特异性血清学检查可做出病因学诊断。凡慢性肝炎和重型肝炎,一般不考虑甲型肝炎的诊断。

1.分型

甲型肝炎潜伏期为 2~6 周,平均 4 周,临床分为急性黄疸型(AIH)、急性无黄疸型和亚临床型。

(1)急性黄疸型。①黄疸前期:急性起病,多有畏寒发热,体温 38 ℃左右,全身乏力,食欲缺乏,厌油、恶心、呕吐,上腹部饱胀不适或腹泻。少数病例以上呼吸道感染症状为主要表现,偶见荨麻疹,继之尿色加深。本期一般持续 5~7 天。②黄疸期:热退后出现黄疸,可见皮肤巩膜不同程度黄染。肝区隐痛,肝大,触之有充实感,伴有叩痛和压痛,尿色进一步加深。黄疸出现后全身及消化道症状减轻,否则可能发生重症化,但重症化者罕见。本期持续 2~6 周。③恢复期:黄疸逐渐消退,症状逐渐消失,肝脏逐渐回缩至正常,肝功能逐渐恢复。本期持续 2~4 周。

(2)急性无黄疸型:起病较缓慢,除无黄疸外,其他临床表现与黄疸型相似,症状一般较轻。多在 3 个月内恢复。

(3)亚临床型:部分患者无明显临床症状,但肝功能有轻度异常。

(4)急性淤胆型:本型实为黄疸型肝炎的一种特殊形式,特点是肝内胆汁淤积性黄疸持续较久,消化道症状轻,肝实质损害不明显。而黄疸很深,多有皮肤瘙痒及粪色变浅,预后良好。

2.实验室检查

(1)常规检查:外周血白细胞总数正常或偏低,淋巴细胞相对增多,偶见异型淋巴细胞,一般不超过 10%,这可能是淋巴细胞受病毒抗原刺激后发生的母细胞转化现象。黄疸前期末尿胆原及尿胆红素开始呈阳性反应,是早期诊断的重要依据。血清丙氨酸氨基转移酶(ALT)于黄疸前期早期开始升高,血清胆红素在黄疸前期末开始升高。血清 ALT 高峰在血清胆红素高峰之前,一般在黄疸消退后数周恢复正常。急性黄疸型血浆球蛋白常见轻度升高,但随病情恢复而逐渐恢复。急性无黄疸型和亚临床型病例肝功能改变以单项 ALT 轻中度升高为特点。急性淤胆型病例血清胆红素显著升高而 ALT 仅轻度升高,两者形成明显反差,同时伴有血清 ALP 及 GGT 明显升高。

(2)特异性血清学检查:特异性血清学检查是确诊甲型肝炎的主要指标。血清 IgM 型甲型肝炎病毒抗体(抗-HAV-IgM)于发病数日即可检出,黄疸期达到高峰,一般持续 2～4 个月,以后逐渐下降乃至消失。目前临床上主要用酶联免疫吸附法(ELISA)检查血清抗-HAV-IgM,以作为早期诊断甲型肝炎的特异性指标。血清抗-HAV-IgM 出现于病程恢复期,较持久,甚至终生阳性,是获得免疫力的标志,一般用于流行病学调查。新近报道应用线性多抗原肽包被进行 ELISA 检测 HAV 感染,其敏感性和特异性分别高于 90% 和 95%。

(三)鉴别要点

本病需与药物性肝炎、传染性单核细胞增多症、钩端螺旋体病、急性结石性胆管炎、原发性胆汁性肝硬化、妊娠期肝内胆汁淤积症、胆总管梗阻、妊娠急性脂肪肝等鉴别。其他如血吸虫病、肝吸虫病、肝结核、脂肪肝、肝淤血及原发性肝癌等均可有肝大或 ALT 升高,鉴别诊断时应加以考虑。与乙型、丙型、丁型及戊型病毒型肝炎急性期鉴别除参考流行病学特点及输血史等资料外,主要依据血清抗-HAV-IgM 的检测。

(四)规范化治疗

急性期应强调卧床休息,给予清淡而营养丰富的饮食,外加充足的 B 族维生素及维生素 C。进食过少及呕吐者,应每天静脉滴注 10% 的葡萄糖液 1 000～1 500 mL,酌情加入能量合剂及 10%氯化钾。热重者可服用茵陈蒿汤、栀子柏皮汤加减;湿重者可服用茵陈胃苓汤加减;湿热并重者宜用茵陈蒿汤和胃苓汤合方加减;肝气郁结者可用逍遥散;脾虚湿困者可用平胃散。

二、乙型病毒性肝炎

慢性乙型病毒性肝炎是由乙型肝炎病毒感染致肝脏发生炎症及肝细胞坏死,持续 6 个月以上而病毒仍未被清除的疾病。我国是慢性乙型病毒性肝炎的高发区,人群中约有 9.09% 为乙型肝炎病毒携带者。该疾病呈慢性进行性发展,间有反复急性发作,可演变为肝硬化、肝癌或肝功能衰竭等,严重危害人民健康,故对该疾病的早发现、早诊断、早治疗很重要。

(一)病因

1.传染源

传染源主要是有 HBV DNA 复制的急、慢性患者和无症状慢性 HBV 携带者。

2.传播途径

主要通过血清及日常密切接触而传播。血液传播途径除输血及血制品外,可通过注射,刺伤,共用牙刷、剃刀及外科器械等方式传播,经微量血液也可传播。由于患者唾液、精液、初乳、汗液、血性分泌物均可检出 HBsAg,故密切的生活接触可能是重要传播途径。所谓"密切生活接触"可能是由于微小创伤所致的一种特殊经血传播形式,而非消化道或呼吸道传播。另一种重要的传播方式是母-婴传播(垂直传播)。生于 HBsAg/HBeAg 阳性母亲的婴儿,HBV 感染率高达95%,大部分在分娩过程中感染,低于10%～20%可能为宫内感染。因此,医源性或非医源性经血液传播,是本病的传播途径。

3.易感人群

感染后患者对同一 HBsAg 亚型 HBV 可获得持久免疫力。但对其他亚型免疫力不完全,偶可再感染其他亚型,故极少数患者血清抗-HBs(某一亚型感染后)和 HBsAg(另一亚型再感染)可同时阳性。

(二)诊断要点

急性肝炎病程超过半年,或原有乙型病毒性肝炎或 HBsAg 携带史,本次又因同一病原再次出现肝炎症状、体征及肝功能异常者可以诊断为慢性乙型病毒性肝炎。发病日期不明或虽无肝炎病史,但肝组织病理学检查符合慢性乙型病毒性肝炎,或根据症状、体征、化验及 B 超检查综合分析,亦可做出相应诊断。

1.分型

据 HBeAg 可分为 2 型。

(1)HBeAg 阳性慢性乙型病毒性肝炎:血清 HBsAg、HBV DNA 和 HBeAg 阳性,抗-HBe阴性,血清 ALT 持续或反复升高,或肝组织学检查有肝炎病变。

(2)HBeAg 阴性慢性乙型病毒性肝炎:血清 HBsAg 和 HBV DNA 阳性,HBeAg 持续阴性,抗-HBe 阳性或阴性,血清 ALT 持续或反复异常,或肝组织学检查有肝炎病变。

2.分度

根据生化学试验及其他临床和辅助检查结果,可进一步分 3 度。

(1)轻度:临床症状、体征轻微或缺如,肝功能指标仅 1 或 2 项轻度异常。

(2)中度:症状、体征、实验室检查居于轻度和重度之间。

(3)重度:有明显或持续的肝炎症状,如乏力、食欲缺乏、尿黄、便溏等,伴有肝病面容、肝掌、蜘蛛痣、脾大,并排除其他原因,且无门静脉高压症者。实验室检查血清 ALT 和/或 AST 反复或持续升高,清蛋白降低或 A/G 比值异常,球蛋白明显升高。除前述条件外,凡清蛋白不超过32 g/L,胆红素大于 5 倍正常值上限,凝血酶原活动度为 40%～60%,胆碱酯酶低于 2 500 U/L,4 项检测中有 1 项达上述程度者即可诊断为重度慢性肝炎。

3.B 超检查结果可供慢性乙型病毒性肝炎诊断参考

(1)轻度:B 超检查肝脾无明显异常改变。

(2)中度:B 超检查可见肝内回声增粗,肝脏和/或脾脏轻度大,肝内管道(主要指肝静脉)走行多清晰,门静脉和脾静脉内径无增宽。

(3)重度:B 超检查可见肝内回声明显增粗,分布不均匀;肝表面欠光滑,边缘变钝;肝内管道走行欠清晰或轻度狭窄、扭曲;门静脉和脾静脉内径增宽;脾大;胆囊有时可见"双层征"。

4.组织病理学诊断

包括病因(根据血清或肝组织的肝炎病毒学检测结果确定病因)、病变程度及分级分期结果。

(三)鉴别要点

本病应与慢性丙型病毒性肝炎、嗜肝病毒感染所致肝损害、酒精性及非酒精性肝炎、药物性肝炎、自身免疫性肝炎、肝硬化、肝癌等鉴别。

（四）规范化治疗

1.治疗的总体目标

最大限度地长期抑制或消除乙肝病毒，减轻肝细胞炎症坏死及肝纤维化，延缓和阻止疾病进展，减少和防止肝脏失代偿、肝硬化、肝癌及其并发症的发生，从而改善生活质量和延长存活时间。主要包括抗病毒、免疫调节、抗炎保肝、抗纤维化和对症治疗，其中抗病毒治疗是关键，只要有适应证，且条件允许。就应进行规范的抗病毒治疗。

2.抗病毒治疗的一般适应证

适应证包括以下 3 种。① HBV DNA $\geqslant 2 \times 10^4$ U/mL（HBeAg 阴性者为不低于 2×10^3 U/mL）。②ALT$\geqslant 2 \times$ULN；如用干扰素治疗，ALT 应不高于 $10 \times$ULN，血总胆红素水平应低于 $2 \times$ULN。③如 ALT$<2 \times$ULN，但肝组织学显示 Knodell HAI$\geqslant 4$，或$\geqslant G_2$。

具有①并有②或③的患者应进行抗病毒治疗；对达不到上述治疗标准者，应监测病情变化，如持续 HBV DNA 阳性，且 ALT 异常，也应考虑抗病毒治疗。ULN 为正常参考值上限。

3.HBeAg 阳性慢性乙型肝炎患者

对于 HBV DNA 定量不低于 2×10^4 U/mL，ALT 水平不低于 $2 \times$ULN 者，或 ALT$<2 \times$ULN，但肝组织学显示 Knodell HAI$\geqslant 4$，或$\geqslant G_2$ 炎症坏死者，应进行抗病毒治疗。可根据具体情况和患者的意愿，选用 IFN-α，ALT 水平应低于 $10 \times$ULN，或核苷（酸）类似物治疗。对 HBV DNA 阳性但低于 2×10^4 U/mL 者，经监测病情 3 个月，HBV DNA 仍未转阴，且 ALT 异常，则应抗病毒治疗。

（1）普通 IFN-α：5 MU（可根据患者的耐受情况适当调整剂量），每周 3 次或隔天 1 次，皮下或肌内注射，一般疗程为 6 个月。如有应答，为提高疗效亦可延长疗程至 1 年或更长。应注意剂量及疗程的个体化。如治疗 6 个月无应答者，可改用其他抗病毒药物。

（2）聚乙二醇干扰素 α-2a：180 μg，每周 1 次，皮下注射，疗程 1 年。剂量应根据患者耐受性等因素决定。

（3）拉米夫定：100 mg，每天 1 次，口服。治疗 1 年时，如 HBV DNA 检测不到（PCR 法）或低于检测下限、ALT 复常、HBeAg 转阴但未出现抗-HBe 者，建议继续用药直至 HBeAg 血清学转归，经监测 2 次（每次至少间隔 6 个月）仍保持不变者可以停药，但停药后需密切监测肝脏生化学和病毒学指标。

（4）阿德福韦酯：10 mg，每天 1 次，口服。疗程可参照拉米夫定。

（5）恩替卡韦：0.5 mg（对拉米夫定耐药患者 1 mg），每天 1 次，口服。疗程可参照拉米夫定。

4.HBeAg 阴性慢性乙型肝炎患者

HBV DNA 定量不低于 2×10^3 U/mL，ALT 水平不低于 $2 \times$ULN 者，或 ALT<2 ULN，但肝组织学检查显示 Knodell HAI$\geqslant 4$，或 G_2 炎症坏死者，应进行抗病毒治疗。由于难以确定治疗终点，因此，应治疗至检测不出 HBVDNA（PCR 法），ALT 复常。此类患者复发率高，疗程宜长，至少为 1 年。

因需要较长期治疗，最好选用 IFN-α（ALT 水平应低于 $10 \times$ULN）或阿德福韦酯或恩替卡韦等耐药发生率低的核苷（酸）类似物治疗。对达不到上述推荐治疗标准者，则应监测病情变化，如持续 HBV DNA 阳性，且 ALT 异常，也应考虑抗病毒治疗。

（1）普通 IFN-α：5 MU，每周 3 次或隔天 1 次，皮下或肌内注射，疗程至少 1 年。

（2）聚乙二醇干扰素 α-2a：180 μg，每周 1 次，皮下注射，疗程至少 1 年。

（3）阿德福韦酯：10 mg，每天 1 次，口服，疗程至少 1 年。当监测 3 次（每次至少间隔 6 个月）HBV DNA 检测不到（PCR 法）或低于检测下限和 ALT 正常时可以停药。

（4）拉米夫定：100 mg，每天 1 次，口服，疗程至少 1 年。治疗终点同阿德福韦酯。

（5）恩替卡韦：0.5 mg（对拉米夫定耐药患者 1 mg），每天 1 次，口服。疗程可参照阿德福韦酯。

5.应用化疗和免疫抑制剂治疗的患者

对于因其他疾病而接受化疗、免疫抑制剂（特别是肾上腺糖皮质激素）治疗的 HBsAg 阳性者，即使 HBV DNA 阴性和 ALT 正常，也应在治疗前 1 周开始服用拉米夫定，每天 100 mg，化疗和免疫抑制剂治疗停止后，应根据患者病情决定拉米夫定停药时间。对拉米夫定耐药者，可改用其他已批准的能治疗耐药变异的核苷（酸）类似物。核苷（酸）类似物停用后可出现复发，甚至病情恶化，应十分注意。

6.其他特殊情况的处理

（1）经过规范的普通 IFN-α 治疗无应答患者，再次应用普通 IFN-α 治疗的疗效很低。可试用聚乙二醇干扰素 α-2a 或核苷（酸）类似物治疗。

（2）强化治疗指在治疗初始阶段每天应用普通 IFN-α，连续 2～3 周后改为隔天 1 次或每周 3 次的治疗。目前对此疗法意见不一，因此不予推荐。

（3）应用核苷（酸）类似物发生耐药突变后的治疗，拉米夫定治疗期间可发生耐药突变，出现"反弹"，建议加用其他已批准的能治疗耐药变异的核苷（酸）类似物，并重叠 1～3 个月或根据 HBV DNA 检测阴性后撤换拉米夫定，也可使用 IFN-α（建议重叠用药 1～3 个月）。

（4）停用核苷（酸）类似物后复发者的治疗，如停药前无拉米夫定耐药，可再用拉米夫定治疗，或其他核苷（酸）类似物治疗。如无禁忌证，亦可用 IFN-α 治疗。

7.儿童患者间隔

12 岁以上慢性乙型病毒性肝炎患儿，其普通 IFN-α 治疗的适应证、疗效及安全性与成人相似，剂量为 3～6 μU/m²，最大剂量不超过 10 μU/m²。在知情同意的基础上，也可按成人的剂量和疗程用拉米夫定治疗。

三、丙型病毒性肝炎

慢性丙型病毒性肝炎是一种主要经血液传播的疾病，是由丙型肝炎病毒（HCV）感染导致的慢性传染病。慢性 HCV 感染可导致肝脏慢性炎症坏死，部分患者可发展为肝硬化甚至肝细胞癌（HCC），严重危害人民健康，已成为严重的社会和公共卫生问题。

（一）病因

1.传染源

主要为急、慢性患者和慢性 HCV 携带者。

2.传播途径

与乙型肝炎相同，主要有以下 3 种。

（1）通过输血或血制品传播：由于 HCV 感染者病毒血症水平低，所以输血和血制品（输 HCV 数量较多）是最主要的传播途径。经初步调查，输血后非甲非乙型肝炎患者血清丙型肝炎抗体（抗-HCV）阳性率高达 80％以上，已成为大多数（80％～90％）输血后肝炎的原因。但供血员血清抗-HCV 阳性率较低,欧美各国为 $0.35\%\sim1.4\%$,故目前公认,反复输入多个供血员血液或血制品者更易发生丙型肝炎,输血3次以上者感染 HCV 的危险性增高 $2\sim6$ 倍。国内曾因单采血浆回输血细胞时污染,造成丙型肝炎暴发流行,经 2 年以上随访,血清抗-HCV 阳性率达到 100%。1989 年国外综合资料表明,抗-HCV 阳性率在输血后非甲非乙型肝炎患者为 85%,血源性凝血因子治疗的血友病患者为 $60\%\sim70\%$,静脉药瘾患者为 $50\%\sim70\%$。

(2)通过非输血途径传播:丙型肝炎亦多见于非输血人群,主要通过反复注射、针刺、含 HCV 血液反复污染皮肤黏膜隐性伤口及性接触等其他密切接触方式而传播。这是世界各国广泛存在的散发性丙型肝炎的传播途径。

(3)母婴传播:要准确评估 HCV 垂直传播很困难,因为在新生儿中所检测到的抗-HCV 实际可能来源于母体(被动传递)。检测 HCV RNA 提示,HGV 有可能由母体传播给新生儿。

3.易感人群

对 HCV 无免疫力者普遍易感。在西方国家,除反复输血者外,静脉药瘾者、同性恋等混乱性接触者及血液透析患者丙型肝炎发病率较高。本病可发生于任何年龄,一般儿童和青少年 HCV 感染率较低,中青年次之。男性 HCV 感染率大于女性。HCV 多见于 16 岁以上人群。HCV 感染恢复后血清抗体水平低,免疫保护能力弱,有再次感染 HCV 的可能性。

(二)诊断要点

1.诊断依据

HCV 感染超过 6 个月,或发病日期不明、无肝炎史,但肝脏组织病理学检查符合慢性肝炎,或根据症状、体征、实验室及影像学检查结果综合分析,做出诊断。

2.病变程度判定

慢性肝炎按炎症活动度(G)可分为轻、中、重 3 度,并应标明分期(S)。

(1)轻度慢性肝炎(包括原慢性迁延性肝炎及轻型慢性活动性肝炎):$G_{1\sim2}$,$S_{0\sim2}$。①肝细胞变性,点、灶状坏死或凋亡小体。②汇管区有(无)炎症细胞浸润、扩大,有或无局限性碎屑坏死(界面肝炎)。③小叶结构完整。

(2)中度慢性肝炎(相当于原中型慢性活动性肝炎):G_3,$S_{1\sim3}$。①汇管区炎症明显,伴中度碎屑坏死。②小叶内炎症严重,融合坏死或伴少数桥接坏死。③纤维间隔形成,小叶结构大部分保存。

(3)重度慢性肝炎(相当于原重型慢性活动性肝炎):G_4,$S_{2\sim4}$。①汇管区炎症严重或伴重度碎屑坏死。②桥接坏死累及多数小叶。③大量纤维间隔,小叶结构紊乱,或形成早期肝硬化。

3.组织病理学诊断

组织病理学诊断包括病因(根据血清或肝组织的肝炎病毒学检测结果确定病因)、病变程度及分级分期结果,如病毒性肝炎,丙型,慢性,中度,G_3/S_4。

(三)鉴别要点

本病应与慢性乙型病毒性肝炎、药物性肝炎、酒精性肝炎、非酒精性肝炎、自身免疫性肝炎、病毒感染所致肝损害、肝硬化、肝癌等鉴别。

(四)规范化治疗

1.抗病毒治疗的目的

清除或持续抑制体内的 HCV,以改善或减轻肝损害,阻止进展为肝硬化、肝衰竭或 HCC,并提高患者的生活质量。治疗前应进行 HCV RNA 基因分型(1 型和非 1 型)和血中 HCV RNA

定量,以决定抗病毒治疗的疗程和利巴韦林的剂量。

2.HCV RNA 基因为 1 型和/或 HCV RNA 定量不低于 4×10^5 U/mL 者

可选用下列方案之一。

(1)聚乙二醇干扰素 α 联合利巴韦林治疗方案:聚乙二醇干扰素 α-2a 180 μg,每周 1 次,皮下注射,联合口服利巴韦林 1 000 mg/d,至 12 周时检测 HCV RNA。①如 HCV RNA 下降幅度少于 2 个对数级,则考虑停药。②如 HCV RNA 定性检测为阴转,或低于定量法的最低检测限。继续治疗至 48 周。③如 HCV RNA 未转阴,但下降超过 2 个对数级,则继续治疗到 24 周。如 24 周时 HCV RNA 转阴,可继续治疗到 48 周;如果 24 周时仍未转阴,则停药观察。

(2)普通 IFN-α 联合利巴韦林治疗方案:IFN-α 3~5 MU,隔天 1 次,肌内或皮下注射,联合口服利巴韦林 1 000 mg/d,建议治疗 48 周。

(3)不能耐受利巴韦林不良反应者的治疗方案:可单用普通 IFN-α 复合 IFN 或 PEG-IFN,方法同上。

3.HCV RNA 基因为非 1 型和/或 HCV RNA 定量小于 4×10^5 U/mL 者

可采用以下治疗方案之一。

(1)聚乙二醇干扰素 α 联合利巴韦林治疗方案:聚乙二醇干扰素 α-2a 180 μg,每周 1 次,皮下注射,联合应用利巴韦林 800 mg/d,治疗 24 周。

(2)普通 IFN-α 联合利巴韦林治疗方案:IFN-α 3 mU,每周 3 次,肌内或皮下注射,联合应用利巴韦林 800~1 000 mg/d,治疗 24~48 周。

(3)不能耐受利巴韦林不良反应者的治疗方案:可单用普通 IFN-α 或聚乙二醇干扰素 α。

四、丁型病毒性肝炎

丁型病毒型肝炎是由于丁型肝炎病毒(HDV)与 HBV 共同感染引起的以肝细胞损害为主的传染病,呈世界性分布,易使肝炎慢性化和重型化。

(一)病因

HDV 感染呈全球性分布。意大利是 HDV 感染的发现地。地中海沿岸、中东地区、非洲和南美洲亚马孙河流域是 HDV 感染的高流行区。HDV 感染在地方性高发区的持久流行,是由 HDV 在 HBsAg 携带者之间不断传播所致。除南欧为地方性高流行区之外,其他发达国家 HDV 感染率一般只占 HBsAg 携带者的 5% 以下。发展中国家 HBsAg 携带者较高,有引起 HDV 感染传播的基础。我国各地 HBsAg 阳性者中 HDV 感染率为 0~32%,北方偏低,南方较高。活动性乙型慢性肝炎和重型肝炎患者 HDV 感染率明显高于无症状慢性 HBsAg 携带者。

1.传染源

主要是急、慢性丁型肝炎患者和 HDV 携带者。

2.传播途径

输血或血制品是传播 HDV 的最重要途径之一。其他包括经注射和针刺传播,日常生活密切接触传播,以及围生期传播等。我国 HDV 传播方式以生活密切接触为主。

3.易感人群

HDV 感染分两种类型:①HDV/HBV 同时感染,感染对象是正常人群或未接受 HBV 感染的人群。②HDV/HBV 重叠感染,感染对象是已受 HBV 感染的人群,包括无症状慢性 HBsAg 携带者和乙型肝炎患者,他们体内含有 HBV 及 HBsAg,一旦感染 HDV,极有利于 HDV 的复制,所以这一类人群对HDV的易感性更强。

(二)诊断要点

我国是HBV感染高发区,应随时警惕HDV感染。HDV与HBV同时感染所致急性丁型肝炎,仅凭临床资料不能确定病因。凡无症状慢性HBsAg携带者突然出现急性肝炎样症状、重型肝炎样表现或迅速向慢性肝炎发展者,以及慢性乙型肝炎病情突然恶化而陷入肝衰竭者,均应想到HDV重叠感染,及时进行特异性检查,以明确病因。

1.临床表现

HDV感染一般只与HBV感染同时发生或继发于HBV感染者中,故其临床表现部分取决于HBV感染状态。

(1)HDV与HBV同时感染(急性丁型肝炎):潜伏期为6~12周,其临床表现与急性自限性乙型肝炎类似,多数为急性黄疸型肝炎。在病程中可先后发生两次肝功能损害,即血清胆红素和转氨酶出现两个高峰。整个病程较短,HDV感染常随HBV感染终止而终止,预后良好,很少向重型肝炎、慢性肝炎或无症状慢性HDV携带者发展。

(2)HDV与HBV重叠感染:潜伏期为3~4周。其临床表现轻重悬殊,复杂多样。①急性肝炎样丁型肝炎:在无症状慢性HBsAg携带者基础上重叠感染HDV后,最常见的临床表现形式是急性肝炎样发作,有时病情较重,血清转氨酶持续升高达数月之久,或血清胆红素及转氨酶升高呈双峰曲线。在HDV感染期间,血清HBsAg水平常下降,甚至转阴,有时可使HBsAg携带状态结束。②慢性丁型肝炎:无症状慢性HBsAg携带者重叠感染HDV后,更容易发展成慢性肝炎。慢性化后发展为肝硬化的进程较快。早期认为丁型肝炎不易转化为肝癌,近年来在病理诊断为原发性肝癌的患者中,HDV标志阳性者可达11%~22%,故丁型肝炎与原发性肝癌的关系不容忽视。

(3)重型丁型肝炎:在无症状慢性HBsAg携带者基础上重叠感染HDV时,颇易发展成急性或亚急性重型肝炎。在“暴发性肝炎”中,HDV感染标志阳性率高达21%~60%,认为HDV感染是促成大块肝坏死的一个重要因素。按国内诊断标准,这些“暴发性肝炎”应包括急性和亚急性重型肝炎。HDV重叠感染易使原有慢性乙型肝炎病情加重。如有些慢性乙型肝炎患者,病情本来相对稳定或进展缓慢,血清HDV标志转阳,临床状况可突然恶化,继而发生肝衰竭,甚至死亡,颇似慢性重型肝炎,这种情况国内相当多见。

2.实验室检查

近年丁型肝炎的特异诊断方法日臻完善,从受检者血清中检测到HDAg或HDV RNA,或从血清中检测抗-HDV,均为确诊依据。

(三)鉴别要点

应注意与慢性重型乙型病毒型肝炎相鉴别。

(四)规范化治疗

丁型病毒性肝炎以护肝对症治疗为主。近年研究表明,IFN-α可能抑制HDV RNA复制,经治疗后,可使部分病例血清DHV RNA转阴,所用剂量宜大,疗程宜长。目前IFN-α是唯一可供选择的治疗慢性丁型肝炎的药物,但其疗效有限。IFN-α 900万单位。每周3次,或者每天$50×10^5$ U,疗程1年,能使40%~70%的患者血清中HDV RNA消失,但是抑制HDV复制的作用很短暂,停止治疗后60%~97%的患者复发。

五、戊型病毒性肝炎

戊型病毒型肝炎原称肠道传播的非甲非乙型肝炎或流行性非甲非乙型肝炎,其流行病学特点及临床表现颇像甲型肝炎,但两者的病因完全不同。

(一)病因

戊型肝炎流行最早发现于印度,开始疑为甲型肝炎,但回顾性血清学分析,证明既非甲型肝炎,也非乙型肝炎。本病流行地域广泛,在发展中国家以流行为主,发达国家以散发为主。其流行特点与甲型肝炎相似,传染源是戊型肝炎患者和阴性感染患者,经粪-口传播。潜伏期末和急性期初传染性最强。流行规律大体分两种:一种为长期流行,常持续数月,可长达 20 个月,多由水源不断污染所致;另一种为短期流行,约 1 周即止,多为水源一次性污染引起。与甲型肝炎相比,本病发病年龄偏大,16～35 岁者占 75%,平均 27 岁。孕妇易感性较高。

(二)诊断要点

流行病学资料、临床特点和常规实验室检查仅作临床诊断参考,特异血清病原学检查是确诊依据,同时排除 HAV、HBV、HCV 感染。

1.临床表现

本病潜伏期 15～75 天,平均 6 周。绝大多数为急性病例,包括急性黄疸型和急性无黄疸型肝炎,两者比例约为 1:13。临床表现与甲型肝炎相似,但其黄疸前期较长,症状较重。除淤胆型病例外,黄疸常于 1 周内消退。戊型肝炎胆汁淤积症状(如灰浅色大便、全身瘙痒等)较甲型肝炎为重,大约 20% 的急性戊型肝炎患者会发展成淤胆型肝炎。部分患者有关节疼痛。

2.实验室检查

用戊型肝炎患者急性期血清 IgM 型抗体建立 ELISA 法,可用于检测拟诊患者粪便内的 HEAg,此抗原在黄疸出现第 14～18 天的粪便中较易检出,但阳性率不高。用荧光素标记戊型肝炎恢复期血清 IgG,以实验动物 HEAg 阳性肝组织作抗原片,进行荧光抗体阻断实验,可用于检测血清戊型肝炎抗体(抗-HEV),阳性率 50%～100%。但本法不适用于临床常规检查。

用重组抗原或合成肽原建立 ELISA 法检测血清抗-HEV,已在国内普遍开展,敏感性和特异性均较满意。用本法检测血清抗-HEV-IgM,对诊断现症戊型肝炎更有价值。

(三)鉴别要点

应注意与 HAV、HBV、HCV 相鉴别。

(四)规范化治疗

急性期应强调卧床休息,给予清淡而营养丰富的饮食,外加充足的 B 族维生素及维生素 C。

HEV ORF2 结构蛋白可用于研制有效疫苗,并能对 HEV 株提供交叉保护。HEV ORF2 蛋白具有较好的免疫原性,用其免疫猕猴能避免动物发生戊型肝炎和 HEV 感染。该疫苗正在研制,安全性和有效性正在评估。

六、护理措施

(1)甲、戊型肝炎进行消化道隔离;急性乙型肝炎进行血液(体液)隔离至 HBsAg 转阴;慢性乙型和丙型肝炎患者应分别按病毒携带者管理。

(2)向患者及家属说明休息是肝炎治疗的重要措施。重型肝炎、急性肝炎、慢性活动期应卧床休息;慢性肝炎病情好转后,体力活动以不感疲劳为度。

(3)急性期患者宜进食清淡、易消化的饮食,蛋白质以营养价值高的动物蛋白为主1.0~1.5 g/(kg·d);慢性肝炎患者宜高蛋白、高热量、高维生素易消化饮食,蛋白质1.5~2.0 g/(kg·d);重症肝炎患者宜低脂、低盐、易消化饮食,有肝性脑病先兆者应限制蛋白质摄入,蛋白质摄入小于0.5 g/(kg·d);合并腹水、少尿者,钠摄入限制在0.5 g/d。

(4)各型肝炎患者均应戒烟和禁饮酒。

(5)皮肤瘙痒者及时修剪指甲,避免搔抓,防止皮肤破损。

(6)应向患者解释注射干扰素后可出现发热、头痛、全身酸痛等"流感样综合征",体温常随药物剂量增大而增高,不良反应随治疗次数增加而逐渐减轻。发热时多饮水、休息,必要时按医嘱对症处理。

(7)密切观察有无皮肤淤点瘀斑、牙龈出血、便血等出血倾向;观察有无性格改变、计算力减退、嗜睡、烦躁等肝性脑病的早期表现。如有异常及时报告医师。

(8)让患者家属了解肝病患者易生气、易急躁的特点,对患者要多加宽容理解;护理人员多与患者热情、友好交谈沟通,缓解患者焦虑、悲观、抑郁等心理问题;向患者说明保持豁达、乐观的心情对于肝脏疾病的重要性。

七、应急措施

(一)消化道出血

(1)立即取平卧位,头偏向一侧,保持呼吸道通畅,防止窒息。

(2)通知医师,建立静脉液路。

(3)合血、吸氧、备好急救药品及器械,准确记录出血量。

(4)监测生命体征的变化,观察有无四肢湿冷、面色苍白等休克体征的出现,如有异常,及时报告医师并配合抢救。

(二)肝性脑病

(1)如有烦躁,做好保护性措施,必要时给予约束,防止患者自伤或伤及他人。

(2)昏迷者,平卧位,头偏向一侧,保持呼吸道通畅。

(3)吸氧,密切观察神志和生命体征的变化,定时翻身。

(4)遵医嘱给予准确及时的治疗。

八、健康教育

(1)宣传各类型病毒性肝炎的发病及传播知识,重视预防接种的重要性。

(2)对于急性肝炎患者要强调彻底治疗的重要性及早期隔离的必要性。

(3)慢性患者、病毒携带者及家属采取适当的家庭隔离措施,对家中密切接触者鼓励尽早进行预防接种。

(4)应用抗病毒药物者必须在医师的指导、监督下进行,不得擅自加量或停药,并定期检查肝功能和血常规。

(5)慢性肝炎患者出院后避免过度劳累、酗酒、不合理用药等,避免反复发作,并定期监测肝功能。

(6)对于乙肝病毒携带者禁止献血和从事饮食、水管、托幼等工作。

(黄夏萍)

第五节　炎症性肠病

炎症性肠病是一种病因不明的肠道慢性非特异性炎症性疾病,包括溃疡性结肠炎(ulcerative colitis,UC)和克罗恩病(Crohn's disease,CD)。一般认为,UC 和 CD 是同一疾病的不同亚类,组织损伤的基本病理过程相似,但可能由于致病因素不同,发病的具体环节不同,最终导致组织损害的表现不同。

一、溃疡性结肠炎

UC 是一种病因不明的直肠和结肠慢性非特异性炎症性疾病。病变主要位于大肠的黏膜与黏膜下层。主要症状有腹泻、黏液脓血便和腹痛,病程漫长,病情轻重不一,常反复发作。本病多见于 20～40 岁,男女发病率无明显差别。

(一)病理

病变主要位于直肠和乙状结肠,可延伸到降结肠,甚至整个结肠。病变一般仅限于黏膜和黏膜下层,少数重症者可累及肌层。活动期黏膜呈弥漫性炎症反应,可见水肿、充血与灶性出血,黏膜脆弱,触之易出血。由于黏膜与黏膜下层有炎性细胞浸润,大量中性粒胞在肠腺隐窝底部聚集,形成小的隐窝脓肿。当隐窝脓肿融合破溃,黏膜即出现广泛的浅小溃疡,并可逐渐融合成不规则的大片溃疡。结肠炎症在反复发作的慢性过程中,大量新生肉芽组织增生,常出现炎性息肉。黏膜因不断破坏和修复,丧失其正常结构,并且由于溃疡愈合形成瘢痕,黏膜肌层与肌层增厚,使结肠变形缩短,结肠袋消失,甚至出现肠腔狭窄。少数患者有结肠癌变,以恶性程度较高的未分化型多见。

(二)临床分型

临床上根据本病的病程、程度、范围和病期进行综合分型。

1.根据病程经过分型

(1)初发型:无既往史的首次发作。

(2)慢性复发型:最多见,发作期与缓解期交替。

(3)慢性持续型:病变范围广,症状持续半年以上。

(4)急性暴发型:少见,病情严重,全身毒血症状明显,易发生大出血和其他并发症。

上述后 3 型可相互转化。

2.根据病情程度分型

(1)轻型:多见,腹泻每天 4 次以下,便血轻或无,无发热、脉速,贫血轻或无,血沉正常。

(2)重型:腹泻频繁并有明显黏液脓血便,有发热、脉速等全身症状,血沉加快、血红蛋白含量下降。

(3)中型:介于轻型和重型之间。

3.根据病变范围分型

可分为直肠炎、直肠乙状结肠炎、左半结肠炎、全结肠炎以及区域性结肠炎。

4.根据病期分型

可分为活动期和缓解期。

（三）临床表现

起病多数缓慢,少数急性起病,偶见急性暴发起病。病程长,呈慢性经过,常有发作期与缓解期交替,少数症状持续并逐渐加重。

1.症状

（1）消化系统表现:主要表现为腹泻与腹痛。①腹泻为最主要的症状,黏液脓血便是本病活动期的重要表现。腹泻主要与炎症导致大肠黏膜对水钠吸收障碍以及结肠运动功能失常有关。粪便中的黏液或黏液脓血,为炎症渗出和黏膜糜烂及溃疡所致。排便次数和便血程度可反映病情程度,轻者每天排便 2～4 次,粪便呈糊状,可混有黏液、脓血,便血轻或无,重者腹泻每天可达 10 次以上,大量脓血,甚至呈血水样粪便。病变限于直肠和乙状结肠的患者,偶有腹泻与便秘交替的现象,此与病变直肠排空功能障碍有关。②腹痛,轻者或缓解期患者多无腹痛或仅有腹部不适,活动期有轻或中度腹痛,为左下腹的阵痛,亦可涉及全腹。有疼痛→便意→便后缓解的规律,大多伴有里急后重,为直肠炎症刺激所致。若并发中毒性巨结肠或腹膜炎,则腹痛持续且剧烈。③其他症状可有腹胀、食欲缺乏、恶心、呕吐等。

（2）全身表现:中、重型患者活动期有低热或中等度发热,高热多提示有并发症或急性暴发型。重症患者可出现衰弱、消瘦、贫血、低清蛋白血症、水和电解质平衡紊乱等表现。

（3）肠外表现:本病可伴有一系列肠外表现,包括口腔黏膜溃疡、结节性红斑、外周关节炎、坏疽性脓皮病、虹膜睫状体炎等。

2.体征

患者呈慢性病容,精神状态差,重者呈消瘦贫血貌。轻者仅有左下腹轻压痛,有时可触及痉挛的降结肠和乙状结肠。重症者常有明显腹部压痛和鼓肠。若有反跳痛、腹肌紧张、肠鸣音减弱等应注意中毒性巨结肠和肠穿孔等并发症。

（四）护理

1.护理目标

患者大便次数减少,粪质正常;腹痛缓解,营养改善,体重恢复,未发生并发症,焦虑减轻。

2.护理措施

（1）一般护理。①休息与活动:在急性发作期或病情严重时均应卧床休息,缓解期适当休息,注意劳逸结合。②合理饮食:指导患者食用质软、易消化、少纤维素又富含营养、有足够热量的食物,以利于吸收、减轻对肠黏膜的刺激并供给足够的热量,以维持机体代谢的需要。避免食用冷饮、水果、多纤维的蔬菜及其他刺激性食物,忌食牛乳和乳制品。急性发作期患者,应进流质或半流质饮食,病情严重者应禁食,按医嘱给予静脉高营养,以改善全身状况。应注意给患者提供良好的进餐环境,避免不良刺激,以增进患者食欲。

（2）病情观察:观察患者腹泻的次数、性质,腹泻伴随症状,如发热、腹痛等,监测粪便检查结果。严密观察腹痛的性质、部位以及生命体征的变化,以了解病情的进展情况,如腹痛性质突然改变,应注意是否发生大出血、肠梗阻、中毒性巨结肠、肠穿孔等并发症。观察患者进食情况,定期测量患者的体重,监测血红蛋白、血清电解质和清蛋白的变化,了解营养状况的变化。

（3）用药护理:遵医嘱给予柳氮磺吡啶（SASP）、糖皮质激素、免疫抑制剂等治疗,以控制病情,使腹痛缓解。注意药物的疗效及不良反应,如应用 SASP 时,患者可出现恶心、呕吐、皮疹、粒细胞减少及再生障碍性贫血等。应嘱患者餐后服药,服药期间定期复查血象,应用糖皮质激素者,要注意激素不良反应,不可随意停药,防止反跳现象,应用硫唑嘌呤或巯嘌呤时患者可出现骨髓抑制的表现,应注意监测白细胞计数。

(4)心理护理:安慰鼓励患者,向患者解释病情,使患者以平和的心态应对疾病,自觉地配合治疗。

(5)健康指导。①心理指导:由于病情反复发作,迁延不愈,常给患者带来痛苦,尤其是排便次数的增加,给患者的精神和日常生活带来很多困扰,易产生自卑、忧虑,甚至恐惧心理。应鼓励患者以平和的心态应对疾病,积极配合治疗。②指导患者合理饮食及活动:指导患者食用质软、易消化、少纤维素又富含营养、有足够热量的食物,避免食用冷饮、水果、多纤维的蔬菜及其他刺激性食物,忌食牛乳和乳制品。在急性发作期或病情严重时均应卧床休息,缓解期适当休息,注意劳逸结合。③用药指导:嘱患者坚持治疗,不要随意更换药物或停药。教会患者识别药物的不良反应,出现异常症状要及时就诊,以免耽搁病情。

3.护理评价

患者腹泻、腹痛缓解,营养改善,体重恢复。

二、克罗恩病

CD 是一种病因尚不十分清楚的胃肠道慢性炎性肉芽肿性疾病。病变多见于末段回肠和邻近结肠,但从口腔至肛门各段消化道均可受累,呈节段性或跳跃式分布。临床上以腹痛、腹泻、体重下降、腹块、瘘管形成和肠梗阻为特点,可伴有发热等全身表现以及关节、皮肤、眼、口腔黏膜等肠外损害。本病有终生复发倾向,重症患者迁延不愈,预后不良。

(一)病理

病变表现为同时累及回肠末段与邻近右侧结肠者,只涉及小肠者,局限在结肠者。病变可涉及口腔、食管、胃、十二指肠,但少见。

大体形态上,克罗恩病特点为:①病变呈节段性或跳跃性,而不呈连续性。②黏膜溃疡早期呈鹅口疮样溃疡,随后溃疡增大、融合,形成纵行溃疡和裂隙溃疡,将黏膜分割呈鹅卵石样外观。③病变累及肠壁全层,肠壁增厚变硬,肠腔狭窄。

组织学上,克罗恩病的特点为:①非干酪性肉芽肿,由类上皮细胞和多核巨细胞构成,可发生在肠壁各层和局部淋巴结。②裂隙溃疡,呈缝隙状,可深达黏膜下层甚至肌层。③肠壁各层炎症,伴固有膜底部和黏膜下层淋巴细胞聚集、黏膜下层增宽、淋巴管扩张及神经节炎等。肠壁全层病变致肠腔狭窄,可发生肠梗阻。溃疡穿孔引起局部脓肿,或穿透至其他肠段、器官、腹壁,形成内瘘或外瘘。肠壁浆膜纤维素渗出、慢性穿孔均可引起肠粘连。

(二)临床分型

区别本病不同临床情况,有助全面估计病情和预后,制订治疗方案。

1.临床类型

依疾病行为分型,可分为狭窄型(以肠腔狭窄所致的临床表现为主)、穿通型(有瘘管形成)和非狭窄非穿通型(炎症型)。各型可有交叉或互相转化。

2.病变部位

参考影像和内镜结果确定,可分为小肠型、结肠型、回结肠型。如消化道其他部分受累亦应注明。

3.严重程度

根据主要临床表现的程度及并发症计算 CD 活动指数（CDAI），用于疾病活动期与缓解期区分、病情严重程度估计（轻、中、重度）和疗效评定。

（三）临床表现

起病大多隐匿、缓渐，从发病早期症状出现至确诊往往需数月至数年。病程呈慢性，长短不等的活动期与缓解期交替，有终生复发倾向。少数急性起病，可表现为急腹症，酷似急性阑尾炎或急性肠梗阻。腹痛、腹泻和体重下降三大症状是本病的主要临床表现。但本病的临床表现复杂多变，这与临床类型、病变部位、病期及并发症有关。

1.消化系统表现

（1）腹痛：为最常见症状。多位于右下腹或脐周，间歇性发作，常为痉挛性阵痛伴肠鸣。常于进餐后加重，排便或肛门排气后缓解。腹痛的发生可能与进餐引起胃肠反射或肠内容物通过炎症、狭窄肠段，引起局部肠痉挛有关。体检常有腹部压痛，部位多在右下腹。腹痛亦可由部分或完全性肠梗阻引起，此时伴有肠梗阻症状。出现持续性腹痛和明显压痛，提示炎症波及腹膜或腹腔内脓肿形成。全腹剧痛和腹肌紧张，提示病变肠段急性穿孔。

（2）腹泻：亦为本病常见症状，主要由病变肠段炎症渗出、蠕动增加及继发性吸收不良引起。腹泻先是间歇发作，病程后期可转为持续性。粪便多为糊状，一般无脓血和黏液。病变涉及下段结肠或肛门直肠者，可有黏液血便及里急后重。

（3）腹部包块：见于 10%～20% 患者，由于肠粘连、肠壁增厚、肠系膜淋巴结肿大、内瘘或局部脓肿形成所致。多位于右下腹与脐周。固定的腹块提示有粘连，多已有内瘘形成。

（4）瘘管形成：是克罗恩病的特征性临床表现，因透壁性炎性病变穿透肠壁全层至肠外组织或器官而成。瘘分内瘘和外瘘，前者可通向其他肠段、肠系膜、膀胱、输尿管、阴道、腹膜后等处，后者通向腹壁或肛周皮肤。肠段之间内瘘形成可致腹泻加重及营养不良。肠瘘通向的组织与器官因粪便污染可致继发性感染。外瘘或通向膀胱、阴道的内瘘均可见粪便与气体排出。

（5）肛门周围病变：包括肛门周围瘘管、脓肿形成及肛裂等病变，见于部分患者，有结肠受累者较多见。有时这些病变可为本病的首发或突出的临床表现。

2.全身表现

（1）发热：为常见的全身表现之一，与肠道炎症活动及继发感染有关。间歇性低热或中度热常见，少数呈弛张高热伴毒血症。少数患者以发热为主要症状，甚至较长时间不明原因发热之后才出现消化道症状。

（2）营养障碍：由慢性腹泻、食欲减退及慢性消耗等因素所致。主要表现为体重下降，可有贫血、低蛋白血症和维生素缺乏等表现。青春期前患者常有生长发育迟滞。

3.肠外表现

本病肠外表现与溃疡性结肠炎的肠外表现相似，但发生率较高，据我国统计报道以口腔黏膜溃疡、皮肤结节性红斑、关节炎及眼病为常见。

（四）护理

1.护理目标

患者腹泻、腹痛缓解，营养改善，体重恢复，无并发症。

2.护理措施

（1）一般护理。①休息与活动：在急性发作期或病情严重时均应卧床休息，缓解期适当休息，注意劳逸结合。必须戒烟。②合理饮食：一般给高营养低渣饮食，适当给予叶酸、维生素 B_{12} 等多种维生素。重症患者酌用要素饮食或全胃肠外营养，除营养支持外还有助诱导缓解。

（2）病情观察：观察患者腹泻的次数、性质，腹泻伴随症状，如发热、腹痛等，监测粪便检查结果。严密观察腹痛的性质、部位以及生命体征的变化，测量患者的体重，监测血红蛋白、血清电解质和清蛋白的变化，了解营养状况的变化。

（3）用药护理：遵医嘱腹痛、腹泻可使用抗胆碱能药物或止泻药，合并感染者静脉途径给予广谱抗生素。给予柳氮磺吡啶（SASP）、糖皮质激素、免疫抑制剂等治疗，以控制病情，使腹痛缓解。注意避免药物的不良反应，如应嘱患者餐后服药，服药期间定期复查血象，不可随意停药，防止反跳现象等。

（4）心理护理：向患者解释病情，使患者树立战胜疾病信心，自觉地配合治疗。

（5）健康指导。①疾病知识指导：指导患者合理休息与活动，戒烟，食用质软、易消化、少纤维素又富含营养、有足够热量的食物，避免食用冷饮、水果、多纤维的蔬菜及其他刺激性食物，忌食牛乳和乳制品。②安慰鼓励患者：使患者树立信心，积极地配合治疗。③用药指导：嘱患者坚持服药并了解药物的不良反应，病情有异常变化要及时就诊。

3.护理评价

患者腹泻、腹痛缓解，无发热、营养不良，体重增加。

（李雪霞）

第八章　血液内科护理

第一节　血液科常用技术护理

一、骨髓穿刺术的护理配合

（一）概述

骨髓穿刺术是采取骨髓液的一种常用临床技术。临床上骨髓液主要用于检查骨髓细胞增生程度和细胞组成及其形态变化，也可用于细胞遗传学检查染色体、造血干细胞培养、寄生虫和细菌学检查等，以助临床诊断、观察疗效和判断预后，还可以为骨髓移植提供骨髓。

1.心理护理

当患者面临疾病威胁健康，常引起各种情绪反应，心神不定，坐立不安，交感神经系统兴奋，出现心率加快、多汗、呼吸加速等表现，护士要正确评估患者心理问题，给予有效的心理支持，向其介绍骨髓穿刺的目的、方法及配合事项，消除其思想顾虑。

2.术中配合

骨穿术中良好的体位配合能增加骨穿的成功率。在医师准确定位后，护士需安置患者合适的体位，叮嘱患者在操作过程中不要随意变换体位。操作结束后，予盖上无菌纱布按压止血，骨髓标本尽快送检。

3.术后处理

保持骨髓穿刺处敷料干燥，72小时内不沾水，多卧床休息，观察穿刺局部有无红肿热痛等表现，出现异常及时处理。

（二）操作流程

1.评估患者

评估皮肤、合作情况、情绪、二便情况。

2.准备工作

（1）环境准备：病室光线适宜，隔离衣清洁无污染、破损。

（2）医务人员准备：修剪指甲、洗手、戴口罩。

（3）用物准备：一次性骨穿针、一次性洞巾、玻片、玻璃器皿、无菌纱布、一次性注射器2个

(5 mL和10 mL各一个)、消毒液、2％利多卡因、无菌手套等。

3.操作过程

(1)核对患者床号、姓名、住院号、腕带、床边卡。

(2)严格执行无菌操作规程。

(3)配合医师准确定位,可选择髂前、髂后及胸骨。

(4)取出骨髓后及时告诉患者并正确快速地涂片送检。

(5)拔针后及时用碘伏消毒穿刺处,盖上无菌纱布。

(6)指导患者48～72小时内不要弄湿穿刺处,多卧床休息,避免剧烈活动,防止伤口感染。

4.整理用物、处理

一次性骨穿针弃于利器桶、纱布等按医疗垃圾处理。

(三)护理经验

骨髓穿刺术部位选择。

1.髂前上棘

常取髂前上棘后上方1～2 cm处作为穿刺点,此处骨面较平,容易固定,操作方便安全。该部位穿刺面对患者操作,易使患者恐惧而产生晕针等不良反应,个别心理素质差的患者甚至会拒绝穿刺。

2.髂后上棘

位于骶椎两侧、臀部上方骨性突出部位。穿刺部位较平坦,周围无大血管、神经及重要脏器,周围有肌肉组织环绕,易于固定,穿刺的骨髓成分较好。该部位穿刺可根据需要采用坐位、俯卧位、左右侧卧位。该部位穿刺在患者背后操作,可减少患者恐惧感。对于心理素质差、肥胖、腹水或妊娠后期的患者较为适合。

3.胸骨柄

此处骨髓含量丰富,当上述部位穿刺失败时,可作胸骨柄穿刺,但此处骨质较薄,其后有心房及大血管,严防穿透发生危险,较少选用。

4.腰椎棘突

位于腰椎棘突突出处,极少选用。

二、腰椎穿刺术的护理配合

(一)概述

腰椎穿刺术是一种检测脑脊液压力和性质及鞘内注射药物的常用诊疗技术,对颅内感染、出血、颅内原发肿瘤及全身恶性肿瘤的颅内侵犯或转移具有诊断意义,通过腰椎穿刺术还可以测定颅内压力,了解蛛网膜下腔是否阻塞、向椎管内注射药物等。

腰椎穿刺术是一种创伤性检查,应向患者介绍该检查的目的、方法及配合事项,消除患者思想顾虑,以取得合作。术后可能有头痛、恶心、呕吐等不适,要密切观察病情,给予积极处理。腰椎穿刺术部位:以髂后上棘连线与后正中线的交会处为穿刺点,一般取第3～4腰椎棘突间隙,有时也可在上一或下一腰椎棘突间隙进行。配合事项:术中良好的配合能增加腰椎穿刺术的成功率。在医师准确定位后,护士需安置患者合适的体位,叮嘱患者在操作过程中不要随意变换体位,避免咳嗽等动作。操作结束后,予盖上无菌纱布按压止血,协助去枕俯卧或仰卧4～6小时,以免引起术后低颅压头痛。保持穿刺处敷料清洁干燥,72小时内不沾水,标本尽快送检。

(二)操作流程

1.评估患者

评估患者意识、体位的舒适度、心理态度、皮肤情况、配合程度等。

2.准备工作

(1)环境准备:病室清洁光线适宜,定期消毒。

(2)医务人员准备:洗手,戴口罩。

(3)患者准备:情绪平稳,了解腰穿目的,排空大小便,静卧30分钟。

(4)用物准备:腰穿包1个、操作盘1个、无菌纱布1个、无菌试管3个、无菌手套一副、5 mL注射器1个、2%利多卡因1支、消毒液1瓶。

3.操作过程

(1)核对患者床号、姓名、住院号、腕带、床边卡。

(2)严格执行无菌操作规程。

(3)协助患者摆放术中体位患者侧卧于硬板床上,背部和床边成垂直,头向前胸部屈曲,双手抱膝紧贴腹,协助医师测压。

(4)密切询问和观察患者有无不适和有无异常,及时报告医师。

(5)告知患者术中配合要领,做好心理安抚,引导患者运用深呼吸等自我放松的技巧缓解紧张心理。

(6)协助医师留取所需的脑脊液标本,并及时送检。

(7)拔针后消毒伤口,要盖无菌纱布按压。

(8)指导患者去枕平卧4~6小时,告知卧床期间不可抬高头部,可适当水平移动躯体。

(9)加强巡视,严密观察患者病情的变化,若有头痛、恶心呕吐、发热、肢体活动受限等情况发生,及时报告医师处理。

4.整理用物、处理

腰穿针送供应室消毒灭菌,标本及时送检。

(三)护理经验

1.腰椎穿刺术体位要求

患者侧卧于硬板床上,背部与床面垂直,头向前胸部屈曲,两手抱膝紧贴腹部,使躯干呈弓形,或由助手在术者对面用一手抱住患者头部,另一手挽住其双下肢腘窝处,用力抱紧,使脊柱尽量后凸以增宽椎间隙,便于进针。

2.腰椎穿刺术术后常见并发症

(1)低颅压综合征:是指侧卧位脑脊液压力在0.78 kPa(80 mmH$_2$O)以下,较为常见。多因穿刺针过粗,穿刺技术不熟练或术后起床过早,使脑脊液自脊膜穿刺孔不断外流所致。①临床表现:患者坐起后头痛明显加剧,严重者伴有恶心、呕吐或眩晕、昏厥,取平卧位或头低卧位时头痛即可减轻或缓解,少数患者尚可出现意识障碍、精神症状、脑膜刺激征等,约持续一至数日。②预防及处理:使用细针穿刺,术后去枕平卧(最好俯卧)4~6小时,多饮开水,忌饮浓茶、糖水。如发生低颅压综合征,嘱继续平卧,多饮开水,必要时静脉输液补充,常可治愈。也可再次腰椎穿刺术在椎管内或硬脊膜外注入生理盐水20~30 mL,消除硬脊膜外间隙的负压以阻止脑脊液继续漏出。

(2)脑疝:在颅内压增高时,当腰椎穿刺术放液过多过快时,可在穿刺当时或术后数小时内发生脑疝,故穿刺术中应密切观察患者意识和生命体征变化,积极预防,及时发现脑疝先兆配合抢救,如静脉注射 20% 甘露醇等脱水剂,必要时还可自脑室穿刺放液和自椎管内快速推注生理盐水,但一般较难奏效。

(3)原有脊髓、脊神经根症状的突然加重:多见于脊髓压迫症。腰椎穿刺术放液后,由于压力的改变,导致椎管内脊髓、神经根、脑脊液和病变之间的压力平衡改变所致。可使神经根性疼痛、截瘫及大小便障碍等症状加重,高颈段脊髓压迫症患者则可发生呼吸困难及呼吸骤停,症状不严重者,可先向椎管注入生理盐水 30~50 mL;疗效不佳时应急请外科考虑手术处理。

(4)其他:颅内感染、马尾部的神经根损伤等。

三、骨髓采集术的护理配合

(一)操作目的及护理思维

骨髓采集术是骨髓移植的一个重要步骤,分为开放式骨髓采集和封闭式骨髓采集。开放式骨髓采集术是指在百级无菌层流手术室内抽取供髓者骨髓,经相关处理后输入受者体内,使他们担负起重建造血的重任。骨髓采集通常于移植当天在手术室进行,采用硬膜外麻醉或全麻。采集的有核细胞一般不低于 $1×10^8$/kg,最好在 $3×10^8$/kg 以上。

1.供体准备

供体在完善各项检查及机体动员后,于采髓前一天入院行术前准备,包括:①皮肤准备,术前晚沐浴,手术当日更换消毒衣裤。②肠道准备:术前晚 20:00 时起禁食禁饮,晨起空腹解除大、小便。③术前 30 分钟遵医嘱肌内注射苯巴比妥 0.1 g 及阿托品 0.5 mg。④按病情需要予保留导尿。⑤护送供体入手术室,与手术室护理人员进行交接。

2.术后护理及常见并发症

骨髓采集术后,按全麻或硬膜外麻醉护理常规进行护理,去枕平卧 6 小时,禁食禁饮 6 小时,做好保留导尿护理,多功能监护监测生命体征,观察穿刺处有无出血及渗液,如发现异常,应立即通知医师协助处理。供体术后均有不同程度的手术区域疼痛,可能是由于穿刺部位损伤所致,一般不需特殊护理。少数供体手术后出现低热,多为手术后的吸收热,术后给予预防性抗生素即可。如出现血压降低,脉搏快速,尿量减少等低血容量症状,应立即汇报医师,给予扩容治疗。

(二)操作流程

1.评估

评估患者意识、手术体位舒适程度、配合能力。

2.准备工作

(1)环境准备:手术室环境适宜。

(2)护士准备:外科洗手法洗手,戴口罩,穿隔离衣,戴无菌手套。

(3)用物准备:250 mL 干燥无菌瓶 12 个,一次性骨髓采集针 2 套,骨髓穿刺包(包括圆柱状固定架 2 个:高 10 cm、直径 10 cm,圆柱状固定漏斗 2 个:高 5 cm、直径 8 cm 及配套不锈钢滤网 2 副),500 mL 血液保存液 2 袋,肝素 2 支,5 mg 地塞米松 2 支,巴曲酶 2 支,500 mL 生理盐水 2 袋,10 mL 针筒根据采集量准备,腹带 1 根,无菌手术敷料包 1 只。

(4)供体准备:采髓前 4 天开始皮下注射重组人粒细胞刺激因子,采髓前禁食禁水 8 小时,术前半小时肌内注射阿托品和苯巴比妥。

3.操作流程

(1)手术由1名麻醉医师、2名采髓医师、1名器械护士、1名巡回护士及1名负责骨髓过滤的护士共同完成。

(2)麻醉医师对患者进行麻醉后将患者安置于手术体位。

(3)巡回与器械护士一起打开手术敷料包,铺设两个无菌手术台。

(4)采髓医师、器械、过滤护士按外科洗手法洗手。

(5)器械、过滤护士穿无菌手术衣,戴无菌手套后由巡回护士将术中所需物品按无菌原则投递,器械护士协助医师消毒患者手术区域、铺设手术单;过滤护士将无菌输液瓶、骨髓穿刺包内物品妥善摆放于手术台面。

(6)器械护士将500 mL血液保存液内加入12 500 U肝素制成骨髓保养液,放于治疗碗内备用;过滤护士将500 mL生理盐水加入另一治疗碗内,将骨穿针、过滤器、滤网用生理盐水冲洗后再取适量骨髓保养液冲洗后备用。

(7)将无菌输液瓶放入固定架,过滤漏斗套于瓶口,滤网嵌入过滤漏斗中。

(8)器械护士先将10副10 mL注射器用骨髓保养液冲洗后抽取骨髓保养液2 mL,排尽空气置于器械台上供采髓者备用,后面注射器均抽取1.5 mL骨髓保养液。

(9)采髓医师穿刺后每针筒抽至10 mL骨髓液后递给过滤护士,过滤护士将注射器上下颠倒数次,再注入骨髓过滤漏斗,轻轻旋转过滤器,使骨髓透过滤网慢慢滤入输液瓶内。

(10)每个输液瓶放入250 mL骨髓液,采满后及时送实验室计数,根据结果采集骨髓量。

(11)术毕穿刺点无菌敷料覆盖,腹带约束。

4.整理用物、处理

术中产生的垃圾分类,按医疗垃圾处理。

(三)护理经验

1.骨髓采集术的手术配合

(1)需在百级无菌层流手术室内进行,严格执行无菌操作,保持骨髓液不被污染。

(2)严格配制骨髓保养液浓度,精确抽取保养液量,所有抽髓用具包括骨穿针、滤器必须经保养液冲洗,抽髓过程中注意及时将骨髓与保养液混合均匀,密切观察骨髓是否有凝固现象,及时提醒医师调整保养液的抽取数量,若发现滤网上积聚血凝块、脂肪组织或骨碎片,应及时更换备用滤网以免影响骨髓过滤。

(3)尽量缩短骨髓在外部环境中暴露的时间,采髓速度不宜太快,采髓500 mL时间不少于30分钟,原则上骨髓抽取后应尽快输注,以保证骨髓能在采集后6小时之内输入。

2.骨髓采集术健康指导

指导供髓者术后注意休养,避免劳累,1周内暂勿淋浴,3个月内勿行重体力劳动,注意保暖预防感冒,保持心情舒畅。按时按量服用药物,如铁剂、维生素B_{12}等,告知服用的目的、方法、注意事项。嘱其注意补充营养,进食高热量、高蛋白、高维生素、易消化饮食,注意营养均衡、适量,勿过度进补,以免营养过剩,导致肥胖,定期查血常规,门诊随访。

3.心理护理

供体因为对捐献骨髓的过程、方法缺乏了解,担心自身遭受疼痛,导致情绪紧张恐惧,尤其是担心供髓后是否会对自身的机体健康造成损伤和危害而顾虑重重。护理人员要热情接待供体,建立一个相互信任关系,给予关心与支持,介绍骨髓移植的相关知识,讲解骨髓采集的过程,方法及配合注意事项,告知手术的先进性和安全性,详细介绍术后可能出现的不适,使供体具有一定的心理准备和机体承受能力,特别要强调骨髓捐献对于拯救一个生命的重要意义,强调献髓后经过一段时间的调养不会损害机体健康遗留后遗症的事实,给他们以荣誉感和自信心,打消顾虑,消除紧张恐惧情绪,以良好的心态积极配合手术。

四、治疗性血液成分单采的护理配合

(一)概述

治疗性血液成分单采(TA)借助可以连续流动的血液成分分离机,去除引起疾病的特定成分,回输其余的或者是替代的成分。可以快速地改变血液的组成成分,对于血细胞或血浆数量和质量异常所导致的疾病可以起到快速而有效的初始治疗作用。按照不同目的 TA 可以分成三类:血细胞去除、血液成分置换和血液成分调整。

治疗性血液成分单采的不良反应总发生率 5% 左右,包括输血反应、恶心、呕吐、低血压、迷走神经功能亢进、苍白、心动过速、呼吸窘迫、肌肉痉挛或寒战等。分离需要静脉通道,静脉插管可能带来血肿、静脉硬化、血栓形成、出血及感染等风险。分离过程中随着液体的流出和流入可导致某些患者血容量过低而另一些患者血容量过高,其症状的严重程度取决于患者的血细胞比容、心脏或肾脏的功能。分离过程需要枸橼酸盐抗凝,大多数患者枸橼酸盐可以被快速代谢而不产生延后的效应,但碳酸氢盐排泄受损的肾脏患者可能发生碱中毒。枸橼酸盐可引起低钙血症,如口周或肢端的刺痛麻木、头晕、恶心和味觉改变,心电图表现为 OT 间隙延长。此外,低钙血症还可能是钙与置换液中的清蛋白结合所致,或者是输入的供者血浆中所含的枸橼酸盐所致。轻症者口服补充钙剂即可,症状持续或严重者,须静脉滴注补充钙剂;若不及时治疗,可以产生严重的症状;如肌肉收缩、手足抽搐和癫痫发作。由于 TA 可能需要大量的血液制品,增加了感染性疾病的风险,如 HIV、人类 T 淋巴细胞病毒、肝炎病毒以及细菌和寄生虫的传播;非感染性疾病的风险,如溶血、发热、变态反应、同种异体免疫的变态反应、输血相关急性肺损伤等。因为造血祖细胞及淋巴细胞采集的供者主要是正常人(自体除外),操作者必须对分离过程的所有不良反应都有了解,并制定相应措施,才能保证整个过程的安全有效。

(二)操作流程

1.评估

评估患者意识、体位舒适程度、心理状态、配合能力。

2.准备工作

(1)环境准备:光线适宜,清洁,定期消毒。

(2)护士准备:修剪指甲,洗手,戴口罩。

(3)用物准备:备 1 000～2 000 mL 同型血浆,穿刺针 2 个,穿刺盘 1 个,血浆分离器等。

3.操作过程

(1)检查分离器的运行情况。

(2)核对患者床号、姓名、腕带。

(3)静脉插管建立:良好的血液循环通路:一般采用桡动脉与肘正中动脉临时穿刺建立血液回路,穿刺困难者采取中心静脉插管,一般采取锁骨下静脉及颈内静脉穿刺置单针双腔管。

(4)血浆置换中密切观察病情变化。

(5)血浆置换后拔出静脉通路,安慰患者,置于舒适体位。

4.整理用物、处理

血浆袋按医疗垃圾处理,滤出的血浆消毒后再处理。

(三)护理经验

1.治疗性血液成分单采分类

(1)血细胞去除。①血小板单采:分离并采集患者血小板,以减少血小板计数。②白细胞单采:分离并采集患者白细胞(如白血病细胞),以晶体或胶体液替代,有时需补充采集过程中丢失的红细胞,其目的是减少循环血中异常的白细胞,包括治疗性白细胞去除,采集血液祖细胞,采集淋巴细胞。

(2)血液成分置换。①血浆置换:分离含有致病因子的患者血浆,以正常供者的血浆、清蛋白或胶体/晶体代替,减少患者血浆内致病因子(如致病的抗体)。②红细胞置换:分离患者的红细胞以正常供者红细胞和/或胶体代替,减少红细胞量(如镰刀形红细胞)。

(3)血液成分调整。①选择性提取血浆成分:分离血浆并经过过滤,选择性的去除致病的免疫球蛋白。②光分离置换法:分离采集患者血浆,在体外以补骨脂素和紫外线 A 处理,然后回输。

2.常见不良反应

(1)低钙血症:是指血中钙离子浓度(尤其游离钙)降低,神经肌肉兴奋性增高引起相应症状。除不同程度的佝偻病表现外,主要为惊厥、手足搐搦和喉痉挛,以无热惊厥最常见。惊厥表现为突然发生四肢抽动,两眼上窜,面肌颤动,神志不清,发作时间可短至数秒钟,或长达数分钟以上,发作时间长者可伴口周发绀,发作停止后,意识恢复;手足搐搦表现为突发手足痉挛呈弓状,双手呈腕部屈曲状,手指伸直,拇指内收掌心,强直痉挛,足部踝关节伸直,足趾同时向下弯曲;喉痉挛表现为喉部肌肉及声门突发痉挛,呼吸困难,有时可突然发生窒息,严重缺氧甚至死亡。因此监测血钙水平,维持正常血钙浓度非常重要。

(2)变态反应:输入异体蛋白均可发生变态反应,出现皮肤瘙痒和荨麻疹,严重时可发生血管神经性水肿和过敏性休克,做好预防性工作,避免变态反应或者减轻变态反应尤为重要。

(3)心血管反应:采血的速度,还输的速度以及出入量的平衡均可影响患者的正常生理状态。患者可能会出现胸闷,心慌,头昏,心动过速,血压下降,昏厥或休克等症状。年老体弱患者更容易发生心血管反应。要加强观察,分离全过程进行生命体征及神态的监测,特别是对小儿、年老体弱、贫血、水肿、血浆蛋白较低或肝功能障碍的患者。

(4)感染:穿刺处皮肤消毒不严,置换液污染,大量免疫球蛋白丢失,患者抵抗力降低,输入未经病毒灭活的血浆等可引起病毒性疾病的感染,因此,术前要全面了解患者情况,治疗中严格执行无菌操作原则,给予保护性隔离。

(5)出凝血异常:大量的血浆去除且没有补充足够的凝血因子会使患者发生凝血活性异常,出现出血或原有出血症状加重,意外猝死。应监测患者凝血酶原时间,积极预防处理。

五、无菌层流净化罩的应用技术

(一)概述

层流净化罩是一种垂直单向流局部净化设备,它构造了一个有效的可移动洁净空间,能够清除 $0.3~\mu m$ 的细菌、真菌和尘埃,使水平流达到百级净化级别,在空气中达到无菌效果,有效降低患者的感染机会。特别适用于血液患者、放化疗患者及其他免疫力低下的患者。

血液患者需反复多次化疗,可导致骨髓抑制,加上血液患者本身存在细胞免疫、体液免疫功能障碍和骨髓造血功能异常,易诱发感染。据文献报道,粒细胞缺乏的白血病患者住普通病房感染率在85%以上,无菌层流净化仓有效降低了患者的感染率,为患者足量全程治疗提供了安全保障,患者病程缩短,痛苦减少,经济负担也减轻。

(二)操作流程

1.评估

(1)患者的年龄、病情、生命体征。

(2)心理状态及合作程度,并解释目的、注意事项。

(3)是否有使用层流净化罩的指征和适应证。

2.准备工作

(1)环境准备:病室光线适宜、整洁,有电源及插座。病室墙面地面用 500 ppm 含氯消毒剂消毒,室内用紫外线消毒,床垫用臭氧消毒。病房开窗通风一小时。启动层流装置 2 小时以后患者可入住。

(2)护士准备:修剪指甲,洗手,戴口罩。

(3)患者准备:了解使用目的,修剪指甲,沐浴更衣进入层流罩。

3.操作过程

(1)启动层流装置开关。

(2)检查层流装置的运行情况。

(3)核对患者床号、姓名、腕带。

(4)安置患者舒适体位。

(5)交代患者注意事项。

(6)使用层流净化罩中密切观察病情变化。

4.整理床单位、后续处理

(1)层流床每次使用后或连续使用 24 小时以上,需紫外线照射 30 分钟消毒。每一周高效过滤器的滤网清洗一次。

(2)患者出院或者迁出净化罩后,应先将电压调旋钮调回"零"位,再关掉电源开关。

(3)使用后的层流净化罩按医疗垃圾要求处理。

(三)护理经验

层流净化罩由高效空气过滤系统、消音降噪系统、风机动力系统、操作控制系统等组成。其整体结构为冷轧钢板,顶部为空气净化系统,四周以高透明度的防静电塑胶垂帘围护。工作时顶部的风机吸入环境空气,经空气净化系统过滤为洁净空气,再以层流的方式送入工作区域。同时使工作区域内保持正压,以阻止外部空间的尘埃粒子进入工作区域。

使用前应启动层流装置 2 小时后患者方可入住,患者检查及治疗均在净化罩内完成,医护人员在接触患者进行治疗护理时均戴口罩、帽子,消毒液擦手。层流床高效过滤器的滤网每 1 周清洗一次,患者出院或者迁出净化罩后,应先将电压调旋钮调回"零"位,再关掉电源开关,拆洗床单、被套、枕套,更换新的层流净化罩,检测高效过滤器,清洗滤网,必要时更换高效过滤器,备用。

(刘焕平)

第二节 自身免疫性溶血性贫血

一、定义

自身免疫性溶血性贫血(autoimmune hemolytic anemia，AIHA)系免疫识别功能紊乱，自身抗体吸附于红细胞表面而引起的一种 HA。根据致病抗体作用于红细胞时所需温度的不同，AIHA 分为温抗体型和冷抗体型两种。

抗体为 IgG 或 C3，少数为 IgM。37 ℃最活跃，为不完全抗体，吸附于红细胞的表面。致敏红细胞易被巨噬细胞所破坏，部分膜被破坏可形成球形红细胞。IgG 和 C3 抗体同时存在可引起比较严重的溶血。

原因不明的原发性 AIHA 占 45%。继发性的病因：①感染，特别是病毒感染。②结缔组织病，如系统性红斑狼疮、类风湿关节炎、溃疡性结肠炎等。③淋巴增殖性疾病，如慢性淋巴细胞白血病、淋巴瘤、骨髓瘤等。④药物，如青霉素，头孢菌素，甲基多巴，氟达拉滨等。

二、临床表现

急性型多发生于小儿伴病毒感染者，偶也见于成人。起病急骤，有寒战、高热、腰背痛、呕吐。严重时，有休克、昏迷。多数温抗体型 AIHA 起病缓慢，成人多见，无性别差异。表现为虚弱及头昏。体征包括皮肤黏膜苍白，黄疸；轻中度脾大(50%)，质较硬，无压痛；中度肝大(30%)，肝质地硬但无压痛。急性溶血阶段白细胞增多。10%～20%的患者合并免疫性血小板计数减少，称为 Evans 综合征；骨髓有核细胞增生，以幼红细胞增生为主。

本病以女性为多，从婴儿至老年均可累及，国外报道 73%是 40 岁以上者。急性发病多见，尤其是伴有感染者。起病时的症状各病例不很相同。不少病例同时存在其他有关疾病，如恶性肿瘤、红斑狼疮或传染病的症状成为主要症状而掩盖了贫血症状。本病主要症状是贫血，表现为软弱、乏力、头晕、体力活动时气急、心悸等。急性溶血贫血可很严重，可发生晕倒，出现半昏迷和轻度的全身衰竭症状。尿色变深，极少数患者可有血红蛋白尿。同时可有寒战、发热、腹痛、呕吐、腹泻等。主要体征是苍白和黄疸，半数以上有脾大，一般轻至中度，质硬，1/3 有中等肝大，均不痛。有一些患者可伴有血小板计数减少，称为 Evans 综合征。

三、诊断

(一)临床表现

原发性温抗体型自身免疫性溶血性贫血患者多为女性，年龄不限。临床除溶血和贫血外，无特殊症状，半数患者有脾大，1/3 有黄疸及肝大。继发性自身免疫性溶血性贫血常伴有原发疾病的临床表现。

(二)实验室检查

(1)直接抗人球蛋白试验(Coomb's 试验)是测定吸附在红细胞膜上的不完全抗体和补体较敏感的方法，是诊断 AIHA 的重要依据。在生理盐水内，吸附不完全抗体或补体的致敏红细胞并无凝集,因为不完全抗体是单价的。加入完全、多价的抗人球蛋白抗体后,后者与不完全抗体 Fc 段相结合,起搭桥作用,可导致致敏红细胞相互凝集,即直接 Coomb's 试验阳性。

(2)间接抗人球蛋白试验则可测定血清中游离的 IgG 或 C3。如有溶血性贫血 Coomb's 试验阳性,近 4 个月内无输血或可疑药物服用史,冷凝集素效价正常,可以考虑温抗体型 AIHA 的诊断。Coomb's 试验阴性,但临床表现较符合,糖皮质激素或切脾有效,除外其他 HA(特别是遗传性球形红细胞增多症),可诊断为 Coomb's 试验阴性的 AIHA。排除各种继发性 AIHA 的可能,无病因者诊断为原发性 AIHA。继发性 AIHA 必须明确引起溶血的诱发疾病,可依据原发病的临床表现和有关实验室检查加以鉴别。

四、治疗

(一)病因治疗

积极寻找病因治疗原发病,感染所致本病多数可以自愈。继发于卵巢囊肿、畸胎瘤等可以手术切除的病例,手术后可治愈。继发于造血系统肿瘤者,在治疗原发病的同时可加用泼尼松,多数患者需长期治疗。

(二)肾上腺皮质激素

该药为治疗本病之首选药物。治疗机理是皮质素抑制了巨噬细胞,清除吸附红细胞抗体的作用,或使抗体结合到红细胞的作用降低,或抑制抗体的产生。一般在用药后 4~5 天,网状内皮系统清除受抗体或补体致敏红细胞的能力即见减退。按医嘱口服给药,泼尼松开始 1~1.5 mg/(kg·d),一周后溶血停止,红细胞恢复正常,逐渐减少剂量,至每天仅 5~10 mg,小剂量维持 3~6 个月。急性发作、严重贫血者可用氢化可的松 100 mg 静脉滴注,2 次/天。老人或轻度贫血者,可用泼尼松 10~20 mg 口服,隔天一次。

(三)达那唑

达那唑系人工合成的 17α-炔孕酮衍生物,作用较弱,但具有免疫调节作用,能降低患者的抗 IgG 和抗 C3 的滴度,有稳定红细胞膜的作用。一般 3 次/天,每次 0.2 g。本药也可与激素合用,贫血纠正后可先减少或停用激素,单用本药,疗程一般不少于一年。本药的不良反应有肝损害(表现为 ALT 上升),多毛,脱发,肌痛及皮脂溢出。

(四)环孢素 A

环孢素 A 能抑制 T 细胞介导的同种和自身免疫反应。对激素无效的病例加用本药为 4.6 mg/(kg·d)。2 周后溶血可逐渐缓解。

(五)免疫抑制剂

用于对激素治疗无效或必须依赖大剂量泼尼松维持者,或切脾有禁忌,切脾无效者。常用药品有环磷酰胺[1.5~2 mg/(kg·d)]、硫唑嘌呤[2~2.5 mg/(kg·d)],估计 45% 的患者有较好的疗效。免疫抑制剂可与激素合用,血常规缓解后可先停激素,本药改为维持量。免疫抑制剂试用 4 周后疗效不佳的,可增加剂量或改换其他制剂。治疗期间必须密切观察血常规变化,至少每周检查一次,特别注意骨髓抑制致严重感染的预防。

(六)脾切除

脾脏是抗体的生成器官,又是致敏红细胞的主要破坏场所,对于肾上腺皮质激素治疗无效或需较大剂量才能维持缓解者,均可考虑脾切除手术治疗。切脾后血中致敏红细胞的寿命有所延长。

（七）输血

患者的自身抗体有时对输入的红细胞也产生致敏作用，对 Rh 抗原的红细胞有强烈反应，因而仅能输入缺乏这类抗原的红细胞以防溶血。输血前详加检查交叉配血试验、妊娠或输血而引起的同种抗体，如抗 Rh、抗 kell 及抗 kidd，以防溶血反应。以应用洗涤后的红细胞输注为宜。

五、护理措施

（一）一般护理措施（遵照血液病临床一般护理原则）

1.休息活动

严重贫血、急性溶血、慢性溶血合并危象的患者，应绝对卧床休息。

2.营养

给予高蛋白、高维生素、高热量易消化食物，有助于纠正贫血。溶血发作期间不吃酸性食品（各种肉类、鱼、虾等水产），选择碱性食品，如豆腐、海带、奶类及各种蔬菜水果。

3.预防感染

特别是免疫抑制剂治疗期间，更加注意皮肤黏膜的清洁护理，定时洗澡或擦浴，洗头，剪指（趾）甲，更衣和被盖，早晚刷牙，饭后漱口，保持口腔清洁。口腔内有血泡或溃疡的，定时用碘甘油涂抹或紫外线探头照射治疗。保持大便通畅，大便后清洗外阴及肛周，有痔者应坐浴（用 1∶5 000 高锰酸钾液），预防肛周感染。

4.密切观察

体温、脉搏、呼吸、血压变化及用药、输血的治疗效果及不良反应。

（二）重点护理措施

（1）观察尿色、尿量并记录，如果尿色逐渐加深，甚至酱油样，说明溶血严重，及时报告医师。尿量少时按医嘱给予利尿，警惕肾脏损害。

（2）观察巩膜皮肤黄染的变化：黄疸的轻重与溶血的程度有关，黄疸的加重标志着溶血严重，结合尿色及性质的观察及时与医师联系。

（3）苍白、头晕、乏力、活动气急：贫血所致，如果贫血发展急剧，则有可能发生晕倒和全身出现衰竭状态，故患者需安静卧床，不要突然坐起或起立，防摔倒跌伤。必要时按医嘱给予输血治疗。

（4）发热：体温较高时可用物理降温法，如头部置冰袋、温水擦浴或乙醇擦浴（有出血倾向的不用乙醇擦浴）。注意观察体温变化，如体温持续不降，可按医嘱给予解热药物。降温过程中注意水分的补充，防虚脱。

（三）治疗过程中可能出现的情况及应急措施

1.肾功能损害

密切观察尿色，出现酱油色尿、茶色尿及时留取尿标本以备送检。准确记录出入量，嘱患者多饮水，日液体入量应在 1 000 mL 以上，防止肾功能的损害。血尿者，应卧床休息并遵医嘱输注止血药及碱化利尿液体。

2.低血钙的护理

进行血浆置换时，由于血浆采用枸橼酸抗凝，枸橼酸盐与血钙络合而产生低血钙反应。因此在行血浆置换前后，应遵照医嘱适量补充钙剂。置换采用的穿刺针较粗大，应选择上臂粗大的血管，尽量做到一针穿刺成功，减少患者的痛苦。必要时可采用股静脉穿刺。并做好患者及家属的解释工作,以减少他们惧怕的心理,取得配合。

3.低血压

低血压是血浆置换的主要并发症,置换过程中密切观察患者神志及血压变化,当血压低于 8.0/12.0 kPa(90/60 mmHg)或患者出现心悸、胸闷等不适症状时,应遵医嘱给予吸氧及增加血容量等处理。

4.变态反应

注意观察有无变态反应,出现皮肤瘙痒、皮疹、寒战等症状时,应积极予以抗过敏治疗。

5.感染

严密监测体温的变化。体温高时及时通知医师予以对症处理,严格遵照医嘱准时输注抗生素等药物,保持皮肤的清洁卫生、保持床单及衣服的清洁干燥。病室每天紫外线照射消毒2次,并注意定时通风。做好口腔护理保持口腔的清洁卫生,早晚及饭后用漱口液漱口。做好肛周护理每晚及便后用1∶20的碘伏液坐浴,以保持肛周的清洁。出现手(足)破溃者予以1∶5 000的高锰酸钾和1∶20的聚维酮碘液交替泡手(足),4～5次/天。化疗的护理,由于输注细胞毒性药物容易引起胃肠道的不适,因此在输注药物时,应告知患者及家属可能出现的不良反应,避免心理紧张。饮食宜清淡易消化,减少胃肠道的刺激,并应严格按照医嘱时间输注。心理护理,患者可因高热、尿液改变等表现出焦虑和紧张。在治疗护理中,主动与其沟通交流,并鼓励和安慰患者。关心、体贴他们,取得他们的信任。应向患者介绍目前医学对于本病治疗的发展,讲解该病的成功病例,积极开导,使其增强战胜疾病的信心。

(四)健康教育

1.简介疾病知识

过去临床上将温抗体型自身免疫性溶血性贫血称作获得性溶血性黄疸,这种贫血患者的机体免疫功能不正常,产生的抗体能破坏自己的正常红细胞,以致发生溶血和贫血。多数患者病程长,可有多次发作和缓解。主要表现为黄疸、尿色变深甚至酱油色,同时有不同程度的贫血及其引起的症状。本病有原发性和继发性两种。原发性诱发病因不清楚,继发性是由于身患某些疾病而引起本病发作,其预后决定于原发病的性质。

2.心理指导

急性溶血发作而产生系列症状,患者或患儿家长多有恐惧、焦虑心理,应给予安慰和鼓励,使其对治疗增强信心及安定情绪。不少患者因同时存在难治性疾病,如恶性肿瘤、红斑狼疮等,易产生消极心理。护理工作中注意观察,了解患者心态,给予心理支持,提供生活上的帮助,疏导不良情绪,有利于配合治疗。

3.检查、治疗指导

检查前向患者说明检查的项目、目的和留标本的方法等。患者及患儿的家长易对反复取血或骨髓检查有顾虑,给予耐心解释,使之理解检查的意义并主动配合。指导患者观察尿色及留尿标本的方法。治疗过程中向患者说明药物的治疗作用和可能的不良反应,如激素、达那唑、免疫抑制剂或输血等治疗,使之主动配合治疗,观察疗效和不良反应,有利于及时调整药物治疗方案和处置不良反应。对于激素、达那唑等药物引起患者外观形象的变化,要耐心解释待病情好转停药后将自行消失,消除患者的顾虑,有助于坚持治疗。

4.饮食指导

溶血发作期间避免食用酸性食品,有利于保护肾脏。常见的酸性食品是猪肉、牛肉、鸡肉、蛋黄、鲤鱼、鳗鱼、牡蛎、干鱿鱼、虾、白米、面粉制品、花生、啤酒等。为纠正贫血应增加营养的摄入，指导患者选用高蛋白、高维生素食品，瘦肉、蛋类、乳类、鱼虾水产类、豆腐及其制品均为高蛋白食品。膳食做到荤素搭配，辅以各种新鲜蔬菜及水果，以增加多种维生素的摄入量。主食可按个人习惯选用。食欲差者可少食多餐，增加用餐次数，提高营养的摄入量。

5.休息活动指导

急性溶血发作或严重贫血者应卧床休息以减少耗氧。轻度贫血、恢复期患者可进行适当活动。患者要保证充足的睡眠，可适当看电视、听广播等，但不可疲劳过度。

6.出院指导

向患者交代坚持服药治疗，按医嘱定期复诊。指导患者注意观察巩膜有无黄染情况，尿色变化，如出现异常及时留尿来院检查，注意预防感冒。

（刘焕平）

第三节　弥散性血管内凝血

弥散性血管内凝血（DIC）是在许多疾病基础上，凝血及纤溶系统被激活，导致全身微血栓形成，凝血因子大量消耗并继发纤溶亢进，引起全身出血及微循环衰竭的临床综合征。

一、病因与发病机制

（一）病因

与感染性疾病、淋巴瘤等恶性肿瘤、羊水栓塞等病理产科、手术及创伤、严重中毒或免疫反应、急性胰腺炎、重型肝炎等全身各系统疾病有关。

（二）发病机制

DIC是一种病理过程，本身并不是一个独立的疾病，只是众多疾病复杂的病理过程中的中间环节。凝血酶与纤溶酶的形成，是导致血管内微血栓形成、凝血因子减少及纤溶亢进等病理生理改变的关键机制。

二、临床表现

（一）出血

特点为自发性、多发性出血，部位可遍及全身，多见于皮肤、黏膜、伤口及穿刺部位；其次为某些内脏出血，严重者可发生颅内出血。

（二）休克或微循环障碍

一过性或持续性血压下降，早期即出现肾、肺、脑等器官功能不全，表现为肢体湿冷、少尿或无尿、呼吸困难、发绀及不同程度的意识障碍等。

（三）微血管栓塞

微血管栓塞与弥漫性微血栓的形成有关。皮肤黏膜栓塞可使浅表组织缺血、坏死及局部溃疡形成；内脏栓塞常见于肾、肺、脑等，可引起急性肾衰竭、呼吸衰竭、颅内高压等，从而出现相应的症状和体征。

（四）微血管病性溶血

微血管病性溶血可表现为进行性贫血，贫血程度与出血量不成比例，偶见皮肤、巩膜黄染，大量溶血时还可以出现黄疸、血红蛋白尿。

三、辅助检查

（一）消耗性凝血障碍方面的检测

消耗性凝血障碍方面的检测指血小板及凝血因子消耗性减少的相关检查，DIC 时，血小板计数减少，凝血酶原时间（PT）延长，部分凝血活酶时间（APTT）延长等。

（二）继发性纤溶亢进方面的检测

继发性纤溶亢进方面的检测指纤溶亢进及纤维蛋白降解产物生成增多的检测，DIC 时，纤维蛋白的降解产物（FDP）明显增多，纤溶酶及纤溶酶原激活物的活性升高等，D-二聚体定量升高或定性阳性等。

（三）其他

DIC 时，外周血涂片红细胞形态常呈盔形、多角形等改变；血栓弹力图（TEG）可反映止血功能，但对于 DIC 特异性与敏感性均不清楚。

四、治疗要点

治疗原则是以治疗原发病，祛除诱因为根本，抗凝治疗与凝血因子补充同步进行。

（一）祛除诱因、治疗原发病

如控制感染，治疗肿瘤，病理产科及外伤；纠正缺氧、缺血及酸中毒等。

（二）抗凝治疗

抗凝治疗是终止 DIC 病理过程、减轻器官损伤，重建凝血-抗凝平衡的重要措施。

1.肝素治疗

（1）肝素：常用于急性或暴发型 DIC。

（2）低分子量肝素：预防、治疗慢性或代偿性 DIC 时优于肝素。

2.其他抗凝及抗血小板聚集药物

复方丹参注射液、右旋糖酐-40、噻氯匹定、双嘧达莫、重组人活化蛋白 C（APC）。

（三）替代治疗

适用于有明显血小板或凝血因子减少证据和已进行病因及抗凝治疗，DIC 未能得到良好控制者。对于 APTT 时间显著延长者可输新鲜全血、新鲜血浆或冷沉淀物，以补充凝血因子。对于纤维蛋白原含量显著降低或血小板数显著减少者可分别输纤维蛋白原浓缩剂或血小板悬液。

（四）抗纤溶治疗

适用于继发性纤溶亢进为主的 DIC 晚期。常用药物有氨甲苯酸，氨基己酸等。

（五）溶栓疗法

由于 DIC 主要形成微血管血栓，并多伴有纤溶亢进，因此原则上不使用溶栓剂。

（六）其他

糖皮质激素治疗，但不作为常规应用。

五、护理措施

(一)一般护理

1.饮食

进高热量、高蛋白、高维生素饮食,有消化道出血者应进食冷流质或半流质饮食,必要时可禁食。昏迷者给予鼻饲,并做好护理。

2.运动与休息

卧床休息,根据病情采取合适体位,如休克患者采取中凹卧位,呼吸困难者可采取半坐卧位,意识障碍者采取保护性措施。注意保暖,防压疮,协助排便,必要时保留尿管。

(二)病情观察

严密监测患者的生命体征、神志和尿量变化,记录 24 小时出入液量;观察表情,皮肤的颜色与温湿度;有无皮肤黏膜和重要器官栓塞的症状和体征,如皮肤栓塞出现四肢末端发绀,肾栓塞出现腰痛、血尿等;注意出血部位、范围及其严重度的观察。

(三)用药护理

肝素的主要不良反应是出血,还会引起发热、变态反应、脱发、血小板数减少等,在治疗过程中注意观察患者出血情况,监测各项实验室指标,APTT 为最常用的监护指标,正常值为(40±5)秒,使其延长 60%~100% 为最佳剂量,若过量可采用鱼精蛋白中和,鱼精蛋白 1 mg 可中和肝素1 mg。右旋糖酐-40 可引起变态反应,重者可致过敏性休克,使用时应谨慎。

(四)心理护理

由于病情危重,症状较多,患者常有濒死感,可表现多种心理活动,如悲观绝望,烦躁不安、恐惧紧张等心理异常。因此,应针对患者心理进行耐心讲解,列举成功案例,增强患者信心,使其积极配合治疗。

(五)健康指导

向患者及其家属讲解疾病相关知识,强调反复进行实验室检查的必要性和重要性,特殊药物治疗的不良反应,保证充足的睡眠;提供易消化吸收富含营养的食物,适当运动,循序渐进。

(刘焕平)

第四节 白 血 病

白血病是一类造血干细胞的恶性克隆性疾病,因白血病细胞自我更新增强、增殖失控、分化障碍、凋亡受阻,而停滞在细胞发育的不同阶段。在骨髓和其他造血组织中,白血病细胞大量增生累积,使正常造血受抑制并浸润其他器官和组织。根据白血病细胞的成熟程度和自然病程,将白血病分为急性和慢性两大类。在恶性肿瘤所致的死亡率中,白血病居第六位(男性)和第八位(女性),但在儿童及 35 岁以下成人中则居第一位。

一、急性白血病

急性白血病(AL)是造血干细胞的恶性克隆性疾病,发病时骨髓中异常的原始细胞及幼稚细胞大量增殖并抑制正常造血,广泛浸润肝、脾、淋巴结等各种脏器。国际上常用的法美英 FAB 分类法将 AL 分为急性淋巴细胞白血病(ALL)和急性髓系白血病(AML)。ALL 又分为 3 个亚型,包括 L_1 型,L_2 型,L_3 型。AML 又分为 8 个亚型,包括急性髓细胞白血病微分化型(M_0)、急性粒细胞白血病未分化型(M_1)、急性粒细胞白血病部分分化型(M_2)、急性早幼粒细胞白血病(APL,M_3)、急性粒-单核细胞白血病(M_4)、急性单核细胞白血病(M_5)、急性红白血病(M_6)、急性巨核细胞白血病(M_7)。

(一)临床表现

AL 起病急缓不一。急者可以表现突然高热,类似"感冒",也可以是严重出血。缓慢者常为脸色苍白、皮肤紫癜,月经过多或拔牙后出血难止而就医时被发现。

1.贫血

常为首发症状,呈进行性加重,半数患者就诊时已为重度贫血。

2.发热

白血病本身能引起发热,但大多数由继发感染所致,主要表现为持续低热或高热甚至超高热,可伴畏寒、出汗等。感染可发生在各个部位,以口腔炎、牙龈炎、咽峡炎最常见。长期应用抗生素者,可出现真菌感染。

3.出血

出血可发生在全身各部位,以皮肤瘀点、瘀斑、鼻出血、牙龈出血、月经过多为多见。眼底出血可致视力障碍,严重时发生颅内出血而导致死亡,APL 易并发 DIC 而出现全身广泛性出血。

4.器官和组织浸润的表现

淋巴结肿大和肝脾大;胸骨下端局部压痛;部分 AML 可伴绿色瘤;牙龈增生、肿胀;皮肤出现蓝灰色斑丘疹;可引起中枢神经系统白血病(CNSL);睾丸出现无痛性肿大,多为一侧性;肺、心、消化道、泌尿生殖系统等均可受累。

(二)辅助检查

1.血常规

大多数患者白细胞数增多,也有部分白细胞数正常或减少,有不同程度的正细胞性贫血,约 50% 的患者血小板数低于 $60×10^9/L$,晚期血小板数极度减少。

2.骨髓细胞学检验

骨髓细胞学检验是诊断 AL 的主要依据和必做检查。多数患者的骨髓细胞学呈增生明显活跃或极度活跃,以有关系列的原始细胞、幼稚细胞为主,若原始细胞占全部骨髓有核细胞的 30% 以上,则可做出 AL 的诊断。

3.细胞化学

主要用于急淋、急粒及急单白血病的诊断与鉴别诊断。

4.免疫学检查

通过针对白血病细胞表达的特异性抗原的检测,分析细胞所属系列、分化程度和功能状态,以区分 ALL 与 AML 及其各自的亚型。

5.染色体和基因改变

AL 常伴有特异的染色体和基因改变,并与疾病的发生、发展、诊断、治疗与预后关系密切。

6.血液生化检查

血清尿酸浓度升高,患者并发 DIC 时出现凝血异常,血清乳酸脱氢酶(LDH)可升高。

（三）治疗要点

治疗原则是根据患者的 MICM（细胞形态学、免疫学、细胞遗传学和分子遗传学）分型结果及临床特点进行预后危险分层，按照患者意愿、经济能力，选择并设计最佳完整、系统的治疗方案。

1.对症支持治疗

（1）紧急处理高白细胞血症：一旦出现高白细胞血症（$>100×10^9/L$）可使用血细胞分离机，单采清除过高的白细胞，同时给予化疗和水化。应预防高尿酸血症、酸中毒、电解质平衡紊乱和凝血异常等并发症。

（2）防治感染：发热时应及时查明感染部位及查找病原菌，使用有效抗生素。应用 G-CSF 可缩短粒细胞缺乏期。

（3）成分输血支持：严重贫血可吸氧，输浓缩红细胞，维持 $Hb>80\ g/L$，但白细胞淤滞症时不宜立即输红细胞。血小板低者可输单采血小板悬液。

（4）防治高尿酸血症肾病：鼓励患者多饮水，最好 24 小时持续静脉补液，使每小时尿量 $>150\ mL$ 并保持碱性尿，在化疗同时给予别嘌醇以抑制尿酸合成。当患者出现少尿和无尿时，应按急性肾衰竭处理。

2.抗白血病治疗

AL 治疗分为两个阶段，即诱导缓解和缓解后治疗。诱导缓解主要通过联合化疗，使患者迅速获得完全缓解（CR）：白血病的症状和体征消失，血常规的白细胞分类中无白血病细胞，骨髓细胞学检验中相关系列的原始细胞与幼稚细胞之和≤5％。缓解后治疗主要方法为化疗和造血干细胞移植，诱导缓解获 CR 后，体内仍有残留的白血病细胞，称为微小残留病灶（MRD），必须进一步降低 MRD，以防止复发、争取长期无病生存（DFS）甚至治愈（DFS 持续 10 年以上）。

（四）护理措施

1.一般护理

（1）饮食：给予高热量、高蛋白、高维生素、适量纤维素，清淡、易消化饮食，多食新鲜水果、蔬菜。避免进食高糖、高脂、产气过多和辛辣的食物。注意卫生，食物要煮熟，牛奶要消毒。

（2）运动与休息：根据患者情况制订合理的活动量。注意休息，劳逸结合。

2.病情观察

密切观察患者生命体征变化，注意监测患者血常规及骨髓细胞学情况，观察患者有无贫血、出血及感染症状，观察患者化疗后的不良反应。

3.对症护理

（1）静脉炎及组织坏死的防护。①合理选择静脉：最好采用中心静脉或深静脉留置导管。若使用浅表静脉，应选择有弹性且直的大血管，避免在循环功能不良的肢体进行注射。②避免药液外渗：静脉注射化疗药前先用生理盐水冲路，确定在静脉内方可注入药物，边抽回血边注药，以保证药液无外渗。应用多种药物时，先用对血管刺激性小的药物，药物输注完毕再用生理盐水10～20 mL 冲洗后拔针，以减轻药物对局部血管的刺激。③化疗药外渗的处理：立即停止注入，边回抽边退针，不要立即拔针，并行利多卡因环形封闭，范围大于渗漏区，局部冷敷有一定效果，抬高受累部位，促进局部外渗药液的吸收。④静脉炎的处理：局部血管禁止静脉注射，患处勿受压，使用喜疗妥等药物外敷，鼓励患者多做肢体活动，以促进血液循环，遵医嘱进行理疗。

（2）骨髓抑制的防护：多数化疗药物化疗后第 7～14 天骨髓抑制作用最强，恢复时间多为之后的 5～10 天。化疗期间定期复查血常规,每次疗程结束后复查骨髓象,以了解骨髓抑制程度。一旦出现骨髓抑制,加强贫血、感染和出血的预防、观察及护理。

(3)消化道反应的防护:恶心、呕吐、食欲缺乏等消化道症状多出现在用药后 1～3 小时,持续数小时到 24 小时不等,体弱者出现症状较早且较重。①为患者提供一个安静、舒适、通风良好的休息与进餐环境,避免不良刺激。②避免在治疗前后两小时内进食,当出现恶心、呕吐时应暂缓或停止进食,及时清除呕吐物,保持口腔清洁。治疗前 1～2 小时给予止吐药物。③给予高热量、高蛋白、高维生素、适量纤维素、清淡、易消化饮食,以半流质为主。少量多餐,避免进食高糖、高脂、产气过多和辛辣的食物,进食后适当活动,休息时取坐位和半卧位,避免饭后立即平卧。④减慢化疗药输入速度,无法进食者给予静脉补充营养。

(4)口腔溃疡的护理:对已发生口腔溃疡者,应给予口腔护理,每天两次。指导患者漱口液含漱及溃疡用药方法,每次 15～20 分钟,每天至少 3 次。餐后及睡前用漱口水含漱后,将药涂于溃疡处,涂药后禁食 2～3 小时。

(5)心脏毒性的预防和护理:柔红霉素,多柔比星,高三尖杉酯碱类药物可引起心肌及心脏传导损害。用药前后监测心率、心律、血压。滴数<40 滴/分钟。

(6)肝功能损害的防护:甲氨蝶呤,门冬酰胺酶对肝功能有损害,监测肝功能,观察患者有无黄疸。

(7)脱发的护理。①化疗前心理护理:向患者说明化疗必要性及化疗可能导致脱发的现象,告知结束后头发会再生,使其有充分的心理准备,坦然面对。②出现脱发后的心理护理:评估患者的感受,鼓励表达内心感受,指导患者使用假发,戴帽子,协助其重视自身能力和优点,鼓励家属支持,病友分享,参与正常社交。

(8)鞘内注射化疗药物的护理:推注速度宜慢,注毕嘱患者去枕平卧 4～6 小时,注意观察有无头痛、呕吐、发热等化学性脑膜炎及其他神经系统损害的症状。

4.用药护理

VCR 能引起末梢神经炎,出现手足麻木感,停药后可逐渐消失。L-ASP 可引起变态反应,用药前先皮试。APL 治疗过程中可能出现分化综合征,主要临床表现为发热、体重增加、肌肉骨骼疼痛、呼吸窘迫、肺间质浸润、胸腔积液、心包积液、皮肤水肿、低血压、急性肾衰竭甚至死亡。一旦出现应及时给予大剂量糖皮质激素,暂时停服维 A 酸,症状消失后可继续使用,对症或辅助治疗如吸氧、利尿、白细胞单采清除和联合化疗等。ATO 不良反应有肝功能损害,心电图 QT 间期延长等。少数患者对别嘌醇会出现严重皮肤过敏,应注意。CTX 可导致出血性膀胱炎,嘱患者多饮水,每天 3 000 mL 以上;MTX 可引起口腔黏膜及消化道黏膜溃疡,嘱患者勤用亚叶酸钙溶液含漱。

5.心理护理

认真评估各个时期患者的心理状况,耐心倾听,鼓励患者表达,向患者介绍已缓解的典型病例,组织患者之间进行养病经验的交流。

6.健康指导

(1)向患者及其家属说明疾病相关知识,保证充足睡眠,适当健身活动,如散步、打太极拳等。

(2)指导患者进食高蛋白、高热量、高维生素,清淡、易消化少渣软食,避免辛辣刺激,多饮水,多食蔬菜、水果。

(3)注意保暖,讲究个人卫生,学会监测体温,掌握预防感染、贫血、出血的自我护理知识。

（4）嘱患者按计划、按时化疗，定期门诊复查，发现出血、发热及骨、关节疼痛应立即就医。

二、慢性白血病

慢性白血病（CL）按细胞类型分为慢性髓系白血病、慢性淋巴细胞白血病及少见类型的白血病，如毛细胞白血病、幼淋巴细胞白血病等。

（一）慢性髓系白血病

慢性髓系白血病（CML）简称慢粒，是一种发生在早期多能造血干细胞上的恶性骨髓增殖性疾病，主要涉及髓系。病程发展缓慢，脾大，外周血粒细胞显著增多且不成熟。CML 分为慢性期（CP）、加速期（AP）和最终急变期（BP/BC）。本病各年龄组均可发病，以中年最多见。

1.临床表现

（1）慢性期：CP 一般持续 1～4 年，患者有乏力、低热、多汗或盗汗、体重减轻等代谢亢进的症状，由于脾大而自觉左上腹坠胀感。部分患者胸骨中下段压痛。

（2）加速期：发热、虚弱、体重下降，脾脏迅速增大，骨、关节痛以及逐渐出现贫血、出血。原来治疗有效的药物无效。

（3）急变期：急性期表现与 AL 类似，多数为急粒变，20％～30％为急淋变。

2.辅助检查

（1）慢性期。①血常规：白细胞数明显升高，粒细胞数显著增多，以中性中幼、晚幼和杆状核粒细胞居多，血小板数多在正常水平，部分患者增多，晚期血小板数减少，并出现贫血。②骨髓细胞学：骨髓增生明显至极度活跃，以粒细胞为主，粒红比例明显升高，原始细胞＜10％。③中性粒细胞碱性磷酸酶（NAP）：活性减低或呈阴性反应。④染色体检查：95％以上 CML 细胞中出现 Ph 染色体，显带分析为 t(9;22)(q34;q11)。⑤血液生化：血清及尿中尿酸浓度升高，血清乳酸脱氢酶升高。

（2）加速期：外周血或骨髓原始细胞≥10％；外周血嗜酸性粒细胞＞20％；不明原因的血小板数进行性减少或增加；除 Ph 染色体以外又出现其他染色体异常；粒-单系祖细胞集簇增加而集落减少；骨髓活检显示胶原纤维显著增生。

（3）急变期：骨髓中原始细胞或原淋＋幼淋或原单＋幼单＞20％；外周血中原粒＋早幼粒细胞＞30％，出现髓外原始细胞浸润。

3.治疗要点

治疗原则是应着重于慢性期早期治疗，避免疾病转化，力争细胞遗传学和分子生物学水平上的缓解。

（1）CP 的治疗。①分子靶向治疗：应用第一代酪氨酸激酶抑制剂（TKI）甲磺酸伊马替尼（IM），对伊马替尼不能耐受或无效的患者，可选择第二代 TKI 尼洛替尼或达沙替尼。②干扰素-α（IFN-α）应用：该药与小剂量阿糖胞苷联合使用，可提高疗效。③其他药物治疗。羟基脲（HU）：起效快，作用时间短。白消安：起效慢且后作用长，剂量不易掌握。其他药物：Ara-C、HHT、ATO 等。④异基因造血干细胞移植（allo-HSCT）：是唯一可治愈 CML 的方法。

（2）进展期的治疗：AP 和 BC 统称为 CML 的进展期。AP 患者可采用加量 TKI 治疗，BC 患者采用加量 TKI 及联合化疗，两者回到 CP 后，立即行 allo-HSCT 治疗。

4.护理措施

(1)一般护理:保证充足的休息和睡眠,适当锻炼,劳逸结合。进食高热量、高蛋白、高维生素、易消化吸收的饮食。

(2)病情观察:每天测量患者脾脏的大小、质地并做好记录。注意脾区有无压痛,观察有无脾栓塞或脾破裂的表现;化疗期间定期监测血常规、血尿酸和尿尿酸的含量及尿沉渣检查等,记录24小时液体出入量,观察有无血尿或腰痛的发生。

(3)对症护理。

疼痛护理:患者发生脾胀痛时,可置患者于安静、舒适的环境中,卧床休息,减少活动,左侧卧位,宜少食多餐,尽量避免弯腰和碰触腹部。

尿酸性肾病护理:鼓励患者多饮水,化疗期间每天3 000 mL以上,遵医嘱口服别嘌醇和碳酸氢钠,24小时持续静脉补液,保证足够的尿量。在化疗给药前或给药后遵医嘱给予利尿剂。

(4)用药护理。①白消安:长期用药可出现皮肤色素沉着,精液缺乏及停经,肺纤维化等,现已较少应用于临床。②干扰素-α:常见不良反应包括乏力、发热、疲劳、头痛、畏食、恶心、肌肉及骨骼疼痛等流感样症状和体重下降、肝功能异常等。预防性使用对乙酰氨基酚等能够减轻流感样症状。部分患者常需减量,同时定期检查肝、肾功能及血象。③伊马替尼:常见的非血液学不良反应包括水肿、肌痉挛、腹泻、恶心、肌肉骨骼痛、皮疹、腹痛、肝酶升高、疲劳、关节痛和头痛等,但一般症状较轻微。血液学不良反应包括白细胞、血小板数减少和贫血,可应用造血生长因子,严重者需减量或暂时停药,定期监测血象。

(5)健康指导:向患者及家属讲解疾病相关知识,给予高热量、高蛋白、高维生素易消化的饮食,慢性期病情稳定时,保证充足休息,适当运动,可工作或学习,按时服药,配合治疗,注意各种不良反应,定期监测血象,出现贫血加重、发热、腹部剧烈疼痛者,应及时就医。

(二)慢性淋巴细胞白血病

慢性淋巴细胞白血病(CLL)简称慢淋,是一种进展缓慢的B淋巴细胞增殖性肿瘤,以外周血、骨髓、脾脏和淋巴结等淋巴组织中出现大量克隆性B淋巴细胞为特征。CLL均起源于B细胞。本病在欧美各国是最常见的白血病,而在我国、日本及东南亚国家较少见。90%患者在50岁以上发病,男女比例2∶1。

1.临床表现

起病缓慢,多无自觉症状,淋巴结肿大常为就诊的首发症状,以颈部、腋下、腹股沟淋巴结为主。肿大的淋巴结较硬,无压痛,可移动。早期可出现疲乏、无力,随后出现食欲缺乏、消瘦、低热和盗汗等,晚期易发生贫血、出血、感染。

2.辅助检查

(1)血常规:淋巴细胞持续增多,晚期血红蛋白、血小板数减少。

(2)骨髓细胞学:有核细胞增生明显活跃,红细胞、粒细胞及巨核细胞数均减少,淋巴细胞≥40%,以成熟淋巴细胞为主。

(3)免疫学检查:淋巴细胞具有单克隆性,呈现B细胞免疫表型特征。

(4)细胞遗传学:部分患者出现染色体异常,基因突变或缺失。

3.治疗要点

治疗原则是提高CR率,并尽可能清除微小残留病灶。

(1)化学治疗:烷化剂有CLB、CTX、苯达莫司汀;嘌呤类似物有FLU;糖皮质激素

（2）化学免疫治疗：FCR 方案（FLU＋CTX＋R），其中 R 为利妥昔单抗。

（3）造血干细胞移植：CLL 患者年龄较大，多数不适合移植治疗。

（4）并发症治疗：积极抗感染治疗，反复感染者可静脉输注免疫球蛋白；并发自身免疫性溶血性贫血或血小板减少可用较大剂量糖皮质激素，无效且脾大明显者，可考虑切脾。

4.护理措施

（1）一般护理：卧床休息，采取舒适卧位，进食高热量、高维生素、营养丰富的软食，摄取足够的水分。

（2）病情观察：定期监测体温，观察感染的症状、体征及其变化情况。

（3）对症护理：高热患者可给予物理降温，必要时遵医嘱给予药物降温，及时更换衣物，保持皮肤清洁干燥；严重贫血患者应给予常规氧气吸入，以改善组织缺氧，可给予患者输血以减轻贫血和缓解机体的缺氧症状。

（4）用药护理：主要包括化疗药物不良反应的护理、干扰素-α 不良反应的护理。

（5）健康指导：向患者说明遵医嘱坚持治疗的重要性，保证充足的休息，适当活动，注意饮食，定期复查血象，出现发热、出血或其他感染迹象应及时就诊。

（刘焕平）

第五节　多发性骨髓瘤

多发性骨髓瘤（multiple myeloma，MM）是恶性浆细胞病中最常见的一种类型。骨髓中有大量的异常浆细胞（或称骨髓瘤细胞）克隆性增殖，引起广泛溶骨性骨骼破坏、骨质疏松，血清中出现单克隆免疫球蛋白（M 蛋白），正常的多克隆免疫球蛋白合成受抑制，尿中出现本-周蛋白，从而引起不同程度的肾损害、贫血、免疫功能异常。发病年龄大多在 50～60 岁，男女之比为 3：2。根据血清 M 成分的特点可分为 IgG 型、IgA 型、IgD 型、IgM 型、IgE 型、轻链型、非分泌型以及双克隆或多克隆免疫球蛋白型，其中 IgG 型最常见。

一、病因与发病机制

可能与病毒感染、电离辐射、接触工业或农业毒物，慢性抗原刺激及遗传因素有关。

二、临床表现

（一）骨骼损害
骨痛为常见症状，以腰骶部最多见，有自发性骨折的可能。

（二）感染
细菌和病毒感染。

（三）贫血
部分患者以贫血为首发症状。

（四）高钙血症
呕吐、乏力、意识模糊、多尿或便秘等。

(五)肾功能损害

蛋白尿、管型尿和急、慢性肾衰竭。

(六)高黏滞综合征

头晕、眼花、耳鸣、手指麻木、冠状动脉供血不足、慢性心力衰竭、意识障碍甚至昏迷。

(七)出血倾向

鼻出血、牙龈出血和皮肤紫癜多见。

(八)淀粉样变性和雷诺现象

常见舌肿大、腮腺肿大、心脏扩大、腹泻便秘、皮肤苔藓样变、外周神经病变以及肝肾功能损害等。如 M 蛋白为冷球蛋白,出现雷诺现象。

(九)髓外浸润

器官肿大、神经损害、髓外骨髓瘤、浆细胞白血病。

三、辅助检查

(一)血常规

正常细胞性贫血,晚期可见大量骨髓瘤细胞。

(二)骨髓细胞学

浆细胞异常增生,并伴有质的改变。

(三)血液生化检查

1.单株免疫球蛋白血症的检查

蛋白电泳出现 M 蛋白;免疫电泳发现重链;血清免疫球蛋白定量测定发现 M 蛋白增多,正常免疫球蛋白减少。

2.血钙、磷测定

高钙血症;晚期肾功能减退,血磷也升高。

3.血清 β_2-微球蛋白和蛋白测定

可评估肿瘤负荷及预后。

4.C-反应蛋白(CRP)和血清乳酸脱氢酶(LHD)测定

反应疾病的严重程度。

5.尿和肾功能监测

90%患者有蛋白尿,血清尿素氮和肌酐可升高,约半数患者尿中出现本-周蛋白。

(四)影像学检查

X 线检查、CT、MRI 等。

四、治疗

治疗原则:无症状或无进展的患者可以观察,每 3 个月复查 1 次。有症状的患者应积极化疗及造血干细胞移植。

(一)化学治疗

常用化疗方案见表 8-1。来那度胺是一种有效的沙利度胺类似物,与地塞米松联合用于治疗复发或难治性 MM。

表 8-1 骨髓瘤常用联合治疗方案

方案	药物
MPT	美法仑、泼尼松、沙利度胺
VAD	长春新碱、阿霉素、地塞米松
PAD	硼替佐米、阿霉素、地塞米松
VADT	长春新碱、阿霉素、地塞米松、沙利度胺
DT	地塞米松、沙利度胺
DTPAEC	地塞米松、沙利度胺、顺铂、阿霉素、环磷酰胺、依托泊苷

(二)骨病的治疗
双膦酸盐有抑制破骨细胞的作用。

(三)高钙血症
水化、利尿;使用双膦酸盐;糖皮质激素和/或降钙素。

(四)贫血
可考虑使用促红细胞生成素治疗。

(五)肾功能不全
水化、利尿;有肾衰竭者,应积极透析;慎用非甾体类消炎镇痛药;避免使用静脉造影剂。

(六)高黏滞血症
血浆置换可作为症状性高黏血症患者的辅助治疗。

(七)感染
若出现症状应用抗生素治疗。

(八)干细胞移植
自体干细胞移植可提高缓解率,清髓性异基因干细胞移植可在年轻患者中进行,常用于难治性、复发患者。

五、护理措施

(一)一般护理

1.饮食
给予高热量、低蛋白、富含维生素、易消化饮食,肾功能不全者给予低盐饮食,保证每天饮水量 2 000～3 000 mL。

2.运动与休息
注意卧床休息,使用硬板床或硬床垫,适度运动,劳逸结合,不做剧烈活动和扭腰、转体等动作。翻身时,动作轻柔,避免拖拉硬拽。骨质疏松患者不宜久站、久坐或较长时间固定于一种姿势。

(二)病情观察
注意观察患者疼痛的程度、性质及患者对疼痛的反应;密切监测患者体温变化,观察有无乏力、头晕、眼花、耳鸣等症状;观察出血的部位、主要表现形式、发展或消退情况;严密观察患者皮肤情况,预防压疮发生。观察尿常规、尿液性质、尿量等。

（三）对症护理

1.疼痛护理

协助患者睡硬板床，采取舒适卧位，适当按摩病变部位，避免用力过度。护士应耐心倾听患者对疼痛的主述，安抚患者，使其情绪稳定。指导患者放松，采用听音乐、自我暗示、按摩、针灸等方法转移注意力。遵医嘱应用镇痛药，选择合适的镇痛药及给药途径，密切关注疗效及不良反应。

2.躯体活动障碍护理

保持床单平整干燥，避免潮湿、皱褶等物理刺激；协助患者更换体位，适度床上活动。截瘫患者应保持肢体功能位，保持皮肤清洁干燥，严密观察皮肤情况，预防压疮发生。

3.排尿异常护理

密切观察患者尿量、颜色、性质，鼓励患者多饮水，遵医嘱给予患者碱化、利尿等措施。

4.受伤危险的护理

确保环境安全，地面干燥，夜间应保持病室仍有微弱灯光，家属陪伴活动；出现手指麻木时，嘱患者不要接触锐器及过烫的物品。

（四）用药护理

1.美法仑

最常见的不良反应是骨髓抑制，可导致白细胞和血小板计数减少，30％以上的患者口服后可出现胃肠道不适，如恶心、呕吐等，可相应给予保护胃黏膜的药物或止吐药物。

2.沙利度胺

抑制血管生成，其不良反应有镇静作用，困倦、头晕等。注意不能从事高空作业，停药后可以消退，长期大剂量使用本品可出现多发性神经炎、感觉异常等现象，一旦出现应立即停药。

3.硼替佐米

不良反应主要有疲劳、乏力、恶心、腹泻、食欲缺乏、周围神经病、发热等，应严密观察，给予相应措施。

4.双膦酸盐

使用静脉制剂应严格掌握输注速度。

（五）心理护理

多发性骨髓瘤患者治疗时间长，病情反复，病理性骨折导致其疼痛难忍，生活质量下降，心理负担较重。护士应及时与患者沟通，关心、体贴、安慰患者，使其获得情感支持，增强战胜疾病的信心，积极配合治疗。

六、健康指导

向患者及家属讲解疾病的相关知识。注意卧床休息，睡硬板床，适度运动，劳逸结合，避免剧烈活动。遵医嘱用药，定期复查与巩固治疗。若活动后出现剧烈疼痛，可能发生病理性骨折，应立即就医。注意预防感染，出现发热应及时就诊。

（刘焕平）

第六节　淋　巴　瘤

淋巴瘤起源于淋巴结和淋巴组织,其发生大多与免疫应答过程中淋巴细胞增殖分化产生的某种免疫细胞恶变有关,是免疫系统的恶性肿瘤。按组织病理学改变分类,淋巴瘤可分为非霍奇金淋巴瘤(non-Hodgkin lymphoma,NHL)和霍奇金淋巴瘤(Hodgkin lymphoma,HL)两类。

一、病因

病毒感染(如 EB 病毒等)、宿主的免疫功能、幽门螺杆菌抗原的存在可能与淋巴瘤的发病有关。

二、临床表现

(一)突出表现
无痛性、进行性的淋巴结肿大或局部肿块是淋巴瘤共同的临床表现。

(二)霍奇金淋巴瘤
多见于青年,儿童少见。首发症状常是无痛性颈部或锁骨上淋巴结进行性肿大(占 60%～80%),其次为腋下淋巴结肿大。5%～16% 的 HL 患者发生带状疱疹。饮酒后引起的淋巴结疼痛是 HL 所特有,但并非每一个 HL 患者都是如此。发热、盗汗、瘙痒及消瘦等全身症状较多见。30%～40% 的 HL 患者以原因不明的持续发热为起病症状。周期性发热约见于 1/6 的患者。皮肤瘙痒是 HL 较特异的表现,可为 HL 唯一的全身症状。

(三)非霍奇金淋巴瘤
NHL 具有以下特点。

(1)全身性:可发生在身体的任何部位,其中淋巴结、扁桃体、脾及骨髓是最易受到累及的部位。

(2)多样性:组织器官不同,受压迫或浸润的范围和程度不同,引起的症状也不同。

(3)随着年龄增长,发病者增多,男性多于女性;除惰性淋巴瘤外,一般发展迅速。

(4)NHL 对各器官的压迫和浸润较 HL 多见,常以高热或各器官、系统症状为主要临床表现。

三、辅助检查

(一)血常规检查
HL 常有轻或中度贫血,部分患者嗜酸性粒细胞增多;NHL 白细胞计数多正常,伴有淋巴细胞计数绝对或相对增多。

(二)骨髓细胞学检查
骨髓涂片找到 Reed-Sternberg 细胞(R-S 细胞)是 HL 骨髓浸润的依据。一部分 NHL 患者的骨髓涂片中可找到淋巴瘤细胞。

（三）影像学检查

浅表淋巴结 B 超、胸（腹）部 CT 等检查有助于确定病变的部位及其范围。目前 PETCT/CT
检查是评价淋巴瘤疗效的重要手段。

（四）实验室检查

疾病活动期有血沉增快、血清乳酸脱氢酶升高提示预后不良。骨骼受累,血清碱性磷酸酶活
力增强或血钙增加。B 细胞 NHL 可并发溶血性贫血。

（五）病理学检查

淋巴结活检是淋巴瘤确诊和分型主要依据。

四、治疗

治疗原则是以化疗为主,化疗与放疗相结合,联合应用相关生物制剂的综合治疗。

（一）霍奇金淋巴瘤

1.化学治疗

ABVD 为 HL 的首选方案见表 8-2。

表 8-2　霍奇金淋巴瘤的主要化疗方案

方案	药物	备注
MOPP	氮芥、长春新碱、丙卡巴肼、泼尼松	如氮芥改为环磷酰胺静脉注射,即为 COPP 方案
ABVD	表柔比星、博来霉素、长春新碱、达卡巴嗪	4 种药均在第 1 及第 15 天静脉注射 1 次,疗程期间休息 2 周

2.放射治疗

扩大照射范围,除被累及的淋巴结及肿瘤组织外,还包括附近可能侵及的淋巴结,如病变在
膈以上采用"斗篷"式、在膈以下采用倒"Y"字式。

（二）非霍奇金淋巴瘤

1.以化疗为主的综合治疗

(1)惰性淋巴瘤:联合化疗可用 COP 或 CHOP 方案(表 8-3)。

表 8-3　非霍奇金淋巴瘤的常用联合化疗方案

方案	药物
COP	环磷酰胺、长春新碱、泼尼松
CHOP	环磷酰胺、表柔比星、长春新碱、泼尼松
R-CHOP	利妥昔单抗、环磷酰胺、表柔比星、长春新碱、泼尼松
EPOCH	依托泊苷、表柔比星、长春新碱、泼尼松、环磷酰胺
ESHAP(复发淋巴瘤)	依托泊苷、泼尼松、顺铂、阿糖胞苷

(2)侵袭性淋巴瘤:侵袭性 NHL 的标准治疗方案是 CHOP 方案,化疗不应少于 6 个疗程。
R-CHOP 方案是弥漫性大 B 细胞淋巴瘤治疗的经典方案。

难治性复发者的解救方案:可选择 ICE(异环磷酰胺、卡铂、依托泊苷)、DHAP(地塞米松、卡
铂、高剂量阿糖胞苷)、MINE(异环磷酰胺、米托蒽醌、依托泊苷)、HyperCVAD/MTX-Ara-C 等

方案进行解救治疗。

2.生物治疗

(1)单克隆抗体:凡细胞免疫表型为 CD20 的 B 细胞淋巴瘤患者,主要是 NHL 患者,均可用 CD20 单抗(利妥昔单抗)治疗。

(2)干扰素:这是一种能抑制多种血液肿瘤增殖的生物制剂。

(3)抗幽门螺杆菌治疗:胃黏膜相关淋巴样增殖淋巴瘤可用其治疗。

3.骨髓移植

对 55 岁以下患者,能耐受大剂量化疗的中高危患者,可考虑进行自体造血干细胞移植。部分复发或骨髓侵犯的年轻患者还可考虑异基因造血干细胞移植。

4.手术治疗

合并脾功能亢进,有切脾指征者可以切脾,为以后化疗创造有利条件。

五、护理措施

(一)一般护理

1.饮食

鼓励患者进食高热量、高维生素、营养丰富的半流质食物或软食,多食新鲜水果、蔬菜,禁食过硬、带刺、刺激性强的食物,指导患者摄取足够的水分。

2.运动与休息

活动应循序渐进、遵循适度原则。疾病早期可进行社交活动及身体锻炼,晚期应增加卧床休息,进行室内、床旁活动。

(二)病情观察

(1)观察生命体征变化,定期监测体温,观察降温后的反应,避免发生虚脱。

(2)观察患者放疗后的局部皮肤有无发红、瘙痒、灼热感及渗液、水疱形成等。

(3)观察患者情绪变化,有无焦虑、烦躁等。

(4)观察患者睡眠、饮食状况,有无恶心、呕吐、失眠等。

(5)观察患者淋巴结肿大部位、程度及相应器官压迫情况。

(三)对症护理

1.高热护理

可先采用物理降温,冰敷前额及大血管经过的部位,如颈部、腋窝和腹股沟;有出血倾向者禁用乙醇或温水拭浴。及时更换被汗浸湿的衣服及床单,保持皮肤干燥清洁。鼓励患者多饮水,必要时遵医嘱应用退热药物。

2.皮肤护理

放疗患者照射区皮肤应避免受到强冷或热的刺激,外出时避免阳光直射,不要使用有刺激性的化学物品。局部皮肤有发红、痒感时,应尽早涂油膏以保护皮肤,如皮肤为干反应,表现为局部皮肤灼痛;如为湿反应,表现为局部皮肤刺痒、渗液、水疱,可用氢化可的松软膏外涂,2％甲紫外涂、冰片、蛋清外敷,硼酸软膏外敷后加压包扎;如局部皮肤有溃疡坏死,应进行全身抗感染治疗,局部外科清创、植皮。

(四)用药护理

利妥昔单抗不良反应首先表现为发热和寒战,主要发生在第一次静脉注射时,通常在 2 个小时内,其他随后的症状包括恶心、荨麻疹、疲劳、头痛、瘙痒、呼吸困难、暂时性低血压、潮红、心律失常等。因此,每次静脉注射利妥昔单抗前应预先使用镇痛药(如对乙酰氨基酚)和抗过敏药(如开瑞坦),并且应严密监护患者生命体征,对出现轻微症状的患者可减慢滴速,对出现严重反应的患者,特别是有严重呼吸困难、支气管痉挛和低氧血症的患者应立即停止静脉注射,及时通知医师对症处理。

(五)心理护理

恶性淋巴瘤治疗时间长,治疗费用高,病情发展快,造成患者情绪悲观、低落,护士应耐心与患者交谈,了解其想法,给予适当的解释,鼓励积极接受治疗;家属要充分理解患者的痛苦和心情,注意言行,不要推诿、埋怨,要营造轻松的环境,保持患者心情舒畅,共同面对、互相支持。

(刘焕平)

第七节　遗传性球形红细胞增多症

一、定义

遗传性球形红细胞增多症是一种红细胞膜异常的遗传性溶血性贫血。系常染色体显性遗传,由 8 号染色体短臂缺失,患者红细胞膜骨架蛋白有异常,引起红细胞膜通透性增加,钠盐被动性流入细胞内,凹盘形细胞增厚,表面积减少接近球形,变形能力减退。其膜上 Ca^{2+}-Mg^{2+}-ATP 酶受到抑制,钙沉积在膜上,使膜的柔韧性降低。这类球形细胞通过脾脏时极易发生溶血。

二、临床表现

男女均可发病。常染色体显性型特征为贫血、黄疸及脾大。临床根据疾病的严重度分为 3 种:轻型多见于儿童,由于患儿骨髓代偿功能好,可无或仅有轻度的贫血及脾大;中间型多为成年发病,可有轻及中度贫血及脾大;重型患者贫血严重,常依赖输血,生长迟缓,面部骨结构改变似海洋性贫血,偶尔或一年内数次出现溶血或再障危象。常染色体隐性遗传者也多有显著贫血及巨脾,频发黄疸。患者溶血或再障危象常因感染、妊娠或情绪激动而诱发,表现为寒战、高热、恶心呕吐、急剧贫血,可持续几天或 1～2 周。约 50% 的患者可发生的并发症为胆石症。这是由于胆红素排泄过多而沉淀于胆道内产生结石。其次的并发症为踝以上腿部慢性溃疡,常迁延不愈。

患者可并发再障危象,常为短小病毒感染或叶酸缺乏所引起。患者表现为发热、腹痛、呕吐、网织红细胞数减少,严重时全血细胞数减少,一般持续 10～14 天。贫血加重时并不伴黄疸加深。

三、诊断

(一)临床症状及体征

(1)贫血轻重不等,于再障危象或溶血危象时加重,多表现为正细胞贫血。

(2)黄疸或轻或重。

(3)脾可轻度至中度大,多同时有肝大,常有胆囊结石。

（4）半数以上病例有阳性家族史，多呈常染色体显性遗传。

（二）实验室检查

（1）外周血可见小球形红细胞增多。

（2）红细胞渗透脆性（OF）高于正常值。

（3）自溶试验（48 小时）溶血＞5％。

（4）酸化甘油溶血试验阳性。

（5）应用 SDS 聚丙烯酰胺凝胶电泳进行红细胞膜蛋白分析可见收缩蛋白等膜骨架蛋白缺少。

四、治疗

脾切除手术治疗疗效显著，可使 90％以上病例获得临床和血常规的进步，使持续多年的黄疸和贫血在手术后大都很快消失，但一定程度的球形红细胞依然存在，红细胞渗透脆性仍然增高，但因脾脏已不存在，故红细胞不再过早地从血循环中被清除。因此红细胞生存时间有所延长，甚至接近正常，但不能完全恢复正常。少数病例切脾后可能复发，其原因多系手术残留副脾。小儿患者宜在6.5岁以后手术治疗。为减少严重的感染并发症，术前可应用肺炎双球菌疫苗预防接种，术后应用抗生素预防感染。如果患者合并胆石症，脾切除时同时行胆囊切除术。少数重型或有溶血危象及再障危象时需输血治疗。手术后给予患者有效的半卧位，密切观察体温、脉搏及血压，保护伤口敷料避免脱落和污染，注意有无渗血，如有异常及时与医师联系处理，术后切口疼痛按医嘱应用止痛剂以减轻痛苦。

五、护理措施

（一）一般护理措施

1.休息活动

严重贫血、急性溶血合并溶血危象及再障危象者绝对卧床休息，提供周到的生活照顾；慢性轻度或中度贫血患者可酌情适当下床活动；切脾手术后按腹部手术护理常规以早期活动为宜，酌情先床上变换体位，逐渐增加活动量，有利于肠蠕动恢复而早进食，促进康复。

2.注意个人卫生

皮肤、黏膜、毛发勤洗/擦浴及更换内衣，定期洗头、理发和剃须。患者皮肤瘙痒严防搔抓破损继发感染，指（趾）甲经常修剪。轻症者坚持刷牙漱口，重症或脾切除术后禁食期间给予特殊口腔护理，消除口臭，预防口腔或呼吸道感染。

3.营养

提供高蛋白、高维生素易消化的饮食，禁忌用油腻及刺激性食品。脾切除后禁食期间静脉输液补充水分和营养。

4.心理

鼓励安慰及耐心解释，消除患者顾虑，尤其对手术治疗的恐惧心理。

5.其他

为患者提供清洁、舒适的休养环境，定时进行空气消毒，保持环境的洁净度。限制患者活动范围，避免腹压增加的因素，如突然弯腰、便秘及情绪激动等。

（二）重点护理措施

（1）严重贫血、急性溶血合并溶血危象及再障危象的患者，应绝对卧床休息；遵医嘱给予输入红细胞治疗，在输血过程中应严格核对，检查血液质量，不要在室温下放置超过 30 分钟，输血过程中，加强巡视，注意观察患者的反应。

（2）感染：脾切除手术后注意切口处敷料的清洁，有无渗血，及时换药，防止切口处感染。

（3）严密观察血压、脉搏、体温、呼吸各项生命体征的变化，特别是血压的变化，及时准确记录，

（三）治疗过程中可能出现的情况及应急措施

1.黄疸

多数患者黄疸较轻，有的患者仅有巩膜黄染，但可因情绪波动、受凉和感染而加重，故护理中注意使患者避免以上不良因素的影响，注意观察黄疸的消退或加重情况并做记录。

2.贫血

多为轻度或中度，儿童患者合并感染时贫血加重，这是由于感染期溶血加剧，同时感染可引起骨髓抑制的缘故。故预防感染非常重要，制定患者躯体、环境的清洁、消毒措施，避免受凉感冒继发感染，注意饮食卫生。贫血严重而心悸、气短、乏力者卧床休息以减少耗氧。

3.脾大

一般轻至中度，质硬。注意观察腹围变化并记录。

4.溶血或再障危象患者

表现为寒战、高热、恶心、呕吐、急剧贫血，多因诱发因素如感染、情绪激动、妇女妊娠而引起。出现此种情况按医嘱给予对症治疗，一般 7～10 天可缓解。指导患者注意预防感染，避免情绪激动。

5.下肢慢性溃疡

以无菌敷料包扎保护创面，定时换药，清洁消毒创面及周围皮肤，卧床时抬高患肢，穿宽大的裤子。

6.胆结石、腹痛

及时报告医师给予合理的处理，在未明确腹痛原因时不能随便给止痛剂。经医师鉴别诊断确为胆石症，按医嘱给予解痉止痛药物，继续观察腹痛情况。

（四）健康教育

1.简介疾病知识

遗传性球形红细胞增多症是一种因红细胞膜的缺陷而引起的溶血性贫血病。多数患者为先天遗传致发病。患者表现主要是贫血、黄疸和脾大，血化验检查可见红细胞膜结构不正常，原凹盘形的红细胞呈球形，其生存期比正常红细胞缩短，脆性增加易破坏而溶血，从而引起贫血及黄疸。可因某些诱因使症状加重，如感染、劳累、妊娠等，可引起溶血及再生障碍危象。脾切除手术疗效良好，术后一般均能使临床症状和血常规获得进步。

2.心理指导

患者因患慢性遗传性贫血疾病而苦恼，要给予安慰，引导其正确面对患病的现实。通过向患者介绍疾病知识和治疗方法及疗效，使之增加治疗的信心。患者多对手术有恐惧心理，易出现寝食不安状态，应耐心解释、说明手术治疗的配合方法，术前准备和术后护理知识等，使之有一定的心理准备。术前按医嘱应用镇静药物以保证充分的睡眠，有利于平静心绪。

3.检查治疗指导

为了解贫血的进展程度,需随时检查血常规,患者因贫血常对采血有顾虑,应解释血常规检查的必要性,说明采血量极少,对病情没有不良影响,同时向其家属说明求得协助配合。接受脾切除手术的患者,术前要按医嘱充分的准备,贫血重的可能需输血,术前一日需洗澡更衣、腹部皮肤准备。手术当日晨禁食,接受术前给药后由手术室护士接往手术室。手术室巡回护士要与患者沟通,耐心指导需要患者配合的事项,多安慰、鼓励,使患者消除陌生及不安全感。术后回病房应半卧位,减少腹部吻合口张力,有利于愈合。一般术后肠蠕动恢复正常之前禁饮食,以静脉补充营养和水分。

4.饮食指导

患者贫血应补充高蛋白、高维生素的食品。要求清淡易消化,禁忌油腻及刺激食品。可选用瘦肉、蛋禽类、豆制品、水果、蔬菜搭配食用。平时多饮水。患者如果手术治疗,于脾切除术之前晚便应改为流食,手术当日晨起停进食物和水,一直到术后胃肠功能恢复(有肛门排气后),按医嘱用饮食。术后进食当从流食—半流食—普通食逐渐恢复正常饮食,不可操之过急,仍以高蛋白、高维生素食品为宜。

5.休息活动指导

严重贫血、急性溶血危象及再生障碍危象期的患者应绝对卧床休息,慢性轻度或中度贫血患者可酌情下床活动,也可安排适量的娱乐活动,如观看电视、听广播、读书看报等,但不可过度疲劳。生活应有规律,保证充足的睡眠。脾切除手术后的患者,如果贫血不重,一般状态良好的,以早期活动为宜,手术当日可在床上变换卧位,次日起根据病情酌情由人扶坐起,逐渐沿床边活动片刻,以能承受、不疲劳为度。早期活动能增加肺通气量,有利于气管分泌物排出,减少肺的并发症并促进肠蠕动恢复,增进食欲。患者术后贫血较重,身体过于虚弱者,不要勉强离床活动。

6.出院指导

(1)未经手术治疗而病情缓解的患者出院后继续注意不要过度劳累,约束活动范围,预防感染及避免情绪波动。

(2)经切脾治疗的患者,尽管临床症状明显好转,但红细胞的缺陷继续存在,红细胞生存时间有所延长,甚至接近正常,但不能完全恢复正常,患者应注意生活起居规律有序,不做重体力劳动和剧烈运动。

(3)按医师要求定期来院复查。

(4)病情如有反复的征象随时来院就诊。

(刘焕平)

第九章 心外科护理

第一节 心脏手术前后护理

一、护理措施

(一)术前护理

1.评估患者健康情况

生命体征,心、肺功能,身高、体重等,协助做好术前检查。

2.术前宣教

(1)鼓励患者,做好心理准备,消除恐惧、忧虑。

(2)说明手术的必要性、拟行手术、麻醉方式、手术过程、手术切口;讲述各种管路的作用,如中心静脉插管、动脉插管、气管插管、呼吸机、监测仪、胸管、心包纵隔引流管、导尿管、输液管等,讲述术后并发症及预防方法,以取得患者的合作。

(3)讲解呼吸治疗对肺部复张的重要性与方法(深呼吸、有效咳痰、呼吸功能锻炼仪)。

(4)指导患者保持口腔卫生,戒烟、酒。

(5)讲述术后早期活动的必要性,指导患者进行床上活动。

3.饮食

低盐、低脂饮食,控制体重。

4.注意事项

根据心功能分级,避免剧烈活动,预防血栓脱落或缺氧导致的心肌梗死。

5.术前完善各项实验室检查

动脉血气分析,血常规,肝、肾功能,CT,超声心动,胸片等。

6.术前

5~7天停口服抗血小板药物,如阿司匹林,氯吡格雷等,调整药物剂量;术前3天停用洋地黄类药物,因此药能减慢心率、抑制房室传导系统,影响术后心脏复跳,易发生房室传导阻滞。

7.术前一天

皮肤准备、肠道准备(酚酞2片口服)、配血、药物过敏试验。手术前晚根据患者需要,服用镇静药。

8.术日晨准备

遵医嘱服口服药;将患者病历、放射影像资料、手术带药交手术室工作人员。并于骶尾、足跟处等骨隆突处外敷贴膜,进行局部保护,预防压疮发生。

9.术日监护室准备

(1)呼吸机常用指标:辅助方式:同步间歇指令通气＋压力支持,潮气量为 $10\sim15$ mL/kg,吸入氧气浓度(FiO_2)为 $35\%\sim55\%$,呼吸频率(R)为 $10\sim12$ 次/分,呼气末正压通气为 $0.29\sim0.49$ kPa($3\sim5$ cmH_2O)。

(2)监护仪准备:心电监护、二氧化碳监测、动脉测压、中心静脉测压、主动脉球囊反搏、血流动力学监测。

(3)药品准备:生理盐水 250 mL 冲洗动脉和中心静脉测压管路。利多卡因、多巴胺、多巴酚丁胺、去甲肾上腺素、肾上腺素、硝普钠、硝酸甘油、呋塞米、肝素、鱼精蛋白等基数定期清点,静脉微量注射泵充电置完好备用状态。

(二)术后护理

1.心血管系统监护

维持血压在 $16.0\sim18.7/8.0\sim12.0$ kPa($120\sim140/60\sim90$ mmHg)、心率为 $80\sim100$ 次/分。术后 $48\sim72$ 小时内连续监测患者的心率、心律、动脉压、中心静脉压。末梢毛细血管充盈时间长、局部发绀、皮温低于正常提示组织灌注不良。

2.呼吸系统监护

体外循环心内直视术后,一般需用呼吸机辅助呼吸 $24\sim48$ 小时。①气管插管监护:注意插管的深度,听诊双肺呼吸音,避免因插管过深导致单侧肺通气;协助拍床旁胸片,判断气管插管的位置;观察胸廓运动:及时发现因肺不张、气胸、大量胸腔积液及因左心衰竭引起的肺淤血、肺水肿等造成的呼吸功能减退;存在自主呼吸患者,观察自主呼吸情况,包括呼吸频率、呼吸幅度,防止发生呼吸窘迫;生命体征平稳可每两小时翻身、拍背 1 次,深部气管吸痰;拔除气管插管后,咳嗽、排痰,每 2 小时 1 次。根据患者情况进行雾化吸入,以促进肺复张。②吸痰:双人操作,一人管理呼吸机、观察患者,一人吸痰。吸痰前调节呼吸机为充氧吸痰模式,纯氧吸入 3 分钟至 SO_2 >98%。脱机后用酒精消毒管道接头。吸痰时严格无菌操作,戴一次性手套,关闭负压进气道,将吸痰管插入一定深度后开放负压,旋转上提,吸痰时间<15 秒,每次更换吸痰管。吸痰后纯氧吸入至 SO_2 >98%,将呼吸机模式调回原位。

3.中枢神经系统监护

由于很多心脏手术是在全麻低温体外循环下进行,术后患者可并发中枢神经系统症状,如脑血栓、气栓及脑血肿,也可因脑缺氧引起意识障碍,应每 4 小时密切观察患者的意识、瞳孔大小、对光反射、四肢活动情况 1 次。

4.肾功能监护

术后 $2\sim3$ 天内,测量每小时尿量,观察尿的颜色,心、肾功能均稳定后方可拔除导尿管。每小时尿量可直接反映肾功能和间接反映心脏功能,通常成人每小时尿量为 $40\sim50$ mL,尿色清、尿比重正常、抽血查尿素氮和肌酐正常,提示心、肾功能正常。

5.体温监测

体温对心功能影响大,应持续监测。因术中降温,术后 $1\sim2$ 小时患者体温较低,应注意保暖,以减少热能继续丢失,避免术后出现寒战,因寒战可明显增加患者的氧耗。在体外循环术后复温过程中,患者体温会逐渐上升,体温高可使心率加快,增加心肌耗氧量。体温>38 ℃,给予冰袋、酒精擦浴等方式进行物理降温。

6.术后出血的监测

术后出血是心脏手术后常见的并发症,术后密切观察引流管每小时出血量、出血总量、出血形式、血流动力学情况。每隔15～30分钟挤压心包、纵隔、胸腔引流管,保持通畅。每小时引流量<100 mL为正常。出血的性状也非常重要,如出血颜色鲜红、温度高,常提示有活动性动脉出血。

7.以下情况应即刻手术止血

(1)急性心脏压塞:术后初期,若引流管被血块堵塞,可引起心脏压塞,患者表现为烦躁不安、血压下降、脉压小、中心静脉压增高、心排血量降低、尿量减少。

(2)出血过多或怀疑外科止血不满意。

(3)纵隔、胸腔内积血短时间内增多。

8.维持水、电解质平衡

心脏手术后应补足失血量,维持正常的渗透压。先胶体,后晶体,以维持血容量。术后几天内,严格控制液体入量,避免增加前负荷,并发肺水肿。补液速度要根据中心静脉压或左心房压[1.1～2.0 kPa(8～15 mmHg)]、尿量调整。术后24小时内每4小时查肾功能1次,以后每天2次。要特别重视血钾的含量,维持血钾在3.5～5.5 mmol/L。低血钾可引起心律失常,当血钾<3.5 mmol/L,快速补钾,见尿补钾(室性心律失常,每分钟连续出现3个以上室性期前收缩,利多卡因50 mg静脉注射,可连续2次,1:1利多卡因静脉微量泵入)。血钾>7 mmol/L可致心脏骤停,血钾>4.5 mmol/L,应停止静脉补钾,血钾>6 mmol/L,给予高渗葡萄糖＋胰岛素(5:1)利尿。升压药物使用注射泵泵入,药物配制采用标准化输液:体重(kg)×3,加生理盐水至50 mL＝μg/(kg·min)＝微泵 mL/h,例如,患者50 kg,多巴胺50×3＝150 mg加生理盐水至50 mL。

9.术后防止感染

注意无菌操作、严格限制探视。

10.饮食

拔除气管插管后6小时可进少量水和流食,第二天再根据情况遵医嘱进食。

11.指导

指导患者床上活动,防止血栓产生,进行呼吸治疗,促进肺复张。

12.保持排便通畅

必要时给予缓泻剂,防止用力过度发生心律失常。

13.安全护理措施到位

保持肢体功能位,放置床档,预防跌倒、坠床的发生。

14.心理护理

心脏手术难度高,风险大,患者术毕需要在重症监护室监护24小时以上,心理负担较重,很多患者出现心理异常。护士应在患者清醒后安慰患者,稳定情绪;并将监护仪、注射泵的亮度、音量调低;讨论病情使用保护性语言;患者病情变化时,护士应沉着冷静,给患者以安全感;遇同室患者抢救时,注意遮挡,避免抢救场景给患者带来负面影响。

（三）健康指导

（1）保证舒适安静的休养环境，保持适当的温度、相对湿度，室内经常通风换气，并根据气候及时增减衣服，预防感冒。

（2）保持心情愉快，避免情绪激动。

（3）注意饮食搭配，肥胖患者应控制体重，减少总热量摄入；高血脂患者应以低脂饮食为主；高血压患者应坚持低盐饮食。

（4）根据医嘱正确服药，定时定量，并注意药物不良反应：口服抗凝药注意有无皮下出血或便血，并定期复查凝血酶原时间及活动度，服用控制心率药物应自测心率，如有心率减慢应减量或停药，随身携带急救药物，如硝酸甘油。

（5）术后恢复期间注意劳逸结合，逐渐恢复工作，不宜从事体力劳动或剧烈的体育锻炼。

（6）出院后每半个月复查 1 次，以后根据病情减为 1～2 个月复查 1 次，如有不适及时就诊，以免延误治疗抢救。

二、主要护理问题

（1）心排血量减少：与低心排血量综合征有关。

（2）体液不足：与体外循环有关。

（3）清理呼吸道无效：与留置气管插管有关。

（4）潜在并发症：心律失常、心脏压塞、心肌缺血、电解质紊乱。

（5）体温过低/过高：与体外循环有关。

（6）有受伤的危险：与机械性通气有关。

（7）有感染的危险：与气管插管吸痰有关。

（8）疼痛：与手术伤口有关。

（9）活动无耐力：与术后限制活动有关。

（10）知识缺乏：与不了解疾病治疗、康复、预防保健知识有关。

（11）焦虑：与担心治疗效果有关。

（李天宝）

第二节　主动脉内球囊反搏

主动脉内球囊反搏是将带有气囊的导管插至降主动脉，借助主动脉内球囊反搏而机械辅助循环。气囊内充氦气或二氧化碳气体，其膨胀和萎缩与心脏舒张和收缩同步。当气囊充气时，提高舒张期灌注，增加冠状动脉血流量；放气时，降低后负荷，减少心肌耗氧，增加心排血量。主要适用于冠心病急性心功能不全术前给予支持者、心源性休克经药物治疗无效者、严重顽固性心律失常者、心脏手术重症低心排血量综合征及不能脱离心肺机者；有以上适应证并存在以下应用指征：多巴胺用量＞20 $\mu g/(kg \cdot min)$，或并用两种升压药且血压仍下降者；心脏指数＜2.0 $L/(min \cdot m^2)$；平均动脉压＜6.7 kPa（40 mmHg）；左心房压＞2.7 kPa（20 mmHg）；中心静脉压＞1.5 kPa（11 mmHg）；尿量＜30 mL/h；末梢循环差（手足潮湿、发凉）。

一、护理措施

(一)插管前护理

(1)观察患者病情变化、监测生命体征。

(2)插管部位严格消毒。

(3)准备用物并检查机器。

(二)插管后护理

(1)观察心电图及反搏机波形,气囊充气在 T 波之后,放气在 P 波之前。

(2)抗凝治疗患者应观察局部切口或穿刺部位有无出血、渗血及血肿。

(3)保证导管通畅:连接通畅,避免打折、扭曲,妥善固定;导管内无血液反流,保证持续压力套装的压力维持在 40.0 kPa(300 mmHg)以上;及时冲洗管道,严防空气进入,造成动脉栓塞。

(4)防止感染:严格无菌操作;观察穿刺处有无红肿、渗血,遵医嘱应用抗生素;导管留置期间如患者发生高热、寒战,应立即拔除导管,并留取导管尖端做细菌学培养。

(5)并发症护理:密切观察患者术后足背动脉的搏动、皮肤温度及血液供应情况;测量腿围,观察有无肢体肿胀和静脉回流受阻,以尽早发现下肢有无缺血情况;一旦发现异常,立即采取保温、被动活动肢体等措施。

(6)拔管护理:患者病情稳定,血流动力学各项指标正常,可在逐渐减少反搏次数后考虑拔管,动脉导管拔除后按压 30 分钟加压包扎,用 1.0~1.5 kg 沙袋压迫 6~8 小时,同时观察肢体温度、颜色及足背动脉搏动情况。

(7)基础护理:做好生活护理,保证患者皮肤及床单位的清洁;股动脉导管置入侧肢体制动,保持伸直,严禁弯曲,必要时用约束带保护;翻身时应保持置入侧下肢与身体成一直线,翻身不宜超过 40°;营养支持,适当按摩肢体,进行被动活动,应用气垫床以预防压疮。

二、主要护理问题

(1)有心排血量减少的危险:与球囊或泵功能障碍有关。

(2)有受伤的危险:与穿刺有关。

(3)躯体移动障碍:与插管制动有关。

(李天宝)

第三节 PICCO 血流动力学监测

PICCO 监测仪是新一代容量监测仪,也称为脉搏指示连续心排血量技术,所采用方法结合了经肺温度稀释技术和动脉脉搏波型曲线下面积分析技术,该监测采用热稀释方法测量单次的心排血量,并通过分析动脉压力波型曲线下面积来获得连续的心排血量。同时可计算胸内血容量和血管外肺水,胸内血容量已被许多学者证明是一项可重复、敏感、且比肺动脉阻塞压、右心室舒张末期压、中心静脉压更能准确反映心脏前负荷的指标。PICCO 监测仪提供以上对临床具有特殊意义重要监测指标,使危重症患者血流动力学监测的准确性得到进一步提高,是一项微创伤、低危险、简便、精确、连续监测心排血量技术。主要适应于需要进行心血管功能和循环容量状态监测的患者,如休克、急性呼吸窘迫综合征、急性心功能不全、心脏和腹部大手术、肺动脉高压、脏器移植手术等患者。

一、护理措施

(一)插管前护理

(1)观察患者病情变化、监测生命体征。

(2)插管部位严格消毒。

(3)准备用物并检查机器。

(二)插管后护理

(1)密切观察患者生命体征,意识变化。补液过程中严密观察中心静脉压和 PICCO 的监测结果,根据观察结果指导 24 小时出入量,调整血管活性药物的使用。

(2)保证监测的准确性:每次 PICCO 定标至少 3 次;定标的液体一般为冰盐水 15 mL,4 秒内均匀注入。

(3)保证导管通畅:连接通畅,避免打折、扭曲,妥善固定;导管内无血液反流,保证持续压力套装的压力维持在 40.0 kPa(300 mmHg)以上;及时冲洗管道,严防空气进入,避免动脉栓塞。

(4)抗凝治疗患者应观察局部切口或穿刺部位有无出血、渗血及血肿。

(5)防止感染:严格无菌操作;观察穿刺处有无红肿、渗血,遵医嘱予应用抗生素;一般 PICCO 导管留置时间可达 10 天,如患者发生高热、寒战,应立即拔除导管,并留取导管尖端做细菌学培养。

(6)并发症护理:密切观察患者术后足背动脉搏动,皮肤温度及血液供应情况;测量腿围,观察有无肢体肿胀和静脉回流受阻,以便尽早发现下肢有无缺血情况;一旦发现异常,立即采取保温,被动活动肢体等措施。

(7)拔管护理:患者病情稳定,血流动力学各项指标正常,可考虑拔管,动脉导管拔除后按压 30 分钟加压包扎,用 1.0～1.5 kg 沙袋压迫 6～8 小时,同时观察肢体温度、颜色及足背动脉搏动情况。

(8)基础护理:做好生活护理,保证患者皮肤及床单位的清洁;股动脉导管置入侧肢体制动,保持伸直,严禁弯曲,必要时用约束带保护;翻身时应保持置入侧下肢与身体成一直线,翻身不宜超过 40°;营养支持,适当按摩肢体,进行被动活动,应用气垫床以预防压疮。

二、主要护理问题

(1)躯体移动障碍:与插管制动有关。

(2)有受伤的危险:与穿刺有关。

(李天宝)

第四节 体外膜肺氧合支持疗法

体外膜肺氧合技术是一种持续体外生命支持疗法,是体外循环技术范围的扩大和延伸,体外膜肺氧合可对需要外来辅助的呼吸和/或循环功能不全的危重患者进行有效的呼吸循环支持。其核心部分是膜肺和血泵,分别起到人工肺和人工心的作用,可为危重患者提供一定的氧气及稳定的循环血量,有效地维持心、脑等重要脏器的血供和氧供,为患者后续治疗获得宝贵时间。

一、体外膜肺氧合的治疗适应证

(1)心脏术后因心肌顿抑导致心力衰竭,不能脱离体外循环。

(2)心脏术后出现肺水肿或合并可逆性的肺高压。

(3)心肌炎、冠状动脉痉挛等所致的急性心力衰竭。

(4)心脏移植或心室机械辅助装置置入前的辅助治疗。

(5)心、肺移植术后出现心、肺功能不全或肺高压危象。

(6)各种原因引起的严重急性肺损伤。

(7)药物或呼吸机治疗无效的新生儿顽固性肺动脉高压。

(8)应用于某些气管手术和神经外科等手术。

二、体外膜肺氧合的应用指征

(一)体外膜肺氧合的循环支持指征

心脏排血指数<2.0 L/(m^2 · min)已达 3 小时以上;代谢性酸中毒,BE<-5 mmol 已达 3 小时以上;平均动脉压过低,新生儿<5.3 kPa(40 mmHg),婴幼儿<6.7 kPa(50 mmHg),儿童和成人<8.0 kPa(60 mmHg);尿量<0.5 mL/(kg · h);手术畸形矫正满意,使用大剂量血管活性药物效果不佳,难以脱离体外循环支持。

(二)体外膜肺氧合的呼吸支持指征

肺氧合功能障碍,$PaO_2<6.7$ kPa(50 mmHg)或 DA-a$O_2>82.7$ kPa(620 mmHg);急性肺损伤患者,$PaO_2<5.3$ kPa(40 mmHg),pH<7.3 已达 2 小时;机械通气 3 小时后,$PaO_2<7.3$ kPa(55 mmHg)(FiO_2 1.0),pH<7.3;机械通气期间出现严重气道损伤。

(三)插管前护理

(1)明确适应证。

(2)观察患者病情变化、监测生命体征。

(3)插管部位严格消毒。

(4)准备用物并检查机器。

(四)插管后护理

(1)密切观察患者生命体征,意识变化,体外膜肺氧合刚开始的 15 分钟应尽量提高灌注流量,机体缺氧改善后,根据心率、血压、中心静脉压等调整最适流量,并根据血气结果调整酸碱、电解质平衡。心、肺功能恢复后逐渐降低流量,直至脱离体外膜肺氧合。

（2）保证导管通畅：连接通畅，避免打折、扭曲，妥善固定，静脉管路引流不畅时，管道会出现抖动；注意泵、管的维护，离心泵底座有时因发热易出现血栓。当离心泵转数与流量不相符、出现血红蛋白尿等情况时，提示可能有血栓形成，此时可用听诊器听到泵运转声音异常；对负压管道系统进行操作时，必须先停泵。

（3）抗凝治疗：体外膜肺氧合全程使用肝素抗凝，应观察局部切口或穿刺部位有无出血、渗血及血肿。

（4）维持患者处于镇静、镇痛状态，减少对患者的精神刺激。

（5）防止感染：严格无菌操作，观察穿刺处有无红肿、渗血，遵医嘱应用广谱抗生素。

（6）体外膜肺氧合辅助期间适当使用血管活性药物，使心脏得到充分休息。同时禁用脂性药物，如脂肪乳等，以减少膜式氧合器血浆渗漏的发生。

（7）并发症护理：体外膜肺氧合为短期心、肺辅助手段，一般支持4~5天后要考虑更换膜式氧合器和管道。随辅助时间延长，并发症会增加，如出血，尤其是颅内出血，多器官功能衰竭、感染、神经功能不全、血栓、栓塞、溶血、技术故障。应密切观察患者意识状态，足背动脉搏动，皮肤温度及血液供应情况，测量腿围，观察有无肢体肿胀和静脉回流受阻，以便尽早发现下肢有无缺血情况。

（8）体外膜肺氧合期间出现特殊情况，需停止循环紧急处理，首先应钳夹动、静脉管路，开放管路桥；带管患者将呼吸机设置增加至全支持；排除和更换故障部位；快速评估是否需要重新开始体外膜肺氧合支持。

（9）拔管护理：患者体外膜肺氧合灌注流量减少至机体正常血流量的10%~25%、血流动力学仍维持稳定、血管活性药物用量不大且依赖性小、心电图无心律失常或心肌缺血的表现、胸部X线片正常、肺顺应性改善时，可考虑撤机拔管，动脉导管拔除后按压30分钟加压包扎，予1.0~1.5 kg沙袋压迫6~8小时，时观察肢体温度、颜色及足背动脉搏动情况。

（10）基础护理：做好生活护理，保证患者皮肤及床单位的清洁；导管置入侧肢体制动，保持伸直，严禁弯曲，必要时用约束带保护；翻身时应保持置入侧下肢与身体成直线，翻身不宜超过40°；营养支持，适当按摩肢体，进行被动活动，应用气垫床以预防压疮。

三、主要护理问题

（1）有心排血量减少的危险：与体外膜肺氧合或技术故障有关。

（2）躯体移动障碍：与插管制动有关。

（3）潜在并发症：出血、多器官功能衰竭、感染、神经功能不全、血栓等。

（4）有受伤的危险：与穿刺有关。

（5）恐惧：与长期带管和监护室环境陌生有关。

（李天宝）

第五节　先天性心脏病介入治疗

先天性心脏病简称先心病，是胎儿时期心脏血管发育异常导致的心血管畸形，是小儿最常见的心脏病，分为左向右分流型、右向左分流型、无分流型。动脉导管未闭、房间隔缺损、室间隔缺损是临床常见的先心病。目前介入性导管术已经广泛用于先心病的治疗,通过将特种导管及装置由外周血管插入到所需治疗的心血管腔内,替代外科手术治疗,即称为介入性导管术。方法是通过一根小小的导管由右侧腹股沟动/静脉进入,将封堵器准确放到心脏或血管内的缺损或异常通道部位,将其堵塞。目前该方法用于治疗动脉导管未闭、房间隔缺损、室间隔缺损等先天性心脏病,由于不用开胸、疗效满意、安全、并发症少、住院时间短,因而被广泛应用于临床。

一、术前护理常规

(1)执行外科术前护理常规。

(2)术前合理安排饮食,切忌暴饮暴食引起的消化不良性腹泻。

(3)预防感冒,保证充足睡眠,减少探视,保持室内空气新鲜。

(4)做好术前备皮,尤其是术中可能行动、静脉穿刺部位皮肤的清洁,观察股动脉及足背动脉搏动情况。

(5)进入导管室前排空大小便。

(6)遵医嘱术前 4~6 小时禁食水,完成术前用药。

二、术后护理常规

(1)执行外科术后护理常规。

(2)执行麻醉后护理常规。

(3)执行术后疼痛护理常规。

(4)病情观察:动态监测生命体征,特别是心率、血压、神志、呼吸的变化。备好各种抢救物品及药品。

(5)体位:术后取平卧位,麻醉未清醒者头偏向一侧。术侧肢体保持伸直并制动 6~8 小时,沙袋压迫穿刺点止血 6~8 小时,并观察局部有无出血、渗血,避免沙袋移位。撤除沙袋后还需再平卧 12~24 小时。做好皮肤护理。

(6)术侧下肢的观察:24 小时内密切观察术侧下肢皮肤温度、颜色、有无肿胀、肢体血运是否良好、足背动脉搏动有无异常。

(7)遵医嘱给予静脉液体补充,预防低血容量的发生。

(8)清醒后可试饮水,2 小时后可进食。

(9)并发症观察及护理。①封堵器脱落及异位栓塞:封堵器脱落常可进入肺循环引起患者胸痛、呼吸困难、发绀等。术后密切观察有无胸闷、气促、呼吸困难、症状,注意心脏杂音的变化。②感染性心内膜炎:密切监测体温变化,严格执行无菌操作,术后遵医嘱使用抗生素。③溶血:动脉导管未闭封堵术罕见的严重并发症,多因残余分流时高速血流通过网状封堵器所致,术后密切观察患者心脏杂音的变化,睑结膜及尿液颜色,必要时送检血、尿化验,及早发现有无溶血。④高血压:术后密切监测血压,适当控制液体入量,血压升高时可遵医嘱微量泵泵入硝普钠等药物,血压轻度升高可不必处理,必要时给予镇静、镇痛药。

(10)健康指导:①术后 3 个月内禁止剧烈体力活动,穿刺处 1 周内避免洗澡,防止出血。②预防感冒,术后 6 个月内注意预防感染性心内膜炎。③遵医嘱服药,术后定期随访复查,行心脏超声等检查,观察患者肺血流改变和封堵器形态、结构有无变化。

(李天宝)

第六节　心脏损伤

心脏损伤是暴力作为一种能量作用于机体,直接或间接转移到心脏所造成的心肌及其结构的损伤,直至心脏破裂。心脏损伤又有闭合性和穿透性损伤的区别。

一、闭合性心脏损伤

心脏闭合性损伤又称非穿透性心脏损伤或钝性心脏损伤。实际发病率远比临床统计的要高。许多外力作用都可以造成心脏损伤,包括:①暴力直接打击胸骨传递到心脏。②车轮碾压过胸廓,心脏被挤压于胸骨椎之间。③腹部或下肢突然受到暴力打击,通过血管内液压作用到心脏。④爆炸时高击的气浪冲击。

(一)心包损伤

心包损伤指暴力导致的心外膜和/或壁层破裂和出血。

(1)分类:心包是一个闭合纤维浆膜,分为脏、壁两层。心包伤分为胸膜-心包撕裂伤和膈-心包撕裂伤。

(2)临床表现:单纯心包裂伤或伴少量血心包时,大多数无症状,但如果出现烦躁不安、气急、胸痛,特别当出现循环功能不佳、低血压和休克时,则应想到急性心脏压塞的临床征象。

(3)诊断。①ECG:低电压、ST 段和 T 波的缺血性改变。②二维 UCG:心包腔有液平段,心排幅度减弱,心包腔内有纤维样物沉积。

(4)治疗:心包穿刺术(图 9-1)、心包开窗探查术(图 9-2)、开胸探查术。

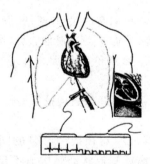

图 9-1　心包穿刺示意图

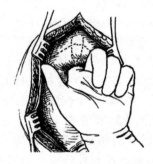

图 9-2　心包探查示意图

(二)心肌损伤

所有因钝性暴力所致的心脏创伤,如果无原发性心脏破裂或心内结构(包括间隔、瓣膜、腱束或乳头肌)损伤,统称心肌损伤。

1.原因

一般是由于心脏与胸骨直接撞击,心脏被压缩所造成的不同程度心肌损伤,最常见的原因是汽车突然减速时方向盘的撞击。

2.临床表现

主要症状取决于创伤造成心肌损伤的程度和范围。轻度损伤可无明显症状;中度损伤出现心悸、气短或一过性胸骨后疼痛;重度可出现类似心绞痛症状。

3.检查方法

ECG 轻度无改变,异常 ECG 分两类。①心律失常和传导阻滞。②复极紊乱。X 线片:一般无明显变化。UCG:可直接观测心脏结构和功能变化,在诊断心肌挫伤以评估损伤程度上最简便、快捷、实用。

4.治疗

主要采用非手术治疗。①一般心肌挫伤的处理:观察 24 小时,充分休息检查 ECG 和 CPK-MD。②有 CDA 者:在 ICU 监测病情变化,可进行血清酶测定除外 CAD。③临床上有低心排血量或低血压者:常规给予正性肌力药,必须监测 CVP,适当纠正血容量,避免输液过量。

(三)心脏破裂

闭合性胸部损伤导致心室或心房全层撕裂,心腔内血液进入心包腔和经心包裂口流进胸膜腔。患者可因急性心脏压塞或失血性休克而死亡。

(1)原因:一般认为外力作用于心脏后,心腔易发生变形并吸收能量,当外力超过心脏耐受程度时,即出现原发性心脏破裂。

(2)临床表现:血压下降、中心静脉压高、心动过速、颈静脉扩张、发绀、对外界无反应;伴胸部损伤,胸片显示心影增宽。

(3)诊断。①ECG:观察 ST 段和 T 段的缺血性改变或有无心梗图形。②X 线和 UCG:可提示有无心包积血和大量血胸的存在。

(4)治疗:紧急开胸解除急性心脏压塞和修补心脏损伤是抢救心脏破裂唯一有效的治疗措施。

二、穿透性心脏损伤

该损伤以战时多见,按致伤物质不同可分为火器伤和刃器伤两大类。

(一)心脏穿透伤

(1)临床表现:主要表现为失血性休克和急性心脏压塞。前者早期有口渴、呼吸浅、脉搏细、血压下降、烦躁不安和出冷汗;后者有呼吸急促、面唇发绀、血压下降、脉搏细速、颈静脉曲张并有奇脉。

(2)诊断。①ECG:血压下降 ST 段和 T 波改变。②UCG:诊断价值较大。③心包穿刺:对急性心脏压塞的诊断和治疗都有价值。

(3)治疗:快速纠正血容量,并迅速进行心包穿刺或同时在急诊室紧急气管内插管进行开胸探查。

(二)冠状动脉穿透伤

冠状动脉穿透伤是心脏损伤的一种特殊类型,即任何枪弹或锐器在损伤心脏的同时也刺伤冠状动脉,主要表现为心外膜下的冠状动脉分支损伤,造成损伤远侧冠状动脉供血不足。

1.临床表现

单纯冠脉损伤,可出现急性心脏压塞或内出血征象。冠状动脉瘘者心前区可闻及连续性心脏杂音。

2.诊断

较小分支损伤很难诊断;较大冠脉损伤,ECG 主要表现为创伤相应部位出现心肌缺血和心肌梗死图形。若心前区出现均匀连续性心脏杂音,则提示有外伤性冠状动脉瘘存在。

3.治疗

冠脉小分支损伤可以结扎;主干或主要分支损伤可予以缝线修复;如已断裂则应紧急行 CAB 术。

三、护理问题

(一)疼痛

疼痛与心肌缺血有关。

(二)有休克的危险

休克与大量出血有关。

四、护理措施

(一)维持循环功能,配合手术治疗

(1)迅速建立静脉通路。

(2)在中心静脉压及肺动脉楔压监测下,快速补充血容量,积极抗休克治疗并做好紧急手术准备。

(二)维持有效的呼吸

(1)半卧位,吸氧;休克者取平卧位或中凹卧位。

(2)清除呼吸道分泌物,保持呼吸道通畅。

(三)急救处理

(1)心脏压塞的急救:一旦发生,应迅速进行心包穿刺减压术。

(2)凡确诊为心脏破裂者,应做好急症手术准备,充分备血。

(3)出现心脏停搏立即进行心肺复苏术。

(4)备好急救设备及物品。

(四)心理护理

严重心脏损伤者常出现极度窘迫感,应提供安静舒适的环境,采取积极果断的抢救措施,向患者解释治疗的过程和治疗计划,使患者情绪稳定。

(李天宝)

第七节　心 包 炎

心脏外面有脏、壁两层心包膜,当发生炎症改变时即为心包炎,可使心脏受压而舒张受限制。心包炎可分为急性和慢性两类,慢性心包炎较严重的类型是缩窄性心包炎。缩窄性心包炎是由于心包炎症形成坚厚的纤维组织,使心脏在舒张期不能充分扩张,从而引起一系列循环功能障碍。患者临床表现可为发热、盗汗、咳嗽、咽痛、呕吐、腹泻、重度右心衰竭,头面部及上肢肿胀,肝脾大、腹水、胸腔积液、下肢水肿,心音弱,多有奇脉,静脉压明显增高。心包很快渗出大量积液时可发生急性心脏压塞症状,患者胸痛、呼吸困难、发绀、面色苍白,甚至休克。缩窄性心包炎一经诊断明确,应行心包剥脱手术,手术切除缩窄的心包,以使心脏逐步恢复功能,这是根本的治疗措施。及早进行心包剥脱手术,大部分患者可获满意的效果,病程较久可引起心肌萎缩和心源性肝硬化,预后较差。如不经手术治疗,病情恶化,少数患者长期带病,生活和工作都受到严重限制。

233

一、护理措施

(一)术前护理

(1)除明确为非结核性缩窄性心包炎之外,应抗结核治疗不少于 6 周,最好为 3 个月。

(2)限制患者活动量,防止长期心排血量减少引发心力衰竭。

(3)饮食:全身支持疗法,补充营养,低盐及高蛋白食品,补充各种维生素,输注清蛋白,多次少量输新鲜血。

(4)肝大、腹水和周围水肿明显者,酌情给予利尿剂及补钾,纠正水、电解质平衡失调。

(5)用药:应用洋地黄类药物,控制心力衰竭。注意观察用药反应:使用洋地黄类药物(地高辛),注意测患者的脉率、心律,并观察有无恶心、食欲减退、头晕、黄视、绿视等毒性反应,特别要注意有无室性期前收缩或室上性心动过速的心脏毒副作用。如果出现洋地黄中毒应立即停药,查血钾,并根据血钾情况补钾,有心律失常出现给予抗心律失常药物;应用利尿剂,治疗心力衰竭。教会患者认真记录 24 小时出入量。应用排钾性利尿剂(氢氯噻嗪)时,应补钾,并复查电解质情况;有结核病者,须坚持抗结核治疗,按时服药。

(6)经过治疗,胸腔积液及腹水量仍较多时,术前应在无菌操作下行胸腹腔穿刺放水,每次应 $<2\,000$ mL,腹部加压包扎,以增加肺活量及减轻腹腔内压力,有利于膈肌的呼吸运动。

(二)术后护理

(1)预防心力衰竭:监测中心静脉压、血压、心率、尿量,记录 24 小时出入量,严格控制液体入量,避免短时间内补液过多、过快。

(2)低盐饮食:食盐摄入量 <3 g/d。

(3)强心利尿:应用利尿剂和血管收缩剂(多巴胺),以减轻水钠潴留,降低前负荷,增加心肌收缩力;应用洋地黄控制心率。同时注意每天监测血钾含量,及时补钾。

(4)术后 3 天开始床旁活动,2 周内限制活动量,以免加重心脏负担。

(5)协助测量腹围,观察腹水消退情况。

(三)健康指导

指导患者进行合理膳食、加强营养支持,提高对手术的耐受力。结核性心包炎患者在手术后应坚持抗结核治疗,并指导其服药。患者出院后应坚持按医嘱服药 1.5～2 年,并定时复查,了解心功能情况,绝对戒烟,如有不适随时就诊。

二、主要护理问题

(1)心排血量减少:与心功能不全有关。

(2)潜在并发症:电解质紊乱。

(3)活动无耐力:与心功能不全、手术、大量胸腔积液及腹水有关。

(4)营养不足:低于机体需要量,与胃肠道淤血,大量腹水导致蛋白丢失有关。

(李天宝)

第八节　心脏瓣膜病

心脏瓣膜病是由反复风湿性心脏病发作,发生心脏瓣膜及其附属结构(腱索、乳头肌)病变,导致瓣膜狭窄或关闭不全的瓣膜功能异常,产生血流动力学障碍。瓣膜病是我国最常见的心脏病之一,在成人心血管病中,本病约占 40%,多见于 20～40 岁青壮年。最常受累是二尖瓣,其次为主动脉瓣,后者常与二尖瓣病损同时存在,称联合瓣膜病。瓣膜病常见有二尖瓣狭窄,呈二尖瓣面容,可出现呼吸困难、咳嗽、咳痰、发绀等表现;二尖瓣关闭不全先出现的左心衰竭表现是活动能力差、虚弱无力、心悸;主动脉瓣狭窄可出现劳力性呼吸困难和劳力缺血性心绞痛,突发性晕厥是另一严重症状;主动脉瓣关闭不全可表现为活动后的呼吸困难、端坐呼吸或夜间阵发呼吸困难,还可表现为活动后的胸痛、晕厥。

手术治疗主要包括瓣膜修复术和人工瓣膜置换术。内科治疗以预防心功能受损和抗心律失常、抗感染治疗为主。对狭窄病变可行经皮球囊瓣膜成形术介入治疗。

一、术前护理常规

(1)病情观察:密切观察病情变化,认真听取患者主诉。观察患者有无心绞痛、晕厥、左心衰竭、呼吸困难、咳嗽、发绀等症状;加强巡视,以防发生猝死。

(2)改善心功能:遵医嘱给予强心、利尿、补钾、扩血管治疗,根据患者病情及药液性质调节输液速度,观察用药后不良反应,准确记录出入量。

(3)改善呼吸功能:戒烟限酒。加强呼吸功能锻炼,预防呼吸道感染。心力衰竭、肺动脉高压者给予氧气吸入,改善机体供氧状态。

(4)加强营养支持:指导患者进食高营养、高蛋白、高维生素、低盐、低脂、易消化饮食,每餐合理搭配,提高食欲,改善患者全身营养状况。

(5)注重心理护理:针对患者的病情、性格、心理反应给予安慰和心理疏导,帮助患者树立战胜疾病的信心。

(6)做好瓣膜置换术相关知识的健康教育,如术前适应行为训练,包括上呼吸机手法训练、咳嗽训练、深呼吸运动等;抗凝知识及其重要意义;限制钠盐及液体摄入;进行饮食宣教,讲解少食多餐的必要性;预防感冒、控制肺部感染的重要性。

二、术后护理常规

(1)维持稳定的血流动力学:早期监测中心静脉压、动脉压、肺动脉压等,根据监测指标及病情遵医嘱补充血容量,调整正性肌力药物及扩血管药物,维护心功能。控制输液速度和量,预防发生肺水肿、左心衰竭。

(2)呼吸功能监护与护理:严格遵守呼吸机使用原则及注意事项,加强呼吸道的管理,定时翻身、拍背、吸痰,保证供氧,并观察痰液颜色、性质、量,预防肺部并发症。

(3)维持电解质平衡:瓣膜置换术后每天监测血钾情况,低血钾易造成心律失常,一般血清钾维持在4～5 mmol/L,静脉补钾时要选择深静脉,补钾后及时复查血钾。

（4）引流液的观察：术后保持引流管的通畅，注意引流液的颜色、量及性质。如引流液过多，应考虑是否鱼精蛋白和肝素不足。注意观察有无心脏压塞的征象，如出现心率快、血压低、静脉压高、尿量少等应及时通知医师。

（5）观察肢体末梢皮肤颜色、温度变化，及时保暖。测量体温 1 次/4 小时，体温过高时遵医嘱给予降温处理，观察效果。

（6）并发症观察及护理。①瓣周瘘：是瓣膜置换术后一种少见而严重的并发症。术后重点评估心功能状态，监测并控制感染。注意观察尿色、尿量，如长期为血红蛋白尿应及时报告医师，同时注意碱化尿液，防止肾衰竭。②心律失常：密切观察患者的心电示波及心电图变化，及早发现并纠正引发严重室性心律失常的诱因，如心肌缺血缺氧、低钾等。保持静脉通畅，备好抢救物品及药品。③出血：术后应用抗凝治疗期间根据化验结果（PT 值在 24 秒左右、INR 值在 2～2.5）调整用药量。密切注意出血倾向（血尿、牙龈出血、皮肤黏膜出血等），必要时减用或暂停抗凝药，但尽量避免用凝血类药。④栓塞及中枢神经并发症：加强巡视，严密观察意识、瞳孔、肢体疼痛、皮肤颜色的改变和肢体活动情况等。发现异常情况及时通知医师，及时发现，及时治疗。⑤感染性心内膜炎：术前合理使用抗生素，术后严格无菌操作，监测体温，可疑患者进行多次重复血培养，使用抗生素时严格掌握用量及时间。

（7）健康指导：①养成良好生活习惯，避免紧张，保持心情舒畅。②加强营养，不宜吃太咸食物，适当限制饮水，避免加重心脏负担。③预防感冒及呼吸道感染，不乱用抗生素。④增强体质，术后应休息半年，保持适当的活动量，避免活动量过大和劳累，如感到劳累、心慌气短，马上停止活动，继续休息。⑤在医师指导下按时服用抗凝、强心、利尿、抗心律失常药物，并注意观察药物作用及不良反应，观察有无出血情况等，准确记录出入量。⑥合并心房颤动或有血栓病史的患者告知其突然出现胸闷憋气等不适症状时，及时就医。⑦定期门诊复查心电图、超声、胸部 X 线片及血化验。

（李天宝）

第九节　发绀型先天性心脏病

发绀型先天性心脏病是指从右心房、右心室或肺动脉系统向左心房、左心室或主动脉系统分流的一种心脏病，即患者的未氧合静脉血经心脏畸形进入体循环中，临床表现为皮肤或口唇发绀、乏力、蹲踞、杵状指（趾）。此类先天性心脏病较复杂，如法洛四联症、肺动脉瓣闭锁、右心室双出口、大动脉转位、艾森曼格综合征等，其发绀程度随活动量增加而加重。法洛四联症为最常见的复杂发绀型先天性心脏病，手术治疗方法分为姑息手术（体-肺动脉转流术）、根治手术。内科辅助治疗处理贫血、缺氧发作等。

一、术前护理常规

（1）病情观察：观察患儿情绪、精神、面色、发绀、呼吸、脉率、脉律、血压等。

（2）重症患儿绝对卧床，监测生命体征：根据病情严格掌握活动量，持续评估缺氧情况，按需吸氧，评价吸氧效果；患儿应有专人看护，避免剧烈活动及哭闹诱发急性缺氧。预防上呼吸道感染,保持环境安静。

(3)增加营养,防止脱水,适量增加饮水量;控制每餐进食量,预防便秘。

(4)针对不同年龄的患儿采取怀抱、引逗、爱抚、轻拍等方法,使之产生亲切感和安全感,得到心理上的满足,以配合手术。

二、术后护理常规

(1)病情观察:监测各种生命指标,并准确记录。①使用呼吸机辅助呼吸时,严密观察呼吸机的工作情况及各项参数指标,做好气道管理。②持续监测血流动力学变化,每 15～30 分钟观察记录 1 次,平稳后可改为 1～2 小时 1 次,准确记录出入量。③监测肢体末梢皮肤颜色、温度变化,及时保暖。测量体温 1 次/4 小时,体温过高时遵医嘱给予降温处理,观察效果。④定时血气分析,观察电解质、乳酸及酸碱代谢情况,及时纠正酸中毒。

(2)管路维护:①每天评估各个管路脱管风险,每班测量置管深度或管路外露长度,妥善固定。保持通畅,避免打折、移位、脱出。观察置管处皮肤有无红肿、瘀血、渗出等。②胸腔引流管:观察引流液的性质、量。术后 4 小时内每 15～20 分钟挤压引流管 1 次,若有血性引流液 2～4 mL/(kg·h),连续 2 小时以上,立即通知医师查找原因,对症处理。③导尿管:准确记录尿量、性质。评估留置必要性,病情允许尽早拔除。④有深静脉置管者:严格执行无菌操作,按时维护管路,保持管路通畅,使用过程中防止堵塞、打折、脱出,避免导管相关性感染的发生。

(3)并发症的观察与护理。①灌注肺:为法洛四联症根治术后严重并发症,临床主要表现为急性进行性呼吸困难、发绀、血痰或血水痰和难以纠正的低氧血症。应用呼吸机辅助呼吸时,根据血气结果调整呼吸机参数,注意气道内压,及时吸出气道内分泌物。严格控制入量,静脉输入清蛋白或血浆,维持胶体渗透压在正常范围内,加强利尿,维持尿量>1 mL/(kg·h)。②低心排血量综合征:临床表现为心率加快、血压下降、中心静脉压升高、肢端发凉、苍白、发绀等。术后及时补充血容量及血管活性药物,中心静脉压维持在 1.0 kPa(7.4 mmHg)以上。持续镇静。③心律失常:术后监测血钾浓度,过高或过低及时纠正;连接心电监护,观察患者心律有无房性期前收缩、室性期前收缩、房室传导阻滞,如有异常及时通知医师。

(4)健康指导:①遵医嘱服用强心利尿剂,并注意观察尿量。②术后 3 个月内避免剧烈活动,不可过度劳累,避免发生心力衰竭。③加强营养供给,多进食高蛋白、高热量、高维生素饮食,以利生长发育。④注意气候变化,避免呼吸道感染。⑤定期门诊复查。

(李天宝)

第十节　非发绀型先天性心脏病

非发绀型先天性心脏病是指从左心房、左心室或主动脉系统向右心房、右心室或肺动脉系统分流,不造成未氧合的静脉血分流至体循环系统,产生左右两心室的异常交通,为最常见的先天性心内畸形之一。无发绀现象,简称为"左向右分流"型先天性心脏病。由于心内畸形存在,造成血液左向右分流,引起肺循环血量增加,易患呼吸道感染,且肺炎不易治愈。主要有房间隔缺损、室间隔缺损、部分型肺静脉畸形引流、主动脉缩窄、动脉导管未闭等。目前临床多采用介入治疗和手术治疗,手术治疗方法有房间隔缺损修补术、室间隔缺损缝合或修补术、动脉导管结扎术、动脉导管切断缝合术等。

一、术前护理常规

(1)病情观察:监测患者的生命体征,观察患者的发育、营养、面色、情绪等。

(2)积极预防和控制呼吸道感染,预防感冒。

(3)饮食:加强营养支持,指导患者进食高热量、高蛋白及富含维生素的食物,增强机体抵抗力。

(4)加强对大分流者心功能的维护;合并心功能不全者,应用强心利尿扩血管等药物治疗,记录出入量。

二、术后护理常规

(1)病情观察:密切观察生命体征,观察心律、心率变化,定期或连续描记心电图,发现异常及时报告医师。监测血压变化,遵医嘱及时调整降压药速度,防止血压骤降。更换药液时操作要迅速准确,避免因药液中断引起血压波动保持静脉通路畅通,备好抢救药品及物品。

(2)监测肢体末梢皮肤颜色、温度变化,及时保暖。测量体温 1 次/4 小时,体温过高时遵医嘱给予降温处理,观察效果。

(3)保持呼吸道通畅,合并肺动脉高压者适当延长机械通气时间,协助咳嗽、排痰,给予雾化吸入,防止肺感染。

(4)执行胸腔闭式引流护理常规:保持引流管的通畅,注意引流的速度、性质、量,若引流过快、颜色鲜红、管壁发热,考虑胸腔内是否有活动性出血,积极协助医师准备二次开胸止血。

(5)并发症观察及护理。①残余分流:常由闭合不严密或组织缝线撕脱而引起。听诊有无残余分流的心脏杂音,超声彩色多普勒检查可明确诊断,残余分流量大,应立即再行修补。②喉返神经损伤:注意患者有无声音嘶哑、进水呛咳现象,防止饮水误吸诱发肺部感染。③假性动脉瘤形成:多发生于术后两周左右,临床表现为发热不退、咳嗽、咯血,有收缩期杂音出现,胸部 X 线片示上纵隔增宽,肺动脉端突出呈现块状影,应考虑是否为假性动脉瘤,嘱患者卧床休息,避免活动,并给予祛痰、缓泻剂,防止剧烈咳嗽或排便用力而使胸膜腔内压剧烈升高导致假性动脉瘤破裂。一旦确诊,应紧急采取手术治疗。④心律失常:为房间隔缺损、室间隔缺损术后常见并发症。观察患者心率、心律变化,出现房室传导阻滞或心率减慢时及时通知医师,维持电解质在正常范围,维护好起搏器的功能。

(6)健康指导:①动脉导管未闭术后患者积极进行左上肢的功能锻炼,避免废用综合征。②逐步增加活动量,术后 3 个月内不可过度劳累,以免发生心力衰竭。③加强营养支持,以利生长发育。④注意气候变化,避免呼吸道感染。⑤定期门诊随访。

(李天宝)

第十一节　冠状动脉粥样硬化性心脏病

冠状动脉粥样硬化性心脏病是指冠状动脉发生严重粥样硬化性狭窄或阻塞,或在此基础上合并痉挛,以及血栓形成,造成管腔阻塞,引起冠状动脉供血不足、心肌缺血或心肌梗死的一种心脏病,简称冠心病。其病变发展缓慢,阻塞性病变主要位于冠状动脉前降支的上、中 1/3,其次为右冠状动脉,再次为左回旋支及左冠状动脉主干,后降支比较少见。处理原则包括内科药物治疗、介入治疗和外科治疗,应根据病情选择单种或多种方法联合治疗。外科治疗主要是应用冠状动脉旁路移植术(简称"搭桥")。冠状动脉旁路移植物一般选用大隐静脉、乳内动脉。近年来,在心脏跳动下进行的冠状动脉旁路移植术取得很大进展,术后有 90% 以上的患者症状消失或减轻,心功能改善,可恢复工作,延长寿命。

一、术前护理常规

(1)病情观察:持续心电监护,观察患者有无心绞痛表现,并遵医嘱执行治疗。

(2)常规手术区域皮肤准备,取大隐静脉者术前避免使用该侧肢体做静脉穿刺。指导患者进行肺功能训练,以利于术后有效排痰。

(3)饮食:指导患者进食低盐、低脂、粗纤维的食物,保持大便通畅,必要时给予助便治疗。

(4)术前停用抗血小板药,防治术后出血;糖尿病患者术前应控制血糖在 6~8 mmol/L;高血压患者理想血压控制在 16.0/10.0 kPa(120/75 mmHg)。

(5)做好冠状动脉搭桥术相关知识的健康教育,如术前各项准备的目的、方法及注意事项的教育,有效呼吸和深呼吸训练,以利于术后排痰,胸腔闭式引流相关知识的教育等。

二、术后护理常规

(1)病情观察:早期动态监测血流动力学及做好记录,术后血压应控制在不低于术前血压的 2.7~4.0 kPa(20~30 mmHg),根据血压、心律和心率变化,调节药物速度和浓度。维持正常的血容量及水、电解质平衡,观察每小时尿量、尿质、颜色,记出入量,每天监测血糖。

(2)维持人工呼吸机辅助呼吸,及时清除呼吸道分泌物,改善肺通气。

(3)执行胸腔闭式引流护理常规。

(4)进行体温监测,体温>38 ℃时应及时采取降温措施。低温体外循环患者应积极复温,注意保暖。

(5)根据医嘱抗凝治疗,用药期间密切注意出血倾向,如出血、胃肠道不适等,必要时减用或暂停抗凝药,但尽量避免用凝血类药。

(6)弹力绷带加压包扎取血管侧肢体,并抬高 15°~30°,观察患肢皮肤颜色、温度、张力等情况。间断活动患肢,预防血栓形成。

(7)并发症观察及护理。①低心排血量综合征:术后早期应用扩血管药,补足血容量,纠正酸中毒。一旦临床出现烦躁或精神不振、四肢湿冷、发绀、甲床毛细血管再充盈减慢、呼吸急促、血压下降、心率加快、尿量减少<0.5 mL/(kg·h)、血气分析提示代谢酸中毒等,提示出现低心排

血量综合征,应立即报告医师。②心律失常:以心房颤动、心房扑动和室性心律失常为主。通过监测心率的快慢、维持满意的心律,减低心肌耗氧量,维持水、电解质及酸碱平衡,给予患者充分镇静。发生心律失常可给予镁剂或利多卡因等抗心律失常药物,必要时安装临时起搏器。③急性心肌梗死:减少心肌氧耗,保证循环平稳。术后早期给予患者保暖有利于改善末梢循环并稳定循环,能有效防止心绞痛及降低心肌梗死再发生。④出血:患者引流量$>200 \, mL/h$,持续3~4小时,临床上即认为有出血并发症。术后严格控制收缩压在$12.0 \sim 13.3 \, kPa(90 \sim 100 \, mmHg)$;定时挤压引流,观察引流液的色、质、量;静脉采血检查全血凝固时间,使其达到基础值范围,确认肝素已完全中和。若出现大量快速出血,血压下降,应立即床旁紧急开胸止血。⑤脑卒中:术后需每小时观察记录瞳孔及对光反射,注意观察患者意识和四肢活动情况。

(8)健康指导:①保持心情愉快,避免情绪过于激动。②合理饮食,进食高蛋白、低脂、易消化饮食,禁忌烟酒、咖啡及辛辣刺激食物。③保持大便通畅,遵医嘱服用缓泻剂,注意排便情况。④应在医师指导下逐渐恢复体力活动及工作,注意劳逸结合。⑤用药指导:应定时、定量服用,不可随意中途停药、换药或增减药量;注意药物的不良反应:服用阿司匹林时可出现皮下出血点或便血,服用阿替洛尔时如出现心率减慢应减量或逐渐停药;胸部疼痛发作持续时间>30分钟,且含药效果不佳,疼痛程度又较重,应考虑心肌梗死的发生,应迅速就近就医,以免延误治疗抢救时机。⑥出院后每半月复查1次,以后根据病情可逐渐减为每1~2个月复查1次。

(李天宝)

第十二节 心 脏 肿 瘤

心脏肿瘤颇为少见,其中原发性肿瘤更为罕见,转移性肿瘤为原发性肿瘤的20~40倍。原发性心脏肿瘤大多为良性,其中又以心房黏液瘤为主。

心房黏液瘤是常见的心脏良性肿瘤,多数附着在房间隔卵圆窝附近,发生在左心房者约占3/4,发生在右心房者约占1/4,同时累及几个房室者极为罕见。黏液瘤虽为良性,但如切除不彻底可复发,微瘤栓可发生远处种植,引起再发。瘤组织脱落可引起回流栓塞。瘤体活动严重阻塞瓣孔可发生昏厥,甚至突然死亡。临床表现:心悸、气短、端坐呼吸、晕厥、心脏杂音(舒张期、收缩期、双期)随体位改变而变化。脑动脉栓塞症状为偏瘫、昏迷、失语等。肺动脉栓塞可发生休克、呼吸困难、胸痛、咯血等。

右心房与下腔静脉平滑肌瘤系指原发于该处的平滑肌瘤,十分少见,其表现与心脏下腔静脉其他良性肿瘤相同。临床表现为循环障碍而发生心慌、气短、肝大、尿少、腹水、下肢水肿、胸腔积液、心脏杂音等,类似右心功能不全,亦系Budd-Chiari综合征的一种类型。

一、护理措施

(一)术前护理

(1)严格卧床休息,术前忌剧烈活动,变换体位速度要慢,不能过急,采取平卧位与右侧卧位交替,遵医嘱做好术前准备。

(2)确定手术时机:心脏黏液瘤虽然为良性肿瘤,但如不及时处理,易使瘤体突然阻塞二尖瓣口,造成患者突然死亡,或因肿瘤破碎,碎片脱落栓塞周围血管而使患者致残。有死亡威胁、反复发作的动脉栓塞者,心功能不全者,应进行强心、利尿治疗,改善心功能,尽早手术或急诊在低温体外循环下手术,摘除心腔内肿瘤,防止并发症的发生。有慢性心力衰竭表现,身体衰弱,夜间不能平卧、端坐呼吸、肝大、腹水、下肢水肿的患者,应在排除其他因素,积极控制心力衰竭,待病情平稳后安排手术治疗。

(3)饮食护理:心脏黏液瘤和右心房与下腔静脉平滑肌瘤患者均应忌烟、酒及辛辣刺激性食物;忌肥腻、油煎、霉变、腌制食物;忌羊肉、胡椒、姜、桂皮等温热性食物;禁食桂圆、红枣、阿胶、蜂王浆等热性、凝血性和含激素成分的食品。

(二)术后护理

(1)该病患者病程较长,心脏手术后的心肌缺血再灌注损伤,心肌保护不良,均能引起心肌收缩力下降,使心功能进一步受损,出现心力衰竭。

(2)要特别注意有无瘤栓栓塞征象,遇有肢体栓塞,要积极取栓,脑栓塞要积极进行对症、支持治疗。

(3)心脏黏液瘤术后注重低心排血量综合征的处理,即须补足血容量,进行强心、利尿、调整血压治疗,必要时宜早行主动脉内球囊反搏或左、右心辅助循环。心律失常则须纠正电解质紊乱,使用合适抗心律失常药物,安装临时或永久心脏起搏器。

(4)右心房与下腔静脉平滑肌瘤 右心房的肿瘤细胞质中有雌激素受体存在,雌激素在本病的发生、发展和复发中有重要作用,因此,术后应适当应用抗雌激素制剂,如三苯氧胺(他莫昔芬)等,对防止肿瘤复发,尤其对肿瘤未能完全切除的患者有一定的治疗价值。

(三)健康指导

出院后应逐渐增加活动量,加强营养,保持大小便通畅,预防感冒,定期来院复查,因心房黏液瘤有复发的可能,如出现心悸、气促、昏厥和发热等不适,应及时回院就诊。

二、主要护理问题

(1)有气体交换受损的危险:与机械通气有关。

(2)有低心排血量的危险:与心肌收缩力低下有关。

(3)电解质紊乱:与体外循环有关。

(4)潜在并发症:心律失常、出血、右心功能不全、下腔静脉阻塞综合征。

(5)焦虑:与担心手术效果有关。

(6)知识缺乏:与不了解疾病原因及出院保健知识有关。

(李天宝)

第十三节 主动脉瘤及主动脉夹层

主动脉夹层是指主动脉腔内的血液从主动脉内膜撕裂处进入主动脉中膜,使中膜分离,并沿主动脉长轴方向扩展,使主动脉壁呈两层或多层分离状态。发病率随年龄增长而增加,50～70岁达到高峰,男性多于女性。根据时间分为急性、慢性和亚急性;发病在2周之内为急性,2个月之上为慢性,2周至2个月为亚急性。此病病因很复杂,主要与高血压、遗传因素和结缔组织代谢异常、损伤、妊娠、某些先天性心血管疾病等有关。其主要的症状。①疼痛:临床90%患者有剧烈疼痛,多为撕裂样或刀割样疼痛,呈持续性,难以忍受,有濒死感;②瘤体压迫症状:可引起呼吸困难、声音嘶哑、上腔静脉压迫综合征、下咽困难;③高血压:患者常有高血压,即使休克,也有面色苍白、冷汗、周围性发绀等表现,仍可表现为高血压;④脏器缺血表现:30%患者可发生主动脉分支的阻塞,导致脏器缺血,可表现在神经系统、四肢、肾脏及胃肠;⑤破裂表现:患者可出现心脏压塞、休克、胸痛、呼吸困难、心悸、胸腔积血和呕血等;⑥主动脉瓣关闭不全表现:患者可出现急性左心衰竭,有严重的呼吸窘迫、胸痛、咳粉红色泡沫痰等症状。通常是通过手术切除动脉瘤并用适当大小的人造血管替换修复。全心肺转流术对升主动脉瘤切除是必要的,部分心肺转流术以支持动脉瘤远端的血液循环对降主动脉瘤切除来说是合理的。主动脉弓部的动脉瘤也可成功地切除,但该手术过程较复杂,而且危险性很高,不仅要切除动脉瘤,有些患者还要再植所有的头臂血管。

一、护理措施

(一)术前护理

(1)每天严密监测患者血压,控制血压在正常范围,防止瘤体破裂引起死亡,收缩压在13.3～16.0 kPa(100～120 mmHg),舒张压在8.0 kPa(60 mmHg)左右,控制病变发展。

(2)根据血压,适当给予口服或经静脉泵入降压药。

(3)绝对卧床:防止活动引起血压增高导致的动脉瘤破裂。

(4)减少增加腹内压的因素:如咳嗽、打喷嚏、便秘等。

(5)镇静、镇痛:给予相应的对症治疗,避免血压升高。

(6)心理护理:消除患者的紧张情绪,防止情绪紧张而引起的血压升高。解除患者和家属的恐惧心理,增强战胜疾病的信心。

(二)术后护理

(1)严密监测生命体征变化:严格控制患者的血压,监测中心静脉压及体温的变化。

(2)严格无菌操作,避免人工血管感染。

(3)体位:平卧位,减轻血流对吻合口的冲击。

(4)注意下肢供血情况:检查下肢动脉搏动情况,观察有无继发性血栓形成,有无疼痛、皮肤苍白、皮温降低、感觉迟钝、运动障碍缺血症状。

(5)引流管的护理:保持引流管通畅,并妥善固定,保持胸腔闭式引流的密闭,观察引流液的性质、颜色和量,注意有无出血。

(6)及时给予镇痛剂。

(三)健康指导

(1)术后3个月内避免体力劳动,避免剧烈活动或引起血压升高的活动(抬重物、用力排便),控制体重。

(2)避免情绪波动,注意生活规律,养成良好的睡眠习惯,睡前进行放松训练,防止睡眠紊乱,每天睡眠不少于8小时。

(3)戒烟戒酒。

(4)保持排便通畅,多食低盐、低脂、粗纤维的食物。

(5)按时服药,控制血压;监测血压,定期复查,以观察有无夹层动脉瘤的复发及主动脉瘤的形成等。

二、主要护理问题

(1)潜在并发症:出血、多器官功能障碍综合征。

(2)疼痛:与动脉瘤及其突然撕裂有关。

(3)自理能力缺陷:与绝对卧床有关。

(4)组织灌注异常:与高血压或血管壁缺陷有关。

(5)知识缺乏:与缺乏疾病及其防护知识有关。

(6)有心排血量减少的危险:与动脉瘤导致的血管狭窄有关。

(7)恐惧:与担心动脉瘤破裂出血、担心手术效果有关。

(8)知识缺乏:与不了解出院保健知识有关。

(李天宝)

第十章　泌尿外科护理

第一节　肾　结　核

一、概述

在泌尿系统结核中肾结核最为常见、最早发生,以后由肾脏蔓延至整个泌尿系统。因此肾结核实际上具有代表泌尿系统结核的意义。肾结核多在成年人发生,我国综合统计75%的病例发生在20～40岁,但幼年和老年亦可发生。男性的发病率略高于女性。

二、诊断

(一)症状

1.膀胱刺激征

膀胱刺激症状是肾结核的最重要、最主要也是最早出现的症状。当结核杆菌对膀胱黏膜造成结核性炎症时,患者开始出现尿频,排尿次数在白天和晚上都逐渐增加,可以由每天数次增加到数十次,严重者每小时要排尿数次,直至可出现类似尿失禁现象。75%～80%都有尿频症状。在尿频的同时,可出现尿急、尿痛、排尿不能等待,必须立即排出,难以忍耐。排尿终末时在尿道或耻骨上膀胱区有灼痛感。膀胱病变日趋严重,这些症状也越显著。

2.血尿

血尿是肾结核的第二个重要症状,发生率为70%～80%。一般与尿频、尿急、尿痛等症状同时出现。血尿的来源大多来自膀胱病变,但也可来自肾脏本身。血尿的程度不等,多为轻度的肉眼血尿或为显微镜血尿,但有3%的病例为明显的肉眼血尿并且是眼血尿或为显微镜血尿,但有3%的病例为明显的肉眼血尿并且是唯一的首发症状。

血尿的出现多数为终末血尿,乃是膀胱的结核性炎症和在排尿时膀胱收缩引起溃疡出血。若血尿来自肾脏,则可为全程血尿。

3.脓尿

由于肾脏和膀胱的结核性炎症,造成组织破坏,尿液中可出现大量脓细胞,同时在尿液内亦可混有干酪样物质,使尿液浑浊不清,严重者呈米汤样脓尿。脓尿的发生率为20%左右。

4.腰痛

肾脏结核病变严重者可引起结核性脓肾,肾脏体积增大,在腰部存在肿块,出现腰痛。国内资料的发生率为 10%。若有对侧肾盂积水,则在对侧可出现腰部症状。少数患者在血块、脓块通过输尿管时可引起肾部绞痛。

5.全身症状

由于肾结核是全身结核病中一个组成部分,因此可以出现一般结核病变的各种症状。如食欲减退、消瘦、乏力、盗汗、低热等,可在肾结核较严重时出现,或因其他器官结核而引起。

6.其他症状

由于肾结核继发于其他器官的结核或者并发其他器官结核,因此可出现一些其他器官结核的症状,如骨结核的冷脓肿,淋巴结核的窦道,肠结核的腹泻、腹痛,尤其是伴发男性生殖道结核时附睾有结节存在。

(二)体征

在体格检查时应注意全身的结核病灶,尤其是男性生殖道,检查前列腺、输精管、附睾有无结节。在泌尿系统方面应检查肾区有无肿块,肋脊角有无叩痛。

(三)检查

1.实验室检查

(1)尿常规:呈酸性尿,含少量蛋白,可见红细胞和白细胞。

(2)尿普通细菌培养:应为阴性,即所谓"无菌性脓尿",需进一步行肾结核的有关检查。

(3)结核杆菌检查:①尿沉渣涂片找抗酸杆菌:连续留 3 次 24 小时尿或晨尿,取沉渣涂片找抗酸杆菌,此方法简单,结果迅速,阳性率可达 50%～70%。②尿结核菌培养:阳性率可高达90%,但常规培养时间长。③尿结核菌动物接种:阳性率高达 90% 以上,但费时更长,需 8 周才能得到结果。

(4)尿液结核 IgG 抗体测定:阳性率可达 90%,此项检查具有一定的特异性和敏感性。

(5)PCR 检测结核杆菌:具有快速、准确、灵敏度高等特点,但有一定的假阳性表现。

(6)血沉:血沉加快,据此可了解结核的活动情况。

2.特殊检查

(1)X 线检查:①KUB 可见肾脏输尿管钙化影。②IVU 典型的表现为肾盏破坏,边缘模糊不整如虫状,严重时形成空洞。如病变纤维化狭窄或完全堵塞时,可见空洞充盈不全或肾盏完全不显影;局限性结核脓肿可使肾盏、肾盂变形或出现压迹;输尿管结核溃疡和狭窄,表现为输尿管僵直、虫蛀样边缘、管腔狭窄呈串珠状。如全肾广泛破坏时,IVU 由于肾功能低下或完全丧失,常表现为不显影。③逆行性尿路造影显示空洞性破坏阴影。

(2)B 超、CT 检查:对肾结核早期诊断价值不大,但对中晚期病变可显示扩大的肾盏或肾盂呈空洞、钙化样改变,还可观察到肾实质的厚度和肾周围的病变,反映结核破坏的程度。

(3)放射性核素肾图检查:患侧肾破坏严重时,呈无功能低平线。肾结核导致对侧肾积水时,则呈梗阻曲线。

(4)膀胱镜检查:在直视下可见膀胱黏膜充血或结核结节、溃疡,严重者黏膜广泛充血、结构不清,可取活组织检查。晚期膀胱容量太小,不宜做此检查。

(四)诊断要点

(1)青壮年长期进行性尿频和慢性膀胱刺激症状,一般抗炎治疗无效。

(2)脓血尿、尿液中找结核杆菌。

(3)IVU、逆行性尿路造影及膀胱镜等辅助检查。

(五)鉴别诊断

1.慢性肾盂肾炎

尿频、尿急、尿痛等膀胱刺激症状,多呈间歇性发作,时轻时重,而肾结核所致的膀胱炎则是持续性进行性加重,抗菌药物治疗无明显疗效,结合尿液及血清学结核菌检查可鉴别。

2.肾或膀胱的肿瘤

主要特点是无痛性间歇性肉眼全程血尿,而肾结核为持续性尿频、尿急、尿痛及终末血尿,结合影像学检查可鉴别。

3.泌尿系统结石

血尿的出现多与患者的活动、疼痛相关联。结合病史,临床症状和影像学检查可鉴别。

4.急性前列腺炎

急性前列腺炎也表现为明显的尿频、尿急、尿痛,伴有发热。但常发病急促,有排尿困难或排尿淋漓,且直肠指检时前列腺有明显压痛。尿和前列腺液中有大量白细胞,用抗生素治疗后症状常迅速减轻。

5.肾积脓

慢性病程肾积脓表现为反复腰痛,常伴盗汗、贫血和消瘦。尿液中有大量脓细胞,但普通细菌培养呈阳性,尿中无抗酸杆菌。CT肾扫描则可显示肾实质中有边缘模糊的混合密度肿块。

三、治疗

(一)药物治疗

诊断肯定、病变范围明确、肾功能以及是否存在尿路梗阻等情况已查明的患者应尽早给予抗结核药物治疗。其用药原则为早诊断、早用药、联合运用、持续足够疗程。

1.主要抗结核药物的特点

(1)链霉素(SM):①对细胞外快速生长繁殖的结核菌杀灭作用较强,尤其在 pH 为 7.8 时作用最强,pH<6.0 时作用明显降低,故治疗时宜加服碳酸氢钠;②用药稍久(10~15 天)即易产生抗药性,如联合用药可稍改善;③易使病灶倾向纤维化,如病变在排尿系统则易造成局部梗阻,加重病情;④其毒性作用为前庭损害;⑤个别患者可出现过敏性休克,一旦发生,抢救较为困难,亦难以采用皮试预测;⑥用法:每天 1 g 肌内注射连续 30~60 g,后改为每 3 天 1 g,总量达 120 g 以上。

(2)异烟肼(INH):①业已证明疗效与血清高峰浓度有关,而与持续浓度无关,故通常采用一次顿服为优;②INH 在细胞内外均可达到 MIC 的 10 倍以上因而可杀死细胞内外结核杆菌;③其神经方面的毒性作用可用较小剂量的维生素 B_6(每天 5~10 mg)加以防止,维生素 B_6 大剂量(每天 50 mg)可能中和 INH 的杀菌活性;④INH 与 RFP 合用较 INH 与 EMB 合用时肝功能障碍的发生率虽增加 3 倍,但考虑其疗效非常好,这种配伍仍多采用,在服用过程中要定期复查肝功能;⑤口服后吸收迅速并渗入组织,对纤维化甚至干酪化组织亦可透过;⑥用法:每天 0.38 g 顿服。

(3)对氨基水杨酸钠(PAS):①目前似有被 RFP、EMB 取代的趋势;②在每天 8~10 g 剂量下有一定疗效,但此药排泄快,故宜分次用;③单独应用疗效较差,联合应用可加强 Sm 及 INH 抗结核疗效并减少抗药性,故目前皆系联合用药;④可降低 RFP 的效价,不宜与 RFP 合用;⑤对胃肠道有刺激作用,即胃部不适和恶心,有时有腹泻,与碳酸氢钠同服或进餐时服用可减少反应;⑥用法:每天 8～12 g 分 3～4 次口服,静脉滴注 PAS 可以提高血浓度,减轻胃肠道反应,方法是用 5%～10% 葡萄糖,将 8～12 g PAS 稀释成 3%～4% 的溶液,静脉滴注,在 3～5 小时内滴完,注意避光以防药物分解。药液变色则不能再继续使用。

(4)利福平(RFP):①在细胞内外均有杀菌效力,对静止期细菌也有较强作用,为 INH 所不及,故认为是最有效杀菌剂;②RFP 易与食物中蛋白质结合而降低疗效,故宜空腹服药,半小时后再进食;③使用中很少出现耐药性;④其毒性反应主要有肝脏功能损害和血小板减少症等,因此,在用药时每月需做血谷-丙转氨酶检查和血小板计数;⑤用法:成人体重 50 kg 以下全日量 450 mg,50 kg 以上全日量 600 mg,分 1～2 次空腹服用。

(5)乙胺丁醇(EMB):①它的抗结核作用主要是抑菌,虽然过去主要用于对第一线药物有耐药性的患者,但近年来 EMB 越来越多地被用于初次治疗中,作为 PAS 的替代药物,常与 RFP 配伍;②在疗效上虽然略逊于 PAS,但不良反应较轻,主要可引起球后神经炎,若成人日剂量为 15 mg/kg(一般每天 600～900 mg)可很少有上述不良反应;③用法:一般治疗剂量每天 600～1 200 mg,分 3 次或 1 次服,治疗过程中应定期检查视野和辨色力。

(6)吡嗪酰胺(PZA):①PZA 是一种新用老药,20 世纪 70 年代后,发现口服 PZA 经吸收后产生嗪酸,可杀死深藏在细胞内的顽固菌;②联合应用此药,对巩固治疗、减少复发大有效用,所以 PZA 又得到了再度重视;③PZA 与 RFP、INH 合用可缩短疗程,故亦用于短程化疗;④主要毒性反应是肝脏损害,可引起黄疸和血谷丙转氨酶升高和高尿酸血症。应定期复查肝功;⑤用法:用量为 500 mg,每天 3 次口服。

除上述药物外,还有卷曲霉素、氨硫脲、卡那霉素等。这类药物的共同点是杀菌力较低或不良反应较大,故仅作候选药物。

选用上述药物时,必须坚持早期、足量、联合、足期和规律用药五项基本原则,才能获得最好的疗效,否则将功亏一篑。

2.配伍方案

(1)异烟肼每天 300 mg;利福平体重<50 kg 者每天 450 mg,>50 kg 者每天 600 mg;吡嗪酰胺 25 mg/(kg·d),或<50 kg 者每天 1.5 g,>50 kg 者每天 2 g。2 个月后停用吡嗪酰胺,再服用异烟肼、利福平 4 个月,总疗程为 6 个月。

(2)异烟肼每天 300～600 mg,利福平每天 0.9 g,乙胺丁醇每天 0.9 g,连用 3 个月后停用乙胺丁醇,再服半年,如尿菌转阴、症状消失,继续服异烟肼 1 年以上。

现提倡药物为早饭前半小时顿服,可使药物在体内达到较高浓度,有较好的消灭结核菌和防止耐药菌株产生的作用。用药期间应定期做尿常规、结核菌培养、结核菌耐药试验及 IVU 检查,以观察疗效。如用药 6～9 个月仍不能控制者应手术治疗。

3.抗结核药物停药标准

(1)全身症状明显改善,血沉正常、体温正常。

(2)排尿症状完全消失。

(3)反复多次尿常规检查正常。

(4)尿浓缩法找抗酸杆菌长期多次阴性。

(5)IVU 示病灶稳定或已愈合。

(6)尿结核菌培养和动物接种阴性。

(7)全身无其他结核病灶。

(二)手术治疗

手术治疗的病例在手术前后均需配合药物治疗。肾切除前需用药物治疗 11 个月,至少 1 周以上;保留肾组织的手术,如肾病灶清除术、肾部分切除术、肾并发症的修复手术、输尿管梗阻的整形术、膀胱扩大术及膀胱瘘修复术等,术前需用药物治疗 3～6 个月。有急需情况时,方能例外处理。术后应继续药物治疗 1 年以上。

肾结核手术前应对整个泌尿生殖系统做全面检查,了解肾功能情况和并发症,以便拟订一个全面的治疗和手术计划。其手术方式包括肾切除术、肾部分切除术、肾病灶清除术和肾盂、输尿管狭窄整形术。手术方式的选择决定于病变范围、破坏程度和对药物的治疗反应。

1.肾切除术

适用于一侧肾结核已遭广泛破坏或已无功能,而对侧肾功能正常的病例。双侧肾结核一侧广泛破坏而另侧病变轻微,足以代偿时,可将重病侧肾切除。钙化无功能肾应切除,如无症状,也可在严密观察下必要时切除。

肾结核发展到晚期,结核病变可以蔓延到肾周围。在 X 线片上外形不清或肾蒂附近有钙化淋巴结阴影时,手术常较困难。对这种病例做肾切除术,应特别注意避免对肾附近脏器的损伤。右侧有可能损伤下腔静脉及十二指肠,左侧应注意脾脏和胰腺,因此在特殊情况下可采用肾包膜下切除术。肾蒂的处理有时也遇到困难,为此必须有良好的手术野显露。

输尿管残端的处理在进行患肾切除时,输尿管亦需切除,但切除的长度需视输尿管的病变程度及范围而定。①输尿管病变范围广泛而严重,如输尿管粗大如指,管壁甚厚,腔内有干酪样组织,估计在肾、输尿管部分切除后,残留在体内的输尿管残端在术后必定会导致重新发病,则应在肾切除的同时一并将输尿管全部切除,直至膀胱入口处。②输尿管病变不严重,术后不会重新致病,则做常规部分切除即可。但应注意,如果输尿管残端的腔内存在结核组织,则会影响肾脏切口的愈合造成切口感染、窦道形成。因此,术中应用碳酸烧灼残端,再以酒精中和,生理盐水清洁,丝线结扎,然后用残端周围的后腹膜脂肪组织覆盖包埋,使残端与肾切口隔开,以减少对肾脏切口的影响。③从去除结核病灶方面考虑,输尿管切除的水平应越低越好,但一般的肾脏切除手术切口,不可能将输尿管全部切除。对于输尿管病变并不严重的病例,残留输尿管的长短关系并不很大;但对于节段病变且管口尚未闭锁的患者,则病肾切除后仍可长期出现下尿路症状和低热,因此需要第二次将残留的输尿管切除。在这种情况下,如在肾切除时将输尿管于较低水平切除,可给第二次手术带来方便。

2.肾部分切除术

适用于肾结核病灶局限在一极或双肾盂之一。这种手术较复杂,且易发生并发症,近年已很少应用。

3.肾病灶清除术

此手术是药物治疗的补充治疗手段,既可以最大限度保留肾组织,又能使药物治疗发挥最大作用。适用于闭合性的结核性脓肿,与肾盏不相通,有无钙化者均可手术,但病灶与肾盏相通或下尿路有梗阻者不宜做。手术去除脓肿顶部,除尽干枯坏死组织和有结核病变的肾组织,局部放入链霉素,术后伤口引流3～4天。此手术方法简单、安全、出血少。在唯一肾患有结核性脓肿时,切开空洞减压和病灶清除可使受压周围组织恢复功能。空洞与肾盂相通者易形成尿瘘。近年由于 X 线诊断技术改进,有可能在荧光屏观察下或超声指导下穿刺排脓,代替病灶清除术。

4.肾盂、输尿管狭窄整形术

此手术也是药物治疗的辅助手术。结核病灶引流不畅可影响药物治疗效果,而药物治疗又可以使病灶纤维愈合而加重梗阻。近年来结核病变有狭窄时,在狭窄部位行整形手术。狭窄多数在输尿管下端,肾盂输尿管连接部和中段输尿管狭窄较少见,输尿管下端狭窄可行输尿管膀胱再吻合术。

四、病情观察

(1)观察药物治疗效果,患者膀胱刺激症状有无改善,观察尿常规中 RBC、WBC 数量变化,晨尿找抗酸杆菌。

(2)观察抗结核药物的不良反应:视力、视野、食欲变化。

(3)观察术后引流情况、患者的生命体征及肺部情况。

五、护理

(一)护理评估

1.致病因素

肾结核多见于 20～40 岁的青壮年,有结核病史或结核病接触史,常有体弱多病、营养不良、使用免疫抑制药物的经历。

2.身心状况

肾结核的主要表现不在肾而在膀胱。①膀胱刺激征,尿频为肾结核最早出现的症状。②血尿及脓尿,以终末血尿居多,全程肉眼血尿较少见;有不同程度的脓尿,严重者尿呈米汤样或为脓血尿。③肾结核病程长,反复发作,迁延难愈,长期服药导致经济支出大,患者常有焦虑、灰心、厌倦及烦躁。④其他可有消瘦、低热和贫血等结核中毒症状,严重患者可出现腰部肿痛,长期服药可有肝肾功能损害等表现。

3.实验室及其他检查

尿液检查可发现尿蛋白及红、白细胞增多;尿沉渣抗酸染色找结核分枝杆菌,连续 3 次,可有所发现。无菌条件下取尿做结核分枝杆菌培养,X 线平片泌尿系统造影检查,膀胱镜检查等有助于诊断。

(二)护理诊断

主要护理诊断:①营养失调:低于机体需要量;②排尿异常;③执行治疗方案无效。

(三)护理重点

(1)加强营养,给予易消化的高蛋白、高热能、高维生素饮食,避免劳累,充分休息,进行适当户外活动。

(2)说明结核治疗的长期性、严格执行治疗方案的必要性,使患者能正视疾病的存在,树立治病信心,按时按量服药。

(3)注意抗结核药物的毒副反应。

(4)手术前准备工作:加强营养,抗结核药物准备。全肾切除至少需准备 2 周,肾部分切除需3～6 个月。术前常规护理工作。

(5)肾结核手术后护理,参照肾损伤护理内容,继续服用抗结核药物 3～6 个月,以防结核复发。

(范李珍)

第二节 肾 脏 损 伤

一、概述

肾脏隐藏于腹膜后，一般受损伤机会很少，但肾脏为一实质性器官，结构比较脆弱，外力强度稍大即可造成肾脏的创伤。肾损伤大多为闭合性损伤，占 60%～70%，可由直接暴力，如腰、腹部受硬物撞击或车辆撞击，肾受到沉重打击或被推向肋缘而发生损伤；肋骨和腰椎骨折时，骨折片可刺伤肾，间接暴力，如从高处落下、足跟或臀部着地时发生对冲力，可引起肾或肾蒂伤。开放性损伤多见于战时和意外事故，常伴有胸腹部创伤，在临床上按其损伤的严重程度可分为肾挫伤、肾部分裂伤、肾全层裂伤、肾蒂损伤、病理性肾破裂等类型。

二、诊断

(一)症状

1.血尿

损伤后血尿是肾损伤的重要表现，多为肉眼血尿，血尿的轻重程度与肾脏损伤严重程度不一定一致。

2.疼痛

局限于上腹部及腰部，若血块阻塞输尿管，则可引起绞痛。

3.肿块

因出血和尿外渗引起腰部不规则的弥散性胀大的肿块，常伴肌强直。

4.休克

面色苍白，心率加快，血压降低，烦躁不安等。

5.高热

由于血、尿外渗后引起肾周感染所致。

(二)体征

1.一般情况

患者可有腰痛或上腹部疼痛、发热。大出血时可有血流动力学不稳定的表现，如面色苍白、四肢发凉等。

2.专科体检

上腹部及腰部压痛，腹部包块。刀伤或穿透伤累及肾脏时，伤口可流出大量鲜血。出血量与肾脏损伤程度以及是否伴有其他脏器或血管损伤有关。

(三)检查

1.实验室检查

尿中含多量红细胞。血红蛋白与血细胞比容持续降低提示有活动性出血。血白细胞数增多应注意是否存在感染灶。

2.特殊检查

早期积极的影像学检查可以发现肾损伤部位、程度、有无尿外渗或肾血管损伤以及对侧肾情况。根据病情轻重,除需紧急手术外,有选择地应用以下检查。

(1)B超检查:能提示肾损害的程度,包膜下和肾周血肿及尿外渗情况。为无创检查,病情重时更有实用意义,并有助于了解对侧肾情况。

(2)CT扫描:可清晰显示肾皮质裂伤、尿外渗和血肿范围,显示无活力的肾组织,并可了解与周围组织和腹腔内其他脏器的关系,为首选检查。

(3)排泄性尿路造影:使用大剂量造影剂行静脉推注造影,可发现造影剂排泄减少,肾、腰大肌影消失,脊柱侧突以及造影剂外渗等。可评价肾损伤的范围和程度。

(4)动脉造影:适宜于尿路造影未能提供肾损伤的部位和程度,尤其是伤侧肾未显影,选择性肾动脉造影可显示肾动脉和肾实质损伤情况。若伤侧肾动脉完全梗阻,表示为创伤性血栓形成,宜紧急施行手术。有持久性血尿者,动脉造影可以了解有无肾动静脉瘘或创伤性肾动脉瘤,但系有创检查,已少用。

(5)逆行肾盂造影:易招致感染,不宜应用。

(四)诊断要点

一般都有创伤史,可有腰痛、血尿、腰部肿块等症状体征,出血严重时出现休克。定时查血、尿常规,根据血尿增减、血红蛋白变化评估伤情。检查首选。肾脏超声,快速并且无创,对于评价肾脏损伤程度有意义,CT检查可以进一步显示肾实质损伤、肾脏出血及肾蒂损伤情况。条件允许时行静脉肾盂造影检查。

(五)鉴别诊断

1.腹腔脏器损伤

主要为肝、脾损伤,有时可与肾损伤同时发生。表现为出血、休克等危急症状,有明显的腹膜刺激症状。腹腔穿刺可抽出血性液体。尿液检查无红细胞;超声检查肾脏无异常发现;静脉尿路造影(IVU)示肾盂、肾盏形态正常,无造影剂外溢情况。

2.肾梗死

表现为突发性腰痛、血尿、血压升高;IVU示肾显影迟缓或不显影。逆行肾盂造影可发现肾被膜下血肿征象。肾梗死患者往往有心血管疾患或肾动脉硬化病史,血清乳酸脱氢酶及碱性磷酸酶升高。

3.自发性肾破裂

突然出现腰痛及血尿病状。体检示腰腹部有明显压痛及肌紧张,可触及边缘不清的囊性肿块。IVU检查示肾盂、肾盏变形和造影剂外溢。B超检查示肾集合系统紊乱,肾周围有液性暗区。一般无明显的创伤史,既往多有肾肿瘤、肾结核、肾积水等病史。

三、治疗

肾损伤的处理与损伤程度直接相关。轻微肾挫伤经短期休息可以康复,多数肾挫裂伤可用保守治疗,仅少数需手术治疗。

(一)紧急治疗

有大出血、休克的患者需迅速给以抢救措施,观察生命体征,进行输血、复苏,同时明确有无并发其他器官损伤,做好手术探查的准备。

（二）保守治疗

（1）绝对卧床休息2～4周，病情稳定，血尿消失后才可以允许患者离床活动。通常损伤后4～6周肾挫裂伤才趋于愈合，过早过多离床活动，有可能再度出血。恢复后2～3个月内不宜参加体力劳动或竞技运动。

（2）密切观察，定时测量血压、脉搏、呼吸、体温，注意腰、腹部肿块范围有无增大。观察每次排出的尿液颜色深浅的变化。定期检测血红蛋白和血细胞比容。

（3）及时补充血容量和热量，维持水、电解质平衡，保持足够尿量。必要时输血。

（4）应用广谱抗生素以预防感染。

（5）使用止痛剂、镇静剂和止血药物。

（三）手术治疗

1.开放性肾损伤

几乎所有这类损伤的患者都要施行手术探查，特别是枪伤或从前面腹壁进入的锐器伤，需经腹部切口进行手术，清创、缝合及引流并探查腹部脏器有无损伤。

2.闭合性肾损伤

一旦确定为严重肾裂伤、肾碎裂及肾蒂损伤需尽早经腹入路施行手术。若肾损伤患者在保守治疗期间发生以下情况，需施行手术治疗：①经积极抗休克后生命体征仍未见改善，提示有内出血。②血尿逐渐加重，血红蛋白和血细胞比容继续降低。③腰、腹部肿块明显增大。④有腹腔脏器损伤可能。

手术方法：经腹部切口施行手术，先探查并处理腹腔损伤脏器，再切开后腹膜，显露肾静脉、肾动脉，并阻断之，而后切开肾周围筋膜和肾脂肪囊，探查患肾。先阻断肾蒂血管，并切开肾周围筋膜，快速清除血肿，依具体情况决定做肾修补、部分肾切除术或肾切除。必须注意，在未控制肾动脉之前切开肾周围筋膜，往往难以控制出血，而被迫施行肾切除。只有在肾严重碎裂或肾血管撕裂，无法修复，而对侧肾良好时，才施行肾切除。肾实质破损不大时，可在清创与止血后，用脂肪或网膜组织填入肾包膜缝合处，完成一期缝合，既消除了无效腔，又减少了血肿引起继发性感染的机会。肾动脉损伤性血栓形成一旦被确诊即应手术取栓，并可行血管置换术，以挽救肾功能。

（四）并发症及其处理

常由血或尿外渗以及继发性感染等引起。腹膜后囊肿或肾周脓肿可切开引流。输尿管狭窄、肾积水需施行成形术或肾切除术。恶性高血压要做血管修复或肾切除术。动静脉瘘和假性肾动脉瘤应予以修补，如在肾实质内则可行部分肾切除术。持久性血尿可施行选择性肾动脉造影及栓塞术。

四、病情观察

（1）观察生命体征，如体温、血压、脉搏、呼吸，神智反应。

（2）专科变化，腹部或腰腹部有无肿块及大小变化，血尿程度。

（3）重要生命脏器，心、肺、肝、脾等脏器及骨骼系统有无合并伤。

五、注意事项

(一)医患沟通

(1)如拟保守治疗,应告知患者及家属仍有做手术的可能性及肾损伤后的远期并发症。

(2)做开放手术,应告知可能切肾的方案,如做保肾手术,则有继续出血、尿外渗的可能。

(3)手术探查决定做肾切除时,应再一次告知家属,并告知术后肾功能失代偿或需做肾代替治疗的可能。如合并腹腔或其他部位脏器损伤,手术时要一期处理,亦应告知家属并签字。

(4)交代病情时要立足于当前患者病情,对于病情变化不做肯定与否定的预测。

(二)经验指导

(1)对于肾损伤的患者应留院观察或住院 1 天,必须每半小时至 1 小时监测 1 次血压、心率、呼吸,记录每小时尿量。并做好血型分析及备血。

(2)对于肾损伤病情明确者,生命体征不稳时,可重复做腹腔穿刺及 CT、B 超影像学检查。

(3)手术后要观察腹部情况,伤口有无渗血,敷料有无潮湿,为防止切口裂开,可使用腹带保护。

(4)肾切除患者要计算每天出入量,了解肾功能变化。

(5)确保引流管无扭曲,密切观察引流量、颜色的变化。

(6)腹部创伤合并。肾损伤的比例不是很高,临床工作中易忽视。血尿是肾创伤的重要表现,但与病情严重程度不成比例;输尿管有血块堵塞、肾蒂损伤或低血压休克时可无血尿出现。

六、护理

(一)护理评估

1.健康史

详细了解受伤的原因、部位、受伤的经过,以往的健康状况等。

2.身体状况

(1)血尿:是肾损伤的主要症状。肾挫伤时血尿轻微,肾部分裂伤或肾全层裂伤时,可出现大量肉眼血尿。当血块堵塞输尿管、肾盂或输尿管断裂、肾蒂血管断裂时,血尿可不明显,甚至无血尿。

(2)疼痛:肾包膜张力增加、肾周围软组织损伤,可引起患侧腰、腹部疼痛;血液、尿液渗入腹腔或伴有腹部器官损伤时,可出现全腹痛和腹膜刺激征;血块通过输尿管时,可发生肾绞痛。

(3)腰、腹部包块:血液、尿液渗入肾周围组织,可使局部肿胀形成包块,可有触痛。

(4)休克:严重的肾损伤,尤其是合并其他器官损伤时,易引起休克。

(5)发热:肾损伤后,由于创伤性炎症反应,伤区血液、渗出液及其他组织的分解产物吸收引起发热,多为低热;由于血肿、尿外渗继发感染引起的发热多为高热。

3.心理状况

由于突发的暴力致伤,或因损伤出现大量肉眼血尿、疼痛、腰腹部包块等表现时,患者常有恐惧、焦虑等心理状态的改变。

4.辅助检查

(1)尿常规检查:了解尿中有无大量红细胞。

(2)B 超检查:能提示肾损害的程度,包膜下和肾周血肿及尿外渗情况。

(3)X 线平片检查:肾区阴影增大,提示有肾周围血肿的可能。

(4)CT 检查:可清晰显示肾皮质裂伤、尿外渗和血肿范围。

(5)排泄性尿路造影:可评价肾损伤的范围和程度。

(6)肾动脉造影:可显示肾动脉和肾实质损伤的情况。

(二)护理诊断及相关合作性问题

1.不舒适

不舒适与疼痛等有关。

2.恐惧/焦虑

恐惧/焦虑与损伤后出现血尿等有关。

3.有感染的危险

危险与损伤后免疫力降低有关。

4.体温过高

体温过高与损伤后的组织产物吸收和血肿、尿外渗继发感染等有关。

(三)护理目标

(1)疼痛不适感减轻或消失。

(2)情绪稳定,能安静休息。

(3)患者发生感染和休克的危险性降低,未发生感染和休克。

(4)体温正常。

(四)护理措施

1.非手术治疗及手术前患者的护理

(1)嘱患者绝对卧床休息 2～4 周,待伤情稳定、血尿消失 1 周后方可离床活动,以防再出血。

(2)迅速建立静脉输液通路,及时输血、输液,维持水、电解质及酸碱平衡,防治休克。

(3)急救护理:有大出血、休克的患者需配合医师迅速进行抢救及护理。

(4)心理护理:对恐惧不安的患者,给予心理疏导、安慰、体贴和关怀。

(5)伤情观察:患者的生命体征;血尿的变化;腰、腹部包块大小的变化;腹膜刺激征的变化。

(6)配合医师做好影像学检查前的准备工作。

(7)做好必要的术前常规准备,以便随时中转手术。

2.手术后患者的护理

(1)卧床休息:肾切除术后需卧床休息 2～3 天,肾修补术、肾部分切除术或肾周引流术后需卧床休息 2～4 周。

(2)饮食:禁食 24 小时,适当补液,肠功能恢复后进流质饮食,并逐渐过渡到普通饮食,但要注意少食易胀气的食物,以减轻腹胀。鼓励患者适当多饮水。

(3)伤口护理:保持伤口清洁干燥,注意无菌操作,注意观察有无渗血、渗尿,应用抗菌药物,预防感染。

3.健康指导

(1)向患者介绍康复的基本知识,卧床的意义以及观察血尿、腰腹部包块的意义。

(2)告诉患者恢复后 3 个月内不宜参加重体力劳动或竞技运动;肾切除术后患者,应注意保护对侧肾,尽量不要应用对肾有损害的药物。

(3)定期到医院复诊。

(夏君秀)

第三节　输尿管损伤

一、概述

输尿管位于腹膜后间隙,位置隐蔽,一般由外伤直接引起输尿管损伤不常见,多见于医源性损伤,如手术损伤或器械损伤及放射性损伤。凡腹腔、盆腔手术后患者发生无尿、漏尿,腹腔或盆腔有刺激症状时均应想到输尿管损伤的可能。对怀疑输尿管损伤的患者,应进行系统的泌尿系检查。妇科手术特别是宫外孕破裂、剖宫产等急诊手术或妇科肿瘤根治术中,输尿管被钳夹或误扎等医源性损伤最为常见。

二、护理评估

采集患者外伤史,盆腔、腹腔、腹膜后手术史,妇科手术史及泌尿系统手术史,如出现相应的症状应警惕输尿管损伤的可能。

(一)临床表现

手术损伤输尿管引起临床表现需根据输尿管损伤程度而定,术中发现输尿管损伤,立即处理可不留后遗症。倘未被发现,多在3～5天起病。尿液起初渗在组织间隙里,临床上表现为高热、寒战、恶心、呕吐、损伤侧腰痛、肾肿大、下腹或盆腔内肿物、压痛及肌紧张等。

1.腹痛及感染症状

表现为腰部胀痛、寒战、局部触痛、叩击痛。若输尿管被误扎,多数病例数天内患侧腰部出现胀痛,并可出现寒战、发热,局部触痛、叩击痛并可扪及肿大的肾脏。若采用输尿管镜套石或碎石操作,不慎造成输尿管穿孔破损者,由于漏尿或尿液外渗可引起患侧腰痛及腹胀,继发感染后则出现寒战、发热,肾区压痛并可触及尿液积聚而形成的肿块。

2.尿瘘

分急性尿瘘与慢性尿瘘两种。前者在输尿管损伤后当日或数日内出现伤口漏尿,腹腔积尿或阴道漏尿。后者以盆腔手术所致输尿管阴道瘘最常见。尿瘘形成前,多有尿外渗引起感染症状,常见伤后2～3周内形成尿瘘。

3.无尿

双侧输尿管发生断裂或误扎,伤后即可无尿,应注意与创伤性休克所致急性肾衰竭的无尿鉴别。

4.血尿

输尿管损伤后可以出现肉眼或镜下血尿,但也可以尿液检查正常,一旦出现血尿,应高度怀疑有输尿管损伤。

(二)辅助检查

1.静脉肾盂造影

可显示患肾积水,损伤以上输尿管扩张、扭曲、成角、狭窄及对比剂外溢。

2.膀胱镜及逆行造影

可观察瘘口部位并与膀胱损伤鉴别,逆行造影对明确损伤部位、损伤程度有价值。

3.B超

可显示患肾积水和输尿管扩张。

4.CT

对输尿管外伤性损伤部位、尿外渗及合并肾损伤或其他脏器损伤有一定的诊断意义。

5.阴道检查

有时可直接观察到瘘口的部位。

6.体格检查

膀胱腹膜外破裂后尿外渗,下腹耻骨上区有明显触痛,有时可触及包块。膀胱腹膜内破裂后,若有大量尿液进入腹腔,检查有腹壁紧张、压痛、反跳痛及移动性浊音。

（三）护理问题

首先对患者进行心理评估,了解患者的身体和心理状态,患者主要存在以下护理问题。

1.疼痛

疼痛与尿外渗及手术有关。

2.舒适的改变

舒适的改变与术后放置支架管、造瘘管有关。

3.恐惧、焦虑

恐惧、焦虑与尿瘘、担心预后不良有关。

4.有感染的危险

有感染的危险与尿外渗及各种管路有关。

三、护理措施

（一）心理护理

输尿管损伤因为手术的损伤发生率较高,因此,心理护理显得尤为重要。要做到详细评估患者的心理状况及接受治疗的心理准备,与患者建立良好的护患关系,掌握患者的心理变化并给予相应的健康指导,减少医疗纠纷的发生。输尿管损伤后患者情绪紧张、恐惧,尤其是发生漏尿或无尿时,护士在密切观察病情的同时要向患者宣讲损伤后注意的问题,鼓励患者树立信心,保持平和的心态,积极配合治疗,减轻患者的焦虑。

（二）生活护理

（1）主动巡视患者,帮助患者完成生活护理,保持"七洁":皮肤、头发、指甲、会阴、口腔、手足、床单的干净整洁,使患者感到舒适。

（2）观察并保持各种管路的清洁通畅,正确记录引流液的颜色及量,尿袋、引流袋定期更换。

（3）关心患者,讲解健康保健知识。

（4）观察尿外渗的腹部体征,腹痛的程度;观察体温的变化,每天测量体温4次,并记录在护理病例中,发热时及时通知医师。

（5）观察24小时尿量,注意血尿情况,少尿、无尿要立即通知医师处理。

（6）饮食要均衡,富于营养,易消化。不吃易引起腹胀的食物,如牛奶、大豆等。保持排便通畅,必要时服润肠药。

（三）治疗及护理配合

输尿管损伤后治疗采取修复输尿管、保持通畅、保护肾功能的原则。及时采用双 J 管引流，有利于损伤的修复和狭窄的改善。

1.治疗方法

（1）外伤所致输尿管损伤，应首先注意处理其全身情况及有无合并其他脏器的损伤，断裂的输尿管应根据具体情况给予修补或吻合。除不得已时不宜摘除肾脏。

（2）器械所致的输尿管损伤往往为裂伤，保守治疗多可痊愈。如尿外渗症状不断加重，应及早施行引流术。

（3）手术时误伤输尿管应根据具体情况及时予以修补或吻合，如输尿管被结扎，应尽早松解结扎线，并在输尿管内安置导管保留数天。输尿管切开，可进行缝合修补，然后置管引流。输尿管被切断，则进行端端吻合，置管引流两周左右。输尿管在低位被切断可行输尿管膀胱吻合术。输尿管被钳夹，损伤轻微时按结扎处理；较重时，为防止组织坏死形成尿瘘，可切除损伤部分，进行端端吻合。若输尿管缺损太多，根据具体情况可以选择输尿管外置造瘘，肾造瘘，利用膀胱组织或小肠做输尿管成形手术。

2.保守治疗的护理配合

（1）密切监测生命体征的变化，记录及时准确。

（2）观察腹痛情况，不能盲目给予止痛剂。

（3）保持各种管路的清洁通畅，正确记录引流液的颜色及量，尿袋定期更换。

（4）备皮、备血、皮试，做好必要时手术探查的准备。

（5）正确记录 24 小时尿量，注意血尿情况，少尿、无尿要立即通知医师处理。

（6）嘱患者卧床休息，做好生活护理，保持排便通畅，必要时服润肠药。

3.手术治疗的护理

（1）输尿管断端吻合术后留置双 J 管，在此期间嘱患者多饮水，保证引流尿液通畅，防止感染，促进输尿管损伤的愈合。

（2）预防感染，术后留置导尿管，注意各引流管的护理，定期更换引流袋。更换引流袋应无菌操作，防止感染，尿道口护理每天 1～2 次。女性患者每天会阴冲洗。

（3）严密观察尿量，间接地了解有无肾衰竭的发生。

（4）高热的护理，给予物理降温，鼓励患者多饮水，及时更换干净衣服，必要时遵医嘱给予药物降温。

4.留置双 J 管的护理

（1）留置双 J 管可引起患侧腰部不适，术后早期多有腰痛，主要是插管引起输尿管黏膜充血、水肿及放置双 J 管后输尿管反流有关（见图 10-1）。

（2）患者出现膀胱刺激症状，主要由于双 J 管放置与不当或双 J 管下移，刺激膀胱三角区和后尿道所致。

（3）术后输尿管内放置双 J 管作内支架以利内引流，勿打折，保持通畅，同时防止血块聚集造成输尿管阻塞。

（4）要调整体位保持导尿管通畅，防止膀胱内尿液反流。

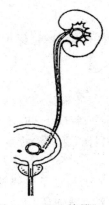

图 10-1　双 J 管置入

(5)观察尿液及引流状况。由于双 J 管置管时间长,且上下端盘曲刺激肾盂、膀胱黏膜易引起血尿。因此,术后要注意尿液颜色及尿量的变化。观察血尿颜色的方法是每天清晨留取标本,用无色透明玻璃试管,观察比较尿色。若患者突然出现鲜红尿液或肾区胀痛及腹部不适等症状,应及时报告医师。

(6)双 J 管于手术后 1～3 个月在膀胱镜下拔除。

四、健康教育

(1)输尿管损伤严重易引起输尿管狭窄,因此告之患者双 J 管需要定期更换直至狭窄改善为止。

(2)定期复查了解损伤愈合的情况及双 J 管的位置。若出现尿路刺激征、发热、腹痛、无尿等症状时,及时就诊。

(3)拔除留置导尿管后,指导患者增加饮水量,增加排尿次数,不宜憋尿。不宜做剧烈运动。有膀胱刺激征患者应遵医嘱给予解痉药物治疗。

(夏君秀)

第四节　膀　胱　损　伤

一、概述

膀胱深藏在骨盆内,排空后肌肉层厚,一般不易受伤。膀胱充盈时伸展至下腹部高出耻骨联合,若下腹部遭到暴力打击,易发生膀胱损伤。骨盆骨折的骨折断端可以刺破膀胱;难产时,胎头长时间压迫可造成膀胱壁缺血性坏死。一般分为闭合性损伤、开放性损伤和医源性损伤。

二、病因及临床表现

(一)闭合性损伤

膀胱空虚时位于骨盆深处受到周围组织保护,不易受外界暴力损伤。当膀胱膨胀时,因膀胱扩张且高出耻骨联合,下腹部受到暴力时,如踢伤、击伤和跌伤等可造成膀胱损伤,骨盆骨折的骨折断端可以刺破膀胱;难产时,胎头长时间压迫可造成膀胱壁缺血性坏死。

(二)开放性损伤

其多见于火器伤,常合并骨盆内其他组织器官的损伤。

(三)手术损伤

膀胱镜检查、尿道扩张等器械检查可造成膀胱损伤。盆腔和下腹部手术,如疝修补、妇科恶性肿瘤切除等易致膀胱损伤。

(四)挫伤

挫伤是指膀胱壁保持完整,仅黏膜或部分肌层损伤,膀胱腔内有少量出血,无尿外渗,不引起严重后果。

(五)破裂

膀胱破裂可分两种类型。

1.腹膜外破裂

破裂多发生在膀胱前壁的下方,尿液渗至耻骨后间隙,沿筋膜浸润腹壁或蔓延到腹后壁,如不及时引流,可发生组织坏死、感染,引起严重的蜂窝织炎。

2.腹膜内破裂

多发生于膀胱顶部。大量尿液进入腹腔可引起尿性腹膜炎。大量尿液积存于腹腔有时要与腹水鉴别。

(六)尿瘘

膀胱与附近脏器相通可形成膀胱阴道瘘或膀胱直肠瘘等。发生瘘后,泌尿系统容易继发感染。

(七)出血与休克

骨盆骨折合并大出血,膀胱破裂致尿外渗及腹膜炎,伤势严重,常有休克。

(八)排尿困难和血尿

膀胱破裂后,尿液流入腹腔或膀胱周围,有尿意,但不能排尿或仅排出少量血尿。

三、护理评估

评估患者受伤的时间、地点、暴力性质、部位,临床表现、合并伤、尿外渗、感染、特殊检查结果。

(一)临床表现

膀胱挫伤因范围仅限于黏膜或肌层,故患者仅有下腹不适,小量终末血尿等。一般在短期内症状可逐渐消失。膀胱破裂则有严重表现,临床症状依裂口大小、位置及其他器官有无损伤而不同。腹膜内破裂会引起弥漫性腹膜刺激症状,如腹部膨胀、压痛、肌紧张、肠蠕动音降低和移动性浊音等。膀胱与附近器官相通形成尿瘘时,尿液可从直肠、阴道或腹部伤口流出,往往同时合并泌尿系统感染。

1.腹痛

尿外渗及血肿引起下腹部剧痛,尿液流入腹腔则引起急性腹膜炎症状。伴有骨盆骨折时,耻骨处有明显压痛。尿外渗和感染引起盆腔蜂窝织炎时,患者可有全身中毒表现。

2.尿瘘

贯穿性损伤可有体表伤口、直肠或阴道漏尿。闭合性损伤在尿外渗感染后破溃,也可形成尿瘘。膀胱与附近脏器相通可形成膀胱阴道瘘或膀胱直肠瘘等。发生瘘后,泌尿系统容易继发感染。

(二)辅助检查

根据外伤史及临床体征诊断并不困难。凡是下腹部受伤或骨盆骨折后,下腹出现疼痛、压痛、肌紧张等征象,除考虑腹腔内脏器损伤外,也要考虑到膀胱损伤的可能性。当出现尿外渗、尿性腹膜炎或尿瘘时,诊断更加明确。怀疑膀胱损伤时,应做进一步检查。

1.导尿术

如无尿道损伤,导尿管可顺利放入膀胱,若患者不能排尿液,而导出尿液为血尿,应进一步了解是否有膀胱破裂。可保留导尿管进行注水试验,抽出量比注入量明显减少,表示有膀胱破裂。

2.膀胱造影

经导尿管注入碘化钠或空气,摄取前后位及斜位 X 线片,可以确定膀胱有无破裂,破裂部位及外渗情况。

3.膀胱镜检查

对于膀胱瘘的诊断很有帮助,但当膀胱内有活跃出血或当膀胱不能容纳液体时,不能采用此项检查。

4.排泄性尿路造影

如疑有上尿道损伤,可考虑采用,以了解肾脏及输尿管情况。

(三)护理问题

1.疼痛

疼痛与损伤后血肿和尿外渗及手术切口有关。

2.潜在并发症

出血,与损伤后出血有关。

3.有感染的危险

危险与损伤后血肿、尿外渗及免疫力低有关。

4.恐惧、焦虑

恐惧、焦虑与外伤打击、担心预后不良有关。

(四)护理目标

(1)患者主诉疼痛减轻或能耐受。

(2)严密观察患者出血情况,如有异常出血及时通知医师。

(3)在患者住院期间不发生因护理不当造成的感染。

(4)患者主诉恐惧、焦虑心理减轻。

四、护理措施

(一)生活护理

(1)满足患者的基本生活需要,做到"七洁"。

(2)做好引流管护理:①妥善固定、保持通畅。②准确记录引流液量、性质。③保持尿道口清洁,定期更换尿袋。

(3)多饮水,多食易消化食物,保持排便通畅。

（二）心理护理

（1）损伤后患者恐惧、焦虑，担心预后情况。护士主动向患者介绍康复知识，介绍相似病例，鼓励患者树立信心，配合治疗，减少焦虑。

（2）从生活上关心、照顾患者，满足基本生活护理，使其感到舒适。

（3）加强病房管理，创造整洁安静的休养环境。

（三）治疗及护理配合

膀胱挫伤无须手术，通过支持疗法、适当休息、充分饮水、给予抗菌药物和镇静剂在短期内即可痊愈。

1.紧急处理

膀胱破裂是一种较严重的损伤，常伴有出血和尿外渗，病情严重，应尽早施行手术。护士需协助做好手术前的各项相关检查和护理，积极采取抗休克治疗，如输液、输血、镇静及止痛等各项措施（见图10-2）。

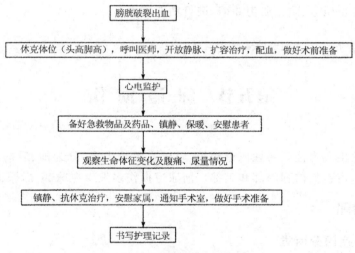

图 10-2　膀胱破裂抢救流程图

2.保守治疗的护理

患者的症状较轻，膀胱造影显示少量尿外渗，可从尿道插入导尿管持续引流尿液，可以采取保守治疗，保持尿液引流通畅，预防感染。

（1）密切观察生命体征，及时发现有无持续出血，观察有无休克发生。

（2）保持尿液引流通畅，及时清除血块防止阻塞膀胱，观察并记录24小时尿的色、质、量。妥善固定尿管。

（3）适当休息、充分饮水，保证每天尿量3 000 mL以上，以起到内冲洗的作用。

（4）注意观察体温的变化，警惕有无盆腔血肿、感染。观察腹膜刺激症状。

3.手术治疗的护理

膀胱破裂伴有出血和尿外渗，病情严重，须尽早施行手术。

（1）按外科术前准备进行备皮、备血、术前检查。

（2）开放静脉通道，观察生命体征。

（3）准确填写手术护理记录单，与手术室护士认真交接。

(4)术后监测生命体征,并详细记录。

(5)按医嘱正确输入药物,掌握液体输入的速度,保持均匀的摄入。

(6)保持各种管路通畅,并妥善固定,防止脱落。定期更换引流袋。

(7)观察伤口渗出情况,及时更换敷料,遵守无菌操作原则。

(8)保持排便通畅,避免增加腹压,有利于伤口愈合。术后采取综合疗法,使患者获得充分休息、足够营养、适当水分,纠正贫血,控制感染。

五、健康教育

(1)讲解引流管护理的要点,如防止扭曲、打折、保持引流袋位置低于伤口及尿管,防止尿液反流。

(2)拔除尿管前要训练膀胱功能,先夹管训练1~2天,拔管后多饮水,达到冲洗尿路预防感染的目的。

(3)卧床期间防止压疮、防止肌肉萎缩,进行功能锻炼。

(夏君秀)

第五节　尿　道　损　伤

较为常见,多发生在男性。男性尿道较长,以尿生殖膈为界,分为前、后两部分,前尿道包括球部和阴茎部,后尿道包括前列腺部和膜部。前尿道损伤多发生在球部,后尿道损伤多在膜部。

一、病因及病理

(一)根据损伤病因分两类

(1)开放性损伤:因子弹、弹片、锐器伤所致,常伴有阴茎、阴囊、会阴部贯通伤。

(2)闭合性损伤:会阴部骑跨伤,将尿道挤向耻骨联合下方,引起尿道球部损伤。骨盆骨折可引起尿生殖膈移位,产生剪力,使膜部尿道撕裂或撕断。经尿道器械操作不当可引起球部膜部交界处尿道损伤。

(二)根据损伤程度病理可分为下列三种类型

(1)尿道挫伤:尿道内层损伤,阴茎筋膜完整,仅有水肿和出血,可以自愈。

(2)尿道裂伤:尿道壁部分断裂,引起尿道周围血肿和尿外渗,愈合后可引起尿道狭窄。

(3)尿道断裂:尿道完全断裂时,断部退缩、分离,血肿和尿外渗明显,可发生尿潴留。

尿外渗的范围以生殖膈为分界,前尿道损伤时,尿外渗范围在阴茎、会阴、下腹壁和阴囊的皮下;后尿道前列腺部损伤时,尿外渗主要在前列腺和膀胱周围,外阴部不明显(图10-3)。

二、临床表现

(一)休克

骨盆骨折所致尿道损伤,一般较严重,常因合并大出血,引起创伤性、失血性休克。

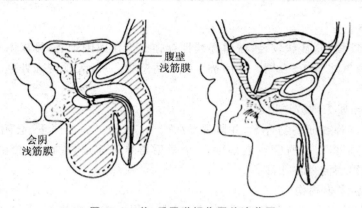

图 10-3　前、后尿道损伤尿外渗范围

左：前尿道损伤尿外渗范围；右：后尿道损伤尿外渗范围

(二)疼痛

尿道球部损伤时会阴部肿胀、疼痛，排尿时加重。后尿道损伤时，下腹部疼痛、局部压痛、肌紧张，伴骨盆骨折者，移动时加剧。

(三)排尿困难

尿道挫伤时因局部水肿或疼痛性括约肌痉挛，出现排尿困难。尿道断裂时，不能排尿，发生急性尿潴留。

(四)尿道出血

前尿道损伤即使不排尿时尿道外口也可见血液滴出；后尿道损伤尿道口无流血或仅少量血液流出。

(五)尿外渗及血肿

尿生殖膈撕裂时，会阴、阴囊部出现血肿及尿外渗，并发感染时则出现全身中毒症状。

三、诊断

(一)病史及体格检查

有明显外伤史及上述典型的临床表现。

(二)导尿

轻缓插入导尿管，如顺利进入膀胱，说明尿道是连续而完整的。若一次插入困难，不应勉强反复试插，以免加重损伤及感染，尿道损伤并骨盆骨折时一般不易插入导尿管。

(三)X 线检查

可显示骨盆骨折情况，必要时从尿道注入造影剂 20 mL，确定尿道损伤部位、程度及造影剂有无外渗，了解尿液外渗情况。

四、治疗

(一)紧急处理

损伤严重伴失血性休克者，及时采取输血、输液等抗休克措施。骨盆骨折患者须平卧，勿随意搬动，以免加重损伤。尿潴留不宜导尿或未能立即手术者，可行耻骨上膀胱穿刺，吸出膀胱内尿液。

（二）保守治疗

尿道挫伤及轻度损伤，症状较轻、尿道连续性存在而无排尿困难者；排尿困难或不能排尿、插入导尿管成功者，留置尿管 1～2 周。使用抗生素预防感染，一般无须特殊处理。

（三）手术治疗

1.前尿道裂伤导尿失败或尿道断裂

行经会阴尿道修补或断端吻合术，并留置导尿管 2～3 周。病情严重、会阴或阴囊形成大血肿及尿外渗者，施行耻骨上膀胱穿刺造瘘术，3 个月后再修补尿道，并在尿外渗区做多个皮肤切口，深达浅筋膜下，以引流外渗尿液。

2.骨盆骨折致后尿道损伤

病情稳定后，做耻骨上高位膀胱造瘘术。一般在 3 周内能恢复排尿；如不能恢复排尿，则留置造瘘管 3 个月，二期施行解除尿道狭窄的手术。

3.并发症处理

为预防尿道狭窄，待患者拔除导尿管后，需定期做尿道扩张术。对于晚期发生的尿道狭窄可用腔内技术行经尿道切开或切除狭窄部的瘢痕组织，或于伤后 3 个月经会阴部切口切除瘢痕组织，做尿道端端吻合术。后尿道合并肠损伤应立即修补，并做暂时性结肠造瘘。如并发尿道直肠瘘，应待 3～6 个月后再施行修补手术。

五、护理

（一）护理评估

1.健康史

搜集病史资料时，要注意询问受伤的原因、受伤时的姿势，是否有骑跨伤、骨盆骨折或经尿道的器械检查治疗史。

2.身体状况

（1）尿道出血：前尿道损伤后，即使在不排尿时也可见尿道外口滴血或流血；后尿道损伤后，尿道外口不流血或仅流出少量血液；排尿时，可出现血尿。

（2）疼痛：前尿道损伤时，受伤处疼痛，有时可放射到尿道外口，排尿时疼痛加重；后尿道损伤时，疼痛位于下腹部，在移动时出现或加重。

（3）排尿困难与尿潴留：尿道挫裂伤时，因损伤和疼痛导致尿道括约肌痉挛，发生排尿困难；尿道断裂时，可引起尿潴留。

（4）局部血肿和瘀斑：骑跨伤或骨盆骨折造成尿生殖膈撕裂时，可发生会阴及阴囊部肿胀、瘀斑和血肿。

（5）尿液外渗：前尿道损伤时，尿液外渗至会阴、阴囊、阴茎部位，有时向上扩展至腹壁，造成这些部位肿胀；后尿道损伤时，尿液外渗至耻骨后间隙和膀胱周围。

（6）直肠指检：尿道膜部完全断裂后，可触及前列腺尖端浮动；若指套上染有血迹，提示可能合并直肠损伤。

（7）休克：骨盆骨折合并后尿道损伤，常有休克表现。

3.心理状况

可因尿道出血、疼痛、排尿困难等而出现焦虑，有的患者担心发生性功能障碍而加重焦虑，甚至出现恐惧。

4.辅助检查

(1)尿常规检查:了解有无血尿和脓尿。

(2)试插导尿管:若导尿管插入顺利,说明尿道连续,提示可能为尿道部分挫裂伤;一旦插入导尿管,即应留置导尿管1周,以引流尿液并支撑尿道;若插入困难,多提示尿道严重断裂伤,不能反复试插,以免加重损伤和导致感染。

(3)X线检查:平片可了解骨盆骨折情况;尿道造影可显示尿道损伤的部位和程度。

(4)B超检查:可了解尿液外渗情况。

(二)护理诊断及相关合作性问题

1.疼痛

疼痛与损伤、尿液外渗等有关。

2.焦虑

焦虑与尿道出血、排尿障碍以及担心预后等有关。

3.排尿异常

排尿异常与创伤、疼痛、尿道损伤等有关。

4.有感染的危险

危险与尿道损伤、尿外渗等有关。

(三)护理目标

(1)疼痛减轻或缓解。

(2)解除焦虑,情绪稳定。

(3)解除尿潴留,恢复正常排尿。

(4)降低感染发生率或不发生感染。

(四)护理措施

1.轻症患者的护理

主要是多饮水及预防感染。

2.急重症患者的护理

(1)抗休克:安置患者于平卧位,尽快建立静脉输液通路,及时输液,严密观察生命体征。

(2)解除尿潴留:配合医师试插导尿管,若能插入,即应留置导尿管;若导尿管插入困难,应配合医师于耻骨上行膀胱穿刺排尿或做膀胱造口术。

3.饮食护理

能经口进食的患者,鼓励其适当多饮水,进高热量、高蛋白、高维生素的饮食。

4.心理护理

对有心理问题的患者,进行心理疏导,帮助其树立战胜疾病的信心。

5.留置导尿管的护理

同膀胱损伤的护理。

6.耻骨上膀胱造口管的护理

同膀胱损伤的护理。

7.尿液外渗切开引流的护理

同膀胱损伤的护理。

8.健康指导

(1)向患者及其亲属介绍康复的有关知识。

(2)嘱患者适当多饮水,以增加尿量,稀释尿液,预防泌尿系统感染和结石的形成。

(3)嘱尿道狭窄患者,出院后仍应坚持定期到医院行尿道扩张术。

(夏君秀)

第六节　阴囊及睾丸损伤

一、概述

睾丸位于阴囊内、体表外,是男性最容易被攻击的部位。两者损伤常同时存在。闭合性损伤较多见,如脚踢、手抓、挤压、骑跨等。开放性损伤除战争年代外,平时较少,如刀刺、枪弹伤等。睾丸损伤的程度可以是挫伤、破裂、扭转、脱位,严重时睾丸组织完全缺失。阴囊皮肤松弛,睾丸血液回流丰富,损伤后极易引起血肿、感染。此外睾丸或其供应血管的严重损伤可导致睾丸萎缩,坏死,可能并发阳痿或其他性功能障碍。有阴茎损伤时要注意有无合并尿道损伤,阴囊皮肤撕脱伤应尽早清创缝合,若缺损过大可行植皮术。阴茎、阴囊损伤的治疗原则与一般软组织的损伤相似。睾丸损伤最常见,本节主要介绍睾丸损伤的护理。

二、护理评估

(一)损伤的类型及临床表现

阴囊及睾丸损伤时常出现疼痛、肿胀,甚至晕厥、休克,有时可危及生命。

1.阴囊损伤

阴囊皮肤瘀斑、血肿,开放性损伤阴囊撕裂,睾丸外露。

2.睾丸损伤的类型及临床表现

(1)睾丸挫伤:睾丸肿胀、硬,剧痛与触痛。

(2)睾丸破裂:剧疼甚至昏厥,阴囊血肿,触痛明显,睾丸轮廓不清。

(3)睾丸脱位:指睾丸被挤压到阴囊以外的部位,如腹股沟管、股管、会阴等部位的皮下,局部剧痛、触痛,痛侧阴囊空虚。

(4)睾丸扭转:是指睾丸或精索发生扭转,造成睾丸急性缺血。近年报告此病在青少年中有逐渐增多趋势,睾丸下降不全或睾丸系带过长时容易发生扭转。临床表现为突然发作的局部疼痛,可以向腹股沟及下腹部放射,可伴有恶心及呕吐。其主要体征是阴囊皮肤局部水肿,患侧睾丸上缩至阴囊根部;睾丸轻度肿大并有触痛;附睾摸不清;体温轻度升高。不及时治疗,睾丸会发生缺血性坏死,颜色发黑,逐渐萎缩以致功能丧失。

(二)辅助检查

1.视诊

阴囊在体表外,损伤的部位、程度可以直接判断。

2.B 超检查

彩色超声波检查可以判断睾丸及其血管损伤的程度,能鉴别睾丸破裂与睾丸挫伤,及睾丸内血肿的存在,因而可为手术探查提供客观的检查依据。

(三)护理问题

1.疼痛

疼痛与外伤有关。

2.舒适改变

舒适改变与疼痛及手术后卧床有关。

3.部分生活自理缺陷

部分生活自理缺陷与外伤及手术有关。

4.知识缺乏

缺乏疾病相关知识。

三、护理措施

(一)生活护理

(1)做好基础护理,协助患者完成"七洁"。

(2)保持会阴部皮肤的清洁,避免排尿、排便污染。

(3)满足患者的护理需求,让患者感到舒适,遵医嘱应用止痛剂。

(4)加强病房管理,创造整洁安静的休养环境。

(二)心理护理

巡视患者或做治疗时多与患者交流,用通俗易懂的语言向患者讲解损伤的治疗及保健知识,缓解患者对突如其来的损伤产生的恐惧和焦虑,认真倾听患者主诉,及时帮助患者解决问题,做好基础护理,满足患者的合理需求,向患者解释每项检查治疗的目的,使患者能积极配合治疗护理。

(三)治疗配合

1.阴囊闭合性损伤

阴囊无明显血肿时应动态观察,卧床休息,将阴囊悬吊,早期局部冷敷;血肿较大时应抽吸或切开引流,放置引流条以充分引流渗液、渗血,给予抗生素预防感染。

2.阴囊开放性损伤

局部彻底清创,除去异物还纳睾丸,注射破伤风抗毒素,给予抗生素预防感染。

3.睾丸损伤破裂

止痛,减轻睾丸张力,控制出血,当有精索动脉断裂或睾丸严重破裂无法修复时,可手术切除睾丸,阴囊放置引流条,减少局部感染。

4.睾丸扭转

睾丸固定术是可靠、有效的治疗方法,术中可将扭转的睾丸松解后,观察血液循环恢复情况,半小时以内,如果血液运行逐渐恢复,睾丸颜色逐渐变红,表示睾丸功能已经恢复,可以保留。如果手术中睾丸颜色呈黑紫色,则表示已经坏死,应该切除。

(四)护理措施

(1)患者卧床休息,注意观察伤口周围的渗出,及时更换敷料,防止感染。

（2）观察生命体征变化，及时发现出血倾向。

（3）遵医嘱给予止痛剂，缓解疼痛不适；给予抗生素治疗、预防感染。

（4）观察局部血运情况，保持尿管和引流管的通畅，多饮水。

四、健康教育

（1）手术近期避免剧烈活动，禁房事。

（2）按时复诊，有不适及时来医院，不能随便用药。

（夏君秀）

第七节　泌尿系统结石

一、肾结石

结石病是现代社会最常见的疾病之一，并在古代已有所描述。肾结石男性发病率是女性的3倍。肾结石发病高峰年龄为 20～30 岁，手术虽可以去除结石，但结石形成的趋势往往是终生的。

（一）病因

肾结石形成原因非常复杂，人们对尿石症发病机制的认识仍未完全明了，可能包括的危险因素有外界环境、职业因素和泌尿系统因素等。

1.外界环境

外界环境包括自然环境和社会环境、气候和地理位置等，而社会环境包括社会经济水平和饮食文化等。相关研究表明结石病的季节性变化很可能与温度有关，通过出汗导致体液丧失，进而促进结石形成。

2.个体因素

种族遗传因素、饮食习惯、职业因素、代谢性疾病等。其中职业环境中暴露于热源和脱水同样是结石病的危险因素。水分摄入不足可导致尿液浓缩，结石形成的概率增加。大量饮水导致尿量增多，可显著降低易患结石患者的结石发病率。

3.泌尿系统因素

包括肾损伤、感染、泌尿系统梗阻、异物等。梗阻可以导致感染和结石形成，而结石本身也是尿中异物，会加重梗阻与感染程度，所以两者会相互促进疾病发展程度。

上述因素最终都导致人类尿液中各种成分过饱和、滞留因素和促进因素的增加等机制，进而导致肾结石形成。

（二）分类

泌尿系统结石最常见的成分是钙，以草酸钙为主，多在肾脏和膀胱处形成。肾结石按照结石晶体的成分，主要分为 4 类，即钙结石、感染性结石、尿酸结石和胱氨酸结石（表 10-1）。

表 10-1　肾结石的组成与成分

结石成分	比例	外观和性质
含钙结石	80%	
草酸钙	60%	一水草酸钙呈褐色,铸型或桑葚状,质地坚硬;二水草酸钙呈白色,表面结晶,质地松脆
磷酸钙、磷酸氢钙	20%	浅灰色,坚硬,可有同心层
感染性结石	10%	
碳酸磷灰石		深灰色或灰白色,鹿角形,松散易碎
磷酸镁铵		
磷酸氢镁		
尿酸结石	10%	
尿酸、尿酸盐结石		黄色或砖红色,圆形光滑,结构致密,稍硬
胱氨酸结石、黄嘌呤	1%	土黄色、蜡样外观,表面光滑,可呈鹿角形
其他结石		
药物结石	1%	

(三)临床表现

1.症状

(1)疼痛:肾结石最常见的症状是肾绞痛,经常突然起病,这通常是结石阻塞输尿管引起的。最常见的是从腰部开始,可辐射到腹股沟。肾盂内大结石和肾盏结石可无明显临床症状,患者活动后会出现上腹或腰部钝痛。40%~50%的肾结石患者有腰痛的症状,发生的原因是结石造成肾盂梗阻。通常可表现为腰部酸胀、钝痛。

(2)血尿:绝大多数尿路结石患者存在血尿,通常为镜下血尿,少数也可见肉眼血尿。常常在腰痛后发生。有时患者活动后出现镜下血尿是上尿路结石的唯一临床表现,但当结石完全阻塞尿路时也可以没有血尿。血尿产生的原因是结石移动或结石对集合系统的损伤。血尿的多少取决于结石对尿路黏膜损伤程度大小。

(3)发热:由于结石、梗阻和感染可互相促进,所以肾结石造成梗阻可继发或加重感染,出现腰痛伴高热、寒战。出现脓尿的患者很少见,若出现需要行尿培养,检测是否存在尿路感染。结石继发急性肾盂肾炎或肾积脓时可有畏寒、发热、寒战等全身症状出现。

(4)无尿和急性肾功能不全:双侧肾结石、功能性或解剖孤立肾结石阻塞导致尿路急性梗阻,可以出现无尿和急性肾后性肾功能不全的症状。

2.体征

肾结石典型体征是患侧肾区叩击痛。患者脊肋角和腹部压痛也可不明显,一般不伴有腹部肌紧张。肾结石慢性梗阻时引起巨大肾积水,这时可出现腹部包块。

(四)辅助检查

1.实验室检查

(1)血常规:肾绞痛时可伴血 WBC 短时轻度增高。结石合并感染或发热时,血中 WBC 可明显增高。结石导致肾功能不全时,可有贫血表现。

(2)尿液检查:常能见到肉眼或镜下血尿;脓尿很少见,伴感染时有脓尿、感染性尿路结石患者应行尿液细菌培养;尿液分析也可测定尿液 pH、钙、磷、尿酸、草酸等。

2.影像学检查

(1)超声:肾钙化和尿路结石都可通过超声诊断,可显示结石梗阻引起的肾积水及肾实质萎缩等。可发现尿路平片不能显示的小结石和 X 线透光结石,当肾脏显示良好时,超声还可检测到 5 mm 的小结石。超声作为无创检查应作为首选影像学检查,适合于所有患者包括肾功能不全患者、孕妇、儿童以及对造影剂过敏者。

(2)X 线检查:由于大约 90％尿路结石不透 X 线,腹部 X 线片对于怀疑尿路结石的患者,是一种非常有用的检查。

(3)尿路系统平片:KUB 是《CUA 尿路结石诊疗指南》推荐的常规检查方法,KUB 平片上结合可显示出致密影。KUB 平片可初步判断肾结石是否存在,以及肾结石的位置、数目、形态和大小,并且可以初步地提示结石的化学性质。

(4)CT:螺旋 CT 平扫对肾结石的诊断准确、迅速。有助于鉴别不透光的结石、肿瘤、凝血块等以及了解有无肾畸形。

(5)内镜检查:包括经皮肾镜、软镜、输尿管和膀胱镜检查。通常在尿路平片未显示结石时,静脉尿路造影有充盈缺损不能确诊时,借助于内镜可以明确诊断和进行治疗。

(6)肾盂造影像:可以确定透 X 线结石的存在,可以确诊引起患者形成结石的解剖部位。

(五)诊断要点

任何评估之前都应先明确是否有与结石复发有关的代谢性疾病。至少应进行筛选性评估,包括远端肾小管性酸中毒、原发性甲状旁腺功能亢进症、痛风体质等疾病。只有明确了相关疾病才可以从根本上纠正治疗。

尿路结石与腹膜后和腹腔内病理状态引起的症状相似,所以应与急腹症进行全面的鉴别诊断,其中包括急性阑尾炎异位或未被认识的妊娠、卵巢囊肿蒂扭转等,体检时应注意检查有无腹膜刺激征。

(六)治疗原则

肾结石治疗的总体原则是解除疼痛和梗阻、保护肾功能、有效祛石、治疗病因、预防复发。由于约 80％的尿路结石可自发排出,因此可能没必要进行干预,有时多饮水就能自行排出结石。其他结石的性质、形态、大小部位不同,患者个体差异等因素,治疗方法的选择和疗效也大不相同。因此,对尿石症的治疗应该实施患者个体化治疗,通常需要各种方法综合治疗,来保证治疗效果。

1.病因治疗

少数患者能找到结石成因如甲状腺旁腺功能亢进(主要是甲状旁腺瘤),只有积极治疗原发病防止尿路结石复发;尿路梗阻的患者,需要解除梗阻,这样可以避免结石复发,因此此类患者积极治疗病因即可。

2.非手术治疗

(1)药物治疗:结石小于 0.6 cm 且表面光滑、结石以下尿路无梗阻时可采用药物排石治疗。多选择口服 α 受体拮抗剂(如坦索罗辛)或钙通道阻滞剂。尿酸结石选用枸橼酸氢钾钠,碳酸氢钠碱化尿液。口服别嘌醇及饮食调节等方法治疗也可取得良好的效果。

(2)增加液体摄入量:机械性多尿可以预防有症状结石的形成和滞留,每天饮水 2 000～3 000 mL,尽量保持昼夜均匀。限制蛋白、钠摄入,避免草酸饮食摄入和控制肥胖都可防止结石的发病概率。

3.微创碎石

(1)体外冲击波碎石(extracorporeal shock wave lithotripsy,ESWL):通过 X 线或超声对结石进行定位,利用高能冲击波聚焦后作用于结石,将结石粉碎成细沙,然后通过尿液排出体外。实践证明它是一种创伤小、并发症少、安全有效的非侵入性治疗,大多数上尿路结石可采用此方法治疗。ESWL 碎石术后可能形成"石街"。引起患者的腰痛不适,也可能合并继发感染,患者病程也将相应延长。

(2)经皮肾镜碎石取石术(percutaneous nephrolithotomy,PCNL):它是通过建立经皮肾操作通道,击碎结石并同时通过工作通道冲出结石及取出肾结石。本手术通常在超声或 X 线定位下操作,在肾镜下取石或碎石。较小的结石通过肾镜用抓石钳取出,较大的结石将结石粉碎后用水冲出。

(3)输尿管肾镜取石术(ureteroscope lithotripsy,URL):适用于中、下段输尿管结石,泌尿系统平片不显影结石,因结石硬、停留时间长、患者自身因素(肥胖)而使用 ESWL 困难者,也可用于 ESWL 治疗所致的"石街"。下尿路梗阻、输尿管狭窄或严重扭曲等不宜采用此法。

4.开放手术

由于 ESWL 及内镜技术的普遍开展,现在上尿路结石大多数已不再开放手术。

(七)护理评估

1.术前评估

(1)健康史:了解患者基本情况,包括年龄、职业、生活环境、饮食饮水习惯等。

(2)相关因素:了解患者的既往史和家族史;有无可能引起结石的相关疾病如泌尿系统梗阻、感染和异物史,有无甲状旁腺功能亢进、肾小管酸中毒等。了解用药史如止痛药物、钙剂等药物的应用情况。

(3)心理和社会支持状况:结石复发率较高,患者可能产生焦躁心理,故应了解患者及家属对相关知识的掌握程度和多治疗的期望,及时了解患者及家属心理状况。

2.术后评估

(1)术后恢复:结石排出、尿液引流和切口愈合情况,有无尿路感染。

(2)肾功能状态:梗阻解除程度,肾功能恢复情况,残余结石对泌尿系统功能的影响。

(八)护理诊断/问题

(1)疼痛:与疾病、排石过程、损伤及平滑肌痉挛有关。

(2)尿型态异常:与结石或血块引起梗阻及术后留置尿管有关。

(3)潜在并发症:血尿、感染、结石导致阻塞、肾积水。

(4)部分生活自理缺陷:与疾病及术后管道限制有关。

(5)焦虑:与患者担心疾病预后有关。

(6)知识缺乏:缺乏疾病预防及治疗相关知识。

(九)护理目标

(1)患者自述疼痛减轻,舒适感增强。

(2)患者恢复正常的排尿功能。

(3)患者无相关并发症发生,若发生能够得到及时发现和处理。

(4)患者了解相关疾病知识及预防知识。

(5)患者能满足相关活动需求。

(十)护理措施

1.缓解疼痛

(1)观察:密切观察患者疼痛的部位及相关生命体征变化。

(2)休息:发作期患者应卧床休息。

(3)镇痛:指导患者采用分散注意力、安排适当卧位、深呼吸、肌肉放松等非药物性方法缓解疼痛,不能缓解时,舒缓疼痛。

2.促进排石

鼓励非手术治疗的患者大量饮水,每天保持饮水量在 2 000 mL 以上,在病情允许的情况下,下床运动,适当做些跳跃、改变体位的活动以促进结石排出。手术治疗后患者均可出现血尿,嘱患者多饮水,以免出现血块进而堵塞尿路。

3.管道护理

(1)若患者有肾造瘘管,遵医嘱夹闭数小时开放,应保持通畅并妥善固定,密切观察引流性质及量。

(2)留置尿管应保持管路通畅,观察排石情况。

(3)留置针妥善固定,保持补液的顺利进行。

4.体外冲击波碎石的护理

采用体外冲击波碎石(ESWL)的患者,在碎石准备前告知接受治疗前三天忌食产气性食物,治疗前一天服用缓泻剂,手术当日早晨禁饮食。碎石后应注意观察结石排出效果,协助患者采取相应体位(一般采取侧卧位,肾下盏取头低位),饮水量在 3 000 mL 以上,适当活动促进结石排出。

5.并发症观察、预防和护理

(1)血尿:观察血尿变化情况。遵医嘱应用止血药物。肾实质切开者,应绝对卧床 2 周,减少出血机会。

(2)感染。①加强护理观察:监测患者生命体征,注意观察尿液颜色和性状。②鼓励患者多饮水,也有利于感染的控制。③做好创腔引流管护理:患者留置肾盂造瘘管时应注意观察记录并妥善固定,保持通畅。开放性手术术后除注意相应管路护理外还应注意伤口护理,避免感染。④有感染者:遵医嘱应用抗菌药控制感染。

(十一)健康教育

根据结石成分、代谢状态及流行病学因素,坚持长期预防,对减少或延迟结石复发十分重要。

1.饮食

大量饮水以增加尿量,稀释尿液,减少晶体沉积。成人保持每天尿量在 2 000 mL 以上,尤其是睡前及半夜饮水,效果更好。饮食以清淡易消化饮食为主,可根据结石成分调整饮食种类如含钙结石者宜食用含纤维丰富的食物;含草酸量高,避免大量摄入动物蛋白、精制糖和动物脂肪等;尿酸结石者不宜食用动物内脏、豆制品等。

2.活动与休息

病情允许的情况下适当活动,注意劳逸结合。

3.解除局部因素

尽早解除尿路梗阻、感染、异物等因素,可从根本上避免结石形成。

4.药物成分

根据结石成分,应用药物降低有害成分、碱化或酸化尿液,预防结石复发。鼓励长期卧床者适当进行功能锻炼,防止骨脱钙,减少尿钙含量。

5.定期复查

术后1个月门诊随访。以后3个月至半年复查排泄性尿路造影。

二、输尿管结石

输尿管结石是泌尿系统结石中的常见疾病,发病年龄多为20～40岁,男性略高于女性。其发病率高,约占上尿路结石的65%。其中90%以上为继发性结石,即结石在肾内形成后降入输尿管。原发于输尿管的结石较少见。通常会合并输尿管梗阻、憩室等其他病变。所以输尿管结石的病因与肾结石基本相同。从形态上看,由于输尿管的塑形作用,结石进入输尿管后常形成圆柱形或枣核形,亦可由于较多结石排入,形成结石串俗称"石街"。

(一)解剖

输尿管位于腹膜后间隙,上接肾脏下连膀胱,是一根细长的管道结构。输尿管全长在男性为27～30 cm,女性为25～28 cm。解剖学上输尿管的三个狭窄部将其分为上、中、下三段:①肾盂输尿管连接部;②输尿管与髂血管交叉处;③输尿管的膀胱壁内段,此三处狭窄部常为结石停留的部位。除此之外,输尿管与男性输精管或女性子宫阔韧带底部交叉处以及输尿管与膀胱外侧缘交界处管径较狭窄,也容易造成结石停留或嵌顿。结石最易停留或嵌顿的部位是输尿管的上段,约占全部输尿管结石的58%,其中又以第3腰椎水平最多见;而下段输尿管结石仅占33%。在结石下端无梗阻的情况下,直径≤0.4 cm的结石约有90%可自行降至膀胱随尿流排出,其他情况则多需要进行医疗干预。

(二)临床表现

1.症状

(1)疼痛:上中段结石引起的输尿管疼痛为一侧腰痛,疼痛性质为绞痛,输尿管结石可引起肾绞痛或输尿管绞痛,典型表现为阵发性腰部疼痛并向下腹部睾丸或阴唇部放射。

(2)血尿:90%的患者可出现镜下血尿也可有肉眼血尿,前者多见。血尿多发生在疼痛之后,有时是唯一的临床表现。输尿管结石急性绞痛发作时,可出现肉眼血尿。血尿的多少与结石对尿路黏膜的损伤程度有关。输尿管完全梗阻时也可无血尿。

(3)恶心、呕吐:输尿管结石引起尿路梗阻时,使输尿管管腔内压力增高管壁局部扩张痉挛或缺血,由于输尿管与肠有共同的神经支配而导致恶心呕吐常等胃肠道症状。

2.体征

结石可表现为肾区和胁腹部压痛和叩击痛,输尿管走行区可有深压痛;若伴有尿外渗时,可有腹膜刺激征。输管结石梗阻引起不同程度的肾积水,可触到腹部包块。

(三)辅助检查

1.实验室检查

(1)尿液检查:尿常规检查可见尿中红细胞,伴感染时有脓细胞。感染性尿路结石患者应行尿液细菌培养。肾绞痛有时可发现晶体尿,通过观察结晶的形态可以推测结石成分。

(2)血液检查:当输尿管绞痛可导致交感神经高度兴奋,机体出现血白细胞升高;当其升到$13×10^9$/L以上则提示存在尿路感染。血电解质、尿素和肌酐水平是评价总肾功能的重要指标。

(3)24小时尿分析:主要用于评估结石复发危险性较高的患者,是目前常用的一种代谢评估技术。

(4)结石分析:结石成分分析可以确定结石的性质,是诊断结石病的核心技术,也是选择溶石和预防疗法的重要依据。

2.影像学检查

(1)超声:是一种简便无创的检查方法,是目前最常用的输尿管结石的筛查手段。能同时观察膀胱和前列腺,寻找结石形成诱因及并发症。

(2)螺旋CT:螺旋CT对结石的诊断能力最高,能分辨出0.5 mm以上任何成分的结石,准确测定结石大小。

(3)尿路平片(KUB平片):尿路平片可以发现90%非X线透光结石,能够大致地确定结石的位置、形态、大小和数目,并且通过结石影的明暗初步提示结石的化学性质。因此作为结石检查的常规方法。

(4)静脉尿路造影(intravenous urography,IVU):IVU应该在尿路平片的基础上进行,有助于确认结石在尿路上的位置、了解尿路解剖、发现有无尿路异常等。可以显示平片上不能显示的X线阴性结石,同时可以显示尿路的解剖结构,对发现尿路异常有重要作用。

(5)逆行尿路造影:逆行尿路造影很少用于上尿路结石的初始诊断,属于有创性的检查方法,不作为常规检查手段。

(6)放射性核素肾显效像:放射性核素检查不能直接显示泌尿系统结石,主要用于确定分侧肾功能。提供肾血流灌注、肾功能及尿路梗阻情况等,因此对手术方案的选择以及手术疗效的评价具有一定价值。

(四)诊断要点

尿路结石应该与急腹症进行全面鉴别诊断。输尿管结石的诊断应包括:①结石部位数目、大小、形态、成分等;②并发症的诊断;③病因学的评估。通过对病史症状的和体检后发现,具有泌尿系统结石或排石病史,出现右眼或镜下血尿或运动后输尿管绞痛的患者应进一步检查确诊。

(五)治疗原则

目前治疗输尿管结石的主要方法有保守治疗(药物治疗和溶石治疗)、体外冲击波碎石(ESWL)、输尿管镜(URSL)、经皮肾镜碎石术(PCNL)开放及腔镜手术。

1.保守治疗

(1)药物治疗:临床上多数尿路结石需要通过微创的治疗方法将结石粉碎并排出体外,少数比较小的尿路结石,可以选择药物排石。使用的排石药物为α_1受体拮抗剂如坦索罗辛等,排石治疗期间应保证有足够的尿量,每天需饮水2 000~3 000 mL。双氯芬酸钠可以缓解症状并减轻输尿管水肿,有利于排石治疗。钙离子通道拮抗剂及一些中医中药对排石也有一定的效果。

(2)溶石治疗:我国在溶石治疗方面处于领先地位。如胱氨酸结石:口服枸橼酸氢钾钠或碳酸氢钠片,以碱化尿液,维持尿液pH在7.0以上,帮助结石治疗。

(3)微创手术:主要有体外冲击波碎石、经皮肾镜碎石取石术、输尿管肾镜取石术等。①体外冲击波碎石:详见本节肾结石内容。②经皮肾镜碎石取石术:详见本节肾结石内容。③输尿管肾镜取石术(ureteroscope lithotripsy,URL)和肾结石基本相同但在治疗输尿管上段结石的过程中发现,碎石后石块容易回流至肾盂,导致术后需要再行经皮取石术,所以现在临床通常会采取输尿管镜拦截网固定下采用钬激光碎石技术治疗输尿管上段结石。

2.开放手术治疗

随着 ESWL 及腔内治疗技术的发展,目前上尿路结石行开放手术治疗的比例已显著减少,逐渐被腹腔镜手术取代。

(六)临床护理

详见本节肾结石患者的临床护理内容。

三、膀胱结石

膀胱结石是较常见的泌尿系统结石,好发于男性,男女比例约为 10∶1,膀胱结石的发病率有明显的地区和年龄差异。总的来说,在经济不发达地区,膀胱结石以婴幼儿为常见,主要由营养不良所致。

(一)病因

膀胱结石分为原发性和继发性两种。原发性膀胱结石多发于男性,与营养不良有关。继发性膀胱结石主要继发于下尿路梗阻、膀胱异物等。

1.营养不良

婴幼儿原发性膀胱结石主要发生于贫困饥荒年代,营养缺乏,尤其是动物蛋白摄入不足是其主要原因。

2.下尿路梗阻

下尿路梗阻时,如良性前列腺增生、膀胱颈部梗阻、尿道狭窄、先天畸形、膀胱膨出、憩室、肿瘤等,均可使小结石和尿盐结晶沉积于膀胱而形成结石。

3.膀胱异物

医源性的膀胱异物主要有长期留置的导尿管、被遗忘取出的输尿管支架管、不被机体吸收的残留缝线、膀胱悬吊物等,非医源性异物如子弹头、发卡、电线、圆珠笔芯等。均可作为结石的核心而使尿盐晶体物质沉积于其周围而形成结石。

4.尿路感染

继发于尿液潴留及膀胱异物的感染,尤其是分泌尿素酶的细菌感染,由于能分解尿素产生氨,使尿 pH 升高,使尿磷酸钙、铵和镁盐的沉淀而形成膀胱结石。

5.其他

临床手术后也可能导致膀胱结石发生如肠道膀胱扩大术、膀胱外翻-尿道上裂等。

(二)病理生理

膀胱结石的继发性病理改变主要表现为局部损害、梗阻和感染。膀胱结石如表面光滑且无感染者,在膀胱内存在相当长时间,也不至造成膀胱壁明显的病理改变。由于结石的机械性刺激,膀胱黏膜往往呈慢性炎症改变。光滑且无感染者,继发感染时,可出现滤泡样炎性病变、出血和溃疡,膀胱底部和结石表面均可见脓苔。晚期可发生膀胱周围炎,使膀胱和周围组织粘连,甚至发生穿孔。膀胱结石易堵塞于膀胱出口、膀胱颈及后尿道,导致排尿困难。

(三)临床表现

1.症状

(1)疼痛:疼痛可为下腹部和会阴部钝痛,亦可为明显或剧烈疼痛,常因活动和剧烈运动而诱发或加剧。膀胱结石的典型症状为排尿突然中断,疼痛放射至远端尿道及阴茎头部,伴排尿困难和膀胱刺激症状。由结石刺激膀胱底部黏膜而引起,常伴有尿频和尿急,排尿终末时疼痛加剧。

(2)血尿:膀胱壁由于结石的机械性刺激,可出现血尿,并往往表现为终末血尿。尿流中断后再继续排尿亦常伴血尿。

(3)其他:因排尿费劲,腹压增加,可并发脱肛。若结石位于膀胱憩室内,可仅有尿路感染的表现。少数患者,重时发生急性尿潴留。

2.体征

体检时下腹部有压痛。结石较大和腹壁较薄弱时,在膀胱区可触及结石。较大结石也可经直肠腹壁双合诊被触及。

(四)辅助检查

1.实验室检查

实验室检查可发现尿中有红细胞或脓细胞,伴有肾功能损害时可见血肌酐、尿素氮升高。如并发感染可见白细胞,尿培养可有细菌生长。

2.影像学检查

(1)超声:检查能发现膀胱及后尿道,强光团及声影,还可同时发现膀胱憩室良性前列腺增生等。

(2)X线检查:X线平片亦是诊断膀胱结石的重要手段,结合B超检查可了解结石大小、位置、形态和数目,怀疑有尿路结石可能还需做泌尿系统平片及排泄性尿路系平片及排泄性尿路造影。

(3)CT检查:所有膀胱中结石在CT中都为高密度,且CT可明确鉴别肿瘤钙化和结石。

(4)膀胱镜检查:膀胱镜检查是最确切的诊断方法,可直接观察膀胱结石的大小、数目和形状,同时还可了解有无前列腺增生、膀胱颈纤维化、尿道狭窄等病变。但膀胱镜检查属于有创操作,一般不作常规使用。

(五)诊断原则

膀胱结石的诊断,主要是根据病史、体检、B超、X线检查,必要时做膀胱镜检查。但需要注意引起结石的病因如良性前列腺增生、尿道狭窄等前尿道结石可沿尿道扪及,后尿道结石经直肠指检可触及,较大的膀胱结石可经直肠-腹壁双合诊被扪及。虽然不少病例可根据典型症状,如疼痛的特征,排尿时突然尿流中断和终末血尿,做出初步诊断。但这些症状绝非膀胱结石所独有。

(六)治疗

治疗应根据结石体积大小选择合适的治疗方法。膀胱结石的治疗应遵循两个原则,一是取出结石,二是去除结石形成的病因。一般来说,直径小于0.6 cm,表面光滑的膀胱结石可自行排出体外。绝大多数膀胱结石均需行外科治疗,方法包括体外冲击波碎石术、内腔镜手术和开放性手术。

1.体外冲击波碎石术

小儿膀胱结石多为原发性结石,可首选体外冲击波碎石术;成人原发性膀胱结石≤3 cm者亦可以采用体外冲击波碎石术。

2.内腔镜手术

几乎所有类型的膀胱结石都可以采用经尿道手术治疗。在内镜直视下经尿道碎石是目前治疗膀胱结石的主要方法,可以同时处理下尿路梗阻病变。目前常用的经尿道碎石方式包括机械碎石、液电碎石、气压弹道碎石、超声碎石、激光碎石等。

3.开放性手术

随着腔内技术的发展,目前采用开放手术取石已逐渐减少,开放手术取石不应作为膀胱结石的常规治疗方法,仅适用于需要同时处理膀胱内其他病变或结石体积＞4 cm时使用。膀胱结石采用手术治疗,并应同时治疗病因。膀胱感染严重时,应用抗生素治疗;若有排尿,则应先留置导尿,以利于引流尿液及控制感染。

(七)临床护理

详见本章上尿路结石中肾结石患者的临床护理内容。

四、尿道结石

尿道结石是泌尿外科常见急症之一,但临床比较少见,且多以男性为主。大多数来自肾和膀胱。有尿管狭窄、尿道憩室及异物存在亦可致尿道结石,多数尿道结石位于前尿道。女性只有在有尿道憩室、尿道异物和尿道阴道瘘等特殊情况下才出现。男性尿道结石中,结石多见于前列腺部尿道,球部尿道,会阴尿道的阴茎阴囊交界处后方和舟状窝。女性尿道结石分原发性和继发性两种,传统认为尿道结石常继发于膀胱结石,多见于儿童与老年人。

(一)临床表现

1.症状

(1)疼痛:疼痛一般是钝性的,但也可能是锐利的,并常放射至阴茎龟头。原发性尿道结石常是逐渐长大,或位于尿道憩室内,早期可无疼痛症状。继发性结石多系上尿路排石排入尿道时,突然嵌入尿道内,常常突然感到局部剧烈疼痛及排尿痛。

(2)排尿紊乱:尿道结石的典型症状为排尿困难,点滴状排尿,尿线变细或分叉,射出无力,有时骤然出现尿流中断,并有强烈尿意,阻塞严重时出现残余尿和尿潴留,出现充盈性尿失禁。有时可出现急迫性尿失禁。也可伴尿痛,重者可发生急性尿潴留及会阴部剧痛。

(3)血尿及尿道分泌物:急症病例常有终末血尿或初始血尿,或排尿终末有少许鲜血滴出,伴有剧烈疼痛。慢性病例或伴有尿道憩室者,尿道口可有分泌物溢出,结石对尿道的刺激及尿道壁炎症溃疡,亦可出现脓尿。

2.体征

前尿道结石可在结石部位扣及硬结,并有压痛,后尿道结石应通过直肠指诊扣及后尿道部位的硬结。

(二)辅助检查

1.金属尿道探杆检查

在结石部位能探知尿道梗阻和结石的粗糙摩擦感。

2.尿道镜检查

能直接观察到结石,肯定尿道结石的诊断,并可发现尿道并发症。

3.X线检查

是尿道结石的主要诊断依据,因为绝大部分尿道结石是X线阳性结石,平片检查即可显示结石阴影和结石的部位、大小、形状。应行全尿路平片检查以明确有无上尿路结石。

4.尿道造影

目前由于内镜的发展及普及,尿道造影已很少应用。大多数辅助检查尿路有无他病变。

（三）诊断要点

详细询问病史,尿道结石患者过去多有肾绞痛史及尿道排石史,当患者突然感到排尿困难、尿流中断、排尿时尿道刺痛时应考虑尿道结石的可能。与尿道狭窄、尿道息肉、异物等鉴别。尿道狭窄虽有排尿困难,但其排尿时无疼痛及尿中断现象,X 线平片无阳性结石影像。但尿道息肉无肾绞痛及排石史,尿道镜及尿道造影可以区别。尿道异物一般有外伤史及异物塞入史,临床上不难诊断。

（四）治疗原则

治疗原则为尽快取出结石,解除痛苦,改善急性情况后再考虑纠正形成结石的原因。

（五）临床护理

详见上尿路结石中肾结石患者的临床护理内容。

（夏君秀）

第八节　泌尿系统梗阻

尿路上任何部位发生梗阻都可导致肾积水、肾功能损害,重则肾衰竭。泌尿系统梗阻最基本的病理变化是尿路扩张,从代偿到失代偿,诱发肾积水、尿潴留、肾脏滤过率和浓缩能力受损,最终导致肾功能障碍。

一、前列腺增生症

良性前列腺增生症主要是前列腺组织及上皮增生,简称前列腺增生。是老年男性常见病,50 岁以后发病,随着年龄增长发病率不断升高。

（一）病因

目前病因不十分清楚,研究认为前列腺增生与体内雄激素及雌激素的平衡失调关系密切,睾酮对细胞的分化、生长产生作用,雌激素对前列腺增生亦有一定影响。

（二）病理

前列腺分两组,外为前列腺组,内为尿道腺组。前列腺增生有两类结节,包括由增生的纤维和平滑肌细胞组成的基质型和由增生的腺组织组成的腺泡型。增生的最初部位多在尿道腺组,增生的结节挤压腺体形成外科包膜,是前列腺摘除术的标志。前列腺增生使尿道弯曲、受压、伸长、狭窄,出现尿道梗阻。

（三）临床表现

1.尿频

尿频是最常见的症状,夜间明显,逐渐加重。早期是由膀胱颈部充血引起。晚期是由增生前列腺引起尿道梗阻,膀胱内残余尿增多,膀胱有效容量减少所致。

2.进行性排尿困难

进行性排尿困难是最重要症状,表现为起尿缓慢,排尿费力,射尿无力,尿线细小,尿流滴沥,分段排尿及排尿不尽等。

3.尿潴留、尿失禁

前列腺增生晚期,膀胱残余尿增加,收缩无力,发生尿潴留,当膀胱内压力增高超过尿道阻力后,发生充盈性尿失禁。前列腺增生常因受凉、劳累、饮酒等诱发急性尿潴留。

4.其他表现

常因局部充血、出血发生血尿。合并感染或结石,可有膀胱刺激症状。

（四）辅助检查

1.尿流动力学检查

尿道梗阻时,最大尿流率小于每秒 15 mL;当尿流率小于每秒 10 mL 时,表示梗阻严重。

2.残余尿测定

膀胱残余尿量反映膀胱代偿衰竭的严重程度,不仅是重要的诊断步骤之一,也是决定手术治疗的因素。

3.膀胱镜检查

膀胱镜检查直接观察前列腺各叶增生情况。

4.B 超

B 超测定前列腺的大小和结构,测量残余尿量。

（五）诊断要点

1.临床表现

老年男性出现夜尿频、进行性排尿困难表现就应考虑前列腺增生,排尿后直肠指检,可触及增大的腺体,光滑、质韧、中央沟变浅或消失。

2.辅助检查

尿动力学、膀胱镜、B 超等检查有助于确定前列腺增生程度及膀胱功能。

（六）诊疗要点

1.急性尿潴留的治疗

急性尿潴留是前列腺增生常见急症,需紧急治疗。选用肾上腺素受体阻滞剂、留置导尿管或耻骨上膀胱穿刺造瘘术等,解除潴留。

2.药物治疗

药物治疗适用于尿道梗阻较轻,或年老体弱、心肺功能不全等而不能耐受手术的患者。常用药物有特拉唑嗪、哌唑嗪等。

3.手术治疗

前列腺摘除术是理想的根治方法,手术方式有经尿道、经耻骨上、经耻骨后及经会阴四种,目前临床常用前两种。

4.其他治疗

尿道梗阻严重而不宜手术者,冷冻治疗、微波和射频治疗、激光治疗、体外超声、金属耐压气囊扩张术等都能产生一定疗效。

（七）护理评估

1.健康史

评估患者的年龄、诱因,既往病史。

2.目前的身体状况

(1)症状体征:是否有夜尿频、进行性排尿困难的表现,是否合并尿潴留、尿失禁。

(2)辅助检查:尿流动力学、膀胱镜、B 超检查结果。

3.心理-社会状况

评估患者对疾病和手术的心理反应及对并发症的认知程度,患者及家属对术后护理配合及有关康复知识的掌握程度。

(八)常见的护理诊断/问题

(1)恐惧/焦虑:与认识不足、角色改变、对手术和预后的担忧有关。

(2)排尿型态异常:与尿道梗阻、残余尿量增多、留置导管等有关。

(3)有感染的危险:与尿路梗阻、导尿、免疫力低下、伤口引流有关。

(4)潜在并发症:出血。

(九)护理目标

(1)患者的恐惧/焦虑减轻。

(2)患者能够正常排尿。

(3)患者感染危险性下降或未感染。

(4)患者术后未发生出血。

(十)护理措施

1.非手术治疗的护理

(1)饮食护理:为防止尿潴留,不可在短期内大量饮水,忌饮酒、辛辣食物,有尿意勤排尿,适当运动,预防便秘。

(2)观察疗效:药物治疗 3 个月之后前列腺缩小、排尿功能改善。

(3)适应环境:前列腺增生患者多为老年人,行动不便,对医院环境不熟悉,加之夜尿频,入院后帮助患者适应环境,确保舒适和安全。

2.术前护理

(1)观察生命体征,测量各项生理指标。

(2)做好重要脏器功能检查,了解患者能否耐受手术。

(3)术前已有造瘘管或留置导尿管的患者,保证引流通畅。

3.术后护理

(1)病情观察:观察记录 24 小时出入量,判断血容量有无不足。观察意识状态和生命体征。

(2)体位:平卧 2 天后改为半卧位,固定各种导管的肢体不得随意移动。

(3)饮食与输液:术后 6 小时无不适即可进流质饮食,鼓励多饮水,1~2 天后无腹胀即可恢复饮食,以易消化、营养丰富、富含纤维素的食物为主,必要时静脉补液,但要注意输液速度。

(4)预防感染:早期预防性应用抗生素。保持切口敷料的清洁与干燥。置管引流者常规护理尿道外口。

(5)膀胱冲洗:术后用生理盐水持续冲洗膀胱 3~7 天。保持引流通畅,必要时高压冲洗抽吸血块。根据尿液颜色控制冲洗速度,色深则快、色浅则慢。

(6)不同手术方式的护理。①经尿道切除术(TUR):观察有无 TUR 综合征的发生,即术后几小时内出现恶心、呕吐、烦躁、抽搐、昏迷或严重的脑水肿、肺水肿、心力衰竭等。可能是冲洗液被吸收,血容量剧增,稀释性低钠血症所致,护理时应减慢输液速度,遵医嘱应用利尿剂、脱水剂,对症处理。②开放手术:固定各种引流管,观察记录引流液量、颜色,保持引流通畅。及时拔除引流管,如耻骨后引流管,术后 3~4 天拔除;耻骨上引流管,术后 5~7 天拔除;膀胱造瘘管多在术后 10~14 天排尿通畅后拔除,瘘口无菌堵塞或压迫,防止漏尿,一般 2~3 天愈合。③预防并发症:出血是常见并发症。术后 1 周,患者可逐渐离床活动,禁止灌肠、肛管排气,同时避免腹压增高的诱因。

(十一)护理评价

(1)患者的恐惧/焦虑是否减轻。

(2)患者能否正常排尿。

(3)患者感染未发生或得到及时治疗。

(4)患者术后是否出血,或出血后是否得到有效处理。

(十二)健康指导

(1)讲解手术、术式及手术前后护理的注意事项。

(2)术后1~2个月避免剧烈活动,忌烟酒,防感冒。

(3)指导患者学会提肛肌锻炼,以尽快恢复尿道括约肌的功能。

(4)指导患者定期复查尿流率及残余尿量。

二、肾积水

结石、肿瘤、结核等原因导致尿液排出受阻、肾内压力增高、肾盂肾盏扩张、肾实质萎缩、肾功能减退,称为肾积水。成人积水超过1 000 mL,小儿超过24小时的正常尿量,为巨大肾积水。

(一)临床表现

1.腰痛

腰痛是重要症状。慢性梗阻仅为钝痛;急性梗阻出现明显腰痛或肾绞痛。

2.腰部肿块

慢性梗阻形成肾脏肿大,长期梗阻者在腹部可扪及囊性肿块。

3.多尿和无尿

慢性梗阻致肾功损害表现为多尿,而双侧完全梗阻、孤立肾完全梗阻可发生无尿。

4.其他表现

因结石、肿瘤、结核等继发肾积水时,原发病表现掩盖了肾积水征象。肾积水并发感染或肾积脓时,出现全身中毒症状。

(二)辅助检查

1.实验室检查

血尿常规,必要时做尿细菌检查,化验血生化、电解质等了解肾功能情况。

2.影像学检查

(1)B超:是鉴别肾积水和腹部肿块的首选方法。

(2)X线造影:排泄性尿路造影可了解肾积水程度和对侧肾功能。

(3)CT、MRI检查:明确腰部肿块的性质,对确诊肾积水有重要价值。

(三)诊断要点

根据原发病史、典型症状、腰腹部肿块以及B超等辅助检查结果可明确诊断,确定原发病对诊断有重要意义。

(四)诊疗要点

1.病因治疗

最理想的治疗是根除肾积水的病因,保留患肾。

2.肾造瘘术

原发病严重或肾积水病因暂不能去除者,先行肾引流术,病情好转或稳定后行去除病因的手术。

3.肾切除术

肾积水后功能丧失或并发肾积脓,对侧肾功能良好者,可切除患肾。

(五)护理评估

1.健康史

评估患者是否有肾结石、肿瘤、结核等原发病史。

2.目前的身体状况

(1)症状体征:原发病基础上是否出现腰痛、腰腹部肿块,是否有肾功能减退表现。

(2)辅助检查:血、尿常规化验,B超、X线等影像学检查结果。

3.心理-社会状况

评估患者对肾积水及治疗的认知程度,对术后康复知识的掌握程度。家人及社会的心理和经济支持程度。

(六)常见的护理诊断/问题

1.排尿型态异常

排尿型态异常与尿路急慢性梗阻有关。

2.有感染的危险

感染与尿路梗阻、免疫低下、肾造瘘引流有关。

3.潜在并发症

潜在并发症为尿漏。

(七)护理目标

(1)患者排尿型态正常。

(2)患者感染危险性下降或未感染。

(3)患者未发生尿漏。

(八)护理措施

1.饮食

多食含纤维较高的食物,多饮水。

2.活动

鼓励患者加强床上活动,定时按序协助患者变换体位。

3.感染的护理

遵医嘱使用抗生素;用0.1%新苯扎氯铵清洗尿道口,每天2次;每天更换引流袋;及时更换浸湿的切口敷料。

4.引流管的护理

妥善固定,引流通畅,观察记录引流量与颜色,冲洗肾盂引流管,每天2次。若无尿漏,肾周围引流物一般术后3~4天拔除;肾盂输尿管支架引流管一般于术后3周拔除;肾造瘘管在吻合口通畅后拔除。

(九)护理评价

(1)患者排尿型态是否正常。

(2)患者感染是否得到治疗或术后有无感染发生。

(3)患者有无发生尿漏。

（十）健康指导

（1）向患者讲解手术及术后引流的重要性。

（2）指导患者养成良好的排便习惯。

（3）指导患者正确进行摄水、饮食搭配。

三、尿道狭窄

尿道因损伤、炎症使尿道壁形成瘢痕，瘢痕萎缩导致尿道扭曲、狭窄。

（一）病因及分类

1.先天性尿道狭窄

先天性尿道狭窄如尿道外口狭窄，尿道瓣膜狭窄等。

2.炎症性尿道狭窄

炎症性尿道狭窄如淋病性尿道狭窄，留置导尿管引起的尿道狭窄。

3.外伤性尿道狭窄

外伤性尿道狭窄最常见，尿道损伤严重，初期处理不当或不及时所致。

（二）病理生理

其与狭窄的程度、深度及长度有关。淋病性狭窄为多处狭窄，狭窄易继发感染，形成尿道憩室、周围炎、前列腺炎、附睾睾丸炎。尿道梗阻如长期不能解除，导致肾积水。肾功能损害，出现尿毒症。

（三）临床表现

1.排尿异常

最常见的是排尿困难，重者出现尿潴留。

2.继发疾病表现

尿道长期狭窄继发膀胱炎、睾丸附睾炎等，出现膀胱刺激征、血尿症状。

3.并发症表现

由于排尿困难而使腹内压长期增高，并发疝、痔、直肠脱垂等，并出现相应症状。

（四）辅助检查

1.尿道探子检查

尿道探子检查可确定狭窄部位，程度。

2.B超

B超明确尿道狭窄长度、程度及周围瘢痕组织的厚度。

3.膀胱尿道造影

膀胱尿道造影确定尿道狭窄的部位、程度、长度。

（五）诊断要点

根据尿道外伤史、感染史及典型的排尿困难，尿潴留表现，结合尿道探子检查、B超、膀胱尿道造影结果，诊断尿道狭窄一般不难。

（六）诊疗要点

1.尿道扩张术

尿道扩张术是防止和治疗尿道狭窄的有效措施。尿道狭窄的原因不同，扩张时间不同。

2.耻骨上膀胱造瘘术

耻骨上膀胱造瘘术适用于慢性尿潴留或已有肾功能损害的患者。

3.尿道内切开术

尿道内切开术是目前临床治疗的主要术式,术后放置网状合金支架管于狭窄部位扩张,一般放置4～8周,术后不需尿道扩张。

4.开放手术

切除尿道狭窄部及周围瘢痕后,行尿道端端吻合术。

(七)护理评价

1.健康史

儿童尿道狭窄多为先天性,成人有外伤、感染病史者,多为继发性狭窄。

2.目前的身体状况

(1)症状体征:原发病基础上是否出现排尿困难,尿潴留,是否继发感染、结石。

(2)辅助检查:尿道探子检查、B超、膀胱尿道造影的检查结果。

3.心理-社会状况

评估患者对尿道狭窄的严重性及手术治疗的认知程度,对术后康复知识的掌握程度。

(八)常见的护理诊断/问题

1.排尿型态异常

排尿型态异常与尿道狭窄、梗阻有关。

2.有感染的危险

感染与尿道梗阻、免疫力低下、膀胱造瘘引流、手术等有关。

3.潜在并发症

潜在并发症为尿失禁。

(九)护理目标

(1)患者排尿型态正常。

(2)患者感染危险性下降或未感染。

(3)患者未发生尿失禁。

(十)护理措施

1.尿道扩张术的护理

尿道扩张术的护理指导患者定时进行尿道扩张。术后观察尿量及颜色,有无尿道出血。患者疼痛明显者给予止痛处理。

2.尿道内切开术的护理

严密观察血尿转清情况。留置导尿管1个月左右,保持通畅,遵医嘱尿道冲洗,及时拔出尿管,防止狭窄复发。

3.开放手术的护理

遵医嘱应用抗生素。及时更换切口浸湿的敷料,确保各种引流导管通畅。

4.并发症护理

术后尿失禁常为暂时性,用较细导尿管引流数日后可恢复。如不能恢复,指导患者进行肛门括约肌收缩练习。

(十一)护理评价

(1)患者排尿型态是否正常。

(2)患者是否感染或感染后是否得到控制。

(3)患者是否发生尿失禁。

(十二)健康指导

(1)指导患者定时进行尿道扩张。

(2)讲解尿道扩张的意义及护理配合注意事项。

(3)鼓励患者多饮水。适当运动,进食纤维素高的食物,防止便秘。

(夏君秀)

第十一章 骨科护理

第一节 锁骨骨折

一、基础知识

(一)解剖生理

锁骨又名"锁子骨""缺盆骨",位于胸廓前上部两侧,全骨浅居皮下,桥架于胸骨与肩峰之间,是联系肩胛带与躯干的唯一支架。其骨干较细,内侧 2/3 呈三棱棒形,凸向前,有胸锁乳突肌和胸大肌附着,中外 1/3 交界处是骨折的好发部位。锁骨的功能是支持肩胛骨,使上肢骨与胸廓之间保持一定的距离,从而保证上肢的灵活运动。骨折后,近折端受胸锁乳突肌的牵拉而向上向后移位,远折端因上肢本身重量牵拉而向下移位,又因胸大肌、斜方肌、背阔肌的牵拉而向前向内移位,造成断端重叠(图 11-1)。锁骨骨折可发生于各种年龄,但多见于儿童及青壮年,约有 2/3 为儿童患者,又以幼儿多见。

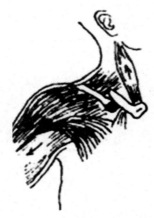

图 11-1 锁骨骨折

(二)病因

直接暴力和间接暴力均可造成锁骨骨折,但多为间接暴力所致。

（三）分类

1.横断骨折

跌倒时肩部外侧或手掌先着地，向上传导的外力经肩锁关节传至锁骨而发生骨折，以斜形或横断骨折为多。除有重叠移位，内侧段因胸锁乳突肌的牵拉向后上方移位，外侧段则由于上肢的重力和胸大肌、斜方肌、三角肌的牵拉而向前下方移位。

2.青枝骨折

幼儿骨质柔嫩而富有韧性，多发生青枝骨折。

3.粉碎骨折

直接暴力所致者，多因棒打、撞击等外力直接作用于锁骨而造成横断或粉碎骨折。粉碎骨折若严重移位，骨折片向下、向内移位时刺破胸膜或肺尖，可造成气胸、血胸。

（四）临床表现

骨折后局部疼痛、肿胀明显，锁骨上、下窝变浅或消失，骨折处异常隆起，出现功能障碍，患肩下垂并向前、内倾斜。患者常以健手托着患侧肘部，以减轻上肢重力牵拉而引起的疼痛。幼儿如不愿活动上肢，穿衣伸袖时哭闹，提示有锁骨骨折。X线检查，可了解骨折和移位情况。

二、治疗原则

（1）幼儿青枝骨折用三角巾悬吊即可，有移位骨折用"8"字绷带固定1～2周。

（2）少年或成年人有移位骨折，手法复位"8"字石膏固定。手法复位可在局麻下进行。患者坐在木凳上，双手叉腰，肩部外旋后伸挺胸，医师站于背后，一脚踏在凳上，顶在患者肩胛间区，双手握住两肩向后、向外、向上牵拉纠正移位。复位后用纱布棉垫保护腋窝，用绷带缠绕两肩在背后交叉呈"8"字形，然后用石膏绷带同样固定，使两肩固定在高度后伸、外旋和轻度外展位置。固定后即可练习握拳、伸屈肘关节及双手叉腰后伸，卧木板床休息，肩胛区可稍垫高，保持肩部后伸。3～4周后拆除。锁骨骨折复位并不难，但不易保持位置，愈合后上肢功能无影响，所以临床不强求解剖复位。

（3）锁骨骨折合并神经、血管压迫症状，畸形愈合影响功能，不愈合或少数要求解剖复位者，可切开复位内固定。

三、护理

（一）护理要点

（1）手法复位固定患者，要经常检查固定情况，既保持有效固定，又不能压迫腋窝。若发现患肢有麻木、发凉、运动障碍时，说明固定过紧，压迫血管神经，应及时调整固定。

（2）对粉碎性骨折，不必强行按压碎片使之复位，以防其刺伤肺尖及臂丛神经。对此种类型患者要严密观察呼吸及患肢运动情况，以便及时发现有无气、血胸及神经症状。

（3）术后患者要严密观察伤口渗血及末梢血循、感觉、运动情况，发现问题及时记录并处理。

（4）保持正常固定姿势。复位后，站立时保持挺胸提肩，卧位时应去枕仰卧于硬板床上。两肩胛间垫一窄枕，以使两肩后伸、外展，维持良好的复位位置。局部未加固定的患者，不可随便更换卧位。

（二）护理问题

有肩关节强直的可能。

（三）护理措施

（1）向患者解释功能锻炼的目的是促进气血运行，防止患肢肿胀，避免肩关节僵直，以取得患者配合。

（2）正确适时指导患者功能锻炼。

（四）出院指导

（1）锁骨骨折复位固定后，极少发生骨折不愈合，即使复位稍差，骨折畸形愈合，也不影响上肢功能，应先向患者及家属说明情况。

（2）复位固定后即出院的患者，应告诉其保持正确姿势，早期禁止做肩前屈动作，防止骨折移位；解除外固定出院的患者，应告诉其全面练习肩关节活动的要求：首先分别练习肩关节每个方向的动作，重点练习薄弱方面如肩前屈，活动范围由小到大，次数由少到多，然后进行各方面动作的综合练习，如肩关节环转活动，两臂做"箭步云手"等。不可过于急躁，活动幅度不可过大，力量不可过猛，以免造成软组织损伤。

（3）按时用药，患者出院时将药的名称、剂量、时间、用法、注意事项，向患者介绍清楚。

（4）饮食调养，骨折早期宜进清淡可口、易消化的半流食或软食；骨折中后期，饮食宜富有营养，增加钙质、胶质和滋补肝肾食品。

（5）注意休息，保持心情愉快，勿急躁。

（侯　楠）

第二节　骨盆骨折

一、疾病概述

（一）概念

骨盆骨折多由直接暴力挤压骨盆所致，多伴有合并症和多发伤。

（二）相关病理生理

骨盆的血管及静脉丛丰富，内有重要脏器和血管，骨折常合并静脉丛、动脉出血及盆腔内脏器损伤并导致相应的病理生理变化。

（三）病因

常见原因有交通事故、意外摔倒或高处坠落等。年轻人骨盆骨折主要是由于交通事故和高处坠落引起。老年人骨盆骨折最常见的原因是摔倒。

（四）分类

目前国际上常用的骨盆骨折分类为 Young&Burgess 分类，共 4 种类型。

1.分离型（APC）

由前后挤压伤所致，常见耻骨联合分离，严重时造成骶髂前后韧带损伤；根据骨折严重程度不同又分为Ⅰ、Ⅱ、Ⅲ 3 个亚型。

2.压缩型（LC）

由侧方挤压伤所致，常造成骶骨骨折（侧后方挤压）及半侧骨盆内旋（侧前方挤压）；也根据骨折严重程度不同又分为Ⅰ、Ⅱ、Ⅲ 3个亚型。

3.垂直型(VS)

剪切外力损伤,由垂直或斜行外力所致,常导致垂直或旋转方向不稳定。

4.混合外力(CM)

侧方挤压伤及剪切外力损伤,导致骨盆前环及前后韧带的损伤占骨盆骨折的14％。

该分类的优点是有助于损伤程度的判断及对合并损伤的估计可以指导抢救判断预后,根据文献统计,分离型骨折合并损伤最严重,死亡率也最高,压缩型次之,垂直型较低;而在出血量上的排序依次是分离型、垂直型、混合型、压缩型。

Tiles/AO 分类分为以下类型。

A 型:稳定,轻度移位。

B 型:纵向稳定,旋转不稳定,后方及盆底结构完整。

B_1:前后挤压伤,外旋,耻骨联合＞2.5 cm,骶髂前韧带和骶棘韧带损伤。

B_2:侧方挤压伤,内旋。

$B_{2.1}$:侧方挤压伤,同侧型。

$B_{2.2}$:侧方挤压伤,对侧型。

B_3:双侧 B 型损伤。

C 型:旋转及纵向均不稳定(纵向剪力伤)。

C_1:单侧骨盆。

$C_{1.1}$:髂骨骨折。

$C_{1.2}$:骶髂关节脱位。

$C_{1.3}$:骶骨骨折。

C_2:双侧骨盆。

C_3:合并髋臼骨折。

(五)临床表现

1.症状

患者髋部肿胀、疼痛,不敢坐起或站立。有畸形、疼痛、肿胀、瘀斑、活动障碍、休克、后腹膜后血肿、直肠肛管及女性生殖道损伤、尿道膀胱损伤、神经损伤、脏器损伤。

2.体征

(1)骨盆分离试验与挤压试验阳性:检查者双手交叉撑开患者的两髂嵴,使两骶髂关节的关节面更紧贴,而骨折的骨盆前环产生分离,如出现疼痛即为骨盆分离试验阳性。双手挤压患者的两髂嵴,伤处仍出现疼痛为骨盆挤压试验阳性。

(2)肢体长度不对称:用皮尺测量胸骨剑突与两髂前上棘之间的距离,骨盆骨折向上移位的一侧长度较短。也可测量脐孔与两侧内踝尖端的距离。

(3)会阴部瘀斑:是耻骨和坐骨骨折的特有体征。

(六)辅助检查

X 线和 CT 检查能直接反映是否存在骨盆骨折及其类型。

1.X 线检查

(1)骨盆正位片:常规、必需的基本检查,90％的骨盆骨折可经正位片检查发现。

(2)骨盆入口位片:拍摄时球管向头端倾斜 40°,可以更好地观察骶骨翼骨折、骶髂关节脱位、骨盆前后及旋转移位、耻骨支骨折、耻骨联合分离等。

（3）骨盆出口位位片：拍摄时球管向尾端倾斜 40°，可以观察骶骨、骶孔是否有骨折，骨盆是否有垂直移位。

2.CT 是对于骨盆骨折最准确的检查方法

一旦患者的病情平稳，应尽早行 CT 检查。对于骨盆后方的损伤尤其是骶骨骨折及骶髂关节损伤，CT 检查更为准确，伴有髋臼骨折时也应行 CT 检查，CT 三维重建可以更真实的显示骨盆的解剖结构及骨折之间的位置关系，形成清晰逼真的三维立体图像，对于判断骨盆骨折的类型和决定治疗方案均有较高价值。CT 还可以同时显示腹膜后及腹腔内出血的情况。

（七）治疗原则

首先处理休克和各种危及生命的合并症，再处理骨折。

1.非手术治疗

（1）卧床休息：骨盆边缘性骨折、骶尾骨骨折应根据损伤程度卧硬板床休息 3～4 周，以保持骨盆的稳定。髂前上棘骨折患者置于屈髋位；坐骨结节骨折置于伸髋位。

（2）复位与固定：不稳定骨折可用骨盆兜带悬吊牵引、髋人字石膏、骨牵引等方法达到复位与固定的目的。

2.手术治疗

（1）骨外固定架固定术：适用于骨盆环双处骨折患者。

（2）切开复位钢板内固定术：适用于骨盆环两处以上骨折患者，以保持骨盆的稳定。

二、护理评估

（一）一般评估

1.健康史

（1）一般情况：了解患者的年龄、职业特点、运动爱好、日常饮食结构、有无酗酒等。

（2）受伤情况：了解患者受伤的原因、部位和时间，受伤时的体位和环境，外力作用的方式、方向与性质等。

（3）既往史：有无药物滥用、服用特殊药物及药物过敏史，有无手术史等。

2.生命体征（T、P、R、BP）

每 1 小时监测体温、脉搏、呼吸、血压 1 次，详细记录，特别是血压情况，以防发生低血容量休克，为抢救提供有力的依据。

3.患者主诉

有无疼痛、排尿、排便等情况。

4.相关记录

皮肤完整性、排尿及排便情况、双下肢感觉、运动、末梢血运、肿胀、畸形等情况。

（二）身体评估

1.术前评估

（1）视诊：有无活动受限。会阴部、腹股沟、臀部有无瘀血、瘀斑。有无骨盆变形、肢体不等长等现象。

（2）触诊：有无按压痛。有无异常活动及骨擦音等。

（3）叩诊：有无叩击痛。

(4)动诊:骨盆分离试验与挤压试验。

(5)量诊:肢体长度是否对称。用皮尺测量胸骨剑突与两髂前上棘之间的距离。向上移位的一侧长度较短。也可测量脐孔与两侧内踝尖端之间的距离。

2.术后评估

(1)视诊:观察患者神志,局部伤口有无红肿热痛、有无渗血、渗液情况,引流液的颜色、量、性质。

(2)触诊:足背及股动脉搏动情况、肢端皮温、颜色、毛细血管充盈情况。

(3)动诊:进行相应的感觉运动检查,有无麻木异样感、部位、程度;观察踝关节及足趾的活动情况。

(4)量诊:肢体长度是否对称。

(三)心理-社会评估

患者在疾病治疗过程中的心理反应与需求,家庭及社会支持情况,引导患者正确配合疾病的治疗与护理。

(四)辅助检查阳性结果评估

(1)骨盆 X 片、CT 等可显示骨折的损伤机制。

(2)血常规检验提示有无血容量不足、肝肾功能、电解质等。

(五)治疗效果的评估

1.非手术治疗评估要点

复位固定好,疼痛减轻,骨折端愈合良好。

2.手术治疗评估要点

对旋转不稳定骨折提供足够的稳定,以促使骨折愈合,并为早期负重提供所需的稳定。

三、护理诊断(问题)

(一)组织灌注量不足

这与骨盆损伤、出血等有关。

(三)排尿和排便形态异常

这与膀胱、尿道、腹内脏器或直肠损伤有关。

(三)有皮肤完整性受损的危险

这与骨盆骨折和活动障碍有关。

(四)躯体活动障碍

这与骨盆骨折有关。

(五)疼痛

这与骨折、软组织创伤等有关。

(六)潜在并发症

(1)术后感染:与损伤机制及手术有关。

(2)深静脉血栓:与盆腔静脉的损伤及制动有关。

(3)神经损伤:与骶髂关节脱位时的骶神经受牵拉和骶骨骨折时嵌压损伤有关。

(4)肺部感染:与长期卧床、无法改变体位有关。

(5)泌尿系统感染:与长期卧床、泌尿系统损伤有关。

四、主要护理措施

(一)术前护理

1.急救护理

有危及生命时应先抢救生命,对休克患者进行抗休克治疗,然后处理骨折。

(1)观察生命体征:骨盆骨折常合并静脉丛及动脉出血,出现低血容量休克。应注意观察患者的意识、脉搏、血压和尿量,及时发现和处理血容量不足。

(2)建立静脉输液通路:及时按医嘱输血和补液,纠正血容量不足。

(3)及时止血和处理腹腔内脏器官损伤:若经抗休克治疗和护理仍不能维持血压,应及时通知医师,并协助做好手术准备。

2.维持排尿、排便通畅

(1)观察:患者有无排尿困难、尿量及色泽;有无腹胀和便秘。

(2)导尿护理:对于尿道损伤致排尿困难者,予以导尿或留置导尿管,并加强尿道口和导尿管的护理;保持导尿管通畅。

3.饮食护理

术前加强饮食营养,宜高蛋白、高维生素、高钙、高铁、粗纤维食物,以补充失血过多导致的营养失调。食物应易消化,且根据受伤程度决定膳食种类,若合并直肠损伤或有腹胀腹痛,则应酌情禁食。必要时静脉高营养治疗。

4.卧位

不影响骨盆环完整的骨折,可取仰卧与侧卧交替,侧卧时健侧在下,严禁坐立,伤后应平卧硬板床,且应减少搬动。必须搬动时则由多人平托,以免引起疼痛,增加出血。

(二)术后护理

1.病情观察

(1)生命体征:术后严密观察生命体征及神志,与麻醉科医师交班,了解患者术中情况,心电监护;留置导尿管,准确记录尿量。

(2)切口护理:观察切口敷料情况及切口愈合情况,有无红肿热痛、渗液。若切口感染者,协助做好分泌物培养,加强换药。

(3)切口引流管护理:妥善固定,变换体位时注意牵拉,保持通畅;观察引流液的量、色、性质。及时记录。

(4)导尿管的护理:观察尿液的量、色、性状。如无膀胱尿道损伤应间歇夹尿管,训练膀胱功能,尽早停尿管。如有膀胱尿道损伤,术后需持续开放尿管,根据医嘱停尿管。留置导尿管者一天 2 次会阴护理,鼓励患者每天饮水 1 500 mL 以上。

2.皮肤护理

(1)保持个人卫生清洁:注意卧床患者的皮肤护理,保持皮肤清洁、健康和床单平整干燥;按时按摩受压部位;防止发生压疮。

(2)体位:协助患者更换体位,绝对卧床,根据医嘱决定是否可以抬高床头或下床。可适当翻身,骨折愈合后方可向患侧卧位。

3.协助指导患者合理活动

根据骨折的稳定性和治疗方案,与患者一起制订适宜的锻炼计划并指导其实施。部分患者在手术后几天内即可完全负重,行牵引的患者需 12 周以后才能负重。长时间卧床的患者须练习深呼吸、进行肢体肌的等长舒缩;每天多次,每次 5～20 分钟。允许下床后,可使用助行器或拐杖,以使上下肢共同分担体重。

4.疼痛护理

(1)有效控制疼痛,保证足够的睡眠。

(2)宣教疼痛的评分方法,疼痛引起的原因及减轻疼痛的方法,如正确翻身、放松疗法、转移注意力、药物控制,提高患者疼痛阈值,减轻心理负担。

(3)疼痛>5 分,分析疼痛原因,针对疼痛引起的原因,给予相应的处理。如调整体位,解除局部皮肤卡压。

(4)疼痛原因明确按医嘱尽早给予止痛药,30 分钟后观察止痛效果。

5.饮食护理

术后 6 小时可进食,多饮水、多吃水果、蔬菜;高蛋白饮食,保持大便通畅。

6.功能锻炼

(1)不影响骨盆环完整的骨折:①单纯一处骨折,无合并伤,又不需复位者,卧床休息,仰卧与侧卧交替(健侧在下)。早期在床上做上肢伸展运动、下肢肌肉收缩以及足踝活动。②伤后 1 周后半卧及坐位练习,并作髋关节、膝关节的伸屈运动。③伤后 2～3 周,如全身情况尚好,可下床站立并缓慢行走,逐渐加大活动量。④伤后 3～4 周,不限制活动,练习正常行走及下蹲。

(2)影响骨盆环完整的骨折:①伤后无合并症者,卧硬板床休息,并进行上肢活动。②伤后第 2 周开始半坐位,进行下肢肌肉收缩锻炼,如股四头肌收缩、踝关节背伸和跖屈、足趾伸屈等活动。③伤后第 3 周在床上进行髋、膝关节的活动,先被动,后主动。④伤后第 6～8 周(即骨折临床愈合),拆除牵引固定,扶拐行走。⑤伤后第 12 周逐渐锻炼,并弃拐负重步行。

(三)术后并发症的观察及护理

1.神经损伤

了解有无神经损伤,并观察各神经支配的感觉运动的进展情况。骶骨管骨折脱位可损伤支配括约肌及会阴部的马尾神经。骶骨孔部骨折可损伤坐骨神经根,S_1 侧翼骨折可损伤 L_5 神经,坐骨大切迹部或坐骨骨折可伤及坐骨神经,耻骨支骨折偶可损伤闭孔神经或股神经。髂前上棘撕脱骨折可伤及骨外皮神经。

2.感染

观察生命体征、血象,观察创面有无红肿热痛、渗液,有局部引流时,观察引流液的量、色、性状,保持局部引流通畅。及早发现处理合并伤,合理适用抗生素。直肠肛管损伤常常是盆腔感染的主要来源,可形成化脓性骨髓炎、骨盆周围脓肿、包括髋关节在内的一侧骨盆、臀部、腹股沟的严重化脓感染;阴道破裂与骨折相同,可引起深部感染。

3.肺栓塞

观察神志、生命体征、氧饱和度、胸闷、胸痛情况。其典型表现为咳嗽、胸痛、呼吸困难、低氧血症、意识改变。但大部分患者缺乏典型症状或以一种症状为主或无症状,不注意时易被忽略。小心搬运,患肢抬高放置,预防感染和防治休克,纠正酸中毒,给氧。如有严重骨折创伤、明显低血氧,又不能用其他原因解释者,有明显的诊断次要指标(如贫血、血小板计数减少等)可以初步诊断,应及时通知医师,密切观察,立即展开治疗。

4.下肢深静脉血栓形成

观察下肢有无疼痛、肿胀、静脉扩张、腓肠肌压痛等。加强小腿肌肉静态收缩和踝关节的活动、理疗、预防性抗凝治疗。血栓形成后,避免患肢活动,忌做按摩、理疗等,按医嘱予抗凝溶栓治疗,注意观察抗凝药的不良反应。

5.肌肉萎缩、关节僵硬

早期进行肌肉收缩锻炼。根据患者的活动能力,尽早进行股四头肌收缩和踝关节伸屈等活动。

6.压疮

观察患者疼痛的部位,皮牵引或石膏支具对皮肤的卡压情况,注意牵引部位或边缘皮肤有无破损或出现水疱。注意尾骶部皮肤情况。卧床患者定时翻身、抬臀,及时调整皮牵引,皮牵引时可在足跟部预防性贴水胶体敷料。

7.便秘

评估患者的饮食结构、排便习惯、目前的排便情况、活动情况。很多患者不习惯床上排便,怕造成别人麻烦,应消除患者的心理顾虑,宣教便秘及便秘防治的相关知识,宣教保持大便通畅的重要性;多吃含粗纤维多的蔬菜、水果,多饮水;予手法按摩腹部;必要时给予药物治疗。

(四)心理护理

(1)术前了解患者家庭支持情况,心理、社会、精神状况;患者对疾病的认知程度;患者伤势较重,易产生恐惧心理。应以娴熟的抢救技术控制病情发展,减少患者的恐惧。病情稳定后,可让患者和家属与同种手术成功的患者交谈,从心理上认清接受手术治疗的必要性,对手术要达到的目的及可能发生的并发症与意外事项,有一定的心理准备。

(2)术后心理支持,鼓励患者保持良好的心态,正确对待疾病。

(五)健康教育

(1)体位与活动:卧床,按医嘱循序渐进功能锻炼。不同部位的骨折,愈合时间不同,须严格按医嘱,不能自行过早负重。

(2)饮食:鼓励进高热量、高蛋白、富含维生素易消化的饮食。

(3)心理支持:鼓励患者保持良好精神状态。

(4)劝导戒烟。

(5)介绍药物的名称、剂量、用法、作用和不良反应。

(6)出院后继续功能锻炼。

(7)指导患者定时门诊复查,并说明复查的重要性。如出现病情变化,及时来医院就诊。

五、护理效果评估

(1)生命体征平稳,疼痛缓解。

(2)牵引复位或手术固定有效。

(3)合并腹膜后血肿和腹内脏器损伤得到有效处理,无相关并发症出现。

(4)根据指导适当有效的功能锻炼。

（侯　楠）

第三节　脊髓损伤

一、疾病概述

(一)概念

脊髓损伤是脊柱骨折最严重的并发症,由于椎体的移位或碎骨片突出于椎管内,是脊髓或马尾神经产生不同程度的损伤,多发生于颈椎下部和胸腰段。

(二)相关病理生理

按脊髓损伤和马尾损伤的程度可有不同的病理生理变化。

1.脊髓震荡

脊髓震荡属最轻微的脊髓损伤,损伤后脊髓有暂时性功能抑制,呈弛缓性瘫痪,损伤平面以下的感觉、运动、反射及括约肌功能全部丧失,常在数分钟或数小时内逐渐恢复,最后可完全恢复。无组织形态学病理变化。

2.脊髓挫伤和出血

脊髓挫伤和出血为脊髓的实质性破坏,脊髓外观完整,但内部可有出血、水肿、神经细胞破坏和神经传导纤维束的中断。脊髓挫伤的程度很大,轻者少量点状出血、水肿,重者有成片脊髓挫伤和出血,导致脊髓软化及瘢痕形成,预后差。

3.脊髓断裂

脊髓的连续性中断可为完全性或不完全性。不完全性常伴挫伤,又称挫裂伤,脊髓断裂者预后极差。

4.脊髓受压

骨折移位或破碎的椎间盘和碎骨片挤入椎管可直接压迫脊髓,而后方皱褶的黄韧带与血肿便可压迫脊髓,产生一系列病理变化,若能及时解除脊髓压迫,脊髓功能可望得到部分或完全恢复;若压迫时间过久可发生脊髓软化,萎缩或瘢痕形成,瘫痪难以恢复。

5.马尾神经损伤

马尾神经起自 L_2 的骶脊髓,一般终止于 S_1 下缘。L_2 以下的骨折脱位可引起马尾神经损伤,受伤平面以下出现弛缓性瘫痪。

除上述各种病理生理变化外,在各种较重的脊髓损伤后均可立即发生损伤平面以下的弛缓性瘫痪,属失去高级中枢控制的一种病理生理现象,称之为脊髓休克。2~4 周后,随脊髓实质性损伤程度不同而发生损伤平面以下不同程度的痉挛性瘫痪。

(三)病因与诱因

常见于各种外伤(如交通事故、高空坠落等)所致的椎体移位或碎骨片突出于椎管内,使脊髓或马尾神经产生不同程度的损伤。

(四)临床表现

脊髓损伤可因损伤部位和程度不同而有不同表现。

1.脊髓损伤

其主要表现为受伤平面以下单侧或双侧感觉、运动、反射的全部或部分丧失,可出现随意运动功能丧失。因膀胱平滑肌麻痹和排尿反射消失,可有尿潴留或充盈性尿失禁。C_8 以上水平损伤者可出现四肢瘫,C_8 以下水平损伤可出现截瘫。弛缓性瘫痪患者为肌张力降低和反射减弱;痉挛性瘫痪患者为肌张力增强和反射亢进,瘫痪的早期呈弛缓性瘫痪,胸髓及颈髓损伤患者常在伤后 3~6 周逐渐转变为痉挛性瘫痪。

2.脊髓半横切损伤时

损伤平面以下同侧肢体的运动和深感觉消失,对侧肢体的痛觉和温觉消失;称脊髓半切征。

3.脊髓圆锥损伤

L_1 骨折可造成脊髓圆锥损伤。表现为会阴部皮肤鞍状感觉缺失,括约肌功能丧失,大小便不能控制,性功能障碍。两下肢的感觉、运动正常。

4.马尾神经损伤

L_2 以下骨折脱位可马尾神经损伤,表现为受伤平面以下弛缓性瘫痪,感觉和运动障碍,括约肌功能丧失,腱反射消失。

(五)辅助检查

参见脊柱骨折部分相关内容。

(六)治疗原则

1.非手术治疗

(1)固定和制动:一般先采用枕颌带牵引或持续颅骨牵引,以防因损伤部位移位而产生脊髓再损伤。

(2)减轻脊髓水肿和继发性损害。①激素治疗:地塞米松 10~20 mg 静脉滴注,连续5~7 天后,改为口服,每次 0.75 mg,3 次/天,维持 2 周左右。②脱水:20% 甘露醇 250 mL 静脉滴注,2 次/天,连续 5~7 天。③甲泼尼龙冲击治疗:只适用于受伤 8 小时内者。每公斤体重 30 mg 剂量 1 次给药,15 分钟内静脉注射完毕,休息 45 分钟,在以后 23 小时内以 5.4 mg/(kg·h)剂量持续静脉滴注。④高压氧治疗:一般在伤后 4~6 小时内应用。

2.手术治疗

目前在于尽早解除对脊髓的压迫和稳定脊柱,手术方式和途径需视骨折的类型和受压部位而定。手术指征包括以下 4 种:①脊柱骨折-脱位有关节交锁者。②脊柱骨折复位后不满意或仍有不稳定因素存在者。③影像学显示有碎骨片突至椎管内压迫脊髓者。④截瘫平面不断上升,提示椎管内有活动性出血者。

二、护理评估

(一)一般评估

1.健康史

(1)一般情况:了解患者的年龄、职业特点、运动爱好、日常饮食结构、有无酗酒等。

(2)受伤情况:了解患者受伤的原因、部位和时间,受伤时的体位、症状和体征、搬运方式、现场及急诊室急救情况,有无昏迷史和其他部位复合伤等。

(3)既往史与服药史:有无脊柱受伤或手术史,近期是否因其他疾病而服用激素类药物,以及应用的剂量、时间和疗程。

2.生命体征(T、P、R、BP)与意识

评估患者的呼吸、血压、脉搏、体温及意识情况。其包括呼吸形态、节律、频率、深浅,呼吸道是否通畅,患者能否有效咳嗽和排除分泌物;有无心动过缓和低血压;有无出汗,患者皮肤的颜色、温度;有无体温调节障碍。对伴有颅脑损伤的患者,可用格拉斯昏迷量表评估患者的意识情况。排尿和排便情况:患者有无尿潴留或充盈性尿失禁;尿液颜色、量和比重;有无便秘或大便失禁。

3.患者主诉

受伤的时间、原因和部位,受伤时的体位、症状和体征、搬运方式、现场及急诊室急救的情况,有无昏迷史和其他部位的合并伤。

4.相关记录

疼痛评分、全身皮肤及其他外伤情况。

(二)身体评估

1.视诊

受伤部位有无皮肤组织破损,局部肤色和温度,有无活动性出血及其他复合性损伤的迹象。

2.触诊

评估感觉和运动情况:患者的痛、温、触觉及位置觉的丧失平面及程度。

3.叩诊

患肢神经反射是否正常。

4.动诊

肢体感觉,活动和肌力的变化,双侧有无差异,有无腹胀和麻痹性肠梗阻征象。

5.神经系统检查

躯体痛觉、温度觉、触觉及位置觉的丧失平面及程度,肢体运动、反射和括约肌功能损伤情况。

脊髓功能丧失程度评估:可以用截瘫指数来表示。"0"代表功能完全或接近正常;"1"代表功能部分丧失;"2"代表完全或者接近完全瘫痪。一般记录肢体的自主运动,感觉及两便的三项功能情况,相加即为该患者的截瘫指数,范围为 0~6。

(三)心理-社会评估

评估患者有无恐惧、紧张心理;评估患者和亲属对疾病的心理承受能力和对相关康复知识的认知程度,家庭及社会支持情况。

(四)辅助检查阳性结果评估

评估患者的影像学检查和实验室检查结果有无异常,以帮助判断病情和预后。

(五)治疗效果的评估

(1)患者躯体感觉、运动和各项生理功能康复情况。

(2)患者有无呼吸系统或泌尿系统功能障碍、压疮等并发症发生。

(3)患者是否按计划进行功能锻炼,有无活动障碍引起的并发症。

三、护理诊断(问题)

(一)低效性呼吸形态

其与脊髓损伤、呼吸肌无力、呼吸道分泌物存留有关。

(二)体温过高或体温过低

其与脊髓损伤、自主神经系统功能紊乱有关。

(三)尿潴留

其与脊髓损伤、逼尿肌无力有关。

(四)便秘

其与脊髓神经损伤、液体摄入不足、饮食和活动受限有关。

(五)有皮肤完整性受损的危险

其与肢体感觉及活动障碍有关。

(六)体象紊乱

其与受伤后躯体运动障碍或肢体萎缩变形有关。

四、主要护理措施

(一)甲泼尼龙冲击治疗的护理

1.适应证

只适用于受伤 8 小时内者。

2.用法及用量

每公斤体重 30 mg 剂量,一次给药,15 分钟内静脉注射完毕,休息 45 分钟,在以后 23 小时内以 5.4 mg/(kg·h)剂量持续静脉滴注。

3.注意事项

严格遵医嘱按要求输液,同时必须使用心电监护仪和输液泵,密切观察患者的生命体征变化,同时观察患者有无消化道出血、心律失常等并发症。

(二)术后护理

1.体位

瘫痪肢体保持关节于功能位,防止关节屈曲、过伸或过展。用矫正鞋或支足板固定足部,以防足下垂。

2.观察感觉与运动功能

脊髓受手术刺激易出现水肿反应,术后严密观察躯体及肢体感觉、运动情况,当出现瘫痪平面上升、肢体麻木、肌力减弱或不能活动时,应立即通知医师,及时处理。

3.引流管护理

观察引流量与引流液颜色,保持引流通畅,以防积血压迫脊髓。

4.活动

对于瘫痪肢体每天被动的全范围关节活动和肌肉按摩,以防止肌萎缩和关节僵硬,减少截瘫后并发症。对于未瘫痪部位,可以通过举哑铃和拉拉力器等方法增强上肢力量,通过挺胸和俯卧撑等增加背部力量,为今后的自理活动准备,增强患者的信心和对生活的热爱。

(三)并发症的预防与护理

1.呼吸衰竭与呼吸道感染

(1)病情观察:观察患者的呼吸功能,如呼吸频率、节律、深浅,有无异常呼吸音、呼吸困难等。

若患者呼吸＞22次/分、鼻翼翕动、摇头挣扎、嘴唇发绀等,则立即吸氧,寻找和解除原因,必要时协助医师气管插管、气管切开或呼吸机辅助呼吸等。

(2)给氧:给予氧气吸入,根据血气分析结果调整给氧浓度、流量和持续时间,改善机体的缺氧状态。及时处理肠胀气、便秘,不用沉棉被压盖胸腹,以免影响患者呼吸。

(3)减轻脊髓水肿:遵医嘱给予地塞米松、甘露醇、甲泼尼龙等治疗,以避免因进一步脊髓损伤而抑制呼吸功能。

(4)保持呼吸道通畅:预防因气道分泌物阻塞而并发坠积性肺炎和肺不张。指导患者深呼吸和咳嗽咳痰,每2小时协助翻身叩背1次,遵医嘱雾化吸入,经常做深呼吸和上肢外展运动,以促进肺膨胀和有效排痰。对不能自行咳嗽咳痰或有肺不张者及时吸痰。对气管插管或气管切开者做好相应护理。

(5)控制感染:已经发生肺部感染者应遵医嘱选用合适的抗生素,注意保暖。

2.高热和低温

颈脊髓损伤后,自主神经系统功能紊乱,受伤平面以下毛细血管网舒张而无法收缩,皮肤不能出汗,对气温的变化丧失了调解和适应能力。室温＞32 ℃时,闭汗使患者容易出现高热(＞40 ℃);若未有效保暖,大量散热也可使患者出现低温(＜35 ℃),这些都是病情危险的征兆。

患者体温升高时,以物理降温为主,如冰敷、酒精或温水擦浴、冰盐水灌肠等,必要时予输液和冬眠药物。夏季将患者安置在阴凉或设有空调的房间。对低温患者以物理复温为主,如使用电热毯、热水袋或电烤架等逐渐复温,但要防止烫伤,同时注意保暖。

3.泌尿系统感染和结石

(1)留置导尿管或间歇导尿管:在脊髓休克期间应留置导尿管,持续引流尿液并记录尿量,以防膀胱过度膨胀。2～3周后改为每4～6小时开放1次尿管,或白天每4小时导尿1次,晚间6小时导尿1次,以防膀胱萎缩。

(2)排尿训练:根据脊髓损伤部位和程度不同,3周后部分患者排尿功能可逐渐恢复,但是脊髓完全损伤者则需要进行排尿功能训练。当膀胱胀满时,鼓励患者增加腹压,用右手由外向内按摩下腹部,待膀胱缩成球状,紧按膀胱底向前下方挤压,在膀胱排尿后用左手按在右手背上加压,待尿不再排出时,可松手再加压1次,待尿排尽,训练自主性膀胱排尿,争取早日拔去导尿管,这种方法对马尾神经损伤者特别有效。同时,根据患者病情训练膀胱的反射排尿功能。

(3)预防感染:鼓励患者每天饮水量最好达3 000 mL以上,以稀释尿液;尽量排尽尿液,减少残余尿;每天清洁会阴部;根据需要更换尿袋及导尿管;必要时做膀胱冲洗,以冲出膀胱中积存的沉渣;定期检查残余尿量、尿常规和中段尿培养,及时发现泌尿系统感染征象。一旦发生感染,抬高床头,增加饮水或输液量,持续开放导尿管,遵医嘱使用广谱抗生素。需长期留置尿管而又无法控制泌尿系统感染者,教会患者遵循无菌操作方法进行间歇导尿,也可做永久性耻骨上膀胱造瘘术。

4.便秘

指导患者多食富含膳食纤维的食物、新鲜水果和蔬菜,多饮水。在餐后30分钟做腹部按摩,从左到右,沿大肠行走的方向,以刺激肠蠕动。对顽固性便秘者可遵医嘱给予灌肠或缓泻剂。部分患者通过持续的训练可逐渐建立起反射性排便,方法为用手指按压肛门周围或者扩张肛门,刺激括约肌,反射性引起肠蠕动。当反射建立后用手指按压肛门时即可有大便排出。

（四）心理护理

帮助患者掌握正确的应对技巧，提高其自我护理能力，发挥其最大潜能。家庭成员和医护人员相信并认真倾听患者的诉说。可让患者和家属参与制订护理计划，帮助患者建立有效的社会支持系统，包括家庭成员、亲属、朋友、医护人员和同事等。

（五）健康教育

（1）指导患者出院后继续康复锻炼，并预防并发症的发生。

（2）指导患者练习床上坐起，使用轮椅、拐杖或助行器等移动工具，练习上下床和行走方法。

（3）指导患者和家属应用清洁导尿术进行间歇导尿，预防长期留置导尿管而引起泌尿系统感染。

（4）告知患者需定期返院检查，进行理疗有助于刺激肌肉收缩和功能恢复。

五、护理效果评估

（1）患者能否保持呼吸道通畅，维持正常呼吸功能。

（2）患者的体温能否维持在正常范围。

（3）患者是否能有效排尿或建立膀胱的反射性排尿功能。

（4）患者是否能有效排便。

（5）患者的皮肤是否清洁、完整，未发生压疮。

（6）患者是否能接受身体及生活改变的现实。

（侯　楠）

第四节　颈　椎　病

一、疾病概述

（一）概念

颈椎病指因颈椎间盘退行性变及其继发性改变，刺激或压迫相邻脊髓、神经、血管和食管组织，并引起相应症状和体征。颈椎病是 50 岁以上人群的常见病，男性居多，好发部位依次为 $C_{5\sim6}$，$C_{6\sim7}$。

（二）相关病理生理

颈椎病的发生和发展必须具备以下条件：一是以颈椎间盘为主的退行性变；二是退变的组织和结构必须对颈部脊髓或血管或神经或气管等器官或组织构成压迫或刺激，从而引起临床症状。椎间盘是无血运的组织，由于软骨板营养代谢的改变，致使髓核、纤维环发生退变。一方面退变的髓核后突，穿过破裂的纤维环直接压迫脊髓；另一方面髓核脱水使椎间隙高度降低，椎体间松动，刺激椎体后缘骨赘形成；而且椎节的松动还使钩椎关节、后方小关节突以及黄韧带增生。

从病理角度看，颈椎病是一个连续的病理反应过程，可将其分为 3 个阶段：椎间盘变性阶段、骨刺形成阶段和脊髓损害阶段。

（三）病因与分类

1.病因

（1）颈椎间盘退行性变：是颈椎病发生和发展的最基本原因。颈椎活动度大，随年龄增长，椎间盘逐渐发生退行性变，使椎间隙狭窄，关节囊、韧带松弛，脊柱活动时稳定性下降，进一步发展引起椎体、椎间关节及其周围韧带发生变性、增生、钙化，最后致相邻脊髓、神经、血管受到刺激或压迫。

（2）先天性颈椎管狭窄：颈椎管的矢状内径对颈椎病的发病有密切关系。椎管矢状内径＜正常（14～16 mm）时，即使退行性变比较轻，也可产生临床症状和体征。

（3）损伤：急性损伤可使原已退变的椎体，椎间盘和椎间关节损害加重而诱发颈椎病；慢性损伤可加速其退行性变的过程。

2.分型

根据受压部位的临床表现不同，一般分为 4 类。但有些患者以某型为主，同时伴有其他型的部分表现，称为复合型颈椎病。

（1）神经根型颈椎病：在颈椎病中发病率占 50％～60％，是由于椎间盘向后外侧突出，致钩椎关节或椎间关节增生、肥大，刺激或压迫单侧或双侧神经根所致。

（2）脊髓型颈椎病：占颈椎病的 10％～15％。由于后突的髓核、椎体后缘的骨赘、增生肥厚的黄韧带及钙化的后纵韧带等压迫或刺激脊髓所致。

（3）椎动脉型颈椎病：由于颈椎横突孔增生狭窄、颈椎稳定性下降、椎间关节活动移位等直接压迫或刺激椎动脉，使椎动脉狭窄或痉挛，造成椎-基底动脉供血不足所致。

（4）交感神经型颈椎病：由于颈椎各种结构病变的刺激或压迫颈椎旁的交感神经节后纤维所致。

（四）临床表现

根据颈椎病的类型可有不同表现。

1.神经根型颈椎病

（1）症状：患者常先有颈痛及颈部僵硬，短期内加重并向肩部及上肢放射。用力咳嗽、打喷嚏及颈部活动时疼痛加剧。皮肤可有麻木、过敏等感觉改变；上肢肌力减退、肌萎缩，以大小鱼际肌和骨间肌最为明显，手指动作不灵活。

（2）体征：颈部肌痉挛，颈肩部有压痛，颈部和肩关节活动有不同程度受限。上肢肌腱反射减弱或消失，上肢牵拉试验阳性。

2.脊髓型颈椎病

（1）症状：手部麻木，运动不灵活，特别是精细活动失调、握力减退、下肢无力、步态不稳、有踩棉花样的感觉、躯干有紧束感等；后期出现大小便功能障碍，表现为尿频或排尿、排便困难。

（2）体征：肌力减退，四肢腱反射活跃或亢进，腹部反射、提睾反射和肛门反射减弱或消失。Hoffmann 征、髌阵挛及 Babinski 征等阳性。

3.椎动脉型颈椎病

（1）症状：①眩晕，最常见，多伴有复视、耳鸣、耳聋、恶心呕吐等症状，头颈部活动或姿势改变可诱发或加重眩晕。②猝倒，本型特有的症状，表现为四肢麻木、软弱无力而跌倒，多在头部突然活动后姿势改变时发生，倒地后再站立起来可继续正常活动。③头痛，表现为发作性胀痛，以枕部、顶部为主，发作时可有恶心、呕吐、出汗、流涎、心慌、憋气以及血压改变等自主神经功能紊乱症状。

(2)体征:颈部疼痛,活动受限。

4.交感神经型颈椎病

表现为一系列交感神经症状。①交感神经兴奋症状:如头痛或偏头痛、视物模糊、眼球胀痛、耳鸣、听力下降、心前区疼痛、心律失常、血压升高等。②交感神经抑制症状,如畏光、流泪、头晕、眼花、血压下降等。

(五)辅助检查

1.影像学检查

(1)X线检查:神经根型颈椎病患者和脊髓型颈椎病患者,X线正侧位摄片可显示颈椎生理前凸减小、消失或反常,椎间隙变窄,椎体后缘骨赘形成,椎间孔狭窄。

(2)脊髓造影、CT、MRI:可显示颈椎间盘突出,颈椎管矢状径变小,脊髓受压情况。

2.实验室检查

脑脊液动力学试验:脊髓型颈椎病患者显示椎管有梗阻现象。

(六)治疗原则

神经根型、椎动脉型和交感型颈椎病以非手术治疗为主;脊髓型颈椎病由于疾病自然史逐渐发展使症状加重,故确诊后应及时行手术治疗。

1.非手术治疗

原则是去除压迫因素,消炎止痛,恢复颈椎稳定性。

(1)颌枕带牵引:取坐位或卧位,头前屈10°左右,牵引重量2～6 kg,每天2次,每次1～1.5小时,也可做持续牵引,每天6～8小时,2周为1个疗程。脊髓型颈椎病一般不宜做此牵引。

(2)颈托或颈领:限制颈椎过度活动。如充气型颈托除可固定颈椎,还有牵张作用。

(3)推拿按摩:可减轻肌痉挛,改善局部血液循环。脊髓型颈椎病不宜采用此疗法。

(4)理疗:采用热疗、磁疗、超声疗法等,可改善颈部血液循环,促进局部水肿消退和肌肉松弛。

(5)药物治疗:目前无治疗颈椎病的特效药物,所用药物皆属对症治疗,如非甾体抗炎药、肌松弛剂及镇静剂等。

2.手术治疗

手术治疗适用于诊断明确,且出现以下情况时考虑手术。①保守治疗半年无效或影响正常生活和工作。②神经根性剧烈疼痛,保守治疗无效。③上肢某些肌肉尤其手内在肌无力、萎缩,经保守治疗4～6周后仍有发展趋势。

手术的目的是通过切除对脊髓、神经造成压迫的组织、骨赘、椎间盘和韧带,或椎管扩大成形,使脊髓和神经得到充分减压;或通过植骨,内固定行颈椎融合,获得颈椎稳定性。手术可分前路、前外侧和后路手术。常用的术式有颈椎间盘摘除、椎间植骨融合术、前路侧方减压术、颈椎半椎板切除减压或全椎板切除术、椎管成形术等。

二、护理评估

(一)术前评估

1.健康史

(1)一般情况:了解患者的性别、年龄、职业、营养状况、生活自理能力、大小便情况等。

（2）既往史：有无颈肩部急慢性损伤和肩部长期固定史，以往的治疗方法和效果。以往是否有高血压，以及病糖尿病等病史。

（3）家族史：家中有无类似病史。

2.生命体征（T、P、R、BP）

按护理常规监测生命体征。

3.患者主诉

有无颈肩痛，肢体麻木、无力，大、小便障碍等症状。

4.相关记录

疼痛部位及程度，疼痛与活动、体位有无明显关系，有无颈部活动受限，四肢感觉运动情况等。有无眩晕、头痛、视物模糊、耳鸣、心跳加速或猝倒等，导致症状加重或减轻的因素。

（二）身体评估

1.术前评估

（1）视诊：观察步态有无跛行、摇摆步态等；椎旁皮肤有无红肿、破损；脊柱有无畸形。

（2）触诊：棘突、椎旁有无压痛，评估患者躯干、四肢感觉功能。

（3）叩诊：局部有无叩击痛，肢体腱反射。

（4）动诊：颈椎及肢体活动度、肌力、肌张力情况，观察对比双侧有无差异。

（5）特殊试验：臂丛牵拉试验、压颈试验、椎间孔挤压、分离试验，病理征（Hoffmann 征，Babinski 征等）。

2.术后评估

（1）视诊：手术切口、步态。

（2）触诊：评估患者躯干、四肢感觉功能。

（3）叩诊：四肢腱反射。

（4）动诊：肢体肌力、肌张力情况。

（三）心理-社会评估

患者及家属对该病的认识、心理状态，有无焦虑及焦虑的原因，家庭及社会对患者的支持程度。

（四）辅助检查阳性结果评估

X 线片显示颈椎曲度改变、椎间隙变窄、椎间孔狭窄等。CT、MRI 显示椎间盘突出的部位、程度及与有无神经根受压。

（五）治疗效果的评估

1.非手术治疗评估要点

（1）病史评估：了解与患者相关的情况，例如职业、有无外伤、发病时间、治疗经过等。

（2）影像资料评估：查看 CT、MRI，了解椎管形态、观察颈椎间盘突出、颈椎管狭窄、脊髓受压情况。

2.手术治疗评估要点

（1）心理评估：向患者介绍与疾病相关的知识，说明手术的重要性，解释手术的方式、术前术后的配合事项及目的，耐心解答问题，消除不良心理，使其增加战胜疾病的信心，积极配合治疗。

（2）既往史：了解患者全身的情况，是否有心脏病、高血压、糖尿病等，如有异常积极治疗，减少术后并发症的发生。

(3)疼痛评估:评估患者疼痛诱发因素、部位、性质、程度和持续时间,并进行疼痛评分。

(4)神经功能评估:严密观察四肢感觉运动及会阴部神经功能情况,并进行术前术后对比,可了解神经受压症状有无改善或加重。

三、护理诊断(问题)

(一)低效型呼吸形态

其与颈髓水肿、植骨块脱落或术后颈部水肿有关。

(二)有受伤害的危险

其与肢体无力及眩晕有关。

(三)潜在并发症

术后出血、脊髓神经损伤。

(四)躯体活动障碍

其与颈肩痛及活动受限有关。

四、主要护理措施

(一)术前护理

1.心理护理

向患者解释病情,告知其治疗的周期较长,术后恢复可能需要数月甚至更长时间,让患者做好充分的思想准备。对患者焦虑的心情表示理解,向患者介绍治疗方案及手术的必要性、手术目的及优点、目前医院的医疗护理情况和技术水平,使其产生安全感,愉快地、充满信心的接受手术。重视社会支持系统的影响,尤其是亲人的关怀和鼓励。

2.术前训练

(1)呼吸功能训练:术前指导患者练习深呼吸、行吹气泡或吹气球等训练,以增加肺的通气功能。

(2)气管食管推移训练:适用于颈椎前路手术患者。指导患者用自己的2~4指插入切口侧的内脏鞘与血管神经鞘间隙处,持续将气管、食管向非手术侧推移。用力要缓和,如出现头晕、恶心、呕吐等不适,可休息后再继续。

(3)俯卧位训练:适用于后路手术的患者,以适应术中长时间俯卧位并预防呼吸受阻。开始每次30~40分钟,每天3次;以后逐渐增至每次3~4小时,每天1次。

3.安全护理

患者存在肌力下降致四肢无力时,应防烫伤和跌倒,指导患者不要自行倒开水,穿防滑鞋,在干燥地面、有人陪同的情况下行走。

(二)术后护理

1.密切监测生命体征

注意呼吸频率、深度的改变,脉搏节律、速率的改变,保持呼吸道通畅,低流量给氧。呼吸困难是前路手术最危急的并发症,多发生在术后1~3天内。因此,颈椎手术患者床旁应常规准备气管切开包。

2.体位护理

行内固定植骨融合的患者,加强颈部制动。患者取平卧位,颈部稍前屈,两侧颈肩部置沙袋以固定头部,侧卧位时枕与肩宽同高,在搬动或翻身时,保持头、颈和躯干在同一平面上,维持颈部相对稳定。下床活动时,需行头颈胸支架固定颈部。

3.并发症的观察与护理

(1)术后出血:注意观察生命体征、伤口敷料及引流液。如 24 小时出血量超过 200 mL,检查是否有活动性出血;若引流量多且呈淡红色,考虑脑脊液漏发生,及时报告医师处理。注意观察颈部情况,检查颈部软组织张力。若发现患者颈部明显肿胀,并出现呼吸困难、烦躁、发绀等表现时,报告并协助医师剪开缝线、清除血肿。若血肿清除后,呼吸仍不改善应实施气管切开术。

(2)脊髓神经损伤:手术牵拉和周围血肿压迫均可损伤脊髓及神经,患者出现声嘶、四肢感觉运动障碍以及大小便功能障碍。手术牵拉所致的神经损伤为可逆的,一般在术后 1～2 天内明显好转或消失;血肿压迫所致的损伤为渐进的,术后应注意观察,以便及时发现问题并处理。

(3)植骨块脱落、移位:多发生在术后 5～7 天内,系颈椎活动不当时椎体与植骨块间产生界面间的剪切力使骨块移位、脱落。所以,颈椎术后应重视体位护理。

4.功能训练

指导肢体能活动的患者做主动运动,以增强肢体肌肉力量;肢体不能活动者,病情许可时,协助并指导其做各关节的被动运动,以防肌肉萎缩和关节僵硬。一般术后第 1 天,开始进行各关节的主被动功能锻炼;术后 3～5 天,引流管拔出后,可戴支架下地活动,坐位和站立位平稳训练及日常生活能力的训练。

(三)健康教育

1.纠正不良姿势

在日常生活、工作、休息时注意纠正不良姿势,保持颈部平直,以保护头、颈、肩部。

2.保持良好睡眠体位

理想的睡眠体位应该是使头颈部保持自然仰伸位、胸部及腰部保持自然曲度、双髋及双膝略呈屈曲,使全身肌肉、韧带及关节获得最大限度的放松和休息。

3.选择合适枕头

以中间低两端高、透气性好、长度超过肩宽 16 cm、高度以颈部压下一拳头高为宜。

4.避免外伤

行走或劳动时注意避免损伤颈肩部。一旦发生损伤,尽早诊治。

5.加强功能锻炼

长期伏案工作者,宜定期远视,以缓解颈部肌肉的慢性劳损。

五、护理效果评估

(1)患者维持正常、有效的呼吸。

(2)患者安全,未发生眩晕和意外伤害、能陈述预防受伤的方法。

(3)患者术后未发生相关并发症,或并发症发生后得到及时的治疗处理。

(4)患者肢体感觉和活动能力逐渐恢复正常。

(侯　楠)

第五节　腰椎间盘突出症

一、疾病概述

(一)概念

腰椎间盘突出症是腰椎间盘变性,纤维环破裂,髓核突出刺激或压迫神经根、马尾神经所表现的一种综合征,是腰腿疼痛最常见的原因之一。腰椎间盘突出中以 $L_{4\sim5}$、$L_5\sim S_1$ 间隙发病率高,占90%~96%,多个椎间隙同时发病者占 5%~22%。

(二)分型及病理

腰椎间盘突出症的分型方法较多,各有其根据及侧重面。从病理变化及 CT、MRI 发现,结合治疗方法可做如下分型。

1.膨隆型

纤维环有部分破裂,而表层完整,此时髓核因压力而向椎管局限性隆起,但表面光滑。这一类型经保守治疗大多数可缓解或治愈。

2.突出型

纤维环完全破裂,髓核突向椎管,但有后纵韧带或一层纤维膜覆盖,表面高低不平或呈菜花状。常需手术治疗。

3.脱垂游离型

破裂突出的椎间盘组织或碎块脱入椎管内或完全游离。此型不单可引起神经根症状,还易压迫马尾神经。非手术治疗往往无效。

4.Schmorl 结节及经骨突出型

前者是指髓核经上、下软骨终板的发育性或后天性裂隙突入椎体松质骨内;后者是髓核沿椎体软骨终板和椎体之间的血管通道向前纵韧带方向突出,形成椎体前缘的游离骨块。这两型临床上仅出现腰痛,而无神经根症状,无须手术治疗。

(三)病因

1.椎间盘退行性变

椎间盘退行性变是椎间盘突出的基本病因。随年龄增长,纤维环和髓核含水量逐渐减少,使髓核张力下降,椎间盘变薄。同时,透明质酸钠及角化硫酸盐减少,低分子量糖蛋白增加,原纤维变性及胶原纤维沉积增加,髓核失去弹性,椎间盘结构松弛、软骨板囊性变。

2.损伤

积累伤力是椎间盘变性的主要原因,也是椎间盘突出的诱因。积累伤力中,反复弯腰、扭转动作最易引起椎间盘损伤,故本症与某些职业、工种有密切关系,例如,驾驶员、举重运动员和从事重体力劳动者。

3.遗传因素

有色人种本症发病率较低;<20 岁的青少年患者中约 32% 有阳性家族史。

4.妊娠

妊娠期盆腔、下腰部组织充血明显,各种结构相对松弛,而腰骶部又承受较平时更大的重力,这样就增加了椎间盘损害的机会。

5.其他

如遗传、吸烟以及糖尿病等诸多因素。

上腰段椎间盘症少见,其发生多存在下列因素:①脊柱滑脱症。②病变间隙原有异常。③过去有脊柱骨折或脊柱融合术病史。

(四)临床表现

腰椎间盘突出症常见于 20～50 岁患者,男女之比为 4～6:1。20 岁以内占 6% 左右,老人发病率最低。患者多有弯腰劳动或长期坐位工作室,首次发病常是半弯腰持重或突然扭腰动作过程中,其症状、体征如下所述。

1.症状

(1)腰痛:是大多数本症患者最先出现的症状,发生率约 91%。由于纤维环外层及后纵韧带受到突出髓核刺激,经窦椎神经而产生的下腰部感应痛,有时亦影响到臀部。

(2)坐骨神经痛:虽然高位腰椎间盘突出($L_{2～3}$,$L_{3～4}$)可引起股神经痛,但其发病率不足 5%。绝大多数患者是 $L_{4～5}$、$L_5～S_1$ 间隙突出,故坐骨神经痛最为多见,发生率达 97% 左右。典型坐骨神经痛是从下腰部向臀部、大腿后方、小腿外侧直到足部的放射痛。约 60% 患者在喷嚏或咳嗽时由于增加腹压而使疼痛加剧。早期为痛觉过敏,病情较重者出现感觉迟钝或麻木。少数患者可有双侧坐骨神经痛。

(3)马尾神经受压:向正后方突出的髓核或脱垂、游离椎间盘组织可压迫马尾神经,出现大小便障碍、鞍区感觉异常。发生率占 0.8%～24.4%。

2.体征

(1)腰椎侧凸:是一种为减轻疼痛的姿势性代偿畸形,具有辅助诊断价值。如髓核突出在神经根外侧,上身向健侧弯曲,腰椎侧凸向患侧可松弛受压的神经根;当突出的髓核在神经根内侧时,上身向患侧弯曲,腰椎凸向健侧可缓解疼痛。如神经根与脱出的髓核已有粘连,则无论腰椎凸向何侧均不能缓解疼痛。

(2)腰部活动受限:几乎全部患者都有不同程度的腰部活动受限。其中以前屈受限最明显,是由于前屈位时进一步促使髓核向后移位并增加对受压神经根的牵张之故。

(3)压痛及骶棘肌痉挛:89% 患者在病变间隙的棘突间有压痛,其旁侧 1 cm 处压之有沿坐骨神经的放射痛。约 1/3 患者有腰部骶棘肌痉挛,使腰部固定于强迫体位。

(4)直腿抬高试验及加强试验:患者仰卧、伸膝、被动抬高患肢。正常人下肢抬高到60°～70°始感腘窝不适。本症患者神经根受压或粘连,下肢抬高在 60°以内即可出现坐骨神经痛,成为直腿抬高试验阳性。其阳性率约 90%。在直腿抬高试验阳性时,缓慢降低患肢高度,待放射痛消失,这时再被动背屈患肢踝关节以牵拉坐骨神经,如又出现放射痛成为加强试验阳性。有时因突出髓核较大,抬高健侧下肢也可因牵拉硬脊膜而累及患侧诱发患侧坐骨神经发生放射痛。

(五)辅助检查

1.X 线平片

单纯 X 线平片不能直接反应是否存在椎间盘突出。片上所见脊柱侧凸,椎体边缘增生及椎间隙变窄等均提示退行性变。如发现腰骶椎结构异常(移行椎、椎弓根崩裂、脊椎滑脱等),说明相邻椎间盘将会由于应力增加而加快变性,增加突出的机会。

2.CT 和 MRI 检查

CT 可显示骨性椎管形态,黄韧带是否增厚及椎间盘突出的大小、方向等,对本病有较大诊断价值,目前已普遍采用。MRI 可全面地观察各腰椎间盘是否病变,也可在矢状面上了解髓核突出的程度和位置,并鉴别是否存在椎管内其他占位性病变。

3.其他检查

电生理检查(肌电图、神经传导速度及诱发电位)可协助确定神经损害的范围及程度,观察治疗效果。

(六)治疗原则

1.非手术治疗

腰椎间盘突出症中多数患者可经非手术疗法缓解或治愈。其目的是使椎间盘突出部分和受到刺激的神经根的炎性水肿加速消退,从而减轻或解除对神经根的刺激或压迫。非手术治疗主要适用于:①年轻、初次发作或病程较短者。②休息后症状可自行缓解者。③X 线检查无椎管狭窄。方法包括:绝对卧床休息,持续牵引,理疗、推拿、按摩,封闭,髓核化学溶解法等。

2.经皮髓核切吸术

经皮髓核切吸术是通过椎间盘镜或特殊器械在 X 线监视下直接进入椎间隙,将部分髓核搅碎吸出,从而减轻了椎间盘内压力达到缓解症状的目的。主要适用于膨出或轻度突出型的患者,且不合并侧隐窝狭窄者。对明显突出或髓核已脱入椎管者仍不能回纳。与本方法原理和适应证类似的尚有髓核激光气化术。

3.手术治疗

已确诊的腰椎间盘突出症患者,经严格非手术治疗无效,马尾神经受压者或伴有椎管狭窄者可考虑行髓核摘除术。手术治疗有可能发生椎间盘感染、血管或神经根损伤,以及术后粘连症状复发等并发症,故应严格掌握手术指征及提高手术技巧。

近年来采用微创外科技术使手术损伤减小,取得良好效果。

(七)预防

由于腰椎间盘突出症是在退行性变基础上受到积累伤力所致,而积累伤又是加速退变的重要因素,故减少积累伤就显得非常重要。长期坐位工作者需注意桌、椅高度,定时改变姿势。职业工作中常弯腰劳动者,应定时伸腰、挺胸活动,并使用宽腰带。治疗后患者在一定期间内佩戴腰围,但应同时加强腰背肌训练,增加脊柱的内在稳定性。长期使用腰围而不锻炼腰背肌,反可因失用性肌萎缩带来不良后果。如需弯腰取物,最好采用屈髋、屈膝下蹲方式,减少对椎间盘后方的压力。

二、护理评估

(一)一般评估

1.健康史

(1)一般情况:了解患者的性别、年龄、职业、营养状况、生活自理能力等。

(2)既往史:是否有先天性的椎间盘疾病、既往有无腰部外伤、慢性损伤史,是否做过腰部手术。

(3)外伤史:评估患者有无急性腰扭伤或损伤史。询问受伤时患者的体位、外来撞击的着力点,受伤后的症状和腰痛的特点和程度、致腰痛加剧或减轻的相关因素、有无采取制动和治疗措施。

(4)家族史:家中有无类似病史。

2.生命体征(T、P、R、BP)

按护理常规监测生命体征。

3.患者主诉

有无腰背痛、下肢痛、麻木、大小便障碍等症状。

4.相关记录

疼痛部位及程度,疼痛与腹压、活动、体位有无明显关系,有无跛行、脊柱畸形及活动受限,有无压痛、反射痛,双下肢肢体感觉运动情况等。

(二)身体评估

1.术前评估

(1)视诊:观察步态有无跛行、摇摆步态等;椎旁皮肤有无破损,肢体有无肿胀或肌萎缩;脊柱有无畸形。

(2)触诊:棘突、椎旁有无压痛,下肢、肛周感觉有无减退,肛门括约肌功能等。

(3)动诊:腰椎活动范围,腰部有无叩击痛,双下肢的运动功能、肌力、肌张力的变化,对比双侧有无差异等。

(4)量诊:肢体长度测量、肢体周径测量及腰椎活动度测量。

(5)特殊检查试验:直腿抬高试验、股神经牵拉试验、肛门反射等。

2.术后评估

(1)视诊:患者手术切口、步态、肢体有无肿胀或肌萎缩等。

(2)触诊:切口周围皮温有无增高,下肢有无肌肉萎缩,下肢、肛周感觉情况。

(3)动诊:双下肢的运动功能、肌力的变化,双侧有无差异,腰椎活动范围。

(4)量诊:肢体长度测量、肢体周径测量。

(5)特殊检查试验:直腿抬高试验、股神经牵拉试验、肛门反射等。

(三)心理-社会评估

观察患者的情绪变化,了解其对疾病的认知程度及对手术的了解程度,有无紧张、恐惧心理;评估患者的家庭及支持系统对患者的支持帮助能力等。

(四)辅助检查阳性结果评估

X线片显示腰椎生理曲度消失,侧突畸形、椎间隙变窄及椎体边缘骨质增生等。CT、MRI显示椎间盘突出的部位、程度及与有无神经根受压。

(五)治疗效果的评估

1.非手术治疗评估要点

(1)病史评估:了解与患者相关的情况,例如职业、有无外伤、发病时间、治疗经过等。

(2)影像资料评估:查看 CT、MRI,了解椎管形态、观察腰椎间盘髓核突出的程度和位置等,分析是否需要手术治疗。

2.手术治疗评估要点

(1)心理评估:向患者介绍与疾病相关的知识,说明手术的重要性,解释手术的方式、术前术后的配合事项及目的,耐心解答问题,消除不良心理,使其增加战胜疾病的信心,积极配合治疗。

（2）既往史：了解患者全身的情况，是否有心脏病、高血压、糖尿病等，如有异常，积极治疗，减少术后并发症的发生。

（3）疼痛评估：评估患者疼痛诱发因素、部位、性质、程度和持续时间，并进行疼痛评分。

（4）神经功能评估：严密观察双下肢感觉运动及会阴部神经功能情况，并进行术前术后对比，可了解神经受压症状有无改善或加重。

三、护理诊断（问题）

（一）疼痛

其与髓核受压水肿、神经根受压及肌痉挛有关。

（二）躯体移动障碍

其与椎间盘突出或手术有关。

（三）便秘

其与马尾神经受压或长期卧床有关。

（四）知识缺乏

其与对疾病的认识有关。

（五）潜在并发症

脑脊液漏、椎间隙感染。

四、主要护理措施

（一）减轻疼痛

1.休息

长时间站立或坐立使腰椎负荷增加，神经根受压症状加重，故减轻腰椎负荷的方法就是卧床休息，卧硬板床，采取舒适、腰背肌放松体位。翻身时保持脊柱成一直线。

2.心理护理

指导患者放松心情，可让患者听音乐、看电视或与人聊天，分散其注意力。

3.药物镇痛

根据医嘱使用镇痛药或非类固醇消炎止痛药。

（二）患者活动能力改善、舒适度增加

（1）体位护理：术后平卧 2 小时后即可协助患者轴线翻身，四肢成舒适体位摆放。

（2）按摩受压部位，避免压疮发生，更换床单时避免拖、拉、推等动作。指导患者进行功能锻炼。

（3）协助患者做好生活护理。

（三）预防便秘

1.排便训练

多数患者不习惯床上排便而导致便秘，应指导患者床上使用便盆，指导床上排便。

2.饮食指导

指导患者多饮水，给予富含膳食纤维的易消化饮食，多食新鲜蔬菜、水果。

3.药物通便

根据医嘱使用开塞露、麻仁软胶囊等通便药物。

4.适宜环境及心理疏导

可在患者排便时挡上屏风,尽可能减少病房人员,并给患者予心理支持,给其提供适宜的环境和时间。

(四)功能锻炼

向患者说明术后功能锻炼对预防深静脉血栓、防止神经根粘连及恢复腰背肌功能的重要性。功能锻炼的原则:幅度由小到大、次数由少到多,以身体无明显不适为宜。

1.术后第1天

(1)踝泵运动:全范围地伸屈踝关节或360°旋转踝关节,在能承受的范围内尽可能多做,200～300次/天,以促进血液循环,防止深静脉血栓的形成。

(2)股四头肌舒缩运动:主动收缩和放松大腿肌肉,每次持续5～10秒,如此反复进行,100～200次/天,锻炼下肢肌力。

2.术后第2天

(1)直腿抬高运动:患者平卧于床上,伸直膝关节并收缩股四头肌后抬高患肢,抬到最高点时停留10～15秒,再缓慢放下,双下肢交替进行,每天3～4次,每次20分钟。

(2)屈膝屈髋运动:患者平卧于床上,下肢屈曲,双手抱住膝关节,使其尽可能向胸前靠近。

3.术后1周

腰背肌锻炼:采用5点支撑法,患者仰卧,屈肘伸肩,然后屈膝伸髋,以双脚双肘及头部为支点,使腰部离开床面,每天坚持数十次。

(五)并发症的护理

1.脑脊液漏

表现为恶心、呕吐和头痛等,伤口引流量大、色淡。给予去枕平卧、头低脚高位,伤口局部用沙袋压迫,同时放松引流负压,将引流瓶放置于床沿水平,遵医嘱补充大量液体。必要时探查伤口,行裂口缝合或修补硬膜。

2.椎间隙感染

椎间隙感染是椎节深部的感染,表现为腰背部疼痛和肌肉痉挛,并伴有体温升高。一般采用抗生素治疗。

(六)用药护理

遵医嘱按时、按量口服止痛药、神经营养药物。

(七)健康教育

1.起卧方法

术后坐位或下床时需戴腰围,起床时先平卧戴好腰围,然后侧卧,用双上肢慢慢撑起身体坐立。禁止平卧位突然起床的动作。由坐位改为卧位时先双手支撑慢慢侧卧,然后平卧,松开腰围。

2.维持正常体重

因肥胖会加重腰椎的负荷,超重或肥胖者必要时应控制饮食和减轻体重。

3.休息

术后注意劳逸结合,避免长时间坐位或站立,三个月内避免弯腰负重、提重物等活动,戴腰围6～8周。

五、护理效果评估

（1）患者舒适度增加，疼痛症状减轻或消失。

（2）患者躯体活动能力改善。

（3）患者下肢肌力增强。

（4）患者无并发症发生，或发生后得到及时处理。

（侯　楠）

第六节　腰椎椎管狭窄症

一、概述

凡造成腰椎椎管、神经根管及椎间孔变形或狭窄而引起马尾神经或神经根受压、并产生相应的临床症状者，称为腰椎椎管狭窄症。它是由先天性或后天性等各种原因使椎管前后、左右内径缩小或断面形状异常，而使腰椎椎管狭窄。这种狭窄可能使骨的变化，如腰椎骨质增生，小关节突肥大等，也可能是软组织的改变，如腰椎间盘后突，黄韧带肥厚所引起。患者的主要症状是腰、腿疼痛和间歇性跛行，腰痛的特点多显于站立位或走路过久时，若躺下或蹲位以及骑自行车时，疼痛多能缓解或自行消失，腿疼是一侧、双侧或双下肢交替出现，鞍区麻木、肢体感觉减退。X线、CT、MRI检查能进一步确定并定性。

二、治疗原则

（一）非手术治疗

骨盆牵引，推拿按摩，手法复位，骶管注射。

（二）手术治疗

全椎板切除术、椎管扩大成形术及植骨内固定术。

三、护理措施

（一）心理护理

患者病情重，病程长，容易出现焦虑悲观情绪，多与患者交谈，给患者以安慰和必要的解释。介绍治疗成功的病例，增强其战胜疾病的信心。

（二）牵引护理

嘱患者仰卧于硬板床上行胸腰对抗牵引，牵引带松紧适宜，以不影响患者呼吸为度，髋部的牵引带应在髂前上棘稍上的位置，以患者能忍受不滑脱为度，牵引过程中要加强巡视，保持有效牵引，询问患者有无疼痛加重，给予及时处理，牵引后嘱患者卧床休息 10～20 分钟。

（三）骶管注射护理

简单介绍骶疗的过程，解除紧张不安心理，血糖控制在正常范围内。骶管注射过程询问患者有无特殊不适，如双下肢感觉、运动等情况。骶管注射后嘱患者卧床休息 30～60 分钟，观察小便及双下肢感觉运动,针眼处保持干燥清洁,避免感染。

(四)腰部中药熏蒸护理

熏蒸时应巡视患者情况,调节适宜的温度,防止烫伤。如年老患者合并心脏病、高血压病,熏蒸时有头晕、心慌、乏力等不适,应及时处理。熏蒸完毕,用干毛巾擦干,并用衣物围腰,局部保暖,防止受凉感冒,忌用凉水或凉性药物外洗及外敷。

(五)手法复位前后患者护理

(1)复位前嘱患者在床上练习大小便。

(2)腰椎复位后,嘱其绝对卧床制动72小时,协助其直线翻身,平卧时腰部加垫厚约2 cm。

(3)观察大小便及双下肢感觉运动情况。

(4)做好皮肤护理,防止压伤。

(5)指导行双下肢肌肉等长收缩锻炼,每天2次,每次10~20分钟。

(6)初次由医护人员指导佩戴腰围下床,观察是否有头晕等不适,并及时处理。

(六)术前训练

指导患者床上练习大小便,进行四肢的各项锻炼及俯卧位训练,坚持每次30分钟,循序渐进至俯卧位2小时,使其适应手术。

(七)饮食护理

手术前,尊重患者的饮食习惯,进食高蛋白,高维生素,高纤维素易消化的食物,每天饮鲜牛奶250~500 mL。准备手术的患者应在麻醉前6~8小时禁食,4~6小时禁水。手术当天根据麻醉方式选择进食的时间,硬膜外麻醉禁食4~6小时后进流食,全麻手术6小时后无胃肠道反应者可先进流食,逐渐改为半流食或普食。术后第2天可根据患者的食欲习惯,宜食清淡高维生素的易消化食物,如新鲜蔬菜,香蕉,稀饭,面条等;忌食生冷、辛辣、油腻、煎炸食物。以后可指导其进食高蛋白,高营养的食物,如牛奶、鸡蛋、瘦肉、骨头汤等,节制饮食,鼓励少食多餐,防止腹胀、便秘。

(八)体位护理

手术后患处制动,搬动时平抬平放,保持脊柱平直,避免腰部扭曲。指导正确的翻身方法,防止发生畸形或进一步损伤,滚动式翻身,每2小时翻身1次。

(九)病情观察

手术后,严密观察患者的肢体感觉运动情况,注意大小便情况,并与术前相比较,发现异常,通知医师处理。观察伤口渗血情况,引流管是否通畅以及引流量和颜色,如果刀口处渗血较多,通知医师及时更换敷料,若24小时引流量超过300 mL且色淡呈血清样,伴有恶心,呕吐,可能有脑脊液漏,应报告医师关闭或拔除引流管,抬高床尾,俯卧与侧卧位交替,局部加压,并注意观察神志、瞳孔、生命体征及是否有颈项强直等症状出现。

(十)预防并发症

1.尿潴留

尿潴留者给予局部热敷、刺激、按摩、诱导,必要时留置导尿管,引流袋不能高于膀胱水平,勿用力挤压,同时注意关闭开关,定时放尿,引流袋应放置妥当,固定牢靠,避免引流管弯曲受压,保持通畅。保持会阴部清洁干燥,尿道外口及接近尿道口段的导尿管应每天用0.5%碘伏擦拭消毒2遍;若有大便污染或女性月经期时,应及时清洗消毒,保持干燥;告知患者禁饮浓茶和咖啡等,多饮水,每天2 500~3 000 mL,以便有足够的尿液自然冲洗尿道。

2.坠积性肺炎

卧床患者协助进行翻身拍背,鼓励主动排痰,咳嗽,指导进行深呼吸和吹气球锻炼,鼓励患者早期进行主动活动,经常改变体位,病房内定时通风。

3.血栓性静脉炎

术后 6 小时协助患者做下肢伸屈运动,改善肢体及足趾的血运,协助患者翻身,鼓励在床上做肢体活动;活动不便者,应做肢体被动活动或按摩;对于手术大、时间长,或有下肢静脉曲张者,应密切观察病情,早发现及时治疗;如发生血栓性静脉炎时,应绝对卧床休息,避免肢体活动忌按摩,保持患肢抬高,以利于静脉回流。

4.压疮

卧床患者保持床铺平整、松软、清洁、干燥,保持皮肤的清洁;条件允许的情况下,最好每天用温水擦浴,使局部皮肤血液循环得到改善,定时翻身,防止局部长期受压。在为患者翻身、按摩、床上使用大小便器时,应注意不要推、拉、拖,以免损伤局部皮肤,增加营养,多食富含高蛋白,脂肪,维生素等营养食物,增强机体抵抗能力。必要时卧气垫床。

5.便秘

术后应指导患者保证足够的饮水量,注意饮食搭配,在保证营养摄入的基础上,进食新鲜的水果和富含纤维素的蔬菜,如芹菜,韭菜,青菜等;还可嘱患者可服适量的蜂蜜,养成定时排便的习惯,在不影响病情的条件下,改变体位,以利通便。卧床时间较长的患者,进行腹部按摩,以一手示、中、无名指放于患者右下腹,另一手三指重叠于上,按顺时针方向,沿升结肠、横结肠、降结肠方向依次按摩,促进肠管蠕动,必要时可使用药物或灌肠等方法解除便秘。

四、功能锻炼

手术当天做踝关节的背伸跖屈旋转,上肢的伸屈外展、抓举等活动,术后第 1 天主动加被动直腿抬高以及双下肢各关节活动,每天 2～3 次,每次 5～10 分钟,以后逐渐增加次数,以不疲劳为度。根据病情术后 2～3 周,指导进行腰背肌功能锻炼,每天 2～3 次,每次 5～10 分钟,逐渐增加次数,以不疲劳为度,坚持 1 年以上。

五、出院指导

(1)慎起居,避风寒,腰部注意保暖。保持日常生活的正确站姿、坐姿及行走姿势,避免久坐久站,弯腰扭腰。

(2)加强营养,增加机体抵抗能力,根据不同体质进行饮食调护,如肾阳虚者多食温补之品,如羊肉,猪肉,桂圆等;肝肾阴虚者,多食清补之品,如山药、鸭肉、牛肉、百合、枸杞等;一般患者可食胡桃、瘦肉、骨头汤、黑芝麻等补肝肾强筋骨的食物。

(3)继续佩戴腰围 1～3 个月。

(4)继续进行双下肢及腰背肌功能锻炼,进行倒走锻炼,3 个月内避免弯腰,拾取低处物品应先下蹲,6 个月内避免挑抬重物。宜多躺,不宜久坐,经常变换姿势,适当卧床休息。保持正确的站姿,坐姿及行走姿势。

(5)定期复查。

(侯　楠)

第七节　关节脱位

一、肩关节脱位

(一)疾病概述

1.概念

肩关节脱位最常见,占全身关节脱位的45%,多发生于青壮年,男性多于女性。肩关节由肩胛骨的关节盂和肱骨头构成,属球窝关节,关节盂面积小而浅,肱骨头相对大而呈球形,其面积为关节盂的4倍,关节囊薄而松弛,周围韧带较薄弱,关节结构不稳定,运动范围大,故易于发生脱位。

2.相关病理生理

创伤性关节脱位后,主要表现为构成关节的骨端移位、关节囊破裂、关节腔周围积血。血肿机化后,形成肉芽组织,继而发展成为纤维组织,与关节周围组织粘连。脱位可伴关节附近韧带、肌和肌腱损伤,也可伴撕脱性骨折及周围血管、神经损伤。

3.病因和分类

创伤是肩关节脱位的主要原因,多由间接暴力引起。当身体侧位跌倒时,手掌撑地,肩关节呈外展外旋位,肱骨头在外力作用下突破关节囊前壁,滑出肩胛盂而致脱位;也可由于上臂过度外展外旋后伸时,肱骨颈或肱骨大结节抵触于肩峰时构成杠杆支点,使肱骨头向盂下滑出发生脱位。直接暴力可致肩关节后方直接受到撞伤,使肱骨头向前脱位。

肩关节脱位分为前脱位、后脱位、下脱位和盂上脱位。由于肩关节前下方组织薄弱,因此以前脱位多见。因脱位后肱骨头所在的位置不同,前脱位又分为喙突下脱位、盂下脱位和锁骨下脱位。脱位后常合并肱骨大结节骨折和肩袖的撕裂,严重者可合并肱骨外科颈骨折及臂丛神经损伤。

4.临床表现

(1)症状:肩关节脱位后,患肩肿胀、疼痛、主动和被动活动受限。患肢呈弹性固定于轻度外展内旋位,肘关节屈曲,患肢较对侧长,常以健侧手托住患侧前臂、头和躯干向患侧倾斜。

(2)体征:肩关节脱位后,关节盂空虚,肩峰突出,肩部失去原有圆隆曲线,呈方肩畸形;肩胛盂处有空虚感;在腋窝、喙突下或锁骨下可触及移位的肱骨头;搭肩试验(Dugas)阳性,即肩关节脱位后,患侧手掌搭到健侧肩部时,患肘部不能贴近胸壁;患侧肘部紧贴胸部时,患侧手掌不能搭到健肩。

5.辅助检查

X线检查可明确脱位的类型、移位方向、有无合并肱骨大结节撕脱性及肱骨外科颈骨折。对怀疑有肱骨头骨折者可行CT扫描。

6.治疗原则

(1)非手术治疗:①手法复位,脱位后要尽快复位,选择臂丛神经麻醉或全身麻醉,使肌肉松弛,在无痛下进行复位。常用手牵足蹬法(Hippocrates法)和悬垂法(Stimson法)。②固定,单纯肩关节前脱位,复位后腋窝处垫棉垫,用三角巾悬吊上肢,保持肘关节屈曲90°;关节囊破损明显或仍有肩关节半脱位者,应将患侧手置于对侧肩上,上肢贴靠胸壁,腋下垫棉垫,用绷带将患肢固定于胸壁前,固定于内收内旋位。肩关节后脱位,复位后用人字石膏或外展架固定在外展、后伸、外旋位。一般固定3~4周,合并大结节骨折者适当延长1~2周;40岁以上的患者,固定时间可相应缩短,因为年长患者关节制动时间越长,越容易发生关节僵硬。有习惯性脱位病史的年轻人适当延长固定期。③功能锻炼,固定期间活动腕部和手指,并做上臂、前臂肩关节肌群的收缩运动;疼痛肿胀缓解后,可指导患者用健侧手缓慢推动患肢外展与内收活动,活动范围以不引起患侧肩部疼痛为限;3周后,指导患者进行弯腰、垂臂、甩肩锻炼。具体方法:患者弯腰90°,患肢自然下垂,以肩为顶点作圆锥形环转,范围由小到大;4周后,指导患者做手指爬墙外展、爬墙上举、滑车带臂上举、举手摸顶锻炼,使肩关节功能完全恢复。

(2)手术治疗:手术切开复位术适用于肩关节新鲜脱位合并肱骨颈、肱骨干骨折,或肩盂骨折块嵌入关节内,或肱二头肌长头嵌于关节间,或合并血管、神经损伤的患者;习惯性肩关节脱位;儿童及青年人的陈旧性脱位等。

(二)护理评估

1.一般评估

(1)健康史:一般情况,如年龄、出生时情况、对运动的喜好等;外伤史:评估患者有无突发外伤史、受伤后的症状和疼痛的特点、受伤后的处理方法;既往史:患者以前有无类似外伤病史、有无关节脱位习惯、既往脱位后的治疗及恢复情况等。

(2)生命体征(T、P、R、BP):创伤性脱位合并血管损伤时,可能导致血压下降等,观察有无休克。

(3)患者主诉:脱位原因、时间;有无外伤史;导致脱位的外力方式、性质;脱位后处理措施;疼痛性质及程度。

(4)相关记录:疼痛评分、全身皮肤及其他部位外伤情况。

2.身体评估

(1)术前评估。①视诊:患者有无被迫性体位;脱位关节有无肿胀、皮下瘀斑、畸形;有无血管及神经受压的表现、皮肤有无受损。②触诊:有无压痛、是否触及脱出的关节头及空虚的关节盂、患肢动脉搏动的情况、有无感觉异常。③叩诊:患肢神经反射是否正常。④动诊:脱位关节活动能力,患肢肌力。⑤量诊:患肢有无短缩、双侧肢体周径大小、关节活动度。⑥特殊检查:Dugas征(肩关节脱位)。

术前准备评估:术前实验室检查结果评估如血常规及血生化、胸片、心电图等;术区皮肤、饮食、肠道、用药准备;评估患者对手术过程的了解程度,有无过度焦虑或者担忧;对预后的期望值等。

(2)术后评估:了解麻醉和手术方法、手术经过是否顺利、术中出血情况;了解术后生命体征、切口及引流情况等;观察有无并发血管、神经损伤。①视诊:手术切口有无红肿;术区敷料有无渗血、渗液;患肢的颜色及有无肿胀。②触诊:患肢动脉搏动是否可扪及;患肢感觉有无异常。③动诊:观察患肢关节主动活动及被动活动情况,有无关节僵硬。④量诊:使用疼痛评分尺进行疼痛评分;使用皮尺及量角器分别测量患肢肿胀度及关节活动度。

(3)心理-社会评估:评估患者的心理状况,了解患者及家属对疾病、治疗及预后的认知程度,家庭的经济承受能力,对患者的支持态度及其他社会支持系统情况。

（4）辅助检查阳性结果评估：X线检查结果，确定脱位类型及骨折情况。

（5）治疗效果评估：①非手术治疗效果评估要点包括评估外固定是否有效，松紧度是否适宜，患肩是否固定于关节功能位，有无相关并发症，如皮肤压疮、关节僵硬等；评估患肢末梢血运感觉、患肢动脉搏动是否可扪及；肢端活动是否正常；皮温是否正常；有无异常感觉，如麻木等；评估患者功能锻炼情况，如肌力、关节活动范围等，锻炼进程有无按计划进行。②手术治疗效果评估要点包括生命体征的评估：是否能维持生命体征的平稳；体位评估：是否采取正确的体位，以保持关节功能位及舒适为标准；手术切口评估：敷料是否干洁、固定，弹性绷带包扎松紧是否适宜；术肢末梢血运评估：术肢桡动脉搏动是否可扪及；手指活动是否正常；术肢皮温是否正常；有无异常感觉，如麻木等；功能锻炼程度评估：患者是否按计划进行康复训练，效果如何；相关并发症评估：关节僵硬、臂丛神经损伤（肩关节脱位）等。

（三）护理诊断（问题）

1.疼痛

疼痛与关节脱位引起局部组织损伤及神经受压有关。

2.躯体活动障碍

躯体活动障碍与关节脱位、疼痛、制动有关。

3.知识缺乏

知识缺乏与缺乏有关复位后继续治疗及正确功能锻炼的知识有关。

4.焦虑

焦虑与担忧预后有关。

5.潜在并发症

（1）关节僵硬：与关节脱位后复位需固定关节有关。

（2）血管、神经受损。

（四）主要护理措施

1.术前护理

（1）休息与体位：急性期患者应适当休息、抬高患肢，促进局部血液回流和减轻肿胀；保持患肩于功能位，以预防关节畸形及病理性脱位；关节脱位复位后外固定时间一般为3～4周，合并骨折者适当延长外固定时间。

（2）饮食：易消化食物，多进含蛋白质、维生素、钙、铁丰富的食物；预防便秘者选用富含植物纤维食物，如粗粮、蔬菜、水果等；多饮水，每天饮水量大于3 000 mL，防止粪便干燥；多食酸奶，以促进肠蠕动；避免食用刺激性食物，如辣椒等。

（3）用药护理：遵医嘱及时用药，观察药效及不良反应，及时记录及处理。

（4）专科护理。①疼痛的护理：评估患者疼痛程度，及时合理给予非药物止痛，如早期局部冷疗、心理疗法等，疼痛评分为4分以上者，按需予药物止痛。及时评估用药后的疼痛缓解情况。②肿胀的护理：早期冷敷，减轻损伤部位的出血和水肿；24小时后热敷，以减轻肌肉的痉挛；后期理疗，改善血液循环，促进渗出液的吸收。③外固定的护理：密切观察固定位置有无移动，保持有效固定；有无局部压迫症状及皮肤情况；让患者了解固定时限。④患肢末梢血运观察：注意观察肢端末梢血运、运动、感觉情况。如发现肢体远端苍白、厥冷、发绀、疼痛、感觉减退及麻木等异常情况，应及时通知医师妥善处理。

2.术后护理

(1)生命体征的测量：术后 24 小时内,密切观察生命体征的变化,进行床边心电监护,每 30 分钟~1 小时记录 1 次,观察有无因术中出血、麻醉等引起血压下降。

(2)体位的护理：全身麻醉术后应去枕平卧 6 小时,6 小时后可予适当摇高床头或取半卧位,术后1~2 天可根据患者情况考虑起床活动；术后患肢用三角巾悬吊于胸前,保持肘关节屈曲 90°。

(3)切口的观察：保持切口敷料清洁干燥,一旦被血液渗透应及时更换,以防止切口感染。

(4)患肢肢端血液循环的观察：密切观察患肢桡动脉搏动及手指的感觉活动情况,注意有无血管神经的损伤,出现异常时及时通知医师处理。

3.术后并发症护理

(1)肩关节僵硬的护理：循序渐进进行康复训练。固定期间行肌肉等长缩,如前臂肌肉收缩、股四头肌收缩训练；远端关节早期活动,如手指抓捏、握拳活动、前臂伸展运动等,促进血液循环；去除外固定后,练习脱位关节的活动及关节周围肌力训练,以主动锻炼为主,以不引起剧烈疼痛为度,切忌粗暴进行被动活动。

(2)血管、神经受损的护理：肩关节脱位或术后发生神经损伤并不多见,但如果出现患肢无力,肩外展功能丧失,要考虑有臂丛神经损伤,应及时通知医师,予神经营养药物,局部理疗,加强手指各关节及腕关节的主、被动活动,防止肌肉萎缩和关节僵硬。一般采用非手术治疗可恢复,观察 3 个月,如无恢复迹象应行手术探查。

4.心理护理

关节脱位多由意外事故造成,患者常焦虑、恐惧以及自信心不足等,在生活上给予帮助,加强沟通,耐心开导,使之心情舒畅,从而愉快地接受配合治疗及康复。

5.健康教育

向患者及家属讲解肩关节脱位治疗和康复的知识。说明复位后固定的目的、方法、重要意义及注意事项,使其充分了解固定的重要性、必要性及复位后必须固定的时限。讲述功能锻炼的重要性和必要性,并指导其进行康复锻炼,使患者能自觉按计划实施。固定期间进行肌肉舒缩活动及邻近关节主动活动,切忌被动运动；固定拆除后,逐步进行肢体的全范围功能锻炼,防止关节粘连和肌萎缩。习惯性反复脱位者,须保持有效固定并严格遵医嘱坚持功能锻炼,避免各种导致再脱位的原因。

(五)护理效果评估

(1)患者疼痛是否得到有效控制,疼痛主诉减少。

(2)患者是否掌握关节功能康复训练相关知识,关节功能恢复程度,能否满足日常活动需要。

(3)有无血管、神经损伤或发生时能否及时发现和护理。

(4)手术切口能否保持清洁干燥,有无切口感染的发生。

(5)有无相关并发症发生。

二、髋关节脱位

(一)疾病概述

1.概念

髋关节由股骨头和髋臼构成,是杵臼关节。髋臼为半球形,深而大,周围有坚韧带与肌群,结构相当稳定,故往往只有强大暴力才能导致髋关节脱位;约 50％髋关节脱位同时合并有骨折。

2.相关病理生理

创伤性关节脱位后,主要表现为构成关节的骨端移位,关节囊破裂,关节腔周围积血。血肿机化后,形成肉芽组织,继而发展成为纤维组织,与关节周围组织粘连。脱位可伴关节附近韧带、肌和肌腱损伤,也可伴撕脱性骨折及周围血管、神经损伤。

3.病因和分类

髋关节脱位根据股骨头的位置可分为以下 3 种脱位。

(1)髋关节后脱位:髋关节于屈曲、内收位时,股骨头顶在髋臼后上缘,若暴力由前向后冲击膝部,并经股骨干纵轴传递到股骨头,使股骨头冲破关节囊后上部分而发生脱位。如撞车、高处坠落或弯腰姿势时重物打击于腰背部时。

(2)髋关节前脱位:髋关节处于过度外展外旋位时,遭到外展暴力使大转子顶端与髋臼上缘相撞击,使股骨头冲破前方关节囊而脱出到闭孔或耻骨处,也称闭孔部脱位或耻骨部脱位。

(3)髋关节中心脱位:当暴力作用于大转子外侧时,使股骨头冲击髋臼底部,引起髋臼底部骨折,如外力继续作用,股骨头连同髋臼骨折片一齐向盆腔内移位时,为中心脱位。

后脱位最常见,占全部髋关节脱位的 85％～90％。脱位时常造成关节囊撕裂、髋臼后缘或股骨头骨折。有时合并坐骨神经挫伤或牵拉伤。

4.临床表现

(1)症状:患侧髋关节疼痛,主动活动功能丧失,被动活动时引起剧烈疼痛。

(2)体征:①髋关节后脱位时,患肢呈屈曲、内收、内旋或缩短畸形。臀部可触及脱出的股骨头,大粗隆上移。髋部疼痛、关节功能障碍明显,肿胀不明显,可合并坐骨神经损伤,大多为挫伤,主要原因为股骨头压迫。表现为大腿后侧、小腿后侧及外侧和足部全部感觉消失,膝关节的屈肌,小腿和足部全部肌瘫痪,足部出现神经营养性改变。②髋关节前脱位时,患肢呈轻度屈髋、过度外展、外旋畸形。耻骨脱位时患肢极度外旋 90°畸形,髋外侧较平,患肢屈髋 15°～20°外展畸形,腹股沟区可触及股骨头;会阴部脱位时在会阴部可触及股骨头。③髋关节中心脱位时,如股骨头移位不多者只有局部疼痛、肿胀及活动障碍,无特殊体位畸形;股骨头移位严重者患肢有轻度缩短畸形,大转子因内移而不易摸到。

5.辅助检查

X 线检查可了解脱位的类型及有无合并髋臼或股骨头骨折。

6.治疗原则

(1)非手术治疗:①手法复位,髋关节脱位后宜尽早复位,最好在 24 小时内,超过 24 小时后再复位,十分困难。髋关节前脱位,常用的复位方法为提拉法(Allis)。②固定,复位后,用持续皮牵引或穿丁字鞋固定患肢,保持患肢于伸直、外展位,防止髋关节屈曲、内收、内旋,禁止患者坐起。一般固定 2～3 周。③功能锻炼,固定期间患者可进行股四头股收缩锻炼,患肢距小腿关节的活动及其余未固定关节的活动;3 周后开始活动关节;4 周后,去除皮牵引,指导患者扶双拐下地活动;3 个月内,患肢不负重,以免发生股骨头缺血性坏死或因受压而变形;3 个月后,经 X 线检查证实股骨头血液供应良好者,可尝试去拐步行,进行步态训练。

(2)手术治疗:对手法复位失败者或髋臼后上缘有大块骨片复位不良或不稳者,应选择早期髋关节切开复位内固定术。

（二）护理评估

1.一般评估

（1）健康史：评估患者受伤的原因、时间；受伤的姿势；外力的方式、性质；脱位的轻重程度；评估患者受伤时的身体状况及病情发展情况；了解伤后急救处理措施。

（2）生命体征（T、P、R、BP）：评估意识等，观察有无休克。

（3）患者主诉：外伤史及脱位的原因、时间；疼痛的程度。

（4）相关记录：疼痛评分、全身皮肤及其他部位外伤情况。

2.身体评估

（1）术前评估。①视诊：患者有无被迫性体位；患肢有无短缩、屈曲、内收内旋或外展外旋畸形；脱位关节有无肿胀、皮下瘀斑；有无血管及神经受压的表现、皮肤有无受损。②触诊：有无压痛、是否触及脱出的关节头；患肢足背动脉搏动的情况、有无感觉异常。③叩诊：患肢神经反射是否正常。④动诊：脱位关节活动能力，患肢肌力。⑤量诊：患肢有无短缩、双侧肢体周径大小、关节活动度。术前准备评估：术前实验室检查结果评估：血常规及血生化、胸片、心电图等；术区皮肤、饮食、肠道、用药准备；评估患者对手术过程的了解程度，有无过度焦虑或者担忧；对预后的期望值等。

（2）术后评估：了解麻醉和手术方法、手术经过是否顺利、术中出血情况；了解术后生命体征、切口及引流情况等；观察有无并发血管神经损伤。①视诊：手术切口有无红肿；术区敷料有无渗血、渗液；患肢的颜色及有无肿胀。②触诊：患肢动脉搏动是否可扪及；患肢感觉有无异常。③动诊：观察患肢关节主动活动及被动活动情况，有无关节僵硬。④量诊：使用疼痛评分尺进行疼痛评分；使用皮尺及量角器分别测量患肢肿胀度及关节活动度。

3.心理-社会评估

评估患者的心理状况，了解患者及家属对疾病、治疗及预后的认知程度，家庭的经济承受能力，对患者的支持态度及其他社会支持系统情况。

4.辅助检查阳性结果评估

X线检查结果，确定脱位类型及骨折情况，并与股骨颈骨折鉴别。

5.治疗效果评估

（1）非手术治疗效果评估要点：①评估外固定是否有效，松紧度是否适宜，患髋是否固定于关节功能位，有无相关并发症，如皮肤压疮、下肢深静脉血栓形成等。②评估患肢末梢血运感觉，患肢动脉搏动是否可扪及；肢端活动是否正常；皮温是否正常；有无异常感觉，如麻木、感觉消退等。③评估患者功能锻炼情况，如肌力、关节活动范围等，锻炼进程有无按计划进行。

（2）手术治疗效果评估要点。①生命体征的评估：是否能维持生命体征的平稳，有无发生出血性休克等。②体位评估：是否采取正确的体位，以保持关节功能位及舒适为标准。③手术切口评估：敷料是否干洁固定，弹性绷带包扎松紧是否适宜。④术肢末梢血运评估：术肢桡动脉搏动是否可扪及；足趾活动是否正常；术肢有无肿胀，皮温是否正常；有无异常感觉，如麻木、感觉消退等。⑤功能锻炼程度评估：患者是否按计划进行康复训练，效果如何。⑥相关并发症评估：便秘、压疮、下肢深静脉血栓形成、坠积性肺炎等。

（三）护理诊断（问题）

1.疼痛

疼痛与关节脱位引起局部组织损伤及神经受压有关。

2.身体活动障碍

身体活动障碍与关节脱位、疼痛、制动有关。

3.知识缺乏

知识缺乏与缺乏有关复位后继续治疗及正确功能锻炼的知识有关。

4.焦虑

焦虑与担忧预后有关。

5.潜在并发症

便秘、压疮、下肢深静脉血栓形成、坠积性肺炎、血管神经受损。

(四)主要护理措施

1.术前护理

(1)体位：髋关节后脱位患者固定于轻度外展,前脱位固定于内收、内旋、伸直位,中心脱位固定于外展位。抬高患肢并保持患肢于关节功能位,以利静脉回流,减轻肿胀。

(2)缓解疼痛：①局部冷热敷,受伤 24 小时内局部冷敷,达到消肿止痛的目的;受伤 24 小时后,局部热敷以减轻肌肉痉挛引起的疼痛。②避免加重疼痛的因素,进行护理操作或移动患者时,托住患肢,动作轻柔,避免不适活动加重疼痛。③镇痛,应用心理暗示、转移注意力或松弛疗法等非药物镇痛方法缓解疼痛,必要时遵医嘱应用镇痛剂。

(3)外固定护理：使用石膏固定或牵引的患者,密切观察固定是否有效,固定物压迫处皮肤有无受损;患肢末梢血运感觉情况。

(4)皮肤护理：髋关节脱位固定后需长期卧床的患者,鼓励其经常更换体位,保持床单整洁,预防压疮产生。对于皮肤感觉功能障碍的肢体,防止烫伤和冻伤。

2.术后护理

(1)生命体征的测量：术后 24 小时内,密切观察生命体征的变化,进行床边心电监护,每 30 分钟～1 小时记录 1 次,观察有无因术中出血、麻醉等引起血压下降。

(2)体位的护理：全身麻醉术后应去枕平卧 6 小时,6 小时后可予适当摇高床头或取半卧位,保持患肢外展中立位。

(3)切口的观察：保持切口敷料清洁干燥,一旦被血液渗透应及时更换,以防止切口感染。

(4)患肢肢端血液循环的观察：密切观察患肢足背动脉搏动及足趾的感觉活动情况,注意有无血管神经的损伤,出现异常时及时通知医师处理。

3.术后并发症护理

(1)便秘：重建正常排便形态:定时排便,注意便意,食用促进排泄的食物,如粗粮、蔬菜、水果、豆类及其他粗糙食物;摄取充足水分,进行力所能及的活动等;必要时使用甘油栓、开塞露等塞肛或进行灌肠。

(2)压疮。①预防压疮:原则是防止组织长时间受压,改善营养及血液循环情况;重视局部护理;加强观察,对发生压疮危险度高的患者进行预防。②护理措施:采用 Braden 评分法来评估发生压疮的危险程度,评分值越小,说明器官功能越差,发生压疮的危险性越高;间歇性解除压迫,卧床患者每 2～3 小时翻身 1 次,有条件者可使用减压贴、气垫床等;保持皮肤清洁和完整;加强营养,补充丰富蛋白质、足量热量、维生素 C 和维生素 A 及矿物质。③发生压疮后,评估压疮分期,进行对应处理。

(3)下肢深静脉血栓。①评估危险因素:手术种类、创伤程度、手术时间及术后卧床时间;年龄,年龄越大,发病率明显升高;制动时间,固定姿势;既往史,既往有静脉血栓形成史者的发病率为无既往史者的5倍;恶性肿瘤;其他,如肥胖、血管内插管等。②预防措施:活动,卧床者至少每2～3小时翻身1次;手术患者术后抬高患肢高于心脏水平,利于静脉回流;鼓励尽早床上行踝泵运动、股四头肌舒缩运动等;鼓励早期下床活动;穿弹力长裤或弹性绷带包扎,可减少静脉瘀滞和增加回流,降低末端腓肠静脉血栓;使用间歇外部回压装置,增加血流速度;尽量避免下肢血管穿刺;遵医嘱使用抗凝药物,如低分子肝素钙、利伐沙班片等。③下肢深静脉血栓形成后处理:绝对卧床休息,抬高患肢20°～30°;床上活动时避免动作过大,禁止患肢按摩,避免用力排便,以防血栓脱落而致肺栓塞;观察患肢肿胀程度、末梢循环等变化;遵医嘱使用抗凝、溶栓药物,并观察有无出血倾向,监测凝血功能;警惕肺栓塞的形成,临床无症状肺栓塞多见,一般在血栓形成1～2周内发生,且多发生在久卧开始活动时,当下肢深静脉血栓患者出现气促、咳嗽、呼吸困难、咯血样泡沫痰等症状时应及时处理。

(4)坠积性肺炎:鼓励患者有效咳嗽及咳痰;翻身叩击背部每2小时1次;痰液黏稠不易咯出时行雾化吸入,以稀释痰液,利于引流;指导行深呼吸训练等。

4.心理护理

关节脱位多由意外事故造成,患者常焦虑、恐惧以及自信心不足等,在生活上给予帮助,加强沟通,耐心开导,使之心情舒畅,从而愉快地接受配合治疗及康复。

5.健康教育

向患者及家属讲解髋关节脱位治疗和康复的知识。说明复位后固定的目的、方法、重要意义及注意事项,使其充分了解固定的重要性、必要性及复位后必须固定的时限。讲述功能锻炼的重要性和必要性,并指导其进行康复锻炼,使患者能自觉按计划实施。固定期间进行肌肉舒缩活动及邻近关节主动活动,切忌被动运动;固定拆除后,逐步进行肢体的全范围功能锻炼,防止关节粘连和肌萎缩。

(五)护理效果评价

(1)患者疼痛是否得到有效控制,疼痛主诉减少。

(2)患者是否掌握关节功能康复训练相关知识,关节功能恢复程度,能否满足日常活动需要。

(3)患者有无发生血管神经损伤,能否得到及时发现及处理。

(4)手术切口能否保持清洁干燥,有无感染的发生。

(5)有无发生相关并发症。

三、肘关节脱位

(一)疾病概述

1.概念

肘关节脱位发病率仅次于肩关节,多发生于10～20岁青少年,男性多于女性,多为运动损伤。

2.相关病理生理

脱位后局部肿胀明显,如不及时复位,易导致前臂缺血性痉挛。

3.病因和分类

脱位多由间接暴力引起。根据脱位的方向可分为后脱位、前脱位、侧方脱位。后脱位为最常见的肘关节脱位,当肘关节处于伸直位,前臂旋后位跌倒时,暴力经前臂传递至尺、桡骨上端,在尺骨鹰嘴处产生杠杆作用,导致前方关节囊撕裂,使尺、桡骨近端同时脱向肱骨远端的后方,发生肘关节后脱位;当肘关节处于内翻或外翻位时遭受暴力,可发生尺侧或桡侧侧方脱位;当肘关节处于屈曲位时,肘后方受到直接暴力作用,可产生尺骨鹰嘴骨折和肘关节前脱位,此类相对少见。

4.临床表现

(1)症状:肘关节局部疼痛、肿胀、弹性固定,功能受限。肘关节处于半屈近于伸直位,患者以健手支托患肢前臂。

(2)体征:脱位后,肘部变粗后突,前臂短缩,肘后凹陷,鹰嘴后突显著,肘后三角关系失常。鹰嘴突高出内外髁,可触及肱骨下端。若局部明显肿胀,则可能出现正中神经或尺神经损伤,亦可出现动脉受压的临床表现。

(3)后脱位时,可合并正中神经或尺神经损伤,偶尔可损伤肱动脉。

正中神经损伤表现为拇指、示指、中指的感觉迟钝或消失,不能屈曲,拇指不能外展和对掌,形成典型的"猿手"畸形。

尺神经损伤主要表现为手部尺侧皮肤感觉消失、小鱼际肌及骨间肌萎缩、掌指关节过伸、拇指不能内收、其他四指不能外展及内收、呈"爪状手"畸形。

动脉受压可出现患肢血液循环障碍,主要表现为患肢苍白、发冷、大动脉搏动减弱或消失等。

5.辅助检查

X线检查可明确脱位的类型、移位情况及有无合并骨折。对于陈旧性关节脱位,能明确有无骨化性肌炎或缺血性骨坏死。

6.治疗原则

(1)非手术治疗方法。①复位:一般情况下,通过闭合方法可完成脱位关节的复位。复位方法为助手配合沿畸形关节方向行前臂和上臂牵引和反牵引,术者从肘后用双手握住肘关节,以指推压尺骨鹰嘴向前下,同时矫正侧方移位,助手在复位过程中维持牵引并逐渐屈肘,出现弹跳感表示复位成功。②固定:复位后,用超过关节夹板或长臂石膏托固定于屈肘90°位,再用三角巾悬吊于胸前,一般固定2～3周。③功能锻炼:固定期间,可做伸掌、握拳、手指屈伸等活动,同时在外固定保护下做肩、腕关节、手指活动。去除固定后,练习肘关节的屈伸、前臂旋转活动及锻炼肘关节周围肌力,通常需要3～6个月方可恢复。

(2)手术治疗方法:手法复位失败时,不可强行复位,应采取手术复位。合并有神经损伤者,手术时先探查神经,在保护神经的前提下进行手术复位。

(二)护理评估

1.一般评估

(1)健康史:评估患者的一般情况,如年龄、性别;评估患者受伤的原因、时间;受伤的姿势;外力方式、性质;评估患者受伤时的身体状况及病情发展情况;了解伤后急救处理措施。

(2)生命体征(T、P、R、BP):创伤性脱位合并血管损伤时,可能导致血压下降等,观察有无休克。

(3)患者主诉:脱位原因、时间;有无外伤史;导致脱位的外力方式、性质;脱位后处理措施;疼痛性质及程度。

(4)相关记录:疼痛评分、全身皮肤及其他外伤情况。

2.身体评估

(1)术前评估。①视诊:患肢局部情况,脱位关节有无肿胀、皮下瘀斑、畸形。②触诊:有无压痛、是否触及脱出的关节头及空虚的关节盂、患肢动脉搏动的情况、有无感觉异常。③叩诊:患肢神经反射是否正常。④动诊:脱位关节活动能力,患肢肌力。⑤量诊:患肢有无短缩、双侧肢体周径大小、关节活动度。

术前准备评估：术前实验室检查结果评估：血常规及血生化、胸片、心电图等；术前术区皮肤、饮食、肠道、用药准备。患者准备：评估患者对手术过程的了解程度，有无过度焦虑或者担忧；对预后的期望值等。

（2）术后评估：了解麻醉和手术方法、手术经过是否顺利、术中出血情况；了解术后生命体征、切口及引流情况等；观察有无并发血管神经损伤。①视诊：手术切口有无红肿；术区敷料有无渗血、渗液；患肢的颜色及有无肿胀。②触诊：患肢动脉搏动是否可扪及；患肢感觉有无异常。③动诊：观察患肢关节主动活动及被动活动情况，有无关节僵硬。④量诊：使用疼痛评分尺进行疼痛评分；使用皮尺及量角器分别测量患肢肿胀度及关节活动度。

3.心理-社会评估

评估患者有无恐惧、紧张心理；家庭及社会支持情况；患者对预后的认知程度等，引导患者正确配合疾病的治疗与护理。

4.辅助检查阳性结果评估

X线检查结果，确定脱位类型及骨折情况。

5.治疗效果的评估

（1）非手术治疗效果评估要点：①评估外固定（夹板、石膏）是否有效，松紧度是否适宜，有无相关并发症，如皮肤压疮、前臂缺血性坏死、关节僵硬等。②评估患肢末梢血运感觉，患肢桡动脉搏动是否可扪及；肢端活动是否正常；皮温是否正常；有无异常感觉，如麻木等。③评估患者功能锻炼情况，如肌力、关节活动范围等，锻炼进程有无按计划进行。

（2）手术治疗评估要点。①生命体征的评估：能否维持生命体征平稳。②术区切口评估：敷料是否干洁固定，弹性绷带包扎松紧是否适宜。③术肢末梢血运评估：术肢桡动脉搏动是否可扪及；手指活动是否正常；术肢皮温是否正常；有无异常感觉，如麻木等。④体位评估：是否采取正确的体位，以保持关节功能位及舒适为标准。⑤功能锻炼程度评估：患者是否按计划进行康复训练，效果如何。⑥相关并发症评估：关节僵硬、前臂缺血性坏死等。

（三）护理诊断（问题）

1.疼痛

疼痛与关节脱位引起局部组织损伤及神经受压有关。

2.躯体活动障碍

躯体活动障碍与关节脱位、疼痛，制动有关。

3.知识缺乏

知识缺乏与缺乏有关复位后继续治疗及正确功能锻炼的知识有关。

4.焦虑

焦虑与担忧预后有关。

5.潜在并发症

（1）前臂缺血性坏死：与肘关节脱位外固定装置压迫血管、神经等有关。

（2）关节僵硬：与关节脱位后复位需固定关节有关。

（四）主要护理措施

1.术前护理

（1）休息：急性期患者应适当休息、抬高患肢，促进局部血液回流和减轻肿胀；保持患肢于功能位,以预防关节畸形及病理性脱位。

(2)饮食:易消化食物,多进含蛋白质、维生素、钙、铁丰富的食物。

(3)体位:肘关节脱位复位后肘关节固定于90°,前臂固定于旋前、旋后中间位,用三角巾或前臂吊带固定患侧肩,避免前臂下垂。

(4)用药护理:遵医嘱及时用药,观察药效及不良反应,及时记录及处理。

(5)专科护理。①疼痛的护理:评估患者疼痛程度,及时合理给予非药物止痛如早期局部冷疗、心理疗法等,疼痛评分为4分以上者,按需予药物止痛。及时评估用药后的疼痛缓解情况。②肿胀的护理:早期冷敷,减轻损伤部位的出血和水肿;24小时后热敷,以减轻肌肉的痉挛;后期理疗,改善血液循环,促进渗出液的吸收。③外固定的护理:根据外固定方式(夹板、石膏等)进行对应护理;密切观察固定位置有无移动,保持有效固定;有无局部压迫症状及皮肤情况;让患者了解固定时限(一般为4周,如合并骨折可适当延长时间),若固定时间过长易发生关节僵硬,过短,损伤的关节囊、韧带得不到充分修复,易发生再脱位。④患肢末梢血运观察:注意观察肢端末梢血运、运动、感觉情况。如发现肢体远端苍白、厥冷、发绀、疼痛、感觉减退及麻木等异常情况,应及时通知医师妥善处理。

2.术后护理

(1)生命体征的测量:术后24小时内,密切观察生命体征的变化,进行床边心电监护,每30分钟～1小时记录1次,观察有无因术中出血、麻醉等引起血压下降。

(2)体位的护理:全身麻醉术后应去枕平卧6小时,6小时后可予适当摇高床头或取半卧位,保持患肢抬高位,利于血液回流,减轻肿胀。

(3)切口的观察:保持切口敷料清洁干燥,一旦被血液渗透予及时更换,以防止切口感染。

(4)患肢肢端血液循环的观察:密切观察患肢桡动脉搏动及手指的感觉活动情况,注意有无血管神经的损伤,出现异常时及时通知医师处理。

3.术后并发症护理

(1)前臂缺血性坏死的护理:密切观察外固定装置的松紧度,随时调整,避免前臂血管、神经受压;密切观察手的感觉、运动和循环情况,出现麻木、疼痛、皮温凉时,及时报告医师处理。

(2)关节僵硬的护理:循序渐进进行康复训练。固定期间行肌肉等长收缩,如前臂肌肉收缩;远端关节早期活动,如手指抓捏、握拳活动、前臂伸展运动等,促进血液循环;去除外固定后,练习脱位关节的活动及关节周围肌力训练,以主动锻炼为主,以不引起剧烈疼痛为度,切忌粗暴进行被动活动,以免引起骨化性肌炎而加重肘关节僵硬。

4.心理护理

关节脱位多由意外事故造成,患者常焦虑、恐惧以及自信心不足等,在生活上给予帮助,加强沟通,耐心开导,使之心情舒畅,从而愉快地接受配合治疗及康复。

5.健康教育

向患者及家属讲解肘关节脱位治疗和康复的知识。说明复位后固定的目的、方法、重要意义及注意事项,使其充分了解固定的重要性、必要性及复位后必须固定的时限。讲述功能锻炼的重要性和必要性,并指导其进行康复锻炼,使患者能自觉按计划实施。固定期间进行肌肉舒缩活动及邻近关节主动活动,切忌被动运动;固定拆除后,逐步进行肢体的全范围功能锻炼,防止关节粘连和肌萎缩。

(侯　楠)

第十二章 妇产科护理

第一节 盆腔炎性疾病

女性内生殖器及其周围的结缔组织、盆腔腹膜发生炎症时称为盆腔炎性疾病,包括子宫内膜炎、输卵管炎、输卵管卵巢脓肿或囊肿、盆腔腹膜炎。炎症局限于一个部位,也可同时累及几个部位,最常见的是输卵管炎及输卵管卵巢炎,单纯的子宫内膜炎或卵巢炎较少见。盆腔炎分急性和慢性,是妇科常见病,多见于生育妇女。

急性盆腔炎主要病因。①宫腔内手术操作后感染:如刮宫术、输卵管通液术、子宫输卵管造影术、宫腔镜检查、放置宫内节育器等,由于手术消毒不严格或术前适应证选择不当,引起炎症发作或扩散(生殖器原有慢性炎症经手术干扰也可引起急性发作并扩散)。②产后或流产后感染:分娩或流产后妊娠组织残留、阴道出血时间过长,或手术器械消毒不严格、手术无菌操作不严格,均可发生急性盆腔炎。③经期卫生不良:使用不洁的月经垫、经期性交等,均可引起病原体侵入而导致炎症。④不洁性生活史、早年性交、多个性伴侣、性交过频可致性传播疾病的病原体入侵,引起炎症。⑤邻近器官炎症蔓延:阑尾炎、腹膜炎等蔓延至盆腔,致炎症发作。⑥慢性盆腔炎急性发作:慢性盆腔炎常因急性盆腔炎治疗不彻底、不及时或患者体质较弱,病程迁延而致。其病情较顽固。当机体抵抗力较差时,可急性发作。

一、护理评估

(一)健康史

1.病因评估

评估急性盆腔炎的病因。急性盆腔炎如未彻底治疗,病程迁延而发生慢性盆腔炎,当机体抵抗力下降时,容易急性发作。

2.病史评估

了解有无手术、流产、引产、分娩、宫腔操作后感染史。有无经期性生活、使用不洁卫生巾及性生活紊乱;有无急性盆腔炎病史及原发性不孕史等。

3.病理评估

慢性盆腔炎的病理表现。①慢性子宫内膜炎:多见于产后、流产后或剖宫产后,因胎盘胎膜残留或子宫复旧不良致感染;也可见老年妇女绝经后雌激素低下,子宫内膜菲薄而易受细菌感染,严重者宫颈管粘连形成宫腔积脓。②慢性输卵管炎与输卵管积水:慢性输卵管炎最常见,多为双侧性,输卵管呈轻度或中度肿大,伞端可闭锁并与周围组织粘连。输卵管峡部的黏膜上皮和纤维组织增厚粘连,使输卵管呈结节性增厚,称为结节性输卵管炎。当伞端及峡部粘连闭锁,浆液性渗出物积聚而形成输卵管积水,其表面光滑,管壁薄,形似腊肠。③输卵管卵巢炎及输卵管卵巢囊肿:当输卵管炎症波及卵巢时可互相粘连形成炎性包块,或伞端与卵巢粘连贯通,液体渗出而形成输卵管卵巢脓肿,脓液被吸收后可形成输卵管卵巢囊肿。④慢性盆腔结缔组织炎:炎症蔓延至宫骶韧带,使纤维组织增生、变硬。若蔓延范围广泛,子宫固定,宫颈旁组织也增厚变硬,形成"冰冻骨盆"。

(二)身心状况

1.急性盆腔炎

(1)症状:下腹疼痛伴发热,重者可有寒战、高热、头痛、食欲缺乏、腹胀等,呈急性病容,体温升高,心率快,呼吸急促、表浅。

(2)体征:下腹部有压痛、反跳痛及腹肌紧张,肠鸣音减弱或消失。妇科检查见阴道充血,可有大量脓性分泌物从宫颈口外流;穹隆触痛明显;宫颈举痛;宫体增大,有压痛,活动受限;子宫两侧压痛明显,若有脓肿形成,可触及包块且压痛明显。

2.慢性盆腔炎

(1)症状:全身症状多不明显,有时可有低热,全身不适,易疲劳。下腹痛、腰痛、肛门坠胀、月经期或性交后症状加重,也可有月经失调,痛经或经期延长。由于输卵管阻塞可致不孕。

(2)体征:子宫常呈后位,活动受限,粘连固定,输卵管炎可在子宫一侧或两侧触到增厚的输卵管,呈条索状,输卵管卵巢积水或囊肿可摸到囊性肿物。

(三)辅助检查

急性盆腔炎做血常规检测白细胞计数增高,尤其是中性白细胞计数升高明显表示已感染。慢性盆腔炎一般无明显异常,急性发作时可出现血象增高。

二、护理诊断及合作性问题

(1)焦虑:与病情严重或病程长、疗效不明显,担心生育功能有关。

(2)体温过高:与盆腔急性感染有关。

(3)疼痛:与急性盆腔炎引起下腹部腹膜炎或慢性盆腔炎导致盆腔淤血及粘连有关。

三、护理目标

(1)产妇的情绪稳定,焦虑缓解,能配合护理人员与家人采取有效应对措施。

(2)患者体温正常,无感染发生,生命体征平稳。

(3)患者疼痛减轻或消失,舒适感增加。

四、护理措施

(一)一般护理

加强健康卫生教育,指导患者安排好日常生活,避免过度劳累。增加营养,提高机体抵抗力。合理锻炼身体,可参加慢跑、散步、打太极拳、各种球类运动等。

（二）心理护理

让患者及家属了解急慢性盆腔炎相关知识，和患者及家属一起商定治疗计划，同时关心患者疾苦，耐心倾听患者诉说，尽可能满足患者需求，除其思想顾虑，减轻其担心、焦虑及恐惧的心理，增强患者对治疗的信心，使之积极配合治疗和护理。

（三）病情监护

观察体温、小腹疼痛、腰痛等症状。

（四）治疗护理

1.治疗原则

（1）急性盆腔炎：以控制感染为主，辅以支持疗法及手术治疗。根据药敏试验选择抗生素，一般通过联合用药以尽快控制感染。手术治疗针对脓肿形成或破裂的患者。

（2）慢性盆腔炎：采用综合治疗包括药物治疗（用抗生素的同时加糜蛋白酶或透明质酸和地塞米松，以防粘连，促进炎症吸收）、中医治疗（清热利湿，活血化瘀，行经止痛为主）、手术治疗（盆腔脓肿、输卵管积水或输卵管囊肿）、物理疗法（用短波、超短波、激光等，促进血液循环，提高新陈代谢，利于炎症吸收），同时增强局部和全身的抵抗力。

2.用药护理

按医嘱给予足量有效的抗生素，注意用药的剂量、方法及注意事项，观察输液反应等。

3.对症护理

（1）减轻疼痛：腹痛、腰痛时注意休息，防止受凉，必要时遵医嘱给镇静止痛药以缓解症状。

（2）促进睡眠：若患者睡眠不佳，可在睡前热水泡脚，关闭照明设施，保持室内安静，必要时服用镇静药物。

（3）高热时宜采用物理降温；腹胀行胃肠减压；注意纠正电解质紊乱和酸碱失衡。为手术患者做好术前准备、术中配合及术后护理。

五、健康指导

（1）做好经期、孕期及产褥期卫生宣教；指导患者保持性生活卫生，减少性传播疾病，经期禁止性交。

（2）指导患者保持良好的个人卫生习惯，增加营养，积极锻炼身体，增强体质。

六、护理评价

（1）患者主要症状是否改善，舒适感是否增加。

（2）患者焦虑情绪是否缓解，是否能正确复述此疾病的相关知识。

（王丽莉）

第二节　慢性宫颈炎

慢性宫颈炎是妇科常见病之一。正常情况下，宫颈具有多种防御功能，但宫颈易受性交、分娩及宫腔操作的损伤，引起感染，一旦发生感染，病原体很难被完全清除，久而导致慢性宫颈炎。

近年来随着性传播疾病的增加,宫颈炎已经成为常见疾病。由于长期慢性宫颈炎症可诱发宫颈癌,故应及时诊断与治疗。

一、护理评估

(一)健康史

1.病因评估

主要见于感染性流产、产褥期感染、宫颈损伤和阴道异物并发感染,多由急性宫颈炎未治疗或治疗不彻底导致。主要致病菌是葡萄球菌、链球菌、大肠埃希菌和厌氧菌,其次为性传播疾病的病原体,如沙眼衣原体、淋病奈瑟菌,单纯疱疹病毒与慢性宫颈炎的发生也有关系。

2.病史评估

了解婚育史、分娩史、流产及妇科手术后有无损伤;有无性传播疾病的发生;有无急性盆腔炎的感染史及治疗情况;有无不良卫生习惯。

3.病理评估

(1)宫颈糜烂:慢性宫颈炎最常见的病理类型。由于宫颈外口处鳞状上皮坏死脱落,由颈管柱状上皮增生覆盖,宫颈外口处的宫颈阴道部外观呈细颗粒状的红色区,称为宫颈糜烂。根据病理组织形态结合临床,宫颈糜烂可分三种类型。①单纯型糜烂:炎症初期,鳞状上皮脱落后,仅由单层柱状上皮覆盖,表面平坦。②颗粒型糜烂:炎症继续发展,柱状上皮过度增生并伴有间质增生,糜烂面凹凸不平,呈颗粒状。③乳突型糜烂:柱状上皮和间质继续增生,糜烂面高低不平更加明显,呈乳突状突起。根据糜烂面的面积大小,宫颈糜烂分为 3 度(图 12-1):糜烂面积小于宫颈面积的 1/3 为轻度糜烂;糜烂面积占宫颈面积的 1/3~2/3 为中度糜烂;糜烂面积大于宫颈面积的 2/3 为重度糜烂。根据糜烂深度,宫颈糜烂分为单纯型、颗粒型、乳突型。描写宫颈糜烂时,应同时表示糜烂面积和深度,如中度糜烂颗粒型。

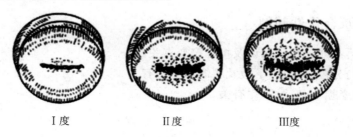

Ⅰ度   Ⅱ度   Ⅲ度

图 12-1 宫颈糜烂分度

(2)宫颈肥大:由于慢性炎症的长期刺激,宫颈组织充血、水肿,腺体及间质增生,使宫颈肥大,但表面光滑,由于结缔组织增生而使宫颈硬度增加。

(3)宫颈息肉:慢性炎症长期刺激使宫颈局部黏膜增生,子宫有排出异物的倾向,使增生的黏膜逐渐自基底层向宫颈外口突出而形成息肉。息肉为一个或多个不等,色鲜红、质脆、易出血(图12-2)。由于炎症持续存在,息肉去除后常有复发。

(4)宫颈腺囊肿:在宫颈糜烂愈合的过程中,新生的鳞状上皮覆盖宫颈腺管口或伸入腺管,将腺管口堵塞。腺管周围的结缔组织增生或瘢痕形成,压迫腺管,使腺管变窄甚至堵塞,腺体分泌物引流受阻、潴留而形成囊肿(图12-3)。囊肿表面光滑,呈白色或淡黄色。

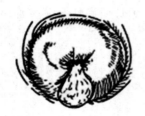

图 12-2　宫颈息肉

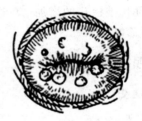

图 12-3　宫颈腺囊肿

(5)宫颈黏膜炎:宫颈黏膜炎又称宫颈管炎,病变局限于宫颈管黏膜及黏膜下组织充血、红、肿,向外突出。

(二)身心状况

1.症状

白带增多,多数呈乳白色黏液状,也可为淡黄色脓性。如有宫颈息肉时为血性白带或性交后出血。一旦炎症沿宫骶韧带扩散至盆腔时,患者可有腰骶部疼痛、下坠感,因黏稠脓性白带不利于精子穿透而致不孕。

2.体征

妇科检查可见宫颈有不同程度的糜烂、囊肿、肥大或息肉。

3.心理-社会状况

由于白带增多、腰骶部不适,加之病程长、有异味及外阴不适等,患者常常焦虑不安,接触性出血者担心癌变,思想压力大,因此,应详细评估患者心理-社会状态及家属态度。

(三)辅助检查

宫颈刮片细胞学检查,排除宫颈癌,必要时宫颈活检,协助明确宫颈病变性质。

二、护理诊断及合作性问题

(1)焦虑及恐惧:与缺乏相关知识及担心癌变有关。

(2)舒适改变:与分泌物增多、下腹及腰骶部不适有关。

(3)组织完整性受损:与宫颈糜烂有关。

三、护理目标

(1)产妇的情绪稳定,能配合护理人员与家人采取有效应对措施。

(2)患者分泌物减少,性状转为正常,舒适感增加。

(3)患者病情得到及时控制,无组织完整性受损。

四、护理措施

(一)一般护理

告知患者注意外阴清洁卫生,每天更换内裤,定期妇科检查。

(二)心理护理

让患者了解慢性宫颈炎的发病原因、临床表现、治疗方法及注意事项,解除患者焦虑心理,鼓励患者积极配合治疗。

（三）治疗护理

1.治疗原则

以局部治疗为主,根据临床特点选用物理治疗、药物治疗、手术治疗。在治疗前先排除宫颈癌。

2.治疗配合

（1）物理治疗:物理疗法是目前治疗慢性宫颈炎效果较好、疗程最短的方法,因而较为常用。用物理方法将宫颈糜烂面上皮破坏。使之坏死脱落后,由新生的鳞状上皮覆盖。常用的方法有宫颈激光、冷冻、红外线凝结疗法及微波疗法等。治疗时间是月经干净后3～7天之内。

（2）手术治疗:宫颈息肉可手术摘除,宫颈肥大、宫颈糜烂较深者且累及宫颈管者可做宫颈锥形切除。

（3）药物治疗:适宜于糜烂面小、炎症浸润较浅者,可局部涂硝酸银、铬酸、中药等,现已少用。目前临床多用康妇特栓剂,简便易行,疗效满意,每天放入阴道1枚,连续7～10天。

3.病情监护

物理治疗后分泌物增多,甚至有多量水样排液,术后1～2周脱痂时可有少量出血,创口愈合需4～8周。故应嘱患者保持外阴清洁,注意2个月内禁止性生活和盆浴。2次月经干净后复查,效果欠佳者可进行第二次治疗。

五、健康指导

向患者传授防病知识,积极治疗急性宫颈炎;告知患者定期做妇科检查,发现炎症排除宫颈癌后予以积极治疗;避免分娩或器械损伤宫颈;产后发现宫颈裂伤应及时缝合。此外,应注意个人卫生,加强营养,增强体质。

六、护理评价

（1）患者主要症状是否明显改善,甚至完全消失。

（2）患者焦虑情绪是否缓解,是否能正确复述预防及治疗此疾病的相关知识。

（王丽莉）

第三节　异位妊娠

受精卵在于子宫体腔以外着床称为异位妊娠,习称宫外孕。异位妊娠依受精卵在子宫体腔外种植部位不同分为输卵管妊娠、卵巢妊娠、腹腔妊娠、阔韧带妊娠和宫颈妊娠(图12-4)。

异位妊娠是妇产科常见的急腹症,发病率约1%,是孕产妇的主要死亡原因之一。以输卵管妊娠最常见。输卵管妊娠占异位妊娠95%左右,其中壶腹部妊娠最多见,约占78%,其次为峡部、伞部、间质部妊娠较少见。

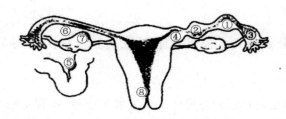

①输卵管壶腹部妊娠;②输卵管峡部妊娠;③输卵管伞部妊娠;④输卵
管间质部妊娠;⑤腹腔妊娠;⑥阔韧带妊娠;⑦卵巢妊娠;⑧宫颈妊娠

图 12-4　异位妊娠的发生部位

一、病因

(一)输卵管炎症

此是异位妊娠的主要病因。可分为输卵管黏膜炎和输卵管周围炎。输卵管黏膜炎轻者可发生黏膜皱褶粘连、管腔变窄。或使纤毛功能受损,从而导致受精卵在输卵管内运行受阻并于该处着床;输卵管周围炎病变主要在输卵管浆膜层或浆肌层,常造成输卵管周围粘连、输卵管扭曲、管腔狭窄、蠕动减弱而影响受精卵运行。

(二)输卵管手术史输卵管绝育史及手术史者

输卵管妊娠的发生率为 10%～20%。尤其是腹腔镜下电凝输卵管及硅胶环套术绝育,可因输卵管瘘或再通而导致输卵管妊娠。曾经接受输卵管粘连分离术、输卵管成形术(输卵管吻合术或输卵管造口术)者,在再次妊娠时输卵管妊娠的可能性亦增加。

(三)输卵管发育不良或功能异常

输卵管过长、肌层发育差、黏膜纤毛缺乏、双输卵管、输卵管憩室或有输卵管副伞等,均可造成输卵管妊娠。输卵管功能(包括蠕动、纤毛活动及上皮细胞分泌)受雌、孕激素调节。若调节失败,可影响受精卵正常运行。

(四)辅助生殖技术

近年,由于辅助生育技术的应用,使输卵管妊娠发生率增加,既往少见的异位妊娠,如卵巢妊娠、宫颈妊娠、腹腔妊娠的发生率增加。1998 年,美国报道因助孕技术应用所致输卵管妊娠的发生率为 2.8%。

(五)避孕失败

宫内节育器避孕失败,发生异位妊娠的机会较大。

(六)其他

子宫肌瘤或卵巢肿瘤压迫输卵管,影响输卵管管腔通畅,使受精卵运行受阻。输卵管子宫内膜异位可增加受精卵着床于输卵管的可能性。

二、病理

(一)输卵管妊娠的特点

输卵管管腔狭小,管壁薄且缺乏黏膜下组织,其肌层远不如子宫肌壁厚与坚韧,妊娠时不能形成完好的蜕膜,不利于胚胎的生长发育,常发生以下结局。

1.输卵管妊娠流产

多见于妊娠8～12周输卵管壶腹部妊娠。受精卵种植在输卵管黏膜皱襞内,由于蜕膜形成不完整,发育中的胚泡常向管腔突出,最终突破包膜而出血,胚泡与管壁分离,若整个胚泡剥离落入管腔,刺激输卵管逆蠕动经伞端排出到腹腔,形成输卵管妊娠完全流产,出血一般不多。若胚泡剥离不完整,妊娠产物部分排出到腹腔,部分尚附着于输卵管壁,形成输卵管妊娠不全流产,滋养细胞继续侵蚀输卵管壁,导致反复出血,形成输卵管血肿或输卵管周围血肿,血液不断流出并积聚在直肠子宫陷窝形成盆腔血肿,量多时甚至流入腹腔。

2.输卵管妊娠破裂

多见于妊娠6周左右输卵管峡部妊娠。受精卵着床于输卵管黏膜皱襞间,胚泡生长发育时绒毛向管壁方向侵蚀肌层及浆膜,最终穿破浆膜,形成输卵管妊娠破裂。输卵管肌层血管丰富。短期内可发生大量腹腔内出血,使患者出现休克。其出血量远较输卵管妊娠流产多,腹痛剧烈;也可反复出血,在盆腔与腹腔内形成血肿。孕囊可自破裂口排出,种植于任何部位。若胚泡较小则可被吸收;若过大则可在直肠子宫陷凹内形成包块或钙化为石胎。

输卵管间质部妊娠虽少见,但后果严重,其结局几乎均为输卵管妊娠破裂。由于输卵管间质部管腔周围肌层较厚、血运丰富,因此破裂常发生于孕12～16周。其破裂犹如子宫破裂,症状较严重,往往在短时间内出现低血容量休克症状。

3.陈旧性宫外孕

输卵管妊娠流产或破裂,若长期反复内出血形成的盆腔血肿不消散,血肿机化变硬并与周围组织粘连,临床上称为陈旧性宫外孕。

4.继发性腹腔妊娠

无论输卵管妊娠流产或破裂,胚胎从输卵管排入腹腔内或阔韧带内,多数死亡,偶尔也有存活者。若存活胚胎的绒毛组织附着于原位或排至腹腔后重新种植而获得营养,可继续生长发育,形成继发性腹腔妊娠。

(二)子宫的变化

输卵管妊娠和正常妊娠一样,合体滋养细胞产生HCG维持黄体生长,使类固醇激素分泌增加,致使月经停止来潮、子宫增大变软、子宫内膜出现蜕膜反应。若胚胎受损或死亡,滋养细胞活力消失,蜕膜白宫壁剥离而发生阴道流血。有时蜕膜可完整剥离,随阴道流血排出三角形蜕膜管型;有时呈碎片排出。排出的组织见不到绒毛,组织学检查无滋养细胞,此时血β-HCG下降。子宫内膜形态学改变呈多样性,若胚胎死亡已久,内膜可呈增生期改变,有时可见Arias-Stella(A-S)反应,镜检见内膜腺体上皮细胞增生、增大,细胞边界不清,腺细胞排列成团突入腺腔,细胞极性消失,细胞核肥大、深染,细胞质有空泡。这种子宫内膜过度增生和分泌反应,可能为类固醇激素过度刺激所引起;若胚胎死亡后部分深入肌层的绒毛仍存活,黄体退化迟缓,内膜仍可呈分泌反应。

三、临床表现

输卵管妊娠的临床表现与受精卵着床部位、有无流产或破裂,以及出血量多少与时间长短等有关。

(一)症状

典型症状为停经后腹痛与阴道流血。

1.停经

除输卵管间质部妊娠停经时间较长外,多有6～8周停经史。有20%～30%患者无停经史,将异位妊娠时出现的不规则阴道流血误认为月经。或由于月经过期仅数天而不认为是停经。

2.腹痛

腹痛是输卵管妊娠患者的主要症状。在输卵管妊娠发生流产或破裂之前,由于胚胎在输卵管内逐渐增大,常表现为一侧下腹部隐痛或酸胀感。当发生输卵管妊娠流产或破裂时,突感一侧下腹部撕裂样疼痛,常伴有恶心、呕吐。若血液局限于病变区,主要表现为下腹部疼痛,当血液积聚于直肠子宫陷凹时,可出现肛门坠胀感。随着血液由下腹部流向全腹,疼痛可由下腹部向全腹部扩散,血液刺激膈肌,可引起肩胛部放射性疼痛及胸部疼痛。

3.阴道流血

胚胎死亡后。常有不规则阴道流血,色暗红或深褐,量少呈点滴状,一般不超过月经量,少数患者阴道流血量较多,类似月经。阴道流血可伴有蜕膜管型或蜕膜碎片排出,是子宫蜕膜剥离所致。阴道流血一般常在病灶去除后方能停止。

4.晕厥与休克

由于腹腔内出血及剧烈腹痛,轻者出现晕厥,严重者出现失血性休克。出血量越多越快,症状出现越迅速越严重,但与阴道流血量不成正比。

5.腹部包块

输卵管妊娠流产或破裂时所形成的血肿时间较久者,由于血液凝固并与周围组织或器官(如子宫、输卵管、卵巢、肠管或大网膜等)发生粘连形成包块,包块较大或位置较高者,腹部可扪及。

(二)体征

根据患者内出血的情况,患者可呈贫血貌。腹部检查:下腹压痛、反跳痛明显,出血多时,叩诊有移动性浊音。

四、处理原则

处理原则以手术治疗为主,其次是药物治疗。

(一)药物治疗

1.化学药物治疗

主要适用于早期输卵管妊娠、要求保存生育能力的年轻患者。符合下列条件可采用此法:①无药物治疗的禁忌证;②输卵管妊娠未发生破裂或流产;③输卵管妊娠包块直径≤4 cm;④血β-HCG<2 000 U/L;⑤无明显内出血,常用甲氨蝶呤(MTX),治疗机制是抑制滋养细胞增生,破坏绒毛,使胚胎组织坏死、脱落、吸收。但在治疗中若病情无改善,甚至发生急性腹痛或输卵管破裂症状,则应立即进行手术治疗。

2.中医药治疗

中医学认为本病属血瘀少腹,不通则痛的实证。以活血化瘀消癥为治则,但应严格掌握指征。

(二)手术治疗

手术治疗分为保守手术和根治手术。保守手术为保留患侧输卵管,根治手术为切除患侧输卵管。手术治疗适用于:①生命体征不稳定或有腹腔内出血征象者;②诊断不明确者;③异位妊娠有进展者(如血β-HCG处于高水平,附件区大包块等);④随诊不可靠者;⑤药物治疗禁忌证者或无效者。

1.保守手术

此适用于有生育要求的年轻妇女,特别是对侧输卵管已切除或有明显病变者。

2.根治手术

此适用于无生育要求的输卵管妊娠内出血并发休克的急症患者。

3.腹腔镜手术

这是近年治疗异位妊娠的主要方法。

五、护理

(一)护理评估

1.病史

应仔细询问月经史,以准确推断停经时间。注意不要将不规则阴道流血误认为末次月经,或由于月经仅过期几天,不认为是停经。此外,对不孕、放置宫内节育器、绝育术、输卵管复通术、盆腔炎等与发病相关的高危因素应予高度重视。

2.身心状况

输卵管妊娠发生流产或破裂前,症状及体征不明显。当患者腹腔内出血较多时呈贫血貌,严重者可出现面色苍白,四肢湿冷,脉快、弱、细,血压下降等休克症状。体温一般正常,出现休克时体温略低,腹腔内血液吸收时体温略升高,但不超过 38 ℃。下腹有明显压痛、反跳痛,尤以患侧为重,肌紧张不明显,叩诊有移动性浊音。血凝后下腹可触及包块。

由于输卵管妊娠流产或破裂后,腹腔内急性大量出血及剧烈腹痛,以及妊娠终止的现实都将是孕妇出现较为激烈的情绪反应。可表现为哭泣、自责、无助、抑郁和恐惧等行为。

3.诊断检查

(1)腹部检查:输卵管妊娠流产或破裂者,下腹部有明显压痛或反跳痛,尤以患侧为甚,轻度腹肌紧张;出血多时,叩诊有移动性浊音;如出血时间较长,形成血凝块,在下腹可触及软性肿块。

(2)盆腔检查:输卵管妊娠未发生流产或破裂者,除子宫略大较软外,仔细检查可能触及胀大的输卵管并有轻度压痛。输卵管妊娠流产或破裂者,阴道后穹隆饱满,有触痛。将宫颈轻轻上抬或左右摇动时引起剧烈疼痛,称为宫颈抬举痛或摇摆痛,是输卵管妊娠的主要体征之一。子宫稍大而软,腹腔内出血多时子宫检查呈漂浮感。

(3)阴道后穹隆穿刺:是一种简单、可靠的诊断方法,适用于疑有腹腔内出血的患者。由于腹腔内血液易积聚于子宫直肠陷凹,抽出暗红色不凝血为阳性,说明存在血腹症。无内出血、内出血量少、血肿位置较高或子宫直肠陷凹有粘连者,可能抽不出血液,因而穿刺阴性不能排除输卵管妊娠存在。如有移动性浊音,可做腹腔穿刺。

(4)妊娠试验:放射免疫法测血中 HCG,尤其是 β-HCG 阳性有助诊断。虽然此方法灵敏度高,异位妊娠的阳性率一般可达 80%～90%,但 β-HCG 阴性者仍不能完全排除异位妊娠。

(5)血清孕酮测定:对判断正常妊娠胚胎的发育情况有帮助,血清孕酮值<5 ng/mL 应考虑宫内妊娠流产或异位妊娠。

(6)超声检查:B 超显像有助于诊断异位妊娠。阴道 B 超检查较腹部 B 超检查准确性高。诊断早期异位妊娠。单凭 B 超现象有时可能会误诊。若能结合临床表现及 β-HCG 测定等,对诊断的帮助很大。

(7)腹腔镜检查:适用于输卵管妊娠尚未流产或破裂的早期患者和诊断有困难的患者,腹腔内有大量出血或伴有休克者,禁做腹腔镜检查。在早期异位妊娠患者,腹腔镜可见一侧输卵管肿大,表面紫蓝色,腹腔内无出血或有少量出血。

(8)子宫内膜病理检查:诊刮仅适用于阴道流血量较多的患者,目的在于排除宫内妊娠流产。将宫腔排出物或刮出物做病理检查,切片中见到绒毛,可诊断为宫内妊娠,仅见蜕膜未见绒毛者有助于诊断异位妊娠。现已经很少依靠诊断性刮宫协助诊断。

(二)护理诊断

1.潜在并发症

出血性休克。

2.恐惧

恐惧与担心手术失败有关。

(三)预期目标

(1)患者休克症状得以及时发现并缓解。

(2)患者能以正常心态接受此次妊娠失败的事实。

(四)护理措施

1.接受手术治疗患者的护理

(1)护士在严密监测患者生命体征的同时,配合医师积极纠正患者休克症状,做好术前准备。手术治疗是输卵管异位妊娠的主要处理原则。对于严重内出血并发休克的患者,护士应立即开放静脉,交叉配血,做好输血输液的准备。以便配合医师积极纠正休克,补充血容量,并按急症手术要求迅速做好手术准备。

(2)加强心理护理:护士于术前简洁明了地向患者及家属讲明手术的必要性,并以亲切的态度和切实的行动赢得患者及家属的信任,保持周围环境的安静、有序,减少和消除患者的紧张、恐惧心理,协助患者接受手术治疗方案。术后,护士应帮助患者以正常的心态接受此次妊娠失败的现实,向她们讲述异位妊娠的有关知识,一方面可以减少因害怕再次发生移位妊娠而抵触妊娠的不良情绪,另一方面也可以增加和提高患者的自我保健意识。

2.接受非手术治疗患者的护理

对于接受非手术治疗方案的患者,护士应从以下几方面加强护理。

(1)护士需密切观察患者的一般情况、生命体征,并重视患者的主诉,尤应注意阴道流血量与腹腔内出血量不成比例,当阴道流血量不多时,不要误认为腹腔内出血量亦很少。

(2)护士应告诉患者病情发展的一些指征,如出血增多、腹痛加剧、肛门坠胀感明显等,以便当患者病情发展时,医患均能及时发现,给予相应处理。

(3)患者应卧床休息,避免腹部压力增大,从而减少异位妊娠破裂的机会。在患者卧床期间,护士需提供相应的生活护理。

(4)护士应协助正确留取血标本,以检测治疗效果。

(5)护士应指导患者摄取足够的营养物质,尤其是富含铁蛋白的食物,如动物肝脏、肉类、豆类、绿叶蔬菜及黑木耳等,以促进血红蛋白的增加,增强患者的抵抗力。

3.出院指导

输卵管妊娠的预后在于防治输卵管的损伤和感染,因此护士应做好妇女的健康保健工作,防止发生盆腔感染。教育患者保持良好的卫生习惯,勤洗浴、勤换衣,性伴侣稳定。发生盆腔炎后须立即彻底治疗,以免延误病情。另外,由于输卵管妊娠者中约有 10% 的再发生率和 50%～60% 的不孕率。因此,护士需告诫患者,下次妊娠时要及时就医,并且不宜轻易终止妊娠。

(五)护理评价

(1)患者的休克症状得以及时发现并纠正。

(2)患者消除了恐惧心理,愿意接受手术治疗。

(王丽莉)

第十三章 儿科护理

第一节 鹅 口 疮

鹅口疮又称急性假膜型假丝酵母性口炎，又名雪口病，是由白假丝酵母感染所引起口腔黏膜表面形成白色斑膜，为真菌感染。多见于新生儿、营养不良、腹泻、长期应用抗生素或激素的患儿。病程严重的患儿可引起下呼吸道、消化道真菌感染，最后发展为真菌性败血症。

一、病因及发病机制

(一)产道感染
婴儿出生时通过产道接触母体分泌物所引起的真菌感染。

(二)哺乳不洁
婴儿使用的奶具消毒不彻底，母亲乳房不洁或喂奶者手指污染，患儿经口进食后感染。

(三)滥用药物
患儿长期应用抗生素或激素，致患儿体内正常菌群失调，抵抗力下降，易造成真菌感染。

(四)其他因素
患儿因营养不良、腹泻等致机体免疫功能降低时，也可发生真菌感染。

二、临床表现

(一)症状及体征

1.口腔黏膜改变

患儿口腔黏膜表面出现乳白色、高于黏膜表面的乳凝块物，可呈点状或片状，除去斑膜，可见红色黏膜创面。最常见于颊黏膜，其次舌、齿龈、上颚，严重时蔓延到咽部及以下，表现为整个口腔均被白色斑膜覆盖。

2.疼痛

轻症患儿患处不痛，不影响进食。重症患儿出现烦躁、哭闹、拒食、食欲下降等表现。

3.低热

严重患儿可出现感染表现，可伴低热。

（二）并发症

1.假丝酵母性食管炎

白假丝酵母侵袭食管引起食管炎症，患儿可表现为吞咽困难、恶心等症状。

2.肺念珠菌病

口腔内真菌侵袭呼吸道从气管入肺部，导致肺部感染，患儿可表现为咳嗽、咳痰等症状，严重患儿可出现咳血、呼吸困难。

3.败血症

白假丝酵母侵入血液系统，引起真菌败血症。患儿临床表现不典型，可出现高热、精神反应差等表现，新生儿可出现呼吸暂停等表现。

三、辅助检查

口腔黏膜涂片可见霉菌丝及念珠菌孢子，以确定致病菌种类，作为诊断依据。

四、诊断

（一）症状体征

患儿口腔黏膜可见白色乳凝块状物，点状或片状，略突起，不易拭去。

（二）实验室检查

口腔黏膜涂片可见白假丝酵母菌丝及孢子。

五、治疗

（一）保持口腔清洁

喂奶前后用2%碳酸氢钠溶液清洁口腔，避免奶液残留。

（二）局部用药

用制霉菌素片1片（每片50万单位）溶于10 mL生理盐水中，然后涂口腔，每天2～3次。

六、护理

（一）护理评估

（1）评估患儿意识及精神情况，为患儿进行生命体征、身高、体重的测量，了解患儿基本生长发育情况。

（2）询问家属，了解患儿的既往史、过敏史、用药史、手术史及家族史等。

（3）评估患儿营养情况，有无食欲减退、拒食、吞咽困难等表现，进食时有无哭闹，询问患儿的大小便情况，尿量有无减少，有无便秘或腹泻等。

（4）评估患儿口腔黏膜情况，口腔黏膜有无白色片状物，能否拭去，出现的部位及范围，有无流涎、口臭，有无破损。

（5）询问患儿有无饮食不洁情况，出生时有无产道感染，有无滥用药物的情况。

（6）心理-社会状况。了解家属对疾病采取的治疗、护理的配合程度，以及家属对此疾病的知识缺乏程度。评估患儿及家属的心理状态和家庭经济承受能力。

(二)护理措施

1.一般护理

(1)休息与活动:患儿需保证每天睡眠充足,适当活动,增强患儿机体免疫力。

(2)饮食护理:给予患儿高热量、高蛋白、含丰富维生素的流食或半流食,避免食物过冷、过热或过硬,以免刺激患儿口腔黏膜引起疼痛或破损。每次喂奶后再给患儿喂服少量温开水,避免奶液在口腔中存留以促进真菌生长。

(3)预防感染:①患儿使用的餐具或奶具应给予彻底消毒,且一人一用,避免交叉感染;②指导家属正确喂养,加强个人卫生,接触患儿前后注意手卫生;③母乳喂养前后用温水将乳头清洗干净并擦干,保持内衣清洁干燥。

2.病情观察

(1)观察患儿生命体征变化,注意体温的变化,及时发现患儿感染征象。

(2)观察患儿精神状态变化,有无哭闹明显、拒食、吞咽困难以及食欲下降等表现。

(3)观察患儿口腔黏膜情况,注意口腔黏膜白斑有无扩大、破损等表现。

3.口腔护理

(1)保持口腔清洁,哺乳前后给予患儿用2‰碳酸氢钠溶液涂口腔,用棉签轻轻擦拭,使口腔成为碱性环境,可以抑制白假丝酵母的生长与繁殖。

(2)用制霉菌素片1片(每片50万单位)溶于10 mL生理盐水中,然后涂口腔,擦于患处,每天2～3次。

(3)给予患儿口腔上药时,需避开进食时间,宜在奶后进行,涂抹在口腔内白色斑膜上,动作要轻、快、准,以免患儿因疼痛或恶心出现哭闹从而影响护理操作。

4.心理护理

鹅口疮患儿年龄一般较小,且由于口腔黏膜的改变以及患儿哭闹、拒食易引起家属焦虑、担心及恐惧,医护人员应及时给予帮助,告知此病的病因、护理方法及治疗要点,以减轻家属的不良情绪。护理人员常与家属进行沟通,告知家属目前患儿所存在的问题,积极指导家属正确喂养,以增进护患关系,取得家属的信任,从而提高依从性。

5.健康教育

(1)生活指导:保持患儿周围环境的清洁,注意个人卫生。保证患儿营养充足,增强患儿机体免疫力,避免出现营养不良情况发生。

(2)饮食指导:母乳喂养需注意乳头的清洁,喂奶者注意手卫生,哺乳者勤换内衣,防止奶渍留在内衣上,引发细菌繁殖。患儿奶具及用物需进行严格消毒。保证患儿营养充足,注意饮食卫生。

(3)用药指导:教会家属给予患儿口腔黏膜上药的方法和注意事项,应避开进食时间,以便使药物长时间发挥作用。同时避免长期滥用广谱抗生素及激素类药物。

(王目香)

第二节　特发性血小板减少性紫癜

特发性血小板减少性紫癜是儿童常见的出血性疾病,与免疫机制有关,可发生于任何年龄。以自发性皮肤黏膜出血为特征;有些患儿以大量鼻出血或齿龈出血为主,伴有血小板计数减少,骨髓常规显示巨核细胞计数正常或增多,约 80% 的患儿在发病前 4 周有病毒感染史。临床上分为急性型、慢性型和反复型。

一、临床特点

(一)症状与体征

(1)皮肤黏膜出血:皮肤黏膜可见针尖样出血或瘀点、瘀斑,以四肢较多,散在或较密集分布,压之不褪色,不高出皮面。

(2)鼻出血或齿龈出血:有些患儿以大量鼻出血或齿龈出血为主。

(3)胃肠道出血:较少见,可表现为黑便。

(4)颅内出血:10% 的患儿发生颅内出血,成为特发性血小板减少性紫癜致死的主要原因,表现为头痛、嗜睡、昏迷、抽搐、意识模糊、小婴儿前囟饱满等。

(5)球结膜出血。

(6)少数患儿可有脾大。

(二)辅助检查

(1)血常规:血小板计数减少,急性型可低于 $20 \times 10^9/L$,出血严重者血红蛋白降低,网织红细胞升高。

(2)出血时间延长,凝血时间正常,血块退缩不良,束臂试验可阳性。

(3)骨髓检查:巨核细胞计数正常或增多,并伴有成熟障碍,产血小板型的巨核细胞计数减少,幼稚巨核细胞或成熟未释放巨核细胞比例增多,另见裸核巨核细胞。

(4)特发性血小板减少性紫癜患儿血小板抗体含量增高,如血小板抗体持续增高,提示治疗效果欠佳。

二、护理评估

(一)健康史

了解患儿 2～3 周内有无上呼吸道感染史,以前有无类似出血情况,家族中有无类似出血的患儿。

(二)症状、体征

检查全身皮肤出血点、瘀斑、血肿情况,有无鼻出血、牙龈出血,有无血尿、黑便等消化道及泌尿道出血情况,有无头痛、嗜睡、呕吐、抽搐等颅内出血症状。

(三)社会-心理因素

评估家长对本病相关知识的了解程度,评估患儿对疾病的承受能力。

（四）辅助检查

了解各项检查如血常规尤其是血小板计数,血小板抗体滴度,出、凝血时间等化验结果,判断疾病的严重程度。

三、常见护理问题

(1)合作性问题:出血。

(2)恐惧与出血危险有关。

(3)有感染的危险与糖皮质激素应用,机体抵抗力下降有关。

四、护理措施

（一）出血护理

按出血性疾病护理常规。

（二）病情观察

密切观察病情变化,及时了解患儿血小板动态变化,对血小板计数极低($<20\times10^9$/L)者,应密切观察有无自发出血情况发生。出血严重时,如大量鼻出血、黑便、血尿等,应定时测血压、脉搏、呼吸,观察面色、神志变化,正确记录出血量,早期发现失血性休克,及早采取抢救措施。密切观察有无颅内出血的先兆,如头痛、剧烈呕吐呈喷射状,视物模糊,烦躁不安等。

（三）用药护理

(1)避免应用引起血小板减少或抑制其功能的药物,如阿司匹林、双嘧达莫、吲哚美辛等。

(2)肾上腺皮质激素的应用要求剂量准确,适当应用胃黏膜保护剂,注意激素的不良反应,如高血压、高血糖、应激性溃疡等,如为口服给药,一定要发药到口。

(3)大剂量丙种球蛋白应用时要注意减慢液体滴速,及时观察有无变态反应现象,如发热、胸闷、气促、皮疹等,出现以上情况应及时报告医师进行处理。

(4)免疫抑制剂应用时要保护静脉通路,防止发生渗漏,若局部渗漏可用硫酸镁湿敷,注意消化道反应,鼓励多饮水。

（四）健康教育

(1)向家长讲述本病的有关知识、主要治疗手段,使其对该病有所了解,减轻家长及患儿的焦虑情绪。

(2)向家长及患儿说明骨髓穿刺是确诊本病的主要检查手段,讲明穿刺目的、操作过程,减少其顾虑,积极配合医师进行操作。

(3)向家长及患儿说明激素药物应用的重要性及应用过程中会产生短暂的不良反应如外貌、体形变化,胃口增加以及易感染等。

(4)告知家长避免患儿剧烈运动,注意安全,不要碰撞、摔伤,食物不能过硬,选择安全的玩具,在床栏上加护垫。

(5)压迫止血方法指导:受伤组织应加压 10~15 分钟,抬高患肢至心脏高度以上,以减少血流,用冷敷使血管收缩。

五、出院指导

(1)做好自我保护,服药期间不与感染患儿接触,去公共场所需戴口罩,预防感冒,以免引起病情加重或复发。

（2）出院后应按医嘱正确服药，激素类药物不能自行减量或停药，并定期门诊复查。

（3）出院后注意营养，尽量给以温凉、柔软饮食，不要食用带皮及壳的干果类食物，忌辛辣刺激性食物，可适当食用补血类食品，如红枣、花生皮等。

（4）不使用硬质牙刷，不挖鼻孔，用液状石蜡涂鼻腔防止鼻黏膜干燥出血，多饮水。

（5）慢性特发性血小板减少性紫癜脾切除患儿易患呼吸道及皮肤感染，甚至败血症，应酌情应用抗生素。

（6）指导家长识别出血征象，如瘀点、瘀斑，发现面色苍白、虚弱、不安、感觉异常应高度怀疑内出血倾向，出现剧烈的头痛、呕吐、不安、定向障碍、嗜睡等现象，应高度怀疑是否颅内出血，需及早就医。

（王目香）

第三节　过敏性紫癜

过敏性紫癜又称舒-亨综合征，是一种主要侵犯毛细血管的变态反应性疾病，以广泛的小血管炎症为病理基础。主要表现为皮肤紫癜、关节肿痛、腹痛、便血、血尿等。病因尚不明确，相关因素有感染，服用某些药物如苯巴比妥钠，食用鱼、虾、牛奶、蛋等动物蛋白以及花粉吸入，虫咬等。

一、临床特点

多见于学龄儿童及青年，病前1～3周常有上呼吸道感染史。多为急性起病，首发症状以皮肤紫癜为主，约半数患儿有关节肿痛或腹痛。

（一）皮肤紫癜

反复出现皮肤紫癜是本病的特点，多见于下肢及臀部，对称分布，分批出现，严重者波及上肢和躯干。紫癜大小不等、紫红色、高出皮面。少数重症紫癜可融合成大疱。有的患儿可发生血管神经性水肿。初起可为荨麻疹样，数小时后皮疹出血，渐变为暗红色，消退时留有褐斑。

（二）消化道症状

约2/3的患儿有消化道症状，反复出现突发性腹痛、恶心、呕吐及便血，伴肠鸣音增强及腹部压痛，有的发生在皮疹出现前。少数患儿可并发肠套叠和肠穿孔。

（三）关节肿痛及肿胀

多累及膝、踝、肘、腕等大关节，呈游走性，数天内消退，关节腔可有渗出，活动受限，不遗留关节畸形。

（四）肾损害

部分患儿在病程1～8周内发生紫癜性肾炎，出现血尿、蛋白尿及管型，伴血压增高及水肿，称为紫癜性肾炎。

（五）其他

偶有颅内出血、鼻出血、牙龈出血等。

二、护理评估

(一)健康史

了解皮疹出现的时间及分布,有无腹痛、便血、关节痛等,病前有无感染史、特殊食物(尤其动物蛋白类)和药物服用史,虫咬、花粉接触史等,以及居住环境,有无寄生虫,有无对药物、食物、花粉等过敏史,既往有无类似发作。

(二)症状、体征

评估患儿皮疹的分布和外观,腹痛和关节肿痛程度。大便的颜色、性状和尿色,有无水肿、血压增高等。

(三)社会-心理因素

评估患儿及家长对疾病的认知程度和治病态度。

(四)辅助检查

血小板计数,出、凝血时间是否正常;大便隐血试验是否阳性及尿常规的变化等。

三、常见护理问题

(一)皮肤黏膜完整性受损

皮肤黏膜完整性受损与变态反应性血管内皮受损有关。

(二)舒适改变

舒适改变与关节和肠道紫癜致腹痛、关节痛有关。

(三)合作性问题

消化道出血、肠套叠和肠穿孔。

四、护理措施

(一)皮肤护理

(1)保持皮肤清洁,避免摩擦、碰伤、抓伤,如有破溃及时处理,防止出血和感染。

(2)衣着宽松、柔软,并保持清洁、干燥。被褥平整、清洁、柔软,防止紫癜受压、破损。

(3)尽量减少肌内注射,静脉注射操作轻柔,尽量一针见血,扎压脉带切勿太紧,拔针后要延长进针部位的压迫时间。

(二)腹痛、便血护理

腹痛、有消化道出血时应卧床休息,给予舒适的体位,出血量多时要绝对卧床休息,给予静脉补液和输血。呕血严重者应注意保持呼吸道通畅。

(三)关节肿痛的护理

观察疼痛及肿胀情况,保持患肢功能位置,协助患儿选用舒适体位,做好日常生活护理。

(四)饮食护理

给予高营养、易消化饮食,避免食用动物蛋白,如鱼、虾、蟹、海鲜、鸡蛋、牛奶等,怀疑引起致病的食物也应避免食用。有肠道出血倾向者给予无渣半流质或流质饮食。呕血严重及便血者,应暂禁食。紫癜性肾炎时应给予低盐饮食。

(五)病情观察

(1)观察紫癜的分布,有无消退或增多。

（2）观察有无腹痛、便血等。腹痛者注意其部位和性质，有无压痛、反跳痛、肌紧张，以排除急腹症如肠套叠等。出血量多时要准确记录出血量，监测脉搏、血压，以便早期发现失血性休克。

（3）观察尿量、尿色、尿比重的变化，出现肾功能损害时，要注意有无水肿及血压升高。

（六）心理护理

过敏性紫癜往往易反复，病程长，患儿及家长多有急躁情绪，应针对具体情况做好解释，消除不良情绪，树立战胜疾病的信心。

（七）健康教育

向家长介绍过敏性紫癜的有关知识，尤其是饮食方面，向患儿及家长做好耐心细致的解释工作，讲明饮食护理的重要性，使家长主动配合治疗、护理。

五、出院指导

（1）避免接触变应原：春天少去公园，以免接触花粉；室内不要养花；家中勿养宠物，避免接触动物皮毛；忌食过敏食物；尽量避免应用过敏性的药物如某些抗生素、磺胺药、苯巴比妥钠、异烟肼等。保持生活环境清洁卫生，养成良好的卫生习惯，避免细菌、病毒、寄生虫感染。

（2）积极寻找变应原：注意进食某些食物、药物或接触某些物品与发病的关系，含动物蛋白的食物应逐步增加种类和量，并仔细观察。

（3）积极锻炼身体，增强抵抗力，尽量避免感染。

（4）肾型紫癜患儿遵医嘱按时、准确用药，对应用激素者应告知可能出现哪些不良反应，用药注意事项，不能随便加量、减量和停药，并要定期随访。

（王目香）

第四节 川 崎 病

川崎病又称皮肤黏膜淋巴结综合征，是一种以全身性血管炎为主要病理改变的急性发热、出疹性疾病。严重并发症为冠状动脉炎甚至冠状动脉瘤。发病年龄主要见于 10 岁以下小儿。

一、临床特点

（1）发热 5 天以上，高热 39～40 ℃，多数持续 10 天左右。

（2）四肢末端皮肤改变：急性期手足呈坚实性肿胀，指趾末端潮红，持续 1 周左右开始消退。同时在指、趾末端沿指甲与皮肤交界处出现膜状脱皮。

（3）躯干部有多形性红斑，无疱疹及血痂。卡介苗接种处再现红斑。肛周红，数天后有脱皮现象。

（4）两眼球结膜充血、干燥，无分泌物。唇干裂、红，有时有血痂。常见杨梅舌。

（5）口腔黏膜变化：口腔、咽部黏膜充血、疼痛，进食困难。

（6）颈部淋巴结非化脓性肿大，可为一过性。

（7）内脏损害：部分患儿可引起冠状动脉炎、冠状动脉扩张，甚至形成冠状动脉瘤或心肌梗死等病变，此病变可造成突然死亡。

（8）其他：可有呼吸道和消化道症状。偶见无菌性脑膜炎。

（9）辅助检查。①血常规：白细胞总数高，以中性粒细胞为主。C-反应蛋白增高，红细胞沉降率增快。血小板早期正常，以后显著增高。②心脏 B 超检查：冠状动脉扩张，以第 2～3 周检出率最高。

二、护理评估

（一）健康史

了解发热的时间，询问近期有无与麻疹、猩红热等患儿的接触史，有无服药及疗效如何。

（二）症状、体征

测量生命体征，尤其注意体温变化，检查有无皮疹、双眼结膜充血、口唇干燥、颈部淋巴结肿大，手足硬性水肿等。心脏听诊注意有无心脏受累的表现。

（三）社会-心理因素

了解患儿家庭经济状况，评估患儿家长的心理状态，对疾病的认识程度。

（四）辅助检查

了解外周血象、红细胞沉降率、C-反应蛋白等变化，了解超声心动图有无冠状动脉扩张及程度。

三、常见护理问题

（一）体温过高

体温过高与全身性血管炎性反应有关。

（二）皮肤黏膜完整性受损

皮肤黏膜完整性受损与血管炎性改变有关。

（三）合作性问题

冠状动脉炎。

（四）焦虑

焦虑与患儿和/或家长缺乏相关疾病的知识有关。

四、护理措施

（一）注意休息

急性期卧床休息，各种操作集中进行，动作轻柔，减少对患儿的各种刺激。

（二）饮食护理

给予清淡、高热量、高蛋白、高维生素、易消化流质或半流质饮食，避免酸、碱、热、粗等食物。鼓励多饮水。

（三）高热护理

每 4 小时 1 次监测体温并记录。高热时给温水擦浴等物理降温，必要时药物降温。警惕高热惊厥的发生。及时擦干汗液，更衣。

（四）皮肤黏膜护理

口腔护理每天 2 次，饭后及时漱口。维生素 E 涂口唇每天 1～2 次，及时处理口腔溃疡。洗净患儿双手、剪短指甲以免抓伤皮肤，对半脱的痂皮要采取正确的方法去除。肛周可涂少许液状石蜡。

（五）药物治疗护理

准时服用阿司匹林,注意药效及不良反应,长期使用阿司匹林者应注意肝功能损害及消化道症状。丙种球蛋白冲击疗法时偶尔见皮疹,严重可发生喉头水肿、休克。应严密观察,及时处理。

（六）并发症观察

密切观察心率、心音的改变,有无气急、烦躁不安及面色、精神状态的变化。必要时进行心肺监护。

（七）心理护理

及时向家长交代病情,并以安慰,消除紧张情绪,配合治疗。

（八）健康教育

(1)耐心讲解疾病的发展和预后,消除患儿和家长的紧张心理并使其积极配合治疗。

(2)急性期应绝对卧床休息,恢复期可适当锻炼,如有冠状动脉损害应避免剧烈活动。

(3)给予易消化、高热量、高蛋白、高维生素的流质或半流质。鼓励多饮水,避免酸、碱、热、粗、硬等食物。

(4)高热时,温水擦浴,必要时药物降温;及时擦干汗液,及时更衣。

五、出院指导

(1)出院后注意休息,避免剧烈运动,有冠状动脉受累者更应注意。要注意冷暖,防止感冒。

(2)给予易消化、高热量、高蛋白、高维生素的饮食。

(3)正确准时服药,在医师指导下正确减量,最后停服。密切观察有无皮肤出血,恶心、呕吐等症状,如有异常及时就医。

(4)少数患儿可能复发,如有类似症状出现要及时就医。

(5)定时随访,2年内每3～6个月1次,2年后每年1次,定期做心脏超声、C-反应蛋白、血常规等检查。

（王目香）

第五节 麻 疹

麻疹是由麻疹病毒引起的急性呼吸道传染病,以发热、咳嗽、流涕、结膜炎、口腔麻疹黏膜斑及全身皮肤斑丘疹为主要表现。麻疹具有高度的传染性,每年全球有数百万人发病。近年来,在全国范围内出现了麻疹流行,8个月之前的婴儿患病和大年龄麻疹的出现,是我国麻疹流行的新特点。

一、病因

麻疹病毒属副黏液病毒科,为RNA病毒,直径为100～250 nm,呈球形颗粒,有6种结构蛋白。仅有一个血清型,近年来发现该病毒有变异,其抗原性稳定。麻疹病毒在体外生活能力不强,对阳光和一般消毒剂均敏感,55 ℃ 15分钟即被破坏,含病毒的飞沫在室内空气中保持传染性一般不超过 2 小时,在流通空气中或日光下 30 分钟失去活力,对寒冷及干燥耐受力较强。麻疹疫苗需低温保存。

二、发病机制

麻疹病毒侵入易感儿后出现两次病毒血症。麻疹病毒随飞沫侵入上呼吸道、眼结膜上皮细胞,在其内复制繁殖并通过淋巴组织进入血流,形成第一次病毒血症。此后,病毒被单核巨噬细胞系统(肝、脾、骨髓)吞噬,并在其内大量繁殖后再次侵入血流,形成第二次病毒血症。引起全身广泛性损害而出现高热、皮疹等一系列临床表现。

三、病理

麻疹是全身性疾病,皮肤、眼结合膜、鼻咽部、支气管、肠道黏膜及阑尾等处可见单核细胞增生及围绕在毛细血管周围的多核巨细胞,淋巴样组织肥大。皮疹是由麻疹病毒致敏了的 T 淋巴细胞与麻疹病毒感染的血管内皮细胞及其他组织细胞作用时,产生迟发性的变态反应,使受染细胞坏死、单核细胞浸润和血管炎样病变。由于表皮细胞坏死、变性引起脱屑。崩解的红细胞及血浆渗出血管外,使皮疹消退后留有色素沉着。麻疹黏膜斑与皮疹病变相同。麻疹的病理特征是受病毒感染的细胞增大并融合形成多核巨细胞。其细胞大小不一,内含数十至百余个核,核内外有病毒集落(嗜酸性包涵体)。

四、流行病学

(一)传染源

患者是唯一的传染源。出疹前 5 天至出疹后 5 天均有传染性,如合并肺炎传染性可延长至出疹后 10 天。

(二)传播途径

患者口、鼻、咽、气管及眼部的分泌物中均含有麻疹病毒,主要通过喷嚏、咳嗽和说话等空气飞沫传播。密切接触者可经污染病毒的手传播,通过衣物、玩具等间接传播者少见。

(三)易感人群和免疫力

普遍易感,易感者接触患者后,90%以上发病,病后能获持久免疫。由于母体抗体能经胎盘传给胎儿,因而麻疹多见于 6 个月以上的小儿,6 个月～5 岁小儿发病率最高。

(四)流行特点

全年均可发病,以冬、春两季为主,高峰在 2～5 月份。自麻疹疫苗普遍接种以来,发病的周期性消失,发病年龄明显后移,青少年及成人发病率相对上升,育龄妇女患麻疹增多,并将可能导致先天麻疹和新生儿麻疹发病率上升。

五、临床表现

(一)潜伏期

平均 10 天(6～18 天),接受过免疫者可延长至 3～4 周。潜伏期末可有低热、全身不适。

(二)前驱期(发疹前期)

从发热至出疹,常持续 3～4 天,以发热、上呼吸道炎和麻疹黏膜斑为主要特征。此期患儿体温逐渐增高达 39～40 ℃。同时伴有流涕、咳嗽、流泪等类似感冒症状,但结膜充血、畏光流泪及眼睑水肿是本病特点。90%以上的患者于病程的第 2～3 天,在第一臼齿相对应的颊黏膜处,可出现 0.5～1 mm 大小的白色麻疹黏膜斑(柯氏斑),周围有红晕,常在 2～3 天内消退,具有早期诊断价值。

(三)出疹期

多在发热后 3～4 天出现皮疹,体温可突然升高到 40～40.5 ℃。皮疹初见于耳后发际,渐延及面、颈、躯干、四肢及手心足底,2～5 天出齐。皮疹为淡红色充血性斑丘疹,大小不等,压之褪色,直径 2～4 mm,散在分布,皮疹痒,疹间皮肤正常。病情严重时皮疹常可融合呈暗红色,皮肤水肿,面部水肿变形。此期全身中毒症状及咳嗽加剧,可因高热引起谵妄、嗜睡,可发生腹痛、腹泻和呕吐,可伴有全身淋巴结及肝脾大,肺部可闻少量湿啰音。

(四)恢复期

出疹 3～5 天后,体温下降,全身症状明显减轻。皮疹按出疹的先后顺序消退,可有麦麸样脱屑及浅褐色素斑,7～10 天消退。麻疹无并发症者病程为 10～14 天。少数患者,病程呈非典型经过。体内尚有一定免疫力者呈轻型麻疹,症状轻,常无黏膜斑,皮疹稀而色淡,疹退后无脱屑和色素沉着,无并发症,此种情况多见于潜伏期内接受过丙种球蛋白或成人血注射的患儿。体弱、有严重继发感染者呈重型麻疹,持续高热,中毒症状重,皮疹密集融合,常有并发症或皮疹骤退、四肢冰冷、血压下降等循环衰竭表现,病死率极高。此外,注射过减毒活疫苗的患儿还可出现无典型黏膜斑和皮疹的无疹型麻疹。

麻疹的临床表现需与其他小儿出疹性疾病鉴别见表 13-1。

表 13-1 小儿出疹性疾病鉴别

疾病	病原	发热与皮疹关系	皮疹特点	全身症状及其他特征
麻疹	麻疹病毒	发热 3～4 天,出疹期热更高	红色斑丘疹,自头部→颈→躯干→四肢,退疹后有色素沉着及细小脱屑	呼吸道卡他性炎症、结膜炎、发热第 2～3 天口腔黏膜斑
风疹	风疹病毒	发热后半天至一天出疹	面部→躯干→四肢,斑丘疹,疹间有正常皮肤,退疹后无色素沉着及脱屑	全身症状轻,耳后、枕部淋巴结肿大并触痛
幼儿急疹	人疱疹病毒 6 型	高热 3～5 天热退疹出	红色斑丘疹,颈及躯干部多见,一天出齐,次日消退	一般情况好,高热时可有惊厥,耳后、枕部淋巴结亦可肿大
猩红热	乙型溶血性链球菌	发热 1～2 天出疹,伴高热	皮肤弥漫充血,上有密集针尖大小丘疹,持续 3～5 天退疹,1 周后全身大片脱皮	高热,中毒症状重,咽峡炎,杨梅舌,环口苍白圈,扁桃体炎
肠道病毒感染	埃可病毒柯萨奇病毒	发热时或退热后出疹	散在斑疹或斑丘疹,很少融合,1～3 天消退,不脱屑,有时可呈紫癜样或水泡样皮疹	发热,咽痛,流涕,结膜炎,腹泻,全身或颈、枕淋巴结肿大
药物疹		发热、服药史	皮疹痒感,摩擦及受压部位多,与用药有关,斑丘疹、疱疹、猩红热样皮疹、荨麻疹	原发病症状

(五)并发症

(1)支气管肺炎:出疹 1 周内常见,占麻疹患儿死因的 90% 以上。

(2)喉炎:出现频咳、声嘶,甚至哮吼样咳嗽,极易出现喉梗阻,如不及时抢救可窒息而死。

(3)心肌炎:少见的严重并发症,多见于 2 岁以下、患重症麻疹或并发肺炎者和营养不良患者。

(4)麻疹脑炎:多发生于疹后 2～6 天,也可发生于疹后 3 周内。与麻疹的轻重无关。临床表现与其他病毒性脑炎相似,多经 1～5 周恢复,部分患者留有后遗症。

(5)结核病恶化。

六、辅助检查

(一)一般检查
血白细胞总数减少,淋巴细胞相对增多。

(二)病原学检查
从呼吸道分泌物中分离出麻疹病毒,或检测到麻疹病毒均可做出特异性诊断。

(三)血清学检查
在出疹前 1～2 天时用 ELSIA 法可检测出麻疹特异性 IgM 抗体,有早期诊断价值。

七、治疗原则

目前尚无特异性药物,宜采取对症治疗、中药透疹治疗及并发症治疗等综合性治疗措施。麻疹患儿对维生素 A 的需求量加大,WHO 推荐。在维生素 A 缺乏地区的麻疹患儿应补充维生素 A,<1 岁的患儿每天给 10 万单位,年长儿 20 万单位,共 2 天,有维生素 A 缺乏眼症者,1～4 周后应重复。

八、护理评估

(一)健康史询问
患儿有无麻疹的接触史及接触方式,出疹前有无发热、咳嗽、喷嚏、畏光、流泪及口腔黏膜改变等;询问出疹顺序及皮疹的性状,发热与皮疹的关系;询问患儿的营养状况及既往史,有无接种麻疹减毒活疫苗及接种时间。

(二)身体状况
评估患儿的生命体征,如体温、脉搏、呼吸、神志等;观察皮疹的性质、分布、颜色及疹间皮肤是否正常;有无肺炎、喉炎、脑炎等并发症。分析辅助检查结果,注意有无血白细胞总数减少、淋巴细胞相对增多;有无检测到麻疹病毒特异性 IgM 抗体,或分离出麻疹病毒等。

(三)心理-社会状况
评估患儿及家长的心理状况、对疾病的应对方式;了解家庭及社区对疾病的认知程度、防治态度。

九、护理诊断

(一)体温过高
体温过高与病毒血症、继发感染有关。

(二)皮肤完整性受损
皮肤完整性受损与麻疹病毒感染有关。

(三)营养失调
低于机体需要量与病毒感染引起消化吸收功能下降、高热消耗增多有关。

（四）有感染的危险

危险与免疫功能下降有关。

（五）潜在并发症

肺炎、喉炎、脑炎。

十、预期目标

（1）患儿体温降至正常。

（2）患儿皮疹消退、皮肤完整、无感染。

（3）患儿住院期间能得到充足的营养。

（4）患儿不发生并发症或发生时得到及时发现和处理。

十一、护理措施

（一）维持正常体温

1.卧床休息

绝对卧床休息至皮疹消退、体温正常为止。室内空气新鲜，每天通风 2 次（避免患儿直接吹风以防受凉），保持室温于 18～22 ℃，湿度 50％～60％。衣被穿盖适宜，忌捂汗，出汗后及时擦干更换衣被。

2.高热的护理

出疹期不宜用药物或物理方法强行降温，尤其是乙醇擦浴、冷敷等物理降温，以免影响透疹。体温＞40 ℃时可用小量的退热剂，以免发生惊厥。

（二）保持皮肤黏膜的完整性

1.加强皮肤的护理

保持床单整洁干燥和皮肤清洁，在保温情况下，每天用温水擦浴更衣一次（忌用肥皂），腹泻患儿注意臀部清洁，勤剪指甲防抓伤皮肤继发感染。及时评估透疹情况，如透疹不畅，可用鲜芫荽煎水服用并擦身（须防烫伤），以促进血循环，使皮疹出齐、出透，平稳度过出疹期。

2.加强五官的护理

室内光线宜柔和，常用生理盐水清洗双眼，再滴入抗生素眼液或眼膏（动作应轻柔，防眼损伤），可加服维生素 A 预防眼干燥症。防止呕吐物或泪水流入外耳道发生中耳炎。及时清除鼻痂、翻身拍背助痰排出，保持呼吸道通畅。加强口腔护理，多喂白开水，可用生理盐水或朵贝液含漱。

（三）保证营养的供给

发热期间给予清淡易消化的流质饮食，如牛奶、豆浆、蒸蛋等，常更换食物品种，少量多餐，以增加食欲利于消化。多喂开水及热汤，利于排毒、退热、透疹。恢复期应添加高蛋白、高维生素的食物。指导家长做好饮食护理，无须忌口。

（四）注意病情的观察

麻疹并发症多且重，为及早发现，应密切观察病情。出疹期如透疹不畅、疹色暗紫、持续高烧、咳嗽加剧、鼻扇喘憋、发绀、肺部啰音增多，为并发肺炎的表现，重症肺炎尚可致心力衰竭；患儿出现频咳、声嘶、甚至哮吼样咳嗽、吸气性呼吸困难、三凹征，为并发喉炎表现；患儿出现嗜睡、惊厥、昏迷为脑炎表现。病期还可导致原有结核病的恶化。如出现上述表现应予以相应护理。

(五)预防感染的传播

麻疹是可以预防的。为控制其流行,应加强社区人群的健康宣教。

1.管理好传染源

对患儿宜采取呼吸道隔离至出疹后 5 天,有并发症者延至疹后 10 天。接触的易感儿隔离观察 21 天。

2.切断传播途径

病室要注意通风换气。进行空气消毒,患儿衣被及玩具暴晒 2 小时,减少不必要的探视,预防继发感染。因麻疹可通过中间媒界传播,如被患者分泌物污染的玩具、书本、衣物,经接触可导致感染,所以医务人员接触患儿后,必须在日光下或流动空气中停留 30 分钟以上,才能再接触其他患儿或健康易感者。流行期间不带易感儿童去公共场所,托幼机构暂不接纳新生。

3.保护易感儿童

(1)被动免疫:对年幼、体弱的易感儿肌内注射人血丙种球蛋白或胎盘球蛋白,接触后 5 天内注射可免于发病,6 天后注射可减轻症状,有效免疫期 3～8 周。

(2)主动免疫:为提高易感者免疫力,对 8 个月以上未患过麻疹的小儿可接种麻疹疫苗。接种后 12 天血中出现抗体,一月达高峰,故易感儿接触患者后 2 天内接种有预防效果。由于麻疹疫苗免疫接种后阳转率不是 100%,且随时间延长,免疫效果可变弱,1989 年美国免疫咨询委员会提出:4～6 岁儿童进幼儿园和小学时,应第二次接种麻疹疫苗,进入大学的年轻人要再次进行麻疹免疫。急性结核感染者如需注射麻疹疫苗应同时进行结核治疗。

十二、护理评价

评价患儿体温是否降至正常,皮疹是否出齐、出透,皮肤是否完整,是否合并其他感染,能否得到充足的营养;患儿家长是否了解麻疹的有关知识,能否配合好消毒隔离、家庭护理等。

(王目香)

第六节　水　　痘

水痘是由水痘-带状疱疹病毒(varicella-zoster virus,VZV)所引起的传染性较强的儿童常见急性传染病。临床以轻度发热、全身性分批出现的皮肤黏膜斑疹、丘疹、疱疹和结痂并存为特点,全身中毒症状轻。水痘的传染性极强,易感儿接触水痘患儿后,几乎均可患病。原发感染表现为水痘,一般预后良好,病后可获持久免疫。成年以后再次发病时表现为带状疱疹。

一、病因

水痘-带状疱疹病毒属 α 疱疹病毒亚科,病毒核心为双股 DNA,只有一个血清型。该病毒在儿童时期,原发感染表现为水痘,恢复后病毒可长期潜伏在脊髓后根神经节或颅神经的感觉神经节内,少数人在青春期或成年后,当机体免疫力下降或受冷、热、药物、创伤、恶性病或放射线等因素作用,病毒被激活,再次发病,表现为带状疱疹。水痘-带状疱疹病毒在外界抵抗力弱,不耐热和酸、对乙醚敏感,在痂皮中不能存活,但在疱疹液中可长期存活。

二、发病机制

水痘-带状疱疹病毒主要由飞沫传播,也可经接触感染者疱液或输入病毒血症期血液而感染,病毒侵入机体后在呼吸道黏膜细胞中复制,而后进入血流,形成病毒血症。在单核巨噬细胞系统内再次增殖后释放入血,形成第二次病毒血症。由于病毒入血往往是间歇性的,导致患儿皮疹分批出现,且不同性状皮疹同时存在。皮肤病变仅限于表皮棘细胞层,故脱屑后不留瘢痕。

三、病理

水痘的皮损为表皮棘细胞气球样变性、肿胀,胞核内嗜酸性包涵体形成,临近细胞相互融合形成多核巨细胞,继而有组织液渗出形成单房性水泡。泡液内含大量病毒。由于病变浅表,愈后不留瘢痕。黏膜病变与皮疹类似。

四、流行病学

(一)传染源

水痘患者是唯一传染源,病毒存在于患儿上呼吸道鼻咽分泌物、皮肤黏膜斑疹及疱疹液中。出疹前1天至疱疹全部结痂时均有传染性,且传染性极强,接触者90%发病。

(二)传播途径

主要通过空气飞沫传播。亦可通过直接接触疱液、污染的用具而感染。孕妇分娩前患水痘可感染胎儿,在出生后2周左右发病。

(三)易感人群

普遍易感,以1~6岁儿童多见,6个月以内的婴儿由于有母亲抗体的保护,很少患病。但如孕期发生水痘,则可从胎盘传给新生儿。水痘感染后一般可获得持久免疫,但可以发生带状疱疹。

(四)流行特点

本病一年四季均可发病,以冬、春季高发。

五、临床表现

(一)典型水痘

1.潜伏期

潜伏期12~21天,平均14天。

2.前驱期

前驱期可无症状或仅有轻微症状,全身不适、乏力、咽痛、咳嗽,年长儿前驱期症状明显,体温可达38.5 ℃,持续1~2天迅速进入出疹期。

3.出疹期

发热第1天就可出疹,其皮疹特点如下。

(1)皮疹按斑疹、丘疹、疱疹、结痂的顺序演变。连续分批出现,一般2~3批,每批历时1~6天,同一部位可见不同性状的皮疹。

(2)疱疹形态呈椭圆形,3~5 mm大小,周围有红晕,无脐眼,经24小时。水痘内容物由清亮变为混浊,疱疹出现脐凹现象,泡壁薄易破,瘙痒感重,疱疹3~4天在中心开始干缩,迅速结痂,愈后多不留疤痕。

(3)皮疹为向心性分布,躯干部皮疹最多,四肢皮疹少,手掌和足底更少。皮疹的数目多少不一,皮疹愈多,全身症状愈重。

(4)水痘病变浅表,愈后多不留瘢痕。部分患儿疱疹可发于口腔、咽喉、结膜和阴道黏膜,破溃后形成溃疡。

水痘为自限性疾病,一般10天左右自愈。

(二)重型水痘

少数体质很弱或正在应用肾上腺皮质激素的小儿,如果感染水痘,可发生出血性和播散性皮疹,病儿高热,疱疹密布全身,疱疹内液呈血性,皮肤黏膜可出现瘀点和瘀斑,病死率高。

(三)先天性水痘

妊娠早期发生水痘,偶可引起胎儿畸形,致新生儿患先天性水痘综合征。接近产期感染水痘,新生儿病情多严重,病死率高达30%。

(四)并发症

水痘患儿可继发皮肤细菌感染、肺炎和脑炎等,水痘脑炎一般于出生后1周左右发生。水痘应注意与天花、丘疹样荨麻疹鉴别。

六、辅助检查

(一)血常规

外围血白细胞计数正常或稍低。

(二)疱疹刮片检查

可发现多核巨细胞及核内包涵体。

(三)血清学检查

做血清特异性抗体IgM检查,抗体在出疹1~4天后即出现,2~3周后滴度增高4倍以上即可确诊。

七、治疗原则

(一)对症治疗

可用维生素B_{12}肌内注射,如有高热可给予退热剂但避免使用阿司匹林,以免增加Reye综合征的危险。可给予人血丙种球蛋白免疫治疗及血浆支持,以减轻症状和缩短病程。对免疫功能受损或正在应用免疫抑制剂的患儿,应尽快将糖皮质激素减至生理量并尽快停药。

(二)抗病毒治疗

阿昔洛韦(ACV)为目前首选抗水痘病毒的药物,但只有在水痘发病后24小时内用药才有效。

八、护理诊断

(一)皮肤完整性受损

皮肤完整性受损与病毒感染及细菌继发感染有关。

(二)有传播感染的危险

危险与呼吸道及疱疹液排出病毒有关。

（三）潜在并发症

脑炎、肺炎、血小板减少、心肌炎。

九、护理措施

（一）恢复皮肤的完整性

（1）室温适宜，衣被不宜过厚，以免造成患儿不适，增加痒感。勤换内衣，保持皮肤清洁。防止继发感染。剪短指甲，婴幼儿可戴并指手套，以免抓伤皮肤，继发感染或留下疤痕。

（2）皮肤瘙痒吵闹时，设法分散其注意力，或用温水洗浴、局部涂 0.25％冰片炉甘石洗剂或5％碳酸氢钠溶液，亦可遵医嘱口服抗组胺药物。疱疹破溃时涂 1％甲紫，继发感染者局部用抗生素软膏，或遵医嘱给抗生素口服控制感染。有报道用麻疹减毒活疫苗 0.3～1 mL 一次皮下注射，可加速结痂，不再出现新皮疹，疗效明显。

（二）病情观察

注意观察精神、体温、食欲及有无呕吐等，如有口腔疱疹溃疡影响进食，应给予补液。如有高热，可用物理降温或适量退热剂，忌用阿司匹林，以免增加 Reye 综合征的危险。水痘临床过程一般顺利，偶可发生播散性水痘、并发肺炎或脑炎，应注意观察，及早发现，并予以相应的治疗及护理。

（三）避免使用肾上腺皮质激素类药物（包括激素类软膏）

应用激素治疗其他疾病的患儿一旦接触了水痘患者，应立即肌内注射较大剂量的丙种球蛋白0.4～0.6 mL/kg，或带状疱疹免疫球蛋白 0.1 mL/kg，以期减轻病情。如已发生水痘，肾上腺皮质激素类药物应争取在短期内递减，逐渐停药。

（四）预防感染的传播

1.管理传染源

大多数无并发症的水痘患儿多在家隔离治疗，应隔离患儿至疱疹全部结痂或出疹后 7 天止。

2.保护易感者

保持室内空气新鲜，托幼机构宜采用紫外线消毒。避免易感者接触，尤其是体弱、免疫缺陷者更应加以保护。如已接触，应在接触水痘后 72 小时内给予水痘-带状疱疹免疫球蛋白（VZIG）125～625 U/kg 肌内注射，或恢复期血清肌内注射，可起到预防或减轻症状的作用。孕妇如患水痘，则终止妊娠是最好的选择，母亲在分娩前 5 天或新生儿生后 2 天患水痘，也应使用 VZIG。近年来国外试用水痘-带状疱疹病毒减毒活疫苗效果满意，不良反应少，接触水痘后立即给予即可预防发病，即使患病症状也很轻微。所以凡使用免疫抑制剂或恶性病患儿在接触水痘后均应立即给予注射。

（五）健康教育

水痘传染性强，对社区人群除进行疾病病因、表现特点、治疗护理要点知识宣教外，为控制疾病的流行，重点应加强预防知识教育。如流行期间避免易感儿去公共场所。介绍水痘患儿隔离时间，使家长有充分思想准备，以免引起焦虑。告之卧床休息时间及至热退及症状减轻。保证患儿足够营养，饮食宜清淡、富含营养，多饮水。为家长示范皮肤护理方法，注意检查，防止继发感染。

（王目香）

第七节 猩 红 热

猩红热是由 A 组乙型溶血性链球菌引起的急性呼吸道传染病,常在冬末春初流行,多见于 3 岁以上儿童。临床以发热、咽峡炎、草莓舌、全身弥漫性鲜红色皮疹和疹退后片状蜕皮为特征。少数起病后 1～5 周可发生变态反应性风湿病及急性肾小球肾炎。

一、病因

A 组乙型溶血性链球菌是唯一对人类致病的链球菌,具有较强的侵袭力,能产生致热性外毒素,又称红疹毒素,是本病的致病菌。该菌外界生命力较强,在痰液和渗出物中可存活数周,但对热及一般消毒剂敏感。

二、发病机制

病原菌及其毒素等产物在侵入部位及其周围组织引起炎症和化脓性变化,并进入血液循环,引起败血症,致热毒素引起发热和红疹。

三、病理

链球菌及其毒素侵入机体后,主要产生如下 3 种病变。

(一)化脓性病变

病原菌侵入咽部后,由于 A 组菌的 M 蛋白能抵抗机体的白细胞的吞噬作用,因而可在局部产生化脓性炎症反应,引起咽峡炎、化脓性扁桃体炎。

(二)中毒性病变

细菌毒素吸收入血后引起发热等全身中毒症状。红疹毒素使皮肤和黏膜血管充血、水肿、上皮细胞增殖与白细胞浸润,以毛囊周围最明显,出现典型猩红热皮疹。

(三)变态反应性病变

病程 2～3 周。少数患者发生变态反应性病理损害,主要为心、肾及关节滑膜等处非化脓性炎症。人体可对红疹毒素产生较持久的抗体,一般人一生只得一次猩红热。再次感染这种细菌时仅表现为化脓性扁桃体炎。

四、流行病学

(一)传染源

患者及带菌者为主,自发病前 24 小时至疾病高峰传染性最强。

(二)传播途径

主要通过空气飞沫直接传播,亦可由食物、玩具、衣服等物品间接传播。偶可经伤口、产道污染而传播。

(三)易感人群

人群普遍易感。10 岁以下小儿发病率高。

(四)流行特征

四季皆可发生,但以春季多见。

五、临床表现

(一)普通型

1.潜伏期

1～12天,一般2～5天。

2.前驱期

数小时至1天。起病急、畏寒、高热,多为持续性,常伴头痛、恶心呕吐、全身不适、咽部红肿、扁桃体发生化脓性炎症。

3.出疹期

(1)皮疹:多在发热后第2天出现,始于耳后、颈部及上胸部,24小时左右迅速波及全身。皮疹特点为全身弥漫性充血的皮肤上出现分布均匀的针尖大小的丘疹,压之褪色,触之有砂纸感,疹间无正常皮肤,伴有痒感。皮疹约48小时达高峰,然后体温下降、皮疹按出疹顺序,2～4天内消失。

(2)特殊体征:腋窝、肘窝、腹股沟处可见皮疹密集并伴出血点,呈线状,称为帕氏线。面部潮红,有少量皮疹,口鼻周围无皮疹,略显苍白,称为口周苍白圈杨梅舌是指病初舌被覆白苔,3～4天后白苔脱落,舌乳头红肿突起。

4.脱屑期

多数患者于病后1周末,按出疹顺序开始脱屑,躯干为糠皮样脱屑,手掌、足底可见大片状脱皮,呈"手套""袜套"状。脱皮持续1～2周。

5.并发症

并发症为变态反应性疾病,多发生于病程的2～3周。主要有急性肾小球肾炎、风湿病、关节炎等。

(二)轻型

起病缓,低热,全身中毒症状轻,咽部稍充血,皮疹稀少,色淡或隐约可见。

(三)重症

发病急,中毒症状重,咽峡炎明显,皮疹呈片状红斑,甚至为出血疹,常有高热、烦躁或嗜睡,甚至昏迷、惊厥、休克,易并发肺炎、蜂窝织炎、急性肾小球肾炎、风湿性关节炎等。

(四)外科猩红热

多继发于皮肤创伤、烧伤或产道感染,皮疹常在创口周围出现,然后波及全身,全身症状轻。预后好。

六、辅助检查

(一)血常规

白细胞总数增高,可达$(10～20)×10^9/L$,中性粒细胞占80%以上。

(二)咽拭子培养

治疗前取咽拭子或其他病灶分泌物培养,可得到乙型溶血性链球菌。

七、治疗原则

首选青霉素 G 治疗,中毒症状重或伴休克症状者。应给予相应处理,防治并发症。

八、护理诊断

(一)体温过高
体温过高与感染、毒血症有关。

(二)皮肤黏膜完整性受损
受损与皮疹、脱皮有关。

(三)有传播的危险
危险与病原体播散有关。

(四)舒适改变
改变与咽部充血、皮疹有关。

(五)合作性问题
中耳炎、肺炎、蜂窝织炎、急性肾小球肾炎、风湿性关节炎。

九、护理措施

(一)发热护理
(1)急性期患者绝对卧床休息 2～3 周以减少并发症。高热时给予适当物理降温,但忌用冷水或酒精擦浴。

(2)急性期应给予营养丰富的含大量维生素且易消化的流质、半流质饮食,恢复期给软食,鼓励并帮助患者进食。提供充足的水分,以利散热及排泄毒素。

(3)遵医嘱及早使用青霉素 G,7～10 天。并给溶菌酶含片或用生理盐水、稀释 2～5 倍的复方硼砂溶液漱口,每天 4～6 次。

(二)皮肤护理
观察皮疹及脱皮情况,保持皮肤清洁,可用温水清洗皮肤(禁用肥皂水),剪短患儿指甲,避免抓破皮肤。脱皮时勿用手撕扯,可用消毒剪刀修剪,以防感染。

(三)密切观察病情
意测量体温,观察咽部变化、皮疹的发生发展,有无中毒症状。重型患儿应严密监测生命体征,密切观察精神状态、神志、周围循环,并注意观察血压变化,有无眼睑水肿、尿量减少及血尿等。每周送尿常规检查两次。

(四)预防感染的传播
1.隔离患儿

呼吸道隔离至症状消失后 1 周,连续咽拭子培养 3 次阴性后即解除隔离。有化脓性并发症者应隔离至治愈为止。

2.切断传播途径

室内通风换气或用紫外线照射进行消毒,患者鼻咽分泌物须以 2‰～3‰氯胺或漂白粉澄清液消毒,被患者分泌物所污染的物品,如食具、玩具、书籍、衣被褥等。可分别采用消毒液浸泡、擦拭、蒸煮或日光曝晒等。

3.保护易感人群

对密切接触者需医学观察 7 天,并可口服磺胺类药物或红霉素 3～5 天以预防疾病发生。

(五)健康教育

向家长说明猩红热的发病原因、传染源、传播途径,呼吸道隔离的意义。密切接触者应医学观察 7～12 天。患儿的分泌物及污染物应消毒处理,患儿居室应进行空气消毒。多饮水有助于体内毒素的排出。

（王目香）

第十四章 眼科护理

第一节 泪囊炎

一、新生儿泪囊炎

(一)概述

新生儿泪囊炎也是儿童常见眼病之一。其是由于鼻泪管下端先天残膜未开放造成泪道阻塞,致使泪液滞留于泪囊之内,伴发细菌感染引起的。常见致病菌为葡萄球菌、链球菌、假白喉杆菌等。

(二)诊断

1.症状

出生后数周或数天发现患儿溢泪并伴有黏液脓性分泌物。

2.体征

内眦部有黏液脓性分泌物,局部结膜充血,下睑皮肤浸渍或粗糙,可伴有湿疹。指压泪囊区有脓性分泌物从泪小点溢出。

3.辅助检查

分泌物行革兰染色,血琼脂培养以确定感染细菌类型。

(三)鉴别诊断

1.累及内眦部眼眶蜂窝织炎

挤压泪囊区无分泌物自泪小点溢出。

2.急性筛窦炎

鼻骨表面疼痛、肿胀,发红区可蔓延至内眦部。

3.急性额窦炎

炎症主要累及上睑,前额部有触痛。

(四)治疗

1.按摩

用示指沿泪囊上方向下方挤压,挤压后滴抗生素滴眼液,2~4 次/天。

2.滴眼液或眼膏

有黏液脓性分泌物时,滴抗生素滴眼液或眼膏,2~4 次/天。

3.泪道探通术

对于 2~4 个月患儿可以施行泪道探通手术,探通后滴抗生素眼药 1 周。

4.泪道插管手术

对于大于 5 个月或者存在反复泪道探通手术失败的患儿可以考虑行泪道插管手术治疗。

5.抗感染治疗

继发急性泪囊炎或眼眶蜂窝织炎时,须及时全身及局部抗感染治疗。

二、急性泪囊炎

(一)概述

急性泪囊炎是儿童比较少见但十分严重的泪道疾病。其常继发于新生儿泪囊炎、先天性泪囊突出、泪囊憩室及先天性骨性鼻泪管发育异常等。常见致病菌为葡萄球菌、链球菌等。

(二)诊断

1.症状

内眦部红肿,疼痛,患眼流泪并伴有黏液脓性分泌物。

2.体征

内眦部充血肿胀,患眼局部结膜充血,可伴有全身症状如发热等。

3.辅助检查

分泌物行革兰染色、血琼脂培养以确定感染细菌类型。

(三)鉴别诊断

1.累及内眦部眼眶蜂窝织炎

挤压泪囊区无分泌物自泪小点溢出。

2.急性筛窦炎

鼻骨表面疼痛、肿胀,发红区可蔓延至内眦部。

3.急性额窦炎

炎症主要累及上睑,前额部有触痛。

(四)治疗

(1)全身及局部应用广谱抗生素治疗。根据眼部分泌物细菌培养加药敏实验结果调整用药。

(2)局部脓肿形成,可以先尝试经上、下泪小点引流脓液。如果上述方法无效,则只能行经皮肤的切开引流。

(3)炎症控制后尽快行进一步影像学检查如 CT 等,明确发病原因。根据不同的发病原因行进一步的治疗。

三、护理措施

(一)慢性期护理重点

1.指导正确滴眼药

每次滴眼药前,先用手指按压泪囊区或行泪道冲洗,排空泪囊内的分泌物后,再滴抗生素眼药水,每天 4~6 次。

2.冲洗泪道

选用生理盐水加抗生素行泪道冲洗,每周1～2次。

(二)急性期护理重点

(1)指导正确热敷和超短波物理治疗,以缓解疼痛,注意防止烫伤。

(2)按医嘱应用有效抗生素,注意观察药物的不良反应。

(3)急性期切忌泪道冲洗或泪道探通,以免感染扩散,引起眼眶蜂窝织炎。

(4)脓肿未形成前,切忌挤压,以免脓肿扩散,待脓肿局限后切开排脓或行鼻内镜下开窗引流术。

(三)新生儿泪囊炎护理重点

指导患儿父母泪囊局部按摩方法,置患儿立位或侧卧位,用一手拇指自下睑眶下线内侧与眼球之间向下压迫,压迫数次后滴用抗生素眼水,每天进行 3～4 次,坚持数周,促使鼻泪管下端开放。操作时应注意不能让分泌物进入婴儿气管内。如果保守治疗无效,按医嘱做好泪道探通手术准备。

(四)经皮肤径路泪囊鼻腔吻合术护理

1.术前护理

(1)术前 3 天滴用抗生素眼药水并行泪道冲洗。

(2)术前 1 天用 1％麻黄碱液滴鼻,以收缩鼻黏膜,利于引流及预防感染。

(3)向患儿家属解释手术目的、意义、注意点。泪囊鼻腔吻合术是通过人造骨孔使泪囊和中鼻道吻合,使泪液经吻合孔流入中鼻道。

2.术后护理

(1)术后患儿置半坐卧位:术后 24 小时内可行面颊部冷敷,以减少出血及疼痛。

(2)做好鼻腔护理:术后第 2 天开始给予 1％麻黄碱液、雷诺考特喷雾剂等喷鼻,以收敛鼻腔黏膜,利于引流,达到消炎、止血、改善鼻腔通气功能的目的。注意鼻腔填塞物的正确位置,嘱患儿勿牵拉填塞物、勿用力擤鼻及挖鼻腔,以防止填塞物松动或脱落而引起出血。

(3)做好泪道护理:术后患儿眼部滴用抗生素眼液,滴眼时,患儿面部处于水平稍偏健眼位置,有利于药液聚集在患眼内眦部,从而被虹吸入泪道,增强伤口局部药物浓度,促进局部炎症的消退。

(4)术后嘱患儿注意保暖、防止感冒。术后当天进温凉饮食,多吃水果蔬菜,加强营养,忌食酸辣刺激性食物,禁烟、酒,忌喝浓茶、咖啡。

(五)鼻内镜下泪囊鼻腔吻合术护理

(1)加强并发症的观察和护理:术后短时间内鼻腔或口腔的少许血丝不需处理;若有大量鲜血顺前鼻流出或吐出血性分泌物,色鲜红,则可能为伤口活动性出血,应及时通知医师给予处理。

(2)术后 3～5 天起,每天在鼻内镜下对手术侧腔道进行彻底清理,以减少腔道内结痂、黏膜炎症,加快愈合。

(3)术后应用抗菌药物加地塞米松进行泪道冲洗,每天 1 次,连续 1 周。冲洗时注意动作轻柔,应顺着泪道方向缓慢进针。如植入人工泪管,嘱患儿不要用力揉眼、牵拉泪管,以免人工泪管脱落。

(4)教会患儿家属正确滴鼻药和眼药方法,嘱家属带患儿定期随访,坚持复诊。在内镜下彻底清理鼻腔凝血块、分泌物和结痂等;按时冲洗泪道,冲刷道内分泌物,避免泪道再次堵塞。

(刘 娜)

第二节 角 膜 炎

角膜炎是我国常见的致盲眼病之一。角膜炎的分类尚未统一,根据病因可分为感染性角膜炎、免疫性角膜炎、外伤性角膜炎、营养不良性角膜炎,其中感染性角膜炎最为常见,其病原体包括细菌、真菌、病毒、棘阿米巴、衣原体等,以细菌和真菌感染最为多见。角膜炎最常见的症状是眼痛、畏光、流泪、眼睑痉挛,伴视力下降,甚至摧毁眼球。其典型体征为睫状充血、角膜浸润、角膜溃疡的形成。

角膜炎病理变化过程基本相同,可以分为如下四期。①浸润期:致病因子侵入角膜,引起角膜边缘血管网充血,随即炎性渗出液及炎症细胞进入,导致病变角膜出现水肿和局限性灰白色的浸润灶,如炎症及时得到控制,角膜仍能恢复透明。②溃疡形成期:浸润期的炎症向周围或深层扩张,可导致角膜上皮和基质坏死、脱落形成角膜溃疡,甚至角膜穿孔,房水从角膜穿破口涌出,导致虹膜脱出、角膜瘘、眼内感染、眼球萎缩等严重并发症。③溃疡消退期:炎症控制、患者自身免疫力增加,阻止致病因子对角膜的损害,溃疡边缘浸润减轻,可有新生血管长入。④愈合期:溃疡区上皮再生,由成纤维细胞产生的瘢痕组织修复,留有角膜薄翳、角膜斑翳、角膜白斑。

一、细菌性角膜炎

(一)概述

细菌性角膜炎是由细菌感染引起的角膜炎症的总称,是临床常见的角膜炎之一。

(二)病因与发病机制

本病常由于角膜外伤后被感染所致,常见的致病菌有表皮葡萄球菌、金黄色葡萄球菌、肺炎双球菌、链球菌、铜绿假单胞菌(绿脓杆菌)等。眼局部因素(如慢性泪囊炎、倒睫、戴角膜接触镜等)和导致全身抵抗力低下因素(如长期使用糖皮质激素和免疫抑制剂、营养不良、糖尿病等)也可诱发感染。

(三)护理评估

1.健康史

(1)了解患者有无角膜外伤史、角膜异物剔除史、慢性泪囊炎、眼睑异常、倒睫病史,或长期佩戴角膜接触镜等。

(2)有无营养不良、糖尿病病史,是否长期使用糖皮质激素或免疫抑制剂,以及此次发病以来的用药史。

2.症状与体征

(1)发病急,常在角膜外伤后 24~48 小时发病,有明显的畏光、流泪、疼痛、视力下降等症状,伴有较多的脓性分泌物。

(2)眼睑肿胀,结膜混合充血或睫状充血,球结膜水肿,角膜中央或偏中央有灰白色浸润,逐渐扩大,进而组织坏死脱落形成角膜溃疡。并发虹膜睫状体炎,表现为角膜后沉着物,瞳孔缩小、虹膜后粘连及前房积脓,是因毒素渗入前房所致。

(3)革兰阳性球菌角膜感染表现为圆形或椭圆形局灶性脓肿,边界清楚,基质处出现灰白色浸润。革兰阴性球菌角膜感染多表现为快速发展的角膜液化坏死,其中铜绿假单胞菌角膜感染者发病迅猛,剧烈眼痛,严重充血水肿,角膜溃疡浸润灶及分泌物略带黄绿色,前房严重积脓,感染如未控制,可导致角膜坏死穿孔、眼球内容物脱出或全眼球炎。

3.心理-社会状况评估

(1)通过与患者及其家属的交流,了解患者及其家属对细菌性角膜炎的认识程度及有无紧张、焦虑、悲哀等心理表现。

(2)评估患者视力对工作、学习、生活等能力的影响。

(3)了解患者的用眼卫生和个人卫生习惯。

4.辅助检查

了解角膜溃疡刮片镜检和细胞培养是否发现相关病原体。

(四)护理诊断

1.疼痛

疼痛与角膜炎症刺激有关。

2.感知紊乱

感知紊乱与角膜炎症引起的角膜混浊导致的视力下降有关。

3.潜在并发症

角膜溃疡、穿孔、眼内炎等。

4.知识缺乏

缺乏细菌性角膜炎相关的防治知识。

(五)护理措施

1.心理护理

向患者介绍角膜炎的病变特点、转归过程及角膜炎的防治知识,鼓励患者表达自己的感受,解释疼痛原因,帮助患者转移注意力,及时给予安慰理解,消除其紧张、焦虑、自卑的心理,正确认识疾病,树立战胜疾病的信心,争取患者对治疗的配合。

2.指导患者用药

根据医嘱积极抗感染治疗,急性期选择高浓度的抗生素滴眼液,每15～30分钟滴眼一次。严重病例,可在开始30分钟内每5分钟滴药一次。同时全身应用抗生素,随着病情的控制逐渐减少滴眼次数,白天使用滴眼液,睡前涂眼药膏。进行球结膜下注射时,先向患者解释清楚,并在充分麻醉后进行,以免加重局部疼痛。

3.保证充分休息、睡眠

要提供安静、舒适、安全的环境,病房要适当遮光,避免强光刺激,减少眼球转动,外出应佩戴有色眼镜或眼垫遮盖。指导促进睡眠的自我护理方法,如睡前热水泡脚、喝热牛奶、听轻音乐等,避免情绪波动。患者活动空间不留障碍物,将常用物品固定摆放方便患者使用,教会患者使用传呼系统,鼓励其寻求帮助。厕所必须安置方便设施,如坐便器、扶手等,并教会患者如何使用,避免跌倒。

4.严格执行消毒隔离制度

换药、上药均要无菌操作,药品及器械应专人专眼专用,避免交叉感染。

5.严密观察

为预防角膜溃疡穿孔,护理时要特别注意如下几点:①治疗操作时,禁翻转眼睑,勿加压眼球。②清淡饮食,多食易消化、富含维生素、粗纤维的食物,保持大便通畅,避免便秘,以防增加腹压。③告知患者勿用手擦眼球,勿用力闭眼、咳嗽及打喷嚏。④球结膜下注射时,避免在同一部位反复注射,尽量避开溃疡面。⑤深部角膜溃疡、后弹力层膨出者,可用绷带加压包扎患眼,配合局部及全身应用降低眼压的药物,嘱患者减少头部活动,避免低头,可蹲位取物。⑥按医嘱使用散瞳剂,防止虹膜后粘连而导致眼压升高。⑦可用眼罩保护患眼,避免外物撞击。⑧严密观察患者的视力、角膜刺激征、结膜充血及角膜病灶和分泌物的变化,注意有无角膜穿孔的症状,例如,角膜穿孔时,房水从穿孔处急剧涌出,虹膜被冲至穿孔处,可出现眼压下降、前房变浅或消失、疼痛减轻等症状。

6.健康教育

(1)帮助患者了解疾病的相关知识,树立治疗信心,保持良好的心理状况。

(2)养成良好的卫生习惯,不用手或不洁手帕揉眼。

(3)注意劳逸结合,生活规律,保持充足的休息和睡眠,戒烟酒,避免摄入刺激性食物(如咖啡、浓茶等)。

(4)注意保护眼睛,避免角膜受伤,外出要戴防护眼镜。

(5)指导患者遵医嘱坚持用药,定期随访。

二、真菌性角膜炎

(一)概述

真菌性角膜炎为致病真菌引起的感染性角膜病。近年来,随着广谱抗生素和糖皮质激素的广泛应用,其发病率有升高趋势,是致盲率极高的角膜疾病。

(二)病因与发病机制

其常见的致病菌有镰刀菌和曲霉菌,还有念珠菌属、青霉菌属、酵母菌等。它常发生于植物引起的角膜外伤后,有的则发生于长期应用广谱抗生素、糖皮质激素和机体抵抗力下降者。

(三)护理评估

1.健康史

(1)多见于青壮年男性农民,有农作物枝叶或谷物皮壳擦伤眼史。

(2)有长期使用抗生素及糖皮质激素史。

2.症状与体征

疼痛、畏光、流泪等刺激性症状均较细菌性角膜炎为轻,病程进展相对缓慢,呈亚急性,有轻度视力下降。体征较重,眼部充血明显,角膜病灶呈灰白色或黄白色,表面微隆起,外观干燥而欠光滑,似牙膏样或苔垢样。溃疡周围抗体与真菌作用,形成灰白色环形浸润即"免疫环"。有时在角膜病灶旁可见"伪足""卫星状"浸润病灶,角膜后可有纤维脓性沉着物。前房积脓为黄白色的黏稠脓液。由于真菌穿透力强,易发生眼内炎。

3.心理-社会状况评估

了解患者职业,评估该病对患者的工作学习及家庭经济有无影响。评估患者对真菌性角膜炎的认识度,有无紧张、焦虑、悲哀等心理表现。

4.辅助检查

(1)角膜刮片革兰染色和 Giemsa 染色可发现真菌菌丝,是早期诊断真菌最常见的方法。

(2)共聚焦显微镜检查角膜感染灶,可直接发现真菌病原体(菌体和菌丝)。

(3)病变区角膜组织活检,可提高培养和分离真菌的阳性率。

(四)护理诊断

1.疼痛

慢性眼痛与角膜真菌感染刺激有关。

2.焦虑

焦虑与病情反复及担心预后不良有关。

3.感知紊乱

感知紊乱与角膜真菌感染引起的角膜混浊导致的视力下降有关。

4.潜在并发症

角膜溃疡、穿孔、眼内炎等。

5.知识缺乏

缺乏真菌性角膜炎防治知识。

(五)护理措施

(1)由植物引起的角膜外伤史者,长期应用广谱抗生素及糖皮质激素滴眼液或眼药膏者,应严密观察病情,注意真菌性角膜炎的发生。

(2)遵医嘱应用抗真菌药物,同时要观察药物的不良反应,禁用糖皮质激素。

(3)对于药物不能控制或有角膜溃疡穿孔危险者,可行角膜移植手术。

(4)真菌性角膜炎病程长,易引起患者情绪障碍,应对患者做好解释疏导工作,并告知患者真菌复发的表现,如患眼出现畏光、流泪、眼痛、视力下降等,应立即就诊。

三、单纯疱疹病毒性角膜炎

(一)概述

单纯疱疹病毒性角膜炎是指由单纯疱疹病毒所致的严重的感染性角膜病,其发病率及致盲率均占角膜病首位。其特点是复发性强,角膜知觉减退。

(二)病因与发病机制

本病多为单纯疱疹病毒原发感染后的复发,多发生在上呼吸道感染或发热性疾病以后。原发感染常发生于幼儿,单纯疱疹病毒感染三叉神经末梢和三叉神经支配的区域(头、面部皮肤和黏膜),并在三叉神经节长期潜伏下来。当机体抵抗力下降时,潜伏的病毒被激活,可沿三叉神经至角膜组织,引起单纯疱疹病毒性角膜炎。

(三)护理评估

1.健康史

(1)了解患者有无上呼吸道感染史,全身或局部有无使用糖皮质激素、免疫抑制剂。

(2)评估有无复发诱因存在,如过度疲劳、日光暴晒、月经来潮、发热、熬夜、饮酒、角膜外伤等。

(3)了解有无疾病反复发作史。

2.症状与体征

(1)原发感染常见于幼儿,有发热、耳前淋巴结肿大、唇部皮肤疱疹,呈自限性。眼部表现为急性滤泡性或假膜性结膜炎、眼睑皮肤疱疹,可有树枝状角膜炎。

(2)复发感染常在诱因存在下引起角膜感染复发,多为单侧。患眼可有轻微眼痛、畏光、流泪、眼痉挛,若中央角膜受损,则视力明显下降,并有典型的角膜浸润灶形态。①树枝状和地图状角膜炎:最常见的类型。初起时患眼角膜上皮呈小点状浸润,排列成行或成簇,继而形成小水疱,水疱破裂互相融合,形成树枝状表浅溃疡,称为树枝状角膜炎。随病情进展,炎症逐渐向角膜病灶四周及基质层扩展,可形成不规则的地图状角膜溃疡,称为地图状角膜炎。②盘状角膜炎:炎症浸润角膜中央深部基质层,呈盘状水肿、增厚,边界清楚,后弹力层皱褶。伴发前葡萄膜炎时,可见角膜内皮出现沉积物。③坏死性角膜基质炎:角膜基质层内出现单个或多个黄白色浸润灶、溃疡甚至穿孔,常可诱发基质层新生血管。疱疹病毒在眼前段组织内复制,可引起前葡萄膜炎、小梁网炎。炎症波及角膜内皮时,可诱发角膜内皮炎。

3.心理-社会状况评估

注意评估患者的情绪状况、性别、年龄、职业、经济、文化、教育背景。

4.辅助检查

角膜上皮刮片可见多核巨细胞、病毒包涵体或活化性淋巴细胞,角膜病灶分离培养出单纯疱疹病毒;酶联免疫法发现病毒抗原;分子生物学方法如聚合酶链反应查到病毒核酸,有助于病原学的诊断。

(四)护理诊断

1.疼痛

急性眼痛与角膜炎症反应有关。

2.焦虑

焦虑与病程长、病情反复发作、担心预后不良有关。

3.感知紊乱

感知紊乱与角膜透明度受损导致视力下降有关。

4.潜在并发症

角膜溃疡、穿孔、眼内炎等。

5.知识缺乏

缺乏单纯疱疹病毒性角膜炎的防治知识。

(五)护理措施

(1)严密观察患者病情,注意角膜炎症的进展。

(2)指导患者据医嘱正确用药:①急性期每1~2小时滴眼一次,睡前涂眼药膏。注意观察眼睛局部药物的毒性作用,如出现点状角膜上皮病变和基质水肿。②使用糖皮质激素滴眼液者,要告知患者按医嘱及时用药。停用时要逐渐减量,不能随意增加使用次数和停用,并告知其危害性。注意观察激素的并发症,如出现细菌、真菌的继发感染,出现角膜溶解,出现青光眼等。③用散瞳药的患者,外出可戴有色眼镜,以减少光线刺激,并加强生活护理。④使用阿昔洛韦者要定期检查肝、肾功能。

(3)鼓励患者参加体育锻炼,增强体质,预防感冒,以降低复发率。

(4)药物治疗无效、反复发作、角膜溃疡面积较大者,有穿孔危险,可行治疗性角膜移植术。

(刘　娜)

第三节 视神经炎

一、概述

视神经炎是指阻碍视神经传导,引起视功能一系列改变的视神经病变,如炎性脱髓鞘、感染、自身免疫性疾病等。临床上常分为视神经盘炎及球后视神经炎。视神经盘炎是指视神经盘局限性炎症,多见于儿童及青少年,一般预后较好;球后视神经炎则以慢性多见,一般预后较差。

二、病情观察与评估

(一)生命体征

监测生命体征,观察患者有无体温、脉搏、呼吸、血压异常。

(二)症状体征

(1)观察患者视力、瞳孔对光反射、眼球运动情况。

(2)了解患者 VEP、眼底及视野的改变,有无眼球压痛、转动痛、色觉减退等。

(3)了解患者近期有无感冒、疲劳、接触有害物质等情况;有无神经系统及自身免疫性疾病;有无局部及全身感染。

(三)安全评估

(1)评估患者有无因视力障碍导致跌倒/坠床的危险。

(2)评估患者对疾病的认知程度,有无焦虑、急躁等表现。

三、护理措施

(一)用药护理

1.用药原则

遵医嘱给予激素、血管扩张剂、活血化瘀、神经营养支持等治疗。

2.使用糖皮质激素注意事项

(1)结核、消化道溃疡史者禁用;糖尿病、高血压患者慎用。

(2)骨质疏松、低钙、低钾、消化道溃疡是常见的药物不良反应,使用过程中注意补钙、补钾、使用胃黏膜保护剂。饮食宜低盐、高钾、适当限制水的摄入。

(3)长期大剂量使用可引起脂肪重新分布从而出现满月脸、水牛背等症状,停药或减量后可逐渐消退。

(4)长期大剂量使用会使机体抵抗力、免疫力下降,应预防感冒、皮肤及口腔感染。

(5)告知患者监测血糖、血压、电解质、眼压及体重变化的目的及重要性。

(6)长期用药者应遵医嘱逐渐减量,不能自行停止用药。

(二)预防跌倒/坠床

根据患者视力障碍程度及自理能力,协助其完成进食、洗漱、如厕等生活护理。将常用的物品置于随手可得之处,保持周围环境无障碍物,晚上使用夜灯,指导患者使用厕所、浴室、通道的扶手,活动及外出时有人全程陪同,避免跌倒/坠床。

(三)心理护理

加强与患者沟通,关心患者,讲解疾病的病因、诱因、治疗方法及预后等知识,消除其紧张、焦虑心理,以增强战胜疾病的信心,积极配合治疗。

四、健康指导

(一)住院期

(1)告知患者 VEP、眼底荧光血管造影、头部 MRI 等检查的目的及配合要点。

(2)告知患者视神经炎常与炎性脱髓鞘、感染、自身免疫性疾病等有关。一旦出现视力急剧下降、视野变小、眼球或眼眶后疼痛、色觉减退时,应立即就医。

(二)居家期

(1)遵医嘱用药,强调使用糖皮质激素的注意事项。

(2)讲解预防视神经炎复发的方法:生活有规律、劳逸结合、保证充足睡眠;饮食合理搭配,营养丰富,戒烟酒;适当参加体育锻炼,增强体质;保持情绪稳定;防感冒。

(3)出院后 1 周门诊复查。

(刘　娜)

第四节　屈　光　不　正

临床上将眼的屈光状态分为两类,即屈光正常(正视眼)、屈光不正(非正视眼)。在眼的调节松弛状态下,外界平行光线进入眼内经眼的屈光系统屈折后,不能聚焦在视网膜黄斑中心凹上称为屈光不正。屈光不正包括近视、远视和散光。外界光线经过眼的屈光系统折射在视网膜上,形成清晰的物像称为眼的屈光作用。眼的屈光作用的大小称为屈光力。单位是屈光度,简写为 D。

一、近视

(一)概述

近视眼是指在眼的调节松弛状态下,平行光线经过眼的屈光系统屈折后,聚焦在视网膜之前,在视网膜上形成一个弥散环,导致看远处目标模糊不清。近视眼按度数可分为三类:轻度小于 -3.00 D,中度为 $-3.00 \sim -6.00$ D,高度大于 -6.00 D。

(二)病因与发病机制

1.遗传因素

高度近视可能为常染色体隐性遗传。中低度近视可能为多因子遗传:既服从遗传规律又有环境因素参与,而以环境因素为主。其中高度近视比低度近视与遗传因素的关系更密切。

2.发育因素

婴幼儿时期眼球较小,为生理性远视,随着年龄增长,眼球各屈光成分协调生长,逐步变为正视。若眼轴过度发育,即成为轴性近视。

3.环境因素

青少年学生与近距离工作者中以近视眼较多,主要与长时间近距离阅读、用眼卫生不当有关。此外,营养成分的失调和使用工具不符合学生的人体工程力学要求、大气污染、微量元素的不足等也是形成近视的诱发因素。

(三)护理评估

1.健康史

注意询问患者有无视疲劳、眼外斜视及近视家族史等。了解患者佩戴眼镜史及用眼卫生情况、发现近视的时间及进展程度。

2.症状与体征

(1)视力:近视最突出的症状是远视力减退、近视力正常。

(2)视力疲劳:近视初期常有远视力波动,注视远处物体时喜眯眼,容易产生视疲劳。低度近视者常见,但较远视者轻。

(3)视疲劳外斜视:视疲劳重者可发展为外斜视,是调节与集合平衡失调的结果。为使调节与集合间固有的不平衡能够维持暂时的平衡,故容易产生视疲劳。看近时不用或少用调节,造成平衡紊乱即产生眼位变化。斜视眼为近视度数较高的眼。

(4)眼球前后径变长:多见于高度近视属轴性近视。

(5)眼底高度近视可引起眼底退行性变化和眼球突出,出现豹纹状眼底、近视弧形斑、脉络膜萎缩甚至巩膜后葡萄肿、黄斑出血等变化。周边部视网膜可出现格子样变性和产生视网膜裂孔,增加视网膜脱离的危险。

(6)并发症:如玻璃体异常(液化、混浊、后脱离)、视网膜脱离、青光眼、白内障等,以高度近视者多见。

3.心理-社会状况评估

有部分患者由于佩戴眼镜影响外观而表现为不愿意配合。需要评估患者的学习、生活和工作环境及对近视的认识程度。

4.辅助检查

常用屈光检查方法如下:客观验光法、主觉验光法、睫状肌麻痹验光法。对于高度近视患者有眼底改变者应进行荧光素眼底血管造影或吲哚青绿血管造影。

(四)护理诊断

1.视力下降

视力下降与屈光介质屈光力过强有关。

2.知识缺乏

缺乏近视眼及其并发症的防治知识。

3.潜在并发症

视网膜脱离、术后伤口感染、上皮瓣移位、角膜混浊、高眼压等。

(五)护理措施

1.用眼卫生指导

(1)避免长时间连续用眼,一般持续用眼 1 小时应休息 5~10 分钟。

(2)保持良好的学习、工作姿势:不躺在床上、车厢内阅读,不在太阳直射下或光线昏暗处阅读。双眼平视或轻度向下注视荧光屏,眼睛与电脑荧光屏距离在 60 cm 以上。

（3）高度近视患者避免剧烈运动如打篮球、跳水等,防止视网膜脱落。

（4）饮食以富含蛋白质、维生素的食物为主,如新鲜水果、蔬菜、动物肝脏、鱼等。

（5）定期检查视力,建议半年复查一次,根据屈光检查结果及时调整眼镜度数。

2.配镜矫正护理

向患者及其家长解释近视视力矫正的重要性及可能的并发症,纠正"戴眼镜会加深近视度数"的错误认知。建议在睫状肌麻痹状态下验光,可取得较为准确的矫正度数。

（1）佩戴框架眼镜护理:框架眼镜是最常用和最好的方法,配镜前须先经准确验光确定近视度数,镜片选择以获得最佳视力的最低度数的凹透镜为宜。指导患者和其家属学会眼镜护理:①坚持双手摘戴眼镜,单手摘戴若力度过大会使镜架变形。②戴眼镜的位置正确,将镜片的光学中心对准眼球中心部位,才能发挥眼镜的正确功能。③镜架沾上灰尘时,用流水冲洗,再用眼镜专用布或软纸拭干。④参加剧烈运动时不要戴眼镜,以免眼镜受到碰撞。

（2）佩戴角膜接触镜护理:①根据不同材料的角膜接触镜的不同特点予以护理指导。软镜验配简单佩戴舒适;角膜塑形镜(OK镜)睡眠时佩戴,起床后取出;硬性透氧性接触镜(RGP)验配较复杂,必须严格按规范验配,佩戴前须向患者详细交代注意事项,使患者充分了解其重要性,以提高患者的依从性。初次戴镜通常第1天戴5～6小时,然后每天延长1～2小时,1周左右每天可佩戴12～16小时,期间必须定期复查。②养成良好的卫生习惯,取、戴前均应仔细洗手,定期更换镜片。③避免超时佩戴和过夜佩戴。④戴镜后刺激症状强烈,应摘下重新清洗后再戴,如有异物感、灼痛感马上停戴。⑤游泳时不能戴镜片。

3.屈光手术护理

目前屈光手术治疗的方法如下。

（1）角膜屈光手术:分为非激光手术与激光手术。非激光手术包括放射状角膜切开术表层角膜镜片术、角膜基质环植入术。激光手术包括准分子激光角膜切削术(PRK)、激光角膜原位磨镶术(LASIK)、准分子激光角膜上皮瓣原位磨镶术(LASEK)。

角膜屈光手术前护理:按手术常规做好术前准备。①佩戴隐形眼镜者,手术前眼部检查须在停戴48～72小时后进行;长期佩戴者须停戴1～2周;佩戴硬镜者须停戴4～6周。②冲洗结膜囊和泪道,如发现感染灶要先治疗后再行手术。按医嘱滴用抗生素滴眼液。③注意充分休息,以免眼调节痉挛。④全面的眼部检查,包括视力、屈光度、眼前段、眼底、瞳孔直径、眼压、角膜地形图、角膜厚度和眼轴测量等。⑤告诉患者术后短时间内视力可能不稳定,会有逐步适应的过程。

角膜屈光手术后护理:①3天内避免洗头,洗脸洗头时,不要将水溅入眼内。②1周内不要揉眼睛,最好避免看书报等,外出佩戴太阳镜,避免碰伤,近期避免剧烈运动和游泳。③进清淡饮食,避免刺激性食物。④遵医嘱用药和复查,如出现眼前黑点、暗影飘动、突然视力下降,应立即门诊复查。

（2）眼内屈光手术:目前已开展的手术治疗方法有白内障摘除及人工晶体植入术、透明晶状体摘除及人工晶体植入术、晶状体眼人工晶体植入术。

（3）巩膜屈光手术如后巩膜加固术、巩膜扩张术等。巩膜屈光手术后注意观察眼球运动障碍、出血、复视、植入物排斥等并发症。

二、远视

（一）概述

远视眼是指在眼的调节松弛状态下,平行光线经眼的屈光系统屈折后,焦点聚在视网膜后面者。远视眼按度数可分为三类:轻度小于＋3.00 D,中度为＋3.00～＋5.00 D,高度大于5.00 D。远视按屈光成分分为轴性远视和屈光性远视。

(二)病因与发病机制

1.轴性远视

眼的屈光力正常,眼球前后径较正常眼短,为远视中最常见的原因。初生婴儿有 2～3 D 远视,在生长发育过程中,慢慢减少,约到成年应成为正视或接近正视。如因发育原因,眼轴不能达到正常长度,即成为轴性远视。

2.屈光性远视

眼球前后径正常,由于眼的屈光力较弱所致。其原因:一是屈光间质的屈光指数降低;二是角膜或晶状体弯曲度降低,如扁平角膜;三是晶状体全脱位或无晶状体眼。

(三)护理评估

1.健康史

注意询问患者有无远视家族史,了解患者佩戴眼镜史及用眼卫生情况、发现远视的时间及进展程度。

2.症状与体征

(1)视疲劳:远视最突出的临床症状,表现为视物模糊、头痛、眼球眼眶胀痛、畏光、流泪等。闭目休息后,症状减轻或消失。尤其以长时间近距离工作时明显,这是由于眼调节过度而产生,多见于高度远视和 35 岁以上患者。

(2)视力障碍:轻度远视青少年,由于其调节力强,远近视力可无影响;远视程度较高,或因年龄增加而调节力减弱者,远视力好,近视力差;高度远视者,远近视力均差,极度使用调节仍不能代偿;远视程度较重的幼儿,常因过度使用调节,伴过度集合,易诱发内斜视。看近处小目标时,内斜加重,称为调节性内斜视。若内斜持续存在,可产生斜视性弱视。

(3)眼底:高度远视眼眼球小,视盘较正常小而色红,边界较模糊,稍隆起,类似视盘炎,但矫正视力正常,视野无改变,长期观察眼底像不变,称为假性视盘炎。

3.心理-社会状况评估

轻度远视眼者不易发现,常在体检时才被发现;部分患者由于佩戴眼镜影响外观而表现为不愿意配合。需评估远视对患者学习、生活和工作环境的影响及患者对远视的认知程度。

4.辅助检查

屈光检查方法:客观验光法、主觉验光法、睫状肌麻痹验光法。

(四)护理诊断

1.知识缺乏

缺乏正确佩戴眼镜的知识。

2.舒适改变

舒适改变与过度调节引起的眼球眼眶胀痛、视疲劳有关。

3.视力下降

视力下降与眼球屈光力弱或眼轴过短有关。

(五)护理措施

(1)向患者及其家属介绍远视眼的防治知识:①轻度远视无症状者不需矫正,如有视疲劳和内斜视,虽然远视度数低也应戴镜;中度远视或中年以上患者应戴镜矫正以提高视力,消除视疲劳和防止内斜视发生。②原则上远视眼的屈光检查应在睫状肌麻痹状态下进行,用凸透镜矫正。每半年进行视力复查,根据屈光检查结果及时调整眼镜度数。12周岁以下者或检查中调节能力强者应采用睫状肌麻痹剂散瞳验光配镜。③保持身心健康,生活有规律,锻炼身体,增强体质,保持合理的饮食习惯,避免偏食。

(2)观察患者视力及屈光度的改变,有无眼位改变。

三、散光

(一)概述

散光是指由于眼球各屈光面在各径线(子午线)的屈光力不等,平行光线进入眼内不能在视网膜上形成清晰物像的一种屈光不正现象。

(二)病因与发病机制

本病最常见的病因是由于角膜和晶状体各径线的曲率半径大小不一致,通常以水平及垂直两个主径线的曲率半径差别最大。发病还可能与遗传、发育、环境、饮食、角膜瘢痕等因素有关。

根据屈光径线的规则性,可分为规则散光和不规则散光两种类型。

(1)规则散光是指屈光度最大和最小的两条主子午线方向互相垂直,用柱镜片可以矫正,是最常见的散光类型。规则散光可分为顺规散光、逆规散光和斜向散光。根据各子午线的屈光状态,规则散光也可分为五种:单纯远视散光、单纯近视散光、复性远视散光、复性近视散光和混合散光。

(2)不规则散光是指最大和最小屈光力的主子午线互相不垂直,如圆锥角膜及角膜瘢痕等,用柱镜片无法矫正。

(三)护理评估

1.健康史

了解患者发现散光的年龄及佩戴眼镜史。

2.症状与体征

(1)视疲劳:头痛、眼胀、流泪、看近物不能持久,单眼复视,视力不稳定,看书错行等。

(2)视力:散光对视力影响取决于散光的度数和轴向。散光度数越高或斜轴散光对视力影响越大,逆规散光比顺规散光对视力影响大。低度散光者视力影响不大;高度散光者远、近视力均下降。

(3)眯眼:以针孔或裂隙作用来减少散光。散光者看远看近均眯眼,而近视者仅在看远时眯眼。

(4)散光性弱视:幼年时期的高度散光易引起弱视。

(5)代偿头位:利用头位倾斜和斜颈等自我调节,以求得较清晰的视力。

(6)眼底:眼底检查有时可见视盘呈垂直椭圆形,边缘模糊,用检眼镜不能很清晰地看清眼底。

3.心理-社会状况评估

评估患者的情绪和心理状态。评估患者的年龄、性别、学习、生活和工作环境以及对散光的认知程度。

4.辅助检查

屈光检查方法有客观验光法、主觉验光法、睫状肌麻痹验光法。

（四）护理诊断

1.知识缺乏

缺乏散光的相关知识。

2.舒适改变

舒适改变与散光引起的眼酸胀、视疲劳有关。

3.视力下降

视力下降与眼球各屈光面在各子午线的屈光力不等有关。

（五）护理措施

（1）向患者及其家属宣传散光的相关知识，若出现视物模糊、视疲劳，发现散光应及时矫正，防止弱视发生。规则散光可戴柱镜矫正，如不能适应全部矫正可先以较低度数矫正，再逐渐增加度数。不规则散光可试用硬性透氧性角膜接触镜（RGP）矫正，佩戴时需要一定时间的适应期。手术方法包括准分子激光屈光性角膜手术和散光性角膜切开术。

（2）护理要点：①避免用眼过度导致视疲劳。②高度散光常伴有弱视，在矫正散光的同时进行弱视治疗。③定期检查视力，青少年一般每半年检查一次，及时发现视力及屈光度的改变，及时调整眼镜度数。④保持身心健康，生活有规律，锻炼身体，增强体质，保持合理的饮食习惯，避免偏食。⑤注意眼镜和角膜接触镜的护理和保养。

（刘　娜）

第五节　弱　视

一、概述

弱视是指眼部无明显器质性病变，但在视觉发育期间，由于各种原因引起的视觉细胞有效刺激不足，导致单眼或双眼最好矫正视力低于 0.8 的一种视觉状态。弱视在学龄前儿童及学龄儿童患病率为1.3％～3％，是一种可治疗的视力缺损性常见眼病，越早发现，越早治疗，预后越好。

二、病因与发病机制

按发病机制的不同，弱视一般可分为如下几种。

（一）斜视性弱视

斜视性弱视为消除和克服斜视引起的复视和视觉紊乱，大脑视皮质中枢主动抑制由斜视眼传入的视觉冲动，该眼黄斑功能长期被抑制而形成弱视。

（二）屈光参差性弱视

一眼或两眼有屈光不正，两眼屈光参差较大，使两眼在视网膜上成像大小不等，融合困难，大脑视皮层中枢抑制屈光不正较重的一眼，日久便形成弱视。

（三）屈光性弱视

屈光性弱视多见于双眼高度远视（也可高度近视），在发育期间未能矫正，使所成的像不能清晰聚焦于黄斑中心凹，造成视觉发育的抑制，而形成弱视。

（四）形觉剥夺性弱视

由于先天性或早期获得的各种因素导致视觉刺激降低，如眼屈光间质混浊（如白内障、角膜瘢痕等）、完全性上睑下垂、不恰当的眼罩遮盖眼等，妨碍视网膜获得足够光刺激，而干扰了视觉的正常发育过程，造成弱视。

（五）先天性弱视

先天性弱视包括器质性弱视如新生儿视网膜或视路出血和微小眼球震颤。

三、护理评估

（一）健康史

向家长询问患儿出生时情况，有无眼病，有无不当遮眼史，有无复视和头位偏斜，有无家族史，了解患儿诊治经过。

（二）症状与体征

视力减退，临床上将屈光矫正后视力在 0.6～0.8 者定为轻度弱视，在 0.2～0.5 者定为中度弱视，不大于 0.1 者定为重度弱视。但在暗淡光线下，弱视眼的视力改变不大，临床上弱视患儿往往无主诉，常在视觉检查时发现异常。视力测定应在散瞳后检查更准确，常用方法如下。

（1）2 岁以内婴幼儿：①观察法，婴幼儿视力检查比较困难，不伴有斜视的弱视则更不易发现。可用临床观察法衡量婴幼儿的视力。交替遮盖法，即先后交替遮盖患儿的一只眼，观察和比较其反应；或用一件有趣的图片或玩具引逗他，连续移动，根据患儿的单眼注视和追随运动估计其视力。②视动性眼球震颤方法，利用能旋转的黑色条纹的眼震鼓，观察眼动状态。

（2）2～4 岁儿童：用图形视力表或 E 视力表检测。检测时应完全遮盖一眼，有拥挤现象（即对单个字体的识别能力比对同样大小但排列成行的字体的识别能力要强）。

（3）5 岁以上儿童与成人一样，用 E 视力表检测。

（三）心理-社会状况评估

由于弱视患者多为年幼患儿，除应评估患者的年龄、受教育水平、生活方式和环境外，还应评估患儿家属接受教育的水平、对疾病的认识和心理障碍程度、社会支持系统的支持程度等。

四、护理诊断

（一）感知改变

感知改变与弱视致视力下降有关。

（二）潜在并发症

健眼遮盖性弱视。

（三）知识缺乏

缺乏弱视的防治知识。

五、护理措施

（1）向患儿和其家属详细解释弱视的危害性、可逆性、治疗方法及注意事项等，取得他们的信任与合作。随着弱视眼视力的提高，受抑制的黄斑中心凹开始注视但由于双眼视轴不平行（如斜视等），打开双眼后可出现复视，这是治疗有效的现象，应及时向家属解释清楚。只要健眼视力不下降，就应继续用遮盖疗法。矫正斜视和加强双眼视功能训练，复视能自行消失。

(2)治疗方法的指导：①常规遮盖疗法指导,利用遮盖视力较好一眼,即优势眼,消除双眼相互竞争中优势眼对弱视眼的抑制作用,强迫弱视眼注视,同时让大脑使用被抑制眼,提高弱视眼的固视能力和提高视力,这是弱视患儿最有效的治疗方法。遮盖期间鼓励患儿用弱视眼做描画、写字、编织、穿珠子等精细目力的作业。具体遮盖比例遵照医嘱,遮盖健眼必须严格和彻底,应避免偷看,同时警惕发生遮盖性弱视;定期随访,每次复诊都要检查健眼视力及注视性质。同时因遮盖疗法改变了患者的外形,予以心理疏导。②压抑疗法,利用过矫或欠矫镜片或睫状肌麻痹剂抑制健眼看远和/或看近的视力;视觉刺激疗法(光栅疗法);红色滤光胶片疗法等。③后像疗法指导,平时遮盖弱视眼,治疗时盖健眼,用强光炫耀弱视眼(黄斑中心凹3°～5°用黑影遮盖保护),再于闪烁的灯光下,注视某一视标,此时被保护的黄斑区可见视标,而被炫耀过的旁黄斑区则看不见视标。每天2～3次,每次15～20分钟。

(3)调节性内斜视经镜片全矫后,应每半年至1年检眼1次,避免长期戴远视镜片而引起调节麻痹。为巩固疗效、防止弱视复发,所有治愈者均应随访观察,一直到视觉成熟期,随访时间一般为3年。

(刘 娜)

第六节 白 内 障

一、概述

白内障是指因年龄、代谢、外伤、药物、辐射、遗传、免疫、中毒等因素导致晶状体透明度降低或颜色改变所致光学质量下降的退行性变,是最常见的致盲性眼病。常分为年龄相关性白内障、先天性白内障、外伤性白内障、代谢性白内障等。白内障的治疗目前以手术治疗为主,手术方式主要采用超声乳化联合人工晶状体植入术、飞秒激光辅助白内障超声乳化联合人工晶体植入术。

二、病情观察与评估

(一)生命体征
监测生命体征,观察患者有无血压异常。

(二)症状体征
(1)观察患者有无视力下降、视物模糊、遮挡、变形、眼痛、眼胀等症状。有无眼部外伤史等。
(2)了解患者晶状体混浊部位及程度。

(三)安全评估
评估患者有无因年龄、视力障碍导致跌倒/坠床的危险。

三、护理措施

(一)术前护理
1.完善检查
协助完善术前常规及专科检查。

2.散瞳

术前充分散瞳,增大术野,有利于晶体、晶体核的吸出及人工晶体的植入,避免虹膜损伤,保证手术成功。前房型人工晶体植入者禁止散瞳。

3.访视与评估

了解患者基本信息和手术相关信息,确认术前准备完善情况。

4.患者交接

与手术室工作人员核对患者信息、手术部位标识及患者相关资料,完成交接。

(二)术后护理

1.眼部护理

(1)观察患者术眼敷料有无渗血、渗液,保持敷料清洁干燥。

(2)术眼有无疼痛,有无恶心、呕吐等伴随症状。

(3)勿揉搓、碰撞术眼,避免突发震动引起伤口疼痛及晶体移位。

(4)术后如出现明显头痛、眼胀、恶心、呕吐时,应警惕高眼压的发生,报告医师给予相应处理。

(5)术眼佩戴治疗性角膜接触镜者,手术 2 小时后至睡前遵医嘱滴用抗生素眼液及人工泪液,每 2 小时 1 次,至少 3 次以上;术眼包扎者,术后 1 天敷料去除后遵医嘱滴眼药。

2.用药护理

(1)散瞳剂:防止术后瞳孔粘连,滴药后会出现视物模糊,应睡前使用,预防跌倒。

(2)激素类:严格遵医嘱用药。

3.预防跌倒/坠床

视力不佳者佩戴老花镜,晚上使用夜灯,将常用的物品置于随手可取之处,保持周围环境无障碍物,指导患者使用厕所、浴室的扶手,避免跌倒/坠床。

四、健康指导

(一)住院期

(1)告知患者 ERG、眼 AB 超、角膜曲率、角膜内皮细胞计数等专科检查的目的,积极配合检查。

(2)告知手术的目的、方法、大致过程及注意事项等,积极配合治疗。

(二)居家期

(1)告知患者术后注意事项,指导用眼卫生,避免脏水入术眼。

(2)未植入人工晶体者 3 个月后验光配镜。

(3)出院后 1 周门诊复查,若出现视力突然下降,眼部分泌物增加等应及时就医。

（刘　娜）

第七节　青　光　眼

一、概述

青光眼是病理性高眼压导致视神经损害和视野缺损的一种主要致盲性眼病,具有家族遗传性。高眼压、视盘萎缩及凹陷、视野缺损及视力下降是本病的主要特征。根据前房角形态、病因机制及发病年龄等主要因素,将青光眼分为原发性、继发性及先天性。原发性青光眼又分为开角型和闭角型。

二、病情观察与评估

(一)生命体征
监测生命体征,观察患者有无体温、脉搏、呼吸、血压异常。

(二)症状体征
(1)观察患者有无眼压升高、眼部充血、角膜水肿、瞳孔散大、光反射迟钝或消失等症状。

(2)观察患者有无剧烈头痛、眼胀、虹视、雾视、视力下降、视野变小、恶心、呕吐等症状。

(3)了解患者有无前房浅、房角变窄、虹膜节段萎缩、角膜后沉着物、晶体前囊下混浊等症状。

(三)安全评估
(1)评估患者有无因双眼视力障碍导致跌倒/坠床的危险。

(2)评估患者对疾病的认知程度、心理状态,有无焦虑、恐惧等表现。

三、护理措施

(一)术前护理

1.完善检查

协助完善术前常规及专科检查。

2.卧位

卧床休息,抬高床头 15°～30°。

3.疼痛护理

采用数字分级法(NRS)进行疼痛评估,分析疼痛的原因,安慰患者,遵医嘱予以降眼压对症处理,观察疼痛缓解情况及眼压的动态变化。

4.用药护理

(1)磺胺类降眼压药物:观察患者有无口唇、四肢麻木等低钾表现,遵医嘱同时补钾。该类药物易引起泌尿道结石,应少量多次饮水、服用小苏打等碱化尿液,磺胺过敏者禁用。

(2)缩瞳剂眼药、β受体阻滞剂眼药:滴药后压迫内眦部 2～3 分钟,防止药物经泪道进入鼻腔由鼻黏膜吸收引起心率减慢、哮喘及呼吸困难等全身毒副反应。有心功能不全、心动过缓、房室传导阻滞、哮喘、慢性阻塞性肺部疾病的患者慎用。

(3)20%甘露醇:快速静脉滴注完毕后平卧 1～2 小时,防止引起直立性低血压及脑疝等,观察神志、呼吸及脉搏的变化。长期输入者,监测电解质的变化。

5.心理护理

加强与患者沟通,做好心理疏导,消除其焦虑、恐惧心理,以免不良情绪导致青光眼急性发作,增强战胜疾病的信心,积极配合治疗。

6.访视与评估

了解患者基本信息和手术相关信息,确认术前准备完善情况。

7.患者交接

与手术室工作人员核对患者信息、手术部位标识及患者相关资料,完成交接。

（二）术后护理

1.卧位

卧床休息，抬高床头 15°～30°，减轻颜面水肿，利于房水引流。

2.眼部护理

（1）观察术眼敷料有无松脱、渗血渗液、脓性分泌物；有无头痛、眼痛、恶心呕吐、角膜水肿或角膜刺激症状。

（2）结膜缝线会有术眼异物感，勿揉搓术眼。

（3）观察眼压、视功能的变化。

（4）浅前房患者半卧位休息，加压包扎术眼，促进伤口愈合、前房形成。

3.用药护理

术眼应用散瞳剂防止虹膜粘连，非手术眼禁用散瞳剂。

4.预防青光眼发作

（1）进食清淡、软、易消化饮食，保持大便通畅；戒烟酒，不宜食用浓茶、咖啡及辛辣刺激性食品；不宜暴饮，应少量多次饮水，一次饮水不超过 300 mL。

（2）劳逸结合，保持精神愉快，避免情绪波动；不宜在黑暗环境中久留，衣着宽松，不宜长时间低头弯腰，睡觉时需垫枕，以免影响房水循环导致眼压升高。

（3）原发性青光眼术前禁用散瞳剂。

四、健康指导

（一）住院期

（1）告知患者裂隙灯、房角镜、眼底、眼压、视野、OCT、VEP、角膜内皮细胞计数等检查的目的、重要性，积极配合检查。

（2）强调预防青光眼发作的措施及重要性。

（3）有青光眼家族史者，告知其直系亲属定期门诊检查，做到早发现、早诊断、早治疗。

（二）居家期

（1）告知患者坚持局部滴药，教会正确滴眼药方法。

（2）出院后 1 周门诊复查。如发生眼胀、红肿、分泌物增多或突然视物不清，应立即就医。青光眼术后需终身随访。

（刘　娜）

第八节　玻璃体积血

一、概述

玻璃体积血是各种原因造成视网膜、葡萄膜血管或新生血管破裂，血液流出并聚积于玻璃体腔。大量玻璃体积血时，不仅造成视力障碍，还可引起视网膜脱离、青光眼、白内障等并发症。

二、病情观察与评估

(一)生命体征

监测生命体征,观察患者有无血压异常。

(二)症状体征

(1)观察患者视力、眼压情况,眼前有无漂浮物、闪光感等症状。

(2)了解患者有无外伤史、手术史、视网膜血管病变史、高血压、糖尿病、血液病史等。

(三)安全评估

(1)评估患者有无因视力障碍导致跌倒/坠床的危险。

(2)评估患者对疾病的认知程度、心理状态及家庭支持系统。

三、护理措施

(一)术前护理

1.完善检查

协助完善术前常规及专科检查。

2.卧位

半卧位休息,减少活动。

3.用药护理

(1)滴用散瞳剂麻痹睫状肌,保证眼球休息,利于检查,防止术后瞳孔粘连。

(2)滴药后压迫泪囊2~3分钟,以减少药物经泪道进入鼻腔由鼻黏膜吸收引起全身毒副反应。

(3)若出现呼吸加速、神经兴奋症状、全身皮肤潮红等应高度警惕药物中毒,立即停药、吸氧,协助医师处理。

(4)糖尿病、高血压患者坚持治疗,监测血糖、血压变化,观察患者有无并发症。

4.心理护理

加强与患者沟通,了解患者对治疗的预期效果,给予正确的引导。讲解成功案例,增强战胜疾病的信心,积极配合治疗。

5.访视与评估

了解患者基本信息和手术相关信息,确认术前准备完善情况。

6.患者交接

与手术室工作人员核对患者信息、手术部位标识及患者相关资料,完成交接。

(二)术后护理

1.卧位

合并视网膜脱离行玻璃体腔注气/硅油填充者取裂孔处于最高位休息,根据气体吸收及视网膜复位的情况变换体位。

2.眼部护理

(1)勿碰撞揉搓术眼、用力咳嗽、打喷嚏、用力排便,3个月内勿过度用眼、避免剧烈活动,防止再出血及视网膜再脱离。

(2)观察眼压、眼内气体吸收、视网膜复位等情况,若有异常,协助医师处理。

3.预防跌倒/坠床

根据患者视力障碍程度及自理能力,协助患者完成生活护理,落实住院患者跌倒/坠床干预措施,如使用床栏、保持地面干燥、穿防滑鞋、将用物置于易取放处,保持病房和通道畅通等。

四、健康指导

(一)住院期

(1)告知患者眼底、三面镜、眼压、眼底血管造影、OCT、ERG、VEP、眼 B 超等检查的目的、重要性,积极配合检查。

(2)强调正确体位的重要性,提高患者特殊体位依从性。

(二)居家期

(1)球内注气未吸收者 2 个月内禁止乘坐飞机或至海拔 1 200 米以上的地方。硅油填充者 3～6 个月后取出。

(2)出院后 1 周门诊复查。如出现视物变形、遮挡感、眼前闪光感等,立即就医。

(刘　娜)

第九节　视网膜脱离

一、概述

视网膜脱离是指视网膜神经上皮与色素上皮之间的潜在间隙发生分离,根据发病原因可分为孔源性视网膜脱离、牵拉性视网膜脱离和渗出性视网膜脱离。高度近视、糖尿病性视网膜病变、高血压性视网膜病变、外伤等是发病的主要因素。早发现、早诊断、早治疗可有效减少视网膜脱离对视功能的损害。

二、病情观察与评估

(一)生命体征

监测生命体征,观察患者有无体温、脉搏、呼吸、血压异常。

(二)症状体征

(1)观察患者视力、眼压、眼底情况,有无视物变形、眼前黑影、遮挡感、闪光感等症状。

(2)了解患者有无高度近视、眼部外伤史、糖尿病、高血压、玻璃体积血等病史。

(三)安全评估

(1)评估患者有无因视力障碍导致跌倒/坠床的危险。

(2)评估患者对疾病的认知程度、心理状态,有无焦虑、抑郁等表现。

三、护理措施

(一)术前护理

1.完善检查

协助完善术前常规及专科检查。

2.体位与活动

(1)协助患者取视网膜裂孔处于最低位休息,减少视网膜下积液,促进视网膜回帖。如上方裂孔采取低枕卧位、下方裂孔采取高枕卧位。

(2)减少用眼,避免剧烈活动、突然转头、瞬目、咳嗽、打喷嚏、俯卧、埋头等动作,减少玻璃体对视网膜的牵拉,防止视网膜脱离范围扩大。

3.用药护理

(1)遵医嘱散瞳,麻痹睫状肌,保证眼球休息,利于检查,防止术后瞳孔粘连。

(2)滴药后压迫泪囊区 2～3 分钟,防止药物经泪道进入鼻腔由鼻黏膜吸收出现口干、视物模糊、皮肤潮红、心悸等毒副反应,若症状加重,立即停药,吸氧,协助医师进行处理。

4.预防跌倒/坠床

根据患者视力障碍程度及自理能力,协助其完成进食、洗漱、如厕等生活护理。将常用的物品置于随手可得之处,保持周围环境无障碍物,晚上使用夜灯,指导患者使用厕所、浴室、通道的扶手,活动及外出时有人全程陪同,避免跌倒/坠床。

5.糖尿病患者监测血糖变化,控制血糖在正常范围

观察患者有无糖尿病足等并发症。

6.心理护理

加强与患者沟通,了解患者对治疗的期望值,给予正确的引导。讲解成功案例,增强战胜疾病的信心,积极配合治疗。

7.访视与评估

了解患者基本信息和手术相关信息,确认术前准备完善情况。

8.患者交接

与手术室工作人员核对患者信息、手术部位标识及患者相关资料,完成交接。

(二)术后护理

1.体位与休息

协助患者正确卧位,眼内注气或硅油填充患者术后取裂孔处于最高位休息,利用气体向上的浮力及硅油表面张力促进视网膜复位。可采取坐卧交替或按摩颈肩背部等方法以缓解手术后被动体位带来的身体不适。

2.眼部护理

(1)勿过度用眼,减少眼球转动,避免揉搓碰撞术眼、剧烈活动、咳嗽、打喷嚏、头部震动。

(2)观察患者眼压、眼内气体吸收、视网膜复位等情况,若有异常,协助医师处理。

3.饮食护理

(1)饮食清淡、软、易消化、富含维生素及蛋白质,保持大便通畅,避免过度咀嚼、用力排便引起视网膜再脱。

(2)巩膜外垫压术或巩膜环扎术的患者,手术牵拉眼肌可引起恶心、呕吐等不适,应少量多餐进食。

4.疼痛护理

巩膜外垫压术或环扎术患者,因手术范围大、牵拉眼肌,术后疼痛明显,采用数字分级法(NRS)进行疼痛评分,分析疼痛原因,指导患者采取听音乐、默念数字等分散注意力的方法缓解疼痛。NRS≥4 分时,遵医嘱用药,观察疼痛缓解情况。

四、健康指导

(一)住院期

(1)告知患者裂隙灯、眼底、三面镜、眼压、眼底血管造影及 OCT、ERG、VEP、眼 B 超等检查的目的、重要性及配合要点。

(2)告知患者视网膜脱离的治疗原则是尽早封闭裂孔,促进视网膜复位。

(二)居家期

(1)告知患者选择适当交通工具避免剧烈颠簸,3 个月内避免剧烈活动。

(2)球内注气或硅油填充者低头位休息,根据气体吸收及视网膜复位情况,确定更换体位时间。

(3)球内注气者 2 个月内禁止乘坐飞机或到海拔 1 200 米以上的地方;硅油填充者 3～6 个月后取出硅油。

(4)出院后 1 周门诊复查。如出现视力下降、眼前黑影遮挡、闪光感等立即就医。糖尿病性视网膜脱离患者需终身随访。

(刘　娜)

第十节　视网膜动脉阻塞

一、概述

视网膜动脉阻塞是指视网膜中央动脉或其分支阻塞。当动脉阻塞后,该血管供应的视网膜营养中断,引起视网膜功能障碍,是眼科急危症之一,若处理不及时,最终将导致失明。

二、病情观察与评估

(一)生命体征

监测生命体征,密切观察患者血压情况。

(二)症状体征

(1)观察患者视力、瞳孔对光反射、眼底等情况。

(2)了解患者视力下降时间、程度,有无一过性视力丧失。

(3)了解患者有无糖尿病、高血压、心脏病、动脉粥样硬化等病史。

(三)安全评估

(1)评估患者有无因视力下降导致跌倒/坠床的危险。

(2)评估患者及家属心理状况,对疾病的认知程度,对视力恢复的期望值。

三、护理措施

(一)紧急处理

1.给氧治疗

视网膜缺血超过 90 分钟光感受器将发生不可逆转的死亡,应争分夺秒积极抢救,给予 95%

氧气及 5％二氧化碳的混合气体吸入,增加脉络膜毛细血管的氧含量,改善视网膜的缺氧状态,必要时行高压氧治疗。

2.药物治疗

立即给予硝酸甘油 0.5 mg 舌下含化或吸入亚硝酸异戊酯等扩血管治疗。

(二)用药护理

(1)口服降眼压药物,观察患者眼压变化,必要时行前房穿刺等降眼压治疗。

(2)遵医嘱使用视神经营养药物等。

(三)眼部护理

反复按摩放松眼球,使视网膜动脉被动扩张,将血管内的栓子冲到周边的分支血管中,解除阻塞,减少视功能的损伤。

(四)预防跌倒/坠床

视力不佳者佩戴老花镜,晚上使用夜灯,将常用的物品置于随手可取之处,保持周围环境无障碍物,指导患者使用厕所、浴室的扶手,避免跌倒/坠床。

(五)心理护理

加强与患者沟通,关心患者,了解患者心理状况,消除其悲观、恐惧心理,增强战胜疾病的信心,积极配合治疗。

四、健康指导

(一)住院期

(1)讲解疾病的病因、诱因、治疗方法及预后。

(2)告知患者视网膜动脉阻塞发病与糖尿病、高血压、动脉粥样硬化等疾病密切相关,积极治疗糖尿病、高血压、动脉粥样硬化等原发病,定期行眼底检查观察视网膜血管情况。

(二)居家期

(1)告知心脏病、高血压者应随身携带速效救心丸、硝酸甘油等扩血管急救药品。突发视力改变时立即服药并就医。

(2)保持良好生活习惯,避免情绪波动过大,避免用冷水洗头等。

(3)定期门诊复查,如有病情变化及时就诊。

(刘　娜)

第十一节　眼　外　伤

一、眼球钝挫伤患者的护理

眼球钝挫伤是眼部受机械性钝力引起的外伤,可造成眼球及眼附属器损伤,导致眼内组织和结构的改变。由于挫伤部位不同,表现的症状和体征也不同。

(一)护理评估

症状与体征评估:了解外伤史,依据致伤物的大小、形态、性质、刺伤的速度、受伤的部位、污染的程度及有无眼内异物存留等,可有不同程度的视力下降及组织损伤。

1.眼睑挫伤

可引起眼睑水肿、皮下瘀血、眼睑皮肤裂伤、泪小管断裂,若有眶壁骨折与鼻窦相通,可致眼睑皮下气肿。

2.结膜挫伤

可引起结膜水肿、结膜裂伤、球结膜下瘀血。

3.角膜挫伤

可引起角膜上皮擦伤、角膜基质层水肿,增厚及混浊、后弹力层皱褶、角膜裂伤。

4.巩膜挫伤

多见于巩膜最薄弱的角巩膜缘或眼球赤道部出现巩膜破裂。

5.虹膜睫状体挫伤

可引起外伤性虹膜睫状体炎、外伤性散瞳、虹膜根部离断及前房积血、睫状肌的环形纤维与纵形纤维分离,虹膜根部向后移位,前房角加宽、变深称房角后退,甚至导致房角后退性青光眼。

6.晶状体挫伤

可引起晶状体脱位或半脱位及外伤性白内障。

7.玻璃体积血

由于损伤睫状体、脉络膜和视网膜血管引起。少量出血可有飞蚊症;大量积血,使玻璃体高度浑浊,视力下降。

8.脉络膜、视网膜及视神经挫伤

表现为脉络膜破裂及出血、视网膜震荡和脱离,以及视神经损伤。

(二)治疗要点

根据挫伤部位、症状,进行治疗,包括药物、物理等非手术和手术治疗。

1.非手术治疗

对于外伤后出现瘀血、水肿者,早期冷敷。根据病情选用抗生素眼药水、散瞳剂、糖皮质激素眼药等。如果出血症状明显应卧床休息,酌情应用止血药。

2.手术治疗

(1)眼睑的皮肤裂伤、严重结膜撕裂伤、角巩膜裂伤,应及时手术缝合。

(2)泪小管断裂应行泪小管吻合。

(3)严重虹膜根部离断伴复视者,可考虑虹膜根部缝合术。

(4)前房积血多,尤其有暗黑色血块,伴眼压升高,经药物治疗眼压仍不能控制,应做前房穿刺术放出积血;有较大血凝块时,可手术切开取出血块。

(5)晶状体混浊可行白内障摘除术,晶状体脱位导致的继发性青光眼,可行抗青光眼手术。

(6)玻璃体积血者,于伤后3个月以上还未吸收,可行玻璃体切割手术;若伴有视网膜脱离应及早行视网膜复位手术。

(三)主要护理诊断和问题

1.感知改变

视力下降,与眼内组织损伤、眼内积血等因素有关。

2.疼痛

眼痛,与眼内积血、眼压升高及眼组织损伤等因素有关。

3.自理缺陷

自理缺陷与视力下降、眼部包扎等因素有关。

4.焦虑

焦虑与担心视力不能恢复有关。

5.潜在并发症

继发性青光眼、视网膜脱离等。

(四)护理目标

(1)视力不再继续下降或视力提高。

(2)疼痛减轻或消失。

(3)生活能完全自理或自理能力提高。

(4)焦虑心理减轻或消除,能积极配合治疗和护理。

(5)识别并发症的早期症状,减少并发症带来的伤害。

(五)护理措施

1.做好心理疏导

眼外伤多为意外损伤,直接影响视功能和眼部外形,患者一时难以接受,多有焦虑及悲观心理,应多给予心理疏导,使患者情绪稳定,同时要提供安静舒适的休息环境。

2.眼球钝挫伤的非手术护理

(1)眼睑水肿及皮下淤血的早期,指导患者冷敷,促进吸收,一般2周内逐渐吸收。

(2)如果单纯的结膜水肿、球结膜下瘀血及结膜裂伤者,选用抗生素眼药水,预防感染。

(3)如果角膜上皮擦伤,选用抗生素眼药膏,通常24小时可愈合;角膜基质层水肿者选用糖皮质激素治疗。

(4)外伤性虹膜睫状体炎者,应用散瞳剂、糖皮质激素眼药。

(5)前房积血者:①出血期间患者要卧床休息,半卧位,限制眼球转动。强调半卧位的重要性和意义,有利于降低静脉压;利于出血沉积于前房而吸收,避免在瞳孔区机化或形成虹膜后粘连。②注意眼压变化,告诉患者眼压升高的影响因素。如果眼压升高,及时遵医嘱应用降眼压药物;为保持大便通畅,鼓励患者多食富含纤维素、易消化的软食,避免用力排便、咳嗽及打喷嚏。③按医嘱选用镇静剂和止血剂,如6-氨基己酸、氨甲苯酸、氨甲环酸、卡巴克洛等,不主张使用散瞳药和缩瞳药。

(6)视网膜出血者应卧床休息,双眼绷带包扎,限制眼球运动,并应用止血药物。视网膜震荡与挫伤,遵医嘱使用糖皮质激素、血管扩张剂及维生素类药物。

(7)脉络膜破裂早期卧床休息,注意观察,无特殊处理。

3.密切观察病情变化

(1)监测生命体征、视力和眼局部伤口变化。

(2)监测眼压,前房积血可引起眼压升高;眼球贯通伤或眼球有开放伤口,可使眼内容物外流而引起眼压降低。

(3)注意前房积血情况,如有异常及时通知医师处理。

4.术前、术后护理

需手术的患者做好手术前、后护理。

5.基础护理

加强患者眼部基础护理,严格遵守无菌操作原则。指导患者养成良好的卫生习惯,不用脏手或不洁手帕揉眼。

6.生活护理

协助做好生活护理,指导患者加强营养摄入,多进食富含纤维素、易消化的软食。

7.治疗护理

仔细观察患者对疼痛反应,耐心听取患者疼痛的主诉,解释疼痛的原因,给予支持与安慰,指导放松技巧。

二、眼球贯通伤患者的护理

眼球贯通伤是指锐器造成眼球壁全层裂开,是单眼致盲主要原因。按其损伤部位可分为角膜贯通伤、角巩膜贯通伤和巩膜贯通伤,异物碎片击穿眼球可致眼内异物。

(一)护理评估

了解外伤史,依据致伤物的大小、形态、性质、刺伤的速度、受伤的部位、污染的程度及有无眼内异物存留等。外伤患者可有不同程度的视力下降及眼组织损伤,贯通伤的预后和功能恢复主要取决于损伤的严重程度和部位,其次是有无感染和并发症、治疗的及时性和正确性。

1.角膜贯通伤

(1)单纯性:角膜伤口较小且规则,常自行闭合,无眼内容物脱出。

(2)复杂性:伤口大,不规则,常有虹膜损伤、脱出及嵌顿,前房变浅,可伴有晶状体破裂及白内障。有明显的眼痛、流泪和视力下降。

2.角巩膜贯通伤

伤口累及角膜和巩膜,引起虹膜睫状体、晶状体和玻璃体的损伤、脱出,以及眼内出血,伴有明显的眼痛和刺激征,视力明显下降。

3.巩膜贯通伤

较小的巩膜伤口容易忽略,伤口表面仅见结膜下出血。大的伤口常伴有脉络膜、玻璃体和视网膜的损伤及出血,预后差。

(二)治疗要点

伤后应急诊处理,立即包扎和伤口缝合,恢复眼球完整性,积极预防感染,防治并发症。小于2 mm伤口,前房存在,无虹膜组织嵌顿或脱出可不缝合;大于2 mm以上伤口,应在显微镜下手术缝合。对于复杂病例采用二步手术,即初期缝合伤口,恢复前房,控制感染;在1～2周,再行内眼或玻璃体手术。

(三)主要护理诊断和问题

1.感知改变

视力下降与眼内组织损伤及眼内积血有关。

2.疼痛眼部疼痛

疼痛眼部疼痛与眼内组织受损及眼压升高等因素有关。

3.焦虑

焦虑与担心视力不能恢复有关。

4.潜在并发症

外伤性虹膜睫状体炎、眼内异物、感染性眼内炎、交感性眼炎、外伤性增殖性玻璃体视网膜病变。

(四)护理目标

(1)视力不再继续下降或视力提高。

(2)减轻或消除患者疼痛。

(3)减轻或消除患者焦虑心理。

(4)住院期间无并发症发生或及时发现,并得到处理。

(五)护理措施

1.心理护理

眼球贯通伤发病突然,患者一时很难接受视力下降,甚至眼球丧失的事实,护士给予安慰与鼓励,积极面对现实,密切配合治疗。对伤后视功能及眼球外形恢复无望,行眼球摘除术者,应详细向患者和家属介绍手术的重要性及手术方式、术后安装义眼等事项。

2.手术护理

参照眼科手术前后护理常规;外伤眼手术前禁忌剪睫毛和结膜囊冲洗,防止对眼球增加压力和增加感染概率。

3.预防感染

常规注射抗破伤风血清,全身及眼局部应用抗生素和糖皮质激素,包扎伤眼并散瞳;加强患者眼部基础护理,遵守无菌操作原则。严防眼内炎的发生。

4.严密观察病情

(1)监测生命体征、瞳孔及全身受伤情况,尤其是多发伤的发展进程。

(2)眼部外伤情况:眼压及视力、眼局部伤口的变化情况。眼内炎是最严重的并发症。

(3)注意交感性眼炎发生,注意外伤眼和健眼视力的变化,一旦健眼发生不明原因的眼部充血、视力下降及眼痛,要警惕交感性眼炎发生。如果发生感染性眼内炎,应充分散瞳,局部和全身应用大剂量抗生素或糖皮质激素;玻璃体内注药可以提供有效药物浓度,并抽取房水及玻璃体液做细菌培养和药敏试验;同时做好玻璃体切割手术准备。

5.疼痛护理

仔细观察患者对疼痛反应,耐心听取患者疼痛的主诉,解释疼痛的原因,给予支持与安慰,指导放松技巧。

三、眼异物伤患者的护理

眼异物伤是异物进入眼内引起机械性损伤和异物存留引起的刺激反应,以及感染而导致并发症和后遗症。常见异物包括金属性(如铜、铁)和非金属性(如灰尘、玻璃、木刺、竹签等)。不同性质、不同部位的异物所引起的损伤不同,临床处理也不同。

(一)角膜及结膜异物

角膜、结膜异物是指异物黏附于角膜和结膜表层。

1.护理评估

(1)症状与体征评估:了解外伤情况,结膜异物摩擦会引起角膜刺激征,表现疼痛、畏光、流泪、异物感等。角膜异物以铁屑、煤屑多见,有明显刺激征。铁质异物可形成锈斑。若异物位于角膜深层或处理不当,容易继发感染,并发角膜溃疡、虹膜睫状体炎或角膜遗留瘢痕等,最终影响视力。

(2)检查评估:通过裂隙灯显微镜、前房角镜、三面镜等检查,了解异物位置及大小。

2.治疗要点

浅层异物可用无菌棉签拭出;深层异物可用无菌注射针头剔除;穿透角膜进入前房的异物应行显微手术异物摘除。

(二)眼内异物

眼内异物是指异物碎片击穿眼球壁,存留于眼内,是严重危害视力的眼外伤。任何眼部或眶外伤,都应怀疑并排除异物。

1.护理评估

(1)症状与体征评估:了解外伤情况及致伤物性质,依据眼球损伤程度、异物性质和存留部位,不同部位外伤有不同临床表现。①眼球贯通伤表现,即角结膜伤口、眼压减低、晶状体混浊、眼内容物脱出和视力下降等。②眼内异物可存留于前房、晶状体、玻璃体视网膜等。较大异物可引起眼部刺激性反应,尤其是铜和铁,产生眼球铁、铜质沉着症、虹膜睫状体炎、白内障、视网膜脱离等。

(2)检查评估:裂隙灯显微镜、前房角镜、三面镜,以及眼部B超、X线片、CT和MRI等检查帮助了解异物位置及大小。

2.治疗要点

一旦发生眼内异物伤,应立即手术取出异物,减少并发症发生。结合全身及眼局部应用抗生素和糖皮质激素,防治眼内炎。

(三)主要护理诊断和问题

1.舒适改变

眼部疼痛、畏光流泪与异物存在引起刺激有关。

2.有感染的危险

有感染的危险与异物停留时间过长及异物的性质等有关。

3.潜在并发症

虹膜睫状体炎、化脓性眼内炎、交感性眼炎等。

(四)护理目标

(1)眼部疼痛、畏光流泪症状减轻或消失。

(2)无感染发生。

(3)及时发现和处理并发症,减少并发症的发生。

(五)护理措施

(1)观察外伤眼及健眼视力情况;视力损伤严重者应卧床休息。

(2)按眼部护理常规做好术前准备,协助清洗面部血迹或污物,禁忌剪睫毛和冲洗结膜囊。

(3)根据医嘱剔除角膜和结膜异物。操作方法:先滴2～3次表面麻醉剂。在裂隙灯下,找到异物位置。浅表异物可用湿棉签擦除;较深异物可用无菌注射针头呈15°轻轻插入异物边缘,将异物向角膜缘方向剔除。铁屑异物若铁锈范围大而深,不能一次剔净,可分次进行。操作完毕,滴抗生素眼药水,包扎患眼,以防感染。嘱咐患者第2天复查。

(4)密切观察结膜和角膜有无异物遗留,注意角膜伤口愈合情况,注意视力的变化及有无角膜感染等发生。

（5）术后密切观察病情变化：①观察视力和眼局部伤口的变化，有前房积血者应注意眼压变化和积血的吸收情况，指导患者半卧位。②观察并发症的发生及非受伤眼的情况，预防交感性眼炎的发生。

（6）做好心理疏导指导患者采取积极的应对方式正确对待眼外伤，密切配合治疗。

（7）做好健康指导：①介绍角膜、结膜异物伤产生的原因，注意劳动时戴防护眼镜，预防眼外伤的发生。②告知患者若异物溅入，勿用手揉眼和自行剔除异物，及时到医院治疗。③指导按医嘱及时用药。④告知定期复查。

四、眼化学伤患者的护理

眼化学伤是指化学物品的溶液、粉尘或气体进入或接触眼部，引起的眼部损伤，也称眼化学性烧伤，其中最多见的是酸性和碱性烧伤，临床上以碱性化学伤更多见。酸能使组织蛋白凝固坏死，阻止酸继续向深层渗透，组织损伤相对较轻。碱能溶解脂肪和蛋白质，使碱性物质渗透到深层，使细胞分解坏死。故碱性化学伤损伤较重，预后较差。

（一）护理评估

了解患者外伤情况，详细询问患者眼化学烧伤的时间、致伤物质的名称、浓度、剂量及眼部接触时间。根据酸碱烧伤后的组织反应，可分为轻、中、重度烧伤。

轻度烧伤：眼睑与结膜轻度充血、水肿，角膜上皮有点状脱落。

中度烧伤：眼睑皮肤可起水疱或糜烂，角膜上皮有明显混浊水肿，上皮层完全脱落。

重度烧伤：结膜出现广泛的缺血性坏死，呈灰白色混浊，角膜全层混浊甚至呈瓷白色，角膜基质层溶解，造成角膜溃疡或穿孔。晚期愈合后，常有睑球粘连、假性翼状胬肉、角膜白斑、角巩膜葡萄肿、继发性青光眼、白内障、甚至眼球萎缩等并发症发生。

（二）治疗要点

1.现场急救

一旦发生眼化学伤，应争分夺秒，就地取材，彻底冲洗，用大量清水反复冲洗眼部 30 分钟以上。

2.继续治疗

（1）早期全身和眼部应用抗生素控制感染，阿托品散瞳，防止虹膜后粘连；全身和眼部糖皮质激素抑制炎症反应和新生血管的形成；酸性化学伤者球结膜下注射 5％磺胺嘧啶钠溶液；碱性眼化学伤者应在早期结膜下注射维生素 C；石灰烧伤的患者选用 0.5％依地酸二钠（EDTA）局部点眼，可促进钙质排出。

（2）如果组织损伤后结膜或角膜上留有大量坏死组织，要早期切除，预防睑球粘连。

（3）局部滴用胶原酶抑制剂，如 10％枸橼酸钠，点用自家血清、纤维连接蛋白等，防治角膜穿孔，改善组织营养。

（4）晚期积极治疗并发症，如睑球粘连、角膜白斑、继发性青光眼等。

（三）主要护理诊断和问题

1.感知改变

视力下降与眼内结构受化学物质的破坏有关。

2.疼痛

眼痛与化学物质进入眼内刺激眼部组织有关。

3.恐惧

恐惧与眼部突然受化学物质的侵害,视力下降甚至丧失,或担心治疗效果有关。

4.潜在并发症

角膜溃疡、虹膜睫状体炎、继发性青光眼、并发性白内障及眼睑畸形等。

5.知识缺乏

缺乏眼化学伤的防治知识。

(四)护理目标

(1)视力不再继续下降或视力提高。

(2)减轻或消除疼痛。

(3)正视疾病,情绪稳定,积极配合治疗和护理。

(4)及时发现和处理并发症,杜绝并发症的发生。

(5)患者能掌握疾病的相关知识。

(五)护理措施

(1)紧急处理伤口,及时进行彻底的眼部冲洗,使烧伤造成的损伤降低到最小的程度。①争分夺秒,就地取材,彻底冲洗是处理眼部酸烧伤最重要的一步。应立即利用现有的冷开水、自来水或井水等,大量反复持续冲洗,冲洗时翻转上下眼睑,嘱患者转动眼球,充分暴露穹隆部,将结膜囊内的化学物质彻底洗出,冲洗时间不少于 30 分钟。②如为石灰烧伤,则应先夹取石灰块,再行彻底冲洗。③送患者至医院后,详细询问患者眼化学烧伤的时间、致伤物质的名称、浓度、量及眼部接触时间。根据患者主诉或 pH 试纸测定结果,确定是碱烧伤或酸烧伤,立即再次冲洗。酸性眼化学伤者,立即用 3％碳酸氢钠溶液。碱性化学伤患者,立即用 3％硼酸溶液。检查结膜囊内是否还有异物存留,冲洗时向头部患侧倾斜,以免冲洗出的液体再次损伤健眼。根据医嘱早期可进行前房穿刺,清除房水中碱性物质。

(2)密切观察眼部情况,注意继发性青光眼的发生。了解眼睑皮肤、结膜、角膜等损伤进展情况,观察眼压和视力变化并记录。

(3)疼痛明显时,遵医嘱应用止痛剂,并观察和记录止痛效果。

(4)根据医嘱及时、准确用药,并观察疗效。酸性化学伤者,球结膜下注射 5％磺胺嘧啶钠溶液;碱性眼化学伤者,早期可球结膜下注射维生素 C。注射前要充分麻醉,以免患者疼痛。

(5)预防睑球粘连:①指导患者做眼球运动,拉下眼睑使眼球向左上、右上运动;拉上眼睑使眼球向左下、右下运动;每天 3 次,每次 10 分钟。②每次换药时用玻璃棒分离睑球粘连或安放隔膜,并在结膜囊内涂大量抗生素眼药膏,预防睑球粘连。

(6)轻度化学伤者,角膜上皮损伤一般经 24 小时即可恢复,可涂抗生素眼药膏并包扎。组织损失严重要清除坏死组织,减轻炎症反应。角膜损伤严重需做角膜移植手术者,护理上参照角膜移植手术常规。

(7)健康教育:①职业安全防护指导,接触化学物品要配备防护眼镜、衣服,进行安全生产教育,严格操作规程,并指导如何进行化学伤的急救等。②指导患者注意休息及正确地眼部用药。

五、辐射性眼外伤患者的护理

辐射性损伤是指由电磁波谱中各种辐射线造成的损害,如微波、红外线、紫外线、X线、可见光等。本节主要介绍紫外线引起的电光性眼炎。

(一)护理评估

1.症状与体征评估

了解患者职业防护情况,如果接触紫外线辐射而无防护者造成眼部紫外线损伤,称电光性眼炎;也可在高原、冰川雪地、海面或沙漠上作业和旅游因反光而发病,又称日光性眼炎或雪盲。该病常在晚上或夜间发生,发病急,一般在照射后3～8小时,且双眼同时发生为多见。表现为眼部剧痛,畏光,流泪,眼睑痉挛、结膜充血,角膜上皮点状脱落,严重者角膜上皮大片剥脱,感觉减退。

2.检查评估

视野、眼底荧光造影等检查可以了解辐射线性视网膜病变。

(二)治疗要点

对症处理,减轻疼痛。

(三)主要护理诊断和问题

1.疼痛

眼痛与角膜上皮脱落有关。

2.焦虑

焦虑与担心视力下降和治疗效果有关。

3.知识缺乏

缺乏眼辐射伤的防治知识。

(四)护理目标

(1)患者疼痛减轻或消失。

(2)正视疾病,情绪稳定,积极配合治疗和护理。

(3)患者熟悉疾病的相关知识。

(五)护理措施

(1)做好患者心理疏导,增强患者治疗信心,做好疾病相关知识宣教。

(2)做好患者疼痛护理,疼痛明显时,遵医嘱应用表面麻醉剂,并观察和记录止痛效果。

(3)观察并记录患者的视力状况,协助做好生活护理。

(4)指导患者正确滴眼水和使用眼药膏的方法,并包扎患眼,嘱患者勿用手揉眼,防止角膜上皮损伤。

(5)做好职业防护指导,电焊工电焊时应佩戴防护面罩或眼镜预防;在沙漠、海边、雪地作业或旅游时,注意配戴眼镜,防治灼伤。

六、眼部热灼伤患者的护理

眼部热灼伤是高温液体溅入眼部或火焰喷射眼部引起的烧伤。

(一)护理评估

症状与体征评估:了解患者眼部受伤情况,轻者表现为眼睑红斑、水疱,结膜充血水肿,角膜轻度混浊;重者引起眼睑、结膜、角膜、巩膜的深度烧伤,组织坏死。眼部组织愈合后常出现瘢痕性睑外翻、睑闭合不全、角膜瘢痕、睑球粘连等。

（二）治疗要点

防治感染,促进创面愈合,预防睑球粘连。

(1)轻度灼伤:局部滴用散瞳剂和抗生素眼药水。

(2)重度灼伤:去除坏死组织,局部滴用抗生素眼药水。

(3)角膜坏死:行羊膜移植或带角膜缘上皮的全角膜板层移植术。

(4)晚期积极治疗并发症。

（三）主要护理诊断和问题

1.疼痛

眼痛与角膜上皮脱落有关。

2.感知改变

视力下降与冷热刺激眼部组织损伤有关。

3.焦虑

焦虑与视力下降和治疗效果有关。

4.知识缺乏

缺乏眼热灼伤的防治知识。

（四）护理目标

(1)患者疼痛减轻或消失。

(2)视力不再继续下降或视力提高。

(3)正视疾病,情绪稳定,积极配合治疗和护理。

(4)患者熟悉疾病的相关知识。

（五）护理措施

(1)做好患者心理疏导,增强患者治疗信心,做好疾病相关知识宣教。

(2)做好患者疼痛护理,疼痛明显时,遵医嘱应用表面麻醉剂或止痛剂,并观察和记录止痛效果。

(3)观察并记录患者的视力状况,协助做好生活护理。

(4)指导患者正确滴用散瞳剂和抗生素眼药,并包扎患眼,嘱患者勿用手揉眼,防止角膜上皮损伤。

(5)行羊膜移植、角膜移植术者,做好手术前后护理。

(6)做好职业防护指导,介绍眼部热烧伤产生的常见原因,进行生活与生产安全教育。

（刘　娜）

第十五章 肿瘤科护理

第一节 肺 癌

一、概述

肺癌大多数起源于支气管黏膜上皮,因此也称支气管肺癌,是肺部最常见的恶性肿瘤。肺癌的发生与环境的污染及吸烟密切相关,肺部慢性疾病、人体免疫功能低下、遗传因素等对肺癌的发生也有一定影响。根据肺癌的生物学行为及治疗特点,将肺癌分为小细胞肺癌、鳞癌、腺癌、大细胞癌。根据肿瘤的位置分为中心型肺癌及周边型肺癌。肺癌转移途径有直接蔓延、淋巴结转移、血行转移及种植性转移。

二、诊断

(一)症状

肺癌的临床症状根据病变的部位、肿瘤侵犯的范围、是否有转移及肺癌副癌综合征全身表现不同而异,最常见的症状是咳嗽、咯血、气短、胸痛和消瘦,其中以咳嗽和咯血最常见,咳嗽的特征往往为刺激性咳嗽、无痰;咯血以痰中夹血丝或混有粉红色的血性痰液为特征,少数患者咯血可出现整口的鲜血,肺癌在胸腔内扩散侵犯周围结构可引起声音嘶哑、Horner 综合征、吞咽困难和肩部疼痛。当肺癌侵犯胸膜和心包时可能表现为胸腔积液和心包积液,肿瘤阻塞支气管可引起阻塞性肺炎而发热,上腔静脉综合征往往是肿瘤或转移的淋巴结压迫上腔静脉所致。小细胞肺癌常见的副癌综合征主要表现恶病质、高血钙和肺性骨关节病或非恶病质患者清/球蛋白倒置、高血糖和肌肉分解代谢增加等。

(二)体征

1.一般情况

以消瘦和低热为常见。

2.专科检查

如前所述,肺癌的体征根据其病变的部位、肿瘤侵犯的范围、是否有转移及副癌综合征全身表现不同而异。肿瘤阻塞支气管可致一侧或叶肺不张而使该侧肺呼吸音消失或减弱,肿瘤阻塞支气管可继发肺炎出现发热和肺部啰音,肿瘤侵犯胸膜或心包造成胸腔或心包积液出现相应的体征,肿瘤淋巴转移可出现锁骨上、腋下淋巴结增大。

（三）检查

1.实验室检查

痰涂片检查找癌细胞是肺癌诊断最简单、最经济、最安全的检查,由于肺癌细胞的检出阳性率较低,因此往往需要反复多次的检查,并且标本最好是清晨首次痰液立即检查。肺癌的其他实验室检查往往是非特异性的。

2.特殊检查

（1）X线摄片:可见肺内球形灶,有分叶征、边缘毛刺状,密度不均匀,部分患者见胸膜凹陷征（兔耳征）,厚壁偏心空洞,肺内感染、肺不张等。

（2）CT检查:已成为常规诊断手段,特别是对位于肺尖部、心后区、脊柱旁、纵隔后等隐蔽部位的肿瘤的发现有益。

（3）MRI检查:在于分辨纵隔及肺门血管,显示隐蔽部的淋巴结,但不作为首选。

（4）痰细胞学:痰细胞学检查阳性率可达80%,一般早晨血性痰涂片阳性率高,至少需连查3次以上。

（5）支气管镜检查:可直接观察气管、主支气管、各叶、段管壁及开口处病变,可活检或刷检取分泌物进行病理学诊断,对手术范围及术式的确定有帮助。

（6）其他:①经皮肺穿刺活检,适用于周围型肺内占位性病变的诊断,可引起血胸、气胸等并发症;②对于有胸腔积液者,可经胸穿刺抽液离心检查,寻找癌细胞;③PET对于肺癌鉴别诊断及有无远处转移的判断准确率可达90%,但目前价格昂贵。

其他诊断方法如放射性核素扫描、淋巴结活检、胸腔镜下活检术等,可根据病情及条件酌情采用。

（四）诊断要点

（1）有咳嗽、咯血、低热和消瘦的病史和长期吸烟史;晚期患者可出现声音嘶哑、胸腔积液及锁骨淋巴结肿大。

（2）影像学检查有肺部肿块并具有恶性肿瘤的影像学特征。

（3）病理学检查发现癌细胞。

（五）鉴别诊断

1.肺结核

（1）肺结核球:易与周围型肺癌混淆。肺结核球多见于青年,一般病程较长,发展缓慢。病变常位于上叶尖后段或下叶背段。在X线片上肿块影密度不均匀,可见到稀疏透光区和钙化点,肺内常另有散在性结核病灶。

（2）粟粒型肺结核:易与弥漫型细支气管肺泡癌混淆。粟粒型肺结核常见于青年,全身毒性症状明显,抗结核药物治疗可改善症状,病灶逐渐吸收。

（3）肺门淋巴结结核:在X线片上肺门肿块影可能误诊为中心型肺癌。肺门淋巴结结核多见于青少年,常有结核感染症状,很少有咯血。

2.肺部炎症

（1）支气管肺炎:早期肺癌产生的阻塞性肺炎,易被误诊为支气管肺炎。支气管肺炎发病较急,感染症状比较明显。X线片上表现为边界模糊的片状或斑点状阴影,密度不均匀,且不局限于一个肺段或肺叶。经抗生素治疗后,症状迅速消失。肺部病变吸收也较快。

(2)肺脓肿:肺癌中央部分坏死液化形成癌性空洞时,X线片上表现易与肺脓肿混淆。肺脓肿在急性期有明显感染症状,痰量多,呈脓性,X线片上空洞壁较薄,内壁光滑,常有液平面,脓肿周围的肺组织或胸膜常有炎性变。支气管造影空洞多可充盈,并常伴有支气管扩张。

3.肺部其他肿瘤

(1)肺部良性肿瘤:如错构瘤、纤维瘤、软骨瘤等有时需与周围型肺癌鉴别。一般良性肿瘤病程较长,生长缓慢,临床上大多没有症状。X线片上呈现接近圆形的块影,密度均匀,可以有钙化点,轮廓整齐,多无分叶状。

(2)支气管腺瘤:是一种低度恶性肿瘤。发病年龄比肺癌轻,女性发病率较高。临床表现与肺癌相似,常反复咯血。X线片表现有时也与肺癌相似。经支气管镜检查,诊断未能明确者宜尽早做剖胸探查术。

4.纵隔淋巴肉瘤

纵隔淋巴肉瘤可与中心型肺癌混淆。纵隔淋巴肉瘤生长迅速,临床上常有发热和其他部位浅表淋巴结肿大。在X线片上表现为两侧气管旁和肺门淋巴结肿大。对放射疗法高度敏感,小剂量照射后即可见到肿块影缩小。纵隔镜检查亦有助于明确诊断。

三、护理措施

(一)做好心理支持,克服恐惧绝望心理

当患者得知自己患肺癌时,会面临巨大的身心应激,而心理应对结果会对疾病产生明显的积极或消极影响,护士通过多种途径给患者及家属提供心理与社会支持。根据患者的性别、年龄、职业、文化程度、性格等,多与其交谈,耐心倾听患者诉说,尽量解答患者提出的问题和提供有益的信息,帮助患者正确估计所面临的情况,让其了解肺癌的有关知识及将接受的治疗、患者和家属应如何配合、在治疗过程中的注意事项,请治愈患者现身说法,增强对治疗的信心,积极应对癌症的挑战,与疾病作斗争。

(二)保持呼吸道通畅,做好咳嗽、咳痰的护理

分析患者病情,判断引起呼吸困难的原因,根据不同病因,采取不同的护理措施。

(1)如肿瘤转移至胸膜,可产生大量胸腔积液,导致气体交换面积减少,引起呼吸困难,要配合医师及时行胸腔穿刺置管引流术。

(2)若患者肺部感染痰液过多、纤毛功能受损、机体活动减少,或放射治疗、化学治疗导致肺纤维化,痰液黏稠,无力咳出而出现呼吸困难,应密切观察咳嗽、咳痰情况,详细记录痰液的色、量、质,正确收集痰标本,及时送检,为诊断和治疗提供可靠的依据,并采取以下护理措施。①提供整洁、舒适的环境,减少不良刺激,病室内维持适宜的温度(18~20 ℃)和相对湿度(50%~60%),以充分发挥呼吸道的自然防御功能;避免尘埃与烟雾等刺激,对吸烟的患者与其共同制订有效的戒烟计划;注意患者的饮食习惯,保持口腔清洁,避免油腻、辛辣等刺激性食物,一般每天饮水1 500 mL以上,可保证呼吸道黏膜的湿润和病变黏膜的修复,利于痰液稀释和排除。②促进有效排痰:指导患者掌握有效咳嗽的正确方法,患者坐位,双脚着地,身体稍前倾,双手环抱一个枕头。进行数次深而缓慢的腹式呼吸,深吸气末屏气,然后缩唇,缓慢地通过口腔尽可能呼气(降低肋弓、使腹部往下沉)。在深吸一口气后屏气3~5秒,身体前倾,从胸腔进行2~3次短促有力的咳嗽,张口咳出痰液,咳嗽时收缩腹肌,或用自己的手按压上腹部,帮助咳嗽,有效咳出痰

液。湿化和雾化学治疗法,湿化学治疗法可达到湿化气道、稀释痰液的目的,适用于痰液黏稠和排痰困难者。常用湿化液有蒸馏水、生理盐水、低渗盐水。临床上常在湿化的同时加入药物以雾化方式吸入。可在雾化液中加入痰溶解剂、抗生素、平喘药等,达到祛痰、消炎、止咳、平喘的作用。胸部叩击与胸壁震荡,适用于肺癌晚期长期卧床、体弱、排痰无力者,禁用于肺癌伴肋骨转移、咯血、低血压、肺水肿等患者。操作前让患者了解操作的意义、过程、注意事项,以配合治疗,肺部听诊,明确病变部位。叩击时避开乳房、心脏和骨突出部位及拉链、纽扣部位。患者侧卧,叩击者两手手指并拢,使掌侧呈杯状,以手腕力量,从肺底自下而上、由外向内、迅速而有节律地叩击胸壁,震动气道,每一肺叶叩击 1～3 分钟,120～180 次/分,叩击时发出一种空而深的拍击音则表明手法正确。胸壁震荡法时,操作者双手手掌重叠置于欲引流的胸壁部位,吸气时手掌随胸廓扩张慢慢抬起,不施加压力,从吸气最高点开始,在整个呼气期手掌紧贴胸壁,施加一定的压力并做轻柔的上下抖动,即快速收缩和松弛手臂和肩膀,震荡胸壁 5～7 次,每一部位重复 6～7 个呼吸周期,震荡法在呼气期进行,且紧跟叩击后进行。叩击力量以患者不感到疼痛为宜,每次操作时间 5～15 分钟,应在餐后 2 小时至餐前 30 分钟完成,避免治疗中呕吐。操作后做好口腔护理,除去痰液气味,观察痰液情况,复查肺部呼吸音及啰音变化。③机械吸痰:适用于意识不清、痰液黏稠无力咳出、排痰困难者。可经患者的口、鼻腔、气管插管或气管切开处进行负压吸痰,也可配合医师用纤维支气管镜吸出痰液。

（三）咯血或痰中带血患者的护理

应予以耐心解释,消除其紧张情绪,嘱患者轻轻将气管内存留的积血咯出,以保持呼吸道通畅,咯血时不能屏气,以免诱发喉头痉挛,血液引流不畅导致窒息。小量咯血者宜进少量凉或温的流质饮食,多饮水,多食富含纤维素食物,以保持大便通畅,避免排便时腹压增加而咯血加重;密切观察咯血的量、色,大咯血时,护理方法见应急措施。大量咯血不止者,可采用丝线固定双腔球囊漂浮导管经纤支镜气道内置入治疗大咯血的方法;同时做好应用垂体后叶素的护理,静脉滴注速度勿过快,以免引起恶心、便意、心悸、面色苍白等不良反应,监测血压、血氧饱和度;冠心病患者、高血压病患者及孕妇忌用;配血备用,可酌情适量输血。

（四）疼痛的护理

（1）采取各种护理措施减轻疼痛。提供安静的环境,调整舒适的体位,小心搬动患者,避免拖、拉、拽动作,滚动式平缓地给患者变换体位,必要时支撑患者各肢体,指导、协助胸痛患者用手或枕头护住胸部,以减轻深呼吸、咳嗽或变换体位所引起的胸痛;胸腔积液引起的疼痛,可嘱患者患侧卧位,必要时用宽胶布固定胸壁,以减少胸部活动幅度,减轻疼痛;采用按摩、针灸、经皮肤电刺激止痛穴位或局部冷敷等,以降低疼痛的敏感性。

（2）药物止痛,按医嘱用药,根据患者疼痛再发时间,提前按时用药,在应用镇痛药期间,注意预防药物的不良反应,如便秘、恶心、呕吐、镇静和精神紊乱等,嘱患者多进食富含纤维素的蔬菜和水果,缓解和预防便秘。

（3）患者自控镇痛,可自行间歇性给药,做到个体化给药,增加了患者自我照顾和对疼痛的自主控制能力。

（五）饮食支持护理

根据患者的饮食习惯,给予高蛋白、高热量、高维生素、易消化饮食,调配好食物的色、香、味,以刺激食欲,创造清洁舒适、愉快的进餐环境,促进食欲。病情危重者应采取喂食、鼻饲或静脉输入脂肪乳、复方氨基酸和含电解质的液体。对于有大量胸腔积液的患者,应酌情输血、血浆或清蛋白,以减少胸腔积液的产生,补充癌肿或大量抽取胸腔积液等因素所引起的蛋白丢失,增强机体抗病能力。有吞咽困难者应给予流质饮食,进食宜慢,取半卧位以免发生吸入性肺炎或呛咳,甚至窒息。

(六)做好口腔护理

向患者讲解放射治疗、化学治疗后口腔唾液腺分泌减少,pH下降,易发生口腔真菌感染和牙周病,使其理解保持口腔卫生的重要性,以便主动配合。患者睡前及三餐后进行口腔护理;戒烟酒,以防刺激黏膜;忌食辛辣及可能引起黏膜创伤的食物,如带刺或碎骨头的食物,用软牙刷刷牙,勿用牙签剔牙,并延期牙科治疗,防止黏膜受损;进食后,用盐水或复方硼砂溶液漱口,控制真菌感染;口唇涂润滑剂,保持黏膜湿润,黏膜口腔溃疡,按医嘱应用表面麻醉剂止痛。

(七)化学治疗药物毒性反应的护理

1.骨髓抑制反应的护理

化学治疗后机体免疫力下降,发生感染、出血。护士接触患者之前要认真洗手,严格执行无菌操作,避免留置导尿管或肛门指检,预防感染;告知患者不可到公共场所或接触感冒患者;在做全身卫生处置时,要特别注意易感染部位,如鼻腔、口腔、肛门、会阴等,各部位使用毛巾要分开,以免交叉感染;监测体温,观察皮肤温度、色泽、气味,早期发现感染征象;当白细胞总数降至$1×10^9$/L时,做好保护性隔离。对血小板计数<$50×10^9$/L时,密切观察有无出血倾向,采取预防出血的措施,避免患者外出活动,防止身体受挤压或外伤,保持口腔、鼻腔清洁湿润,勿用手抠鼻痂、牙签剔牙,尽量减少穿刺次数,穿刺后应实施局部较长时间按压,必要时,遵医嘱输血小板控制出血。

2.恶心呕吐的护理

化学治疗期间如患者出现恶心呕吐,按医嘱给予止吐药,嘱患者深呼吸,勿大动作转动身体,给予高营养清淡易消化的饮食,少食多餐,不催促患者进食,忌食辛辣等刺激性食物,戒烟酒,不要摄入加香料、肉汁和油腻的食物,建议平时咀嚼口香糖或含糖果,加强口腔护理去除口腔异味。对已有呕吐患者灵活掌握进食时间,可在其间歇期进食,多饮清水,多食薄荷类食物及冷食等。

3.静脉血管的保护

在给化学治疗药时,要选择合适的静脉,给化学治疗药前,先观察是否有回血,强刺激性药物护士应在床旁监护,或采用静脉留置针及中小静脉插管;观察药物外渗的早期征象,如穿刺部位疼痛、烧灼感、输液速度减慢、无回血、药液外渗,应立即停止输注,应用地塞米松加利多卡因局部封闭,24小时内给予冷敷,50%硫酸镁湿敷,24小时后可给予热敷。

4.应用化学治疗药后的护理

应用化学治疗药后常出现脱发,影响患者形象,增加其心理压力,护士要告诉患者脱发是暂时的,停药后头发会再生,鼓励其诉说自己的感受,帮助其调整外观的变化,让患者戴假发或帽子、头巾遮挡,改善自我形象,夜间睡眠可佩戴发帽,减轻头发掉在床上而至的心理不适;指导患者头发的护理,如动作轻柔减少头发梳、刷、洗、烫、梳辫子等,可用中性洗发护发素。

四、健康教育

(1)宣传吸烟对健康的危害,提倡不吸烟或戒烟,并注意避免被动吸烟。

(2)对肺癌高危人群要定期进行体检,早期发现肿瘤,早期治疗。

(3)改善工作和生活环境,防止空气污染。

（4）给予患者和家属心理上的支持,使之正确认识肺癌,增强治疗信心,维持生命质量。

（5）督促患者坚持化学治疗或放射治疗,告诉患者出现呼吸困难、咯血或疼痛加重时应立即到医院就诊。

（6）指导患者加强营养支持,合理安排休息,适当活动,保持良好精神状态,避免呼吸道感染以调整机体免疫力,增强抗病能力。

（7）对晚期癌肿转移患者,要指导家属对患者临终前的护理,告知患者及家属对症处理的措施,使患者平静地走完人生最后一程。

（陈　荣）

第二节　胃　　癌

一、概述

胃癌是我国最常见的恶性肿瘤之一。胃癌的流行病学有明显的地理差别,日本、中国、智利、远东、欧洲和俄罗斯为高发地区,而美国、澳大利亚、丹麦和新西兰发病率低。2/3 的胃癌患者在发展中国家,其中中国占 42%。在我国,西北地区和东南沿海地区发病率较高,广西、广东、贵州发病率低。

（一）病因

1.亚硝基化合物

亚硝酸盐主要来自食物中的硝酸盐,特别是在大量使用氮肥后的蔬菜中,硝酸盐的含量极高。硝酸盐进入胃中经硝酸盐还原酶阳性菌将其还原成亚硝酸盐。亚硝酸盐的含量与胃内硝酸盐还原酶阳性菌的数量呈正相关。据报道,低胃酸患者中胃癌的发生率比正常胃酸者高出4.7 倍,这与胃内亚硝胺类化合物合成增多有关。

2.幽门螺杆菌

幽门螺杆菌为带有鞭毛的革兰阴性菌,在胃黏膜生长。幽门螺杆菌在发达国家人群中感染率低于发展中国家 30%～40%,在儿童期即可受到感染,如我国广东 1～5 岁儿童中,最高感染率可达 31%。幽门螺杆菌是胃黏膜肠上皮化生和异型性增生及癌变前期的主要危险因素。在正常胃黏膜中很少分离到幽门螺杆菌,而随胃黏膜病变加重,幽门螺杆菌感染率增高。

3.遗传因素

胃癌在少数家族中显示有聚集性。在胃癌患者调查中,一级亲属患胃癌比例明显高于二级、三级亲属。血型与胃癌存在一定关系,A 型血人群患胃癌的比例高于一般人群。

4.饮食因素

高浓度食盐可使胃黏膜屏障损伤,造成黏膜细胞水肿,腺体丢失。摄入亚硝基化合物的同时摄入高盐可增加胃癌诱发率,诱发时间也较短,有促进胃癌发生的作用。新鲜蔬菜、水果有预防胃癌的保护性作用。含有巯基类的新鲜蔬菜,如大蒜、大葱、韭菜、洋葱和蒜苗等也具有降低胃癌危险的作用。

5.其他因素

吸烟为胃癌的危险因素,吸烟量越大,患胃癌的危险性越高。烟雾中含有多种致癌物质,可溶于口腔唾液进入胃内。此外,吸烟者口腔中硫氰酸含量增高,可使经血液进入口腔的硝酸盐还原成亚硝酸盐。

6.慢性疾患

慢性萎缩性胃炎以胃黏膜腺体萎缩、减少为主要特征,常伴有不同程度的肠上皮化生。

(二)病理分型

1.大体形态

胃癌因生长方式的不同,致使其大体形态各异。向胃腔内生长者,呈蕈伞样外观;有的沿胃壁向深层浸润很明显,呈弥漫性生长。Borrmann 分类主要根据肿瘤的外生性和内生性部分的相对比例来划分类型,侵至固有层以下的进展期胃癌分为 4 个类型。

(1)Ⅰ型息肉样型:肿瘤主要向胃腔内生长,隆起明显,呈息肉状,基底较宽,境界较清楚,可有小的糜烂,在进展期胃癌中占 3%～5%。

(2)Ⅱ型局限溃疡型:肿瘤有较大溃疡形成,边缘隆起明显,境界比较清楚,向周围浸润不明显。占 30%～40%。

(3)Ⅲ型浸润溃疡型:肿瘤有较大溃疡形成,边缘部分隆起,部分被浸润破坏,境界不清,向周围浸润较明显,癌组织在黏膜下的浸润范围超过肉眼所见的肿瘤边界。占半数左右。

(4)Ⅳ型弥漫浸润型:呈弥漫性浸润生长,触摸时难以界定肿瘤边界。由于癌细胞的弥漫浸润及纤维组织增生,可导致胃壁增厚、僵硬,形成"革袋胃"。

2.组织学分型

国内目前多采用世界卫生组织 1990 年的国际分类法,分为腺癌(乳头状腺癌、管状腺癌、黏液腺癌、印戒细胞癌)及其他组织学类型(腺鳞癌、鳞癌、肝样腺癌、壁细胞样腺癌、绒毛膜上皮癌、未分化癌)。有研究显示,在全部胃癌中,高、中分化腺癌占 47%,低分化腺癌及印戒细胞癌占56.3%。

3.活检组织的病理诊断

胃癌活检病理诊断的准确率不可能达到 100%。肿瘤的生长浸润方式(如主要在黏膜下浸润生长),肿瘤所在部位(如穹隆部取材困难),标本取材不当(如主要取到变形坏死组织)及病理漏诊(将高分化腺癌诊断为重度异型增生或漏掉小的癌灶)都可能致假阴性。

胃癌的前体可分为两个类别:癌前状态和癌前病变。癌前状态是一种临床状态,由此可导致胃癌的发病率较正常人群增高;癌前病变是经过病理检查诊断的特定的组织学改变,在此基础上可逐渐演变发展成胃癌。

(三)临床表现

1.症状

早期胃癌无特异性症状,甚至毫无症状。随着肿瘤的进展,影响胃的功能时才出现较明显的症状,但这种症状也并非胃癌所特有,常与胃炎、溃疡病等慢性胃部疾患相似。常见症状如下。

(1)胃部疼痛:是胃癌最常见的症状,即使是早期胃癌患者,除了少部分无症状的患者外,大部分均有胃部疼痛的症状。起初仅感上腹部不适,或有胀痛、沉重感,常被认为是胃炎、胃溃疡等,给予相应的治疗,症状也可暂时缓解。胃窦部胃癌可引起十二指肠功能改变,出现节律性疼痛,易被忽视,直至疼痛加重甚至黑便才引起重视,此时往往已是疾病的中晚期,治疗效果不佳。

(2)食欲缺乏、消瘦、乏力：这也是一组常见又不特异的胃恶性肿瘤症状，有可能是胃癌的首发症状。很多患者在饱餐后出现饱胀、嗳气而自动限制饮食，体重逐渐减轻。

(3)恶心、呕吐：早期可仅有进食后饱胀和轻度恶心感，常因肿瘤引起梗阻或胃功能紊乱所致。贲门部肿瘤开始可出现进食不顺利感，以后随病情进展而发生吞咽困难及食物反流。胃窦部癌引起幽门梗阻时可呕吐有腐败气味的隔夜饮食。

(4)出血和黑便：早期胃癌有出血黑便者约为20%。小量出血时仅有大便隐血阳性，当出血量较大时可有呕血及黑便。凡无胃病史的老年人出现黑便时必须警惕有胃癌的可能。

(5)其他患者可因为胃酸缺乏、胃排空加快而出现腹泻或便秘及下腹部不适。胃癌血行转移多发生于晚期，以转移至肝、肺最为多见。在腹腔种植转移中，女性患者易转移至卵巢，称为Krukenberg瘤。

2.体征

一般胃癌尤其是早期胃癌常无明显体征，可有上腹部深压痛，有时伴有轻度肌抵触感。上腹部肿块、直肠前触及肿物、脐部肿块、锁骨上淋巴结肿大等均是胃癌晚期或已出现转移的体征。

(四)诊断

胃癌的诊断和治疗需要多学科专家(肿瘤放射科专家、肿瘤外科专家、肿瘤内科专家、营养学专家及内镜专家)共同参与。

1.胃癌的 X 线检查法

X 线检查法主要用于观察胃腔在钡剂充盈下的自然伸展状态，胃的大体形态与位置的变化，胃壁的柔软度及获得病变的隆起高度等，有充盈法、黏膜法、压迫法、双对比法和薄层法。

2.胃癌的 CT 诊断

(1)胃壁增厚：癌肿沿胃壁浸润造成胃壁增厚，增厚的胃壁可为局限性或弥漫性，根据癌肿浸润深度不同，浆膜面可光滑或不光滑，但黏膜面均显示不同程度的凹凸不平是胃癌的特点之一。

(2)腔内肿块：癌肿向胃腔内生长，形成突起在胃腔内的肿块。肿块可为孤立的隆起，也可为增厚胃壁胃腔内明显突出的一部分。肿块的表面不光滑，可呈分叶、结节或菜花状，表面可伴有溃疡。

(3)溃疡：CT 图像可以更好地显示胃癌腔内形成的溃疡。溃疡所形成的凹陷的边缘不规则，底部多不光滑，周边的胃壁增厚较明显，并向胃腔内突出。

(4)环堤：环堤表现为环绕癌性溃疡周围的堤状隆起。环堤的外缘可锐利或不清楚。

(5)胃腔狭窄：CT 表现为胃壁增厚基础上的胃腔狭窄，狭窄的胃腔边缘较为僵硬并不规则，多呈非对称性向心狭窄，伴环形周围非对称性胃壁增厚。

(6)黏膜皱襞改变：黏膜皱襞在 CT 横断面图像上，表现为类似小山峰状的黏膜面突起，连续层面显示峰状隆起间距和形态出现变化，间距的逐渐变窄、融合、消失标志着黏膜皱襞的集中、中断和破坏等改变。

(7)对于女性患者需要进行盆腔 CT 扫描。

3.胃癌的内镜诊断

(1)早期胃癌：癌组织浸润深度仅限于黏膜层或黏膜下层，而不论有无淋巴结转移，也不论癌灶面积。符合以上条件癌灶面积 5.1～10 mm 为小胃癌；小于 5 mm 为微小胃癌。原位癌指癌灶仅限于腺管内，未突破腺管基底膜。

(2)进展期胃癌：癌组织已侵入胃壁肌层、浆膜层或浆膜外，不论癌灶大小或有无转移均称为进展期胃癌。

4.胃癌的超声诊断

水充盈胃腔法及超声显像液的应用,可显示胃壁蠕动状况。在 X 线及内镜的定位下,可以显示肿瘤的大小、形态、内部结构、生长方式、癌变范围。

5.实验室检查

对胃癌较早诊断有意义的检查是大便隐血试验。

(五)治疗

1.胃癌的治疗原则

经术前分期性检查,包括纤维内镜、腹部 CT、女性患者盆腔 CT 或 B 超、胸部 X 线等,根据检查结果,可考虑如下治疗原则。

(1)无远处转移的患者,临床评价为可手术切除的,首选手术治疗。对有高危因素如低分化腺癌、有脉管瘤栓、年轻(<35 岁)患者应行术后含 5-FU 方案的化学治疗或同步化放射治疗。任何有淋巴结转移及局部晚期的患者,均应在术后进行化放射治疗。

(2)无远处转移的患者,临床评价为不可手术切除的,可行放射治疗同时 5-FU 增敏。治疗结束后评价疗效,如肿瘤完全或大部分缓解,可观察,或合适的患者行手术切除;如肿瘤残存或出现远处转移,考虑全身化学治疗,不能耐受化学治疗的给予最好的支持治疗。

(3)有远处转移的患者,考虑全身化学治疗为主,或参加临床试验。不能耐受化学治疗的,给予最好的支持治疗。

2.外科手术

手术方式分为内镜下黏膜切除术、腹腔镜下胃改良切除术、胃癌的根治性切除术、联合脏器切除术、姑息性手术。

3.化学治疗

迄今为止,胃癌的治疗仍以手术治疗为主,但是多数患者仅通过手术难以治愈。化学治疗在胃癌的治疗中占有重要地位,分为以下三种。

(1)术后辅助化学治疗:由于单纯的手术治疗疗效欠佳,也由于不少有效的化学治疗药物或联合化学治疗方案对胃癌的有效率常可达 40% 以上,因此,希望应用术后辅助化学治疗处理根治术后可能存在的转移灶,以达到防止复发、提高疗效的目的。有效的化学治疗药物仍以 5-FU(或卡培他滨)＋甲酰四氢叶酸(LV)为主。

(2)术前新辅助化学治疗:一般用于局部分期较晚的病例,该类患者不论能否手术切除,都有较高的局部复发率。术前化学治疗的目的是降低期别,便于切除及减少术后复发。常用的联合化学治疗方案有 FUP 方案(顺铂＋5-FU),紫杉醇＋顺铂＋5-FU 方案,FOLFOX 4 方案(奥沙利铂＋顺铂＋亚叶酸钙)。

(3)晚期或转移性胃癌的化学治疗:晚期胃癌不可治愈,但是化学治疗对有症状的患者有姑息性治疗效果。有几种单药对晚期胃癌有肯定的疗效,这些药物包括 5-FU、丝裂霉素、依托泊苷和顺铂。有几种新药及其联合方案对胃癌有治疗活性,包括紫杉醇、多西他赛、伊立替康、表柔比星、奥沙利铂、口服依托泊苷和优福定(尿嘧啶和替加氟的复合物)。近年来常用的化学治疗方案有:FAM(5-FU、多柔比星、甲氨蝶呤)、ECF(表柔比星、顺铂、5-FU)、DCF(多西他赛、顺铂、5-FU)等。

(4)腹腔内化学治疗:由于绝大多数胃癌手术失败的病例均因腹膜或区域淋巴结等的腹腔内

复发,现已知在浆膜有浸润的胃癌常可在腹腔内找到游离的癌细胞,甚至报告浸润性胃癌的腹腔内游离的癌细胞阳性率可达 75%。对病期较晚已切除的胃癌,在术中进行腹腔温热灌注化学治疗,有可能提高疗效。

4.放射治疗

放射治疗包括术前、术后或姑息性放射治疗,是胃癌治疗中的一部分。外照射与 5-FU 联合应用于局部无法切除的胃癌的姑息治疗时,可以提高生存率。使用三维适形放射治疗和非常规照射野照射可以精确地对高危靶区进行照射且剂量分布更加均匀。

5.最佳支持治疗

目的是预防、降低和减轻患者的痛苦并改善其生活质量,是晚期及转移性胃癌患者完整治疗中的一部分。缓解晚期胃癌患者症状的治疗包括内镜下放置自扩性金属支架(SEMS)缓解食管梗阻症状,手术或外照射或内镜治疗可能对出血患者有效。疼痛控制可使用放射治疗或镇痛剂。

胃癌的预后取决于诊断时的肿瘤分期情况。国内胃癌根治术后的 5 年生存率在 30%。约有 50% 的患者在诊断时胃癌已经超过了局部范围,近 70%～80% 的胃癌切除标本中可以发现局部淋巴结转移。因此,晚期胃癌在临床更为常见。局部晚期和转移性胃食管癌的不良预后因素包括体力状况(PS)评分不良(≥2),肝转移,腹腔转移和碱性磷酸酶≥100 U/L。

二、护理

(一)护理要点

1.术前护理

(1)心理支持:缓解患者的焦虑或恐惧,以增强患者对手术治疗的信心,使其积极配合治疗和护理。

(2)营养支持护理:胃癌患者往往由于食欲缺乏、摄入不足、消耗增加和恶心呕吐等原因导致不同程度的营养不良。为了改善患者的营养状态,提高其对手术的耐受性,对能进食者应根据患者的饮食习惯给予高蛋白、高热量、高维生素、低脂肪、易消化的饮食;对不能进食者遵医嘱予以静脉输液、静脉营养支持。

(3)特殊准备:胃癌伴有幽门梗阻者术前 3 天起每晚用 300～500 mL 温生理盐水洗胃,以减轻胃黏膜水肿和炎症,有利于术后吻合口愈合;如癌组织侵犯大肠则要做好肠道准备:术前 3 天口服肠道不易吸收的抗生素,清洁肠道。

2.术后护理

(1)病情观察:严密观察生命体征的变化,观察伤口情况、胃肠减压及腹腔引流情况等。准确记录24 小时出入水量。

(2)体位:全麻清醒前去枕平卧,头偏向一侧,以免呕吐时发生误吸。麻醉清醒后若血压平稳取低半卧位,有利于呼吸和循环;减少切口张力,减轻疼痛与不适;有利于腹腔渗出液集聚于盆腔,便于引流。

(3)维持有效的胃肠减压和腹腔引流,观察引流液颜色、性状及量的变化。

(4)营养支持护理。①肠外营养支持:由于禁食、胃肠减压及手术的消耗,术后需及时输液补充水、电解质和营养素,必要时输清蛋白或全血,以改善患者的营养状况促进术后恢复。②早期肠内营养支持:早期肠内营养支持可改善患者的营养状况,维护肠道屏障结构和功能,促进肠道功能恢复,增强机体的免疫功能,促进伤口和肠吻合口的愈合。一般经鼻肠管或空肠造瘘管输注实施。护理上应注意根据患者的个体情况,制订合理的营养支持方案;保持喂养管的功能状态,妥善固定,保持通畅,每次输注营养液前后用生理盐水或温开水 20～30 mL 冲管,持续输注过程中每 4～6 小时冲管一次;控制营养液的温度、浓度、输注速度和输注量,逐步过渡;观察有无恶心、呕吐、腹痛、腹胀、腹泻及水、电解质失衡等并发症的发生。③饮食护理:术后禁饮食,肠蠕动恢复后可拔除胃管,拔管当天可饮少量水或米汤;第 2 天进半量流质,每次 50～80 mL;第 3 天进全量流质,每次 100～150 mL,若无腹痛、腹胀等不适,第 4 天可进半流质饮食;第 10～14 天可进软食。注意少量多餐,避免生、冷、硬及刺激性饮食,少食易产气食物。

(5)活动:鼓励患者早期活动,定时做深呼吸,进行有效咳嗽和排痰。一般术后第 1 天即可协助患者坐起并做轻微的床上活动,第 2 天协助下床、床边活动,应根据患者的个体差异决定活动量。

(6)并发症的观察和护理。①术后出血:胃手术后可有暗红色或咖啡色液体自胃管引出,一般 24 小时内不超过 300 mL,并且颜色逐渐转清。若短时内从胃管或腹腔引流管内引出大量鲜红色液体,持续不止,应警惕术后出血,应及时报告医师,遵医嘱给予止血、输血等处理,必要时做好紧急术前准备。②感染:术前做好呼吸道准备,术后做好口腔护理,防止误吸,鼓励患者定时深呼吸,进行有效咳嗽和排痰等,以防止肺部感染;保持切口敷料干燥,注意无菌操作,保持尿管、腹腔引流管通畅,防止切口、腹腔及泌尿系统等部位感染。③吻合口漏或十二指肠残端破裂:密切观察生命体征和腹腔引流情况,如术后数天腹腔引流量不减、伴有黄绿色胆汁或呈脓性、带臭味、伴腹痛,体温再次上升,则应警惕其发生。及时报告医师,遵医嘱给予抗感染、纠正水电解质紊乱和酸碱平衡失调、肠内外营养支持等护理,保护好瘘口周围皮肤。④消化道梗阻:如患者在术后短期内再次出现恶心、呕吐、腹胀,甚至腹痛和停止排便排气等症状,则应警惕是否有消化道梗阻的发生,遵医嘱予以禁食、胃肠减压、输液及营养支持等治疗。

3.饮食护理

(1)放射治疗期间的饮食护理:放射治疗后 1～2 小时,患者可能出现恶心、呕吐等不良反应,告知患者是由于射线致使胃黏膜充血水肿所致。指导患者放射治疗前避免进食,以减轻可能发生的消化道反应。鼓励患者进食富含维生素 B_{12} 和含铁、含钙丰富的食物。

(2)化学治疗期间的饮食护理:常出现的不良反应表现有恶心、畏食、腹痛、腹泻等。食欲缺乏时,可选用易消化、新鲜、芳香的食品;消化不良时,可选择粥作为主食,也可以吃助消化、开胃的食品。化学治疗前0.5～1小时和化学治疗后 4～6 小时给予镇吐剂,会有助于减轻恶心、呕吐。

4.倾倒综合征的护理

由于胃大部切除术后失去对胃排空的控制,导致胃排空过速所产生的一系列综合征。根据进食后症状出现的时间可分为早期与晚期两种。

(1)早期倾倒综合征:多发生在进食后半小时内,患者以循环系统和胃肠道症状为主要表现。应指导患者通过饮食调整来缓解症状,避免过浓、过甜、过咸的流质食物,宜进低碳水化合物、高蛋白饮食,餐时限制饮水喝汤,进餐后平卧 10～20 分钟。术后半年到 1 年内逐渐自愈,极少数症状严重而持久的患者需手术治疗。

(2)晚期倾倒综合征:餐后 2～4 小时患者出现头晕、心慌、出冷汗、脉搏细弱甚至虚脱等表现。主要因进食后,胃排空过快,含糖食物迅速进入小肠而刺激胰岛素大量释放,继之发生反应性低血糖,故晚期倾倒综合征又被称为低血糖综合征。指导患者出现症状时稍进饮食,尤其糖类即可缓解。

5.腹腔灌注热化学治疗的护理

腹腔化学治疗前常规检查血常规、肝肾功能、心电图;有腹水引流者充分补液,以防引流过程中或引流后发生低血容量性反应;指导患者排空膀胱,避免穿刺时误伤膀胱。灌注化学治疗药物前确认导管在腹腔内,防止化学治疗药物渗漏到皮下组织;灌注过程观察患者反应,每15～20分钟改变体位,使药物均匀的与腹腔组织和脏器接触。

6.静脉化学治疗的护理

观察药物特殊不良反应。

(1)氟尿嘧啶:观察有无心绞痛、心律失常,如有发生应立即停药,出现腹泻甚至血性腹泻时应立即停药,通知医师及时处理。静脉推注或静脉滴注可引起血栓性静脉炎,需经 PICC 或 CVC 输入。

(2)紫杉醇:可出现变态反应,多数为Ⅰ型变态反应,表现为支气管痉挛性呼吸困难、荨麻疹和低血压。大多数发生在用药 10 分钟以内。为防止发生变态反应,应在静脉滴注紫杉醇之前12 小时、6 小时给予地塞米松 10～20 mg 口服。紫杉醇可发生神经系统毒性,多数为周围神经病变,表现为轻度麻木及感觉异常,可发生闪光暗点为特征的视神经障碍。

(3)奥沙利铂:有神经系统毒性,一般为蓄积的、可逆的周围神经毒性,停药后症状逐渐缓解。主要表现为手足末梢麻木感,甚至疼痛,影响到感觉、运动功能,遇冷加重。偶尔出现咽部异样感,甚至呼吸困难,可通过吸氧、地塞米松推注等缓解,必要时使用肾上腺素皮下注射;注射前应用还原型谷胱甘肽及每天口服 B 族维生素可能有减轻症状的作用。大约 3/4 患者的神经毒性在治疗结束 13 周后可逆转。在治疗期间应指导患者注意保暖。奥沙利铂只能用注射用水或5%葡萄糖稀释,不能用生理盐水或其他含氯的溶液稀释。每瓶 50 mg 加入稀释液 10～20 mL,在原包装内可于 2～8 ℃冰箱中保存 4～48 小时。加入 5%葡萄糖 250～500 mL 稀释后的溶液应尽快滴注,在室温中只能保存 4～6 小时。禁止和碱性液体或碱性药物配伍输注,避免药物接触铝制品,否则会产生黑色沉淀和气体。

7.胃癌患者放射治疗的护理

(1)告知患者在模拟定位和治疗前 3 小时不要饱食。可使用口服或静脉造影剂进行 CT 模拟定位。

(2)胃的周围有对射线敏感的肾、肝、脾、小肠等器官,放射治疗前,技术人员应精确摆位,最好使用固定装置,以保证摆位的可重复性。指导患者采用仰卧位进行模拟定位和治疗。

(3)放射治疗中使用定制的挡块来减少正常组织不必要的照射剂量,包括肝脏(60%肝脏<30 Gy)、肾脏(至少一侧肾脏的 2/3<20 Gy)、脊髓(<45 Gy)、心脏(1/3 心脏<50 Gy,尽量降低肺和左心室的剂量,并使左心室的剂量降到最低)。指导患者稳定体位,以避免射线对周围组织和器官的损伤。放射治疗中需要暴露受照部位,需注意为患者肩部及上肢保暖,防止受凉。

(4)放射性胃炎的护理:遵医嘱预防性使用止吐剂,预防性使用保护胃黏膜的药物。食欲缺乏、恶心、呕吐及腹痛常发生于放射治疗后数天,对症处理即可缓解,一般患者可以耐受不影响放射治疗进行。

(5)放射性小肠炎的护理:多发生于放射治疗中或放射治疗后,可表现为高位不完全性肠梗阻。由于肠黏膜细胞早期更新受到抑制,以后小动脉壁肿胀、闭塞,引起肠壁缺血,黏膜糜烂。晚期肠壁引起纤维化,肠腔狭窄或穿孔,腹腔内形成脓肿、瘘管和肠粘连等。主要护理措施为遵医嘱给予解痉剂及止痛剂,给予易消化、清淡饮食。

(6)其他并发症的护理:胃癌放射治疗还可出现穿孔、出血与放射性胰腺炎,放射治疗期间应注意观察有无剧烈腹痛、腹胀、恶心、呕吐、呕血等表现。

(二)健康指导

1.注意饮食习惯

长期不良的饮食习惯很容易引起慢性胃病、胃溃疡甚至发生胃癌。经常吃过热的食物可破坏口腔和食管的黏膜,可导致细胞癌变。吃饭快,食物咀嚼不细易对消化道黏膜产生机械性损伤,产生慢性炎症,吃团块的食物易对贲门产生较强的机械刺激,久之会损伤甚至癌变。养成定时定量、细嚼慢咽的饮食习惯,避免进食生硬、过冷、过烫、过辣及油腻食物,戒烟、酒。少食含纤维较多的蔬菜、水果(橘子)或黏聚成团的食物(如糖葫芦、黏糕、糯米饭、柿饼),易发生肠梗阻。避免过浓、过甜、过咸的流质食物。宜进低碳水化合物、高蛋白饮食,餐时限制饮水喝汤。进餐后平卧 $10\sim20$ 分钟,以预防倾倒综合征。维生素 C 具有较强阻断亚硝基化合物的能力,β-胡萝卜素具有抗氧化能力,可以在小肠转化成维生素 A,维持细胞生长和分化。可鼓励患者进食富含维生素 C 和 β-胡萝卜素的食品。

2.积极治疗胃病和幽门螺杆菌

长期慢性胃炎和长期不愈的溃疡均要考虑幽门螺杆菌的感染,要积极治疗。

3.避免高盐饮食

食盐中的氯离子能损伤胃黏膜细胞,破坏胃黏膜和黏膜保护层,使胃黏膜易受到致癌物质攻击,要减少食物中盐的摄入量。

4.避免进食污染食物

煎、烤、炸的食物含有大量致癌物质。我国胃癌高发区居民有食用储存的霉变食物的习惯,其胃液中真菌检出率明显高于低发区。

5.多食牛奶、奶制品和富含蛋白质的食物

良好的饮食构成有助于减少胃癌发生的危险性。食物应多样化和避免偏食,在满足热量需要和丰富副食供应的基础上,增加蛋白质的摄入水平。

6.经常食用富含维生素的新鲜蔬菜和水果

每天增加蔬菜和水果的摄入量可降低人类恶性肿瘤发生的危险性。蔬菜和水果含有防癌的抗氧化剂,食用黄绿色蔬菜可以明显降低胃癌的发生率。

7.戒烟与戒酒

饮酒加吸烟,两者有致癌的协同作用,患胃癌的危险更大。

8.告知患者用药禁忌

告知患者慎用阿司匹林、保泰松、肾上腺皮质激素类药物,因可引起胃黏膜损伤。

9.密切监视血清

监视血清维生素 B_{12}、铁和钙水平,尤其是术后患者可口服补充铁剂,同时应用酸性饮料如橙汁,可以维持血清铁水平。

10.如出现下列情况随时就诊

上腹部不适、疼痛、恶心、呕吐、呕血、黑便、体重减轻、疲乏无力、食欲缺乏等。

(陈　荣)

第三节　子宫内膜癌

子宫内膜癌发生于子宫体的内膜层,又称子宫体癌。绝大多数为腺癌,故亦称子宫内膜腺癌。多见于老年妇女,是女性生殖器三大恶性肿瘤之一,仅次于子宫颈癌,居第 2 位,近年来我国该病的发病率有上升趋势。腺癌是一种生长缓慢,发生转移也较晚的恶性肿瘤。但是,一旦蔓延至子宫颈,侵犯子宫肌层或子宫外,其预后极差。

一、病因

确切病因尚不清楚,可能与下列因素相关。

(一)体质因素

易发生于肥胖、高血压、糖尿病、绝经延迟、未孕或不育的妇女。这些因素是子宫内膜癌的高危因素。

(二)长期持续的雌激素刺激

在长期持续雌激素刺激而又无孕激素拮抗的情况下,可发生子宫内膜增生症(单纯型或复杂型,伴有或不伴不典型增生),子宫内膜癌发病的危险性增高。临床常见于无排卵性疾病、卵巢女性化肿瘤等。

(三)遗传因素

约 20％的癌患者有家族史。

二、病理

(一)巨检

病变多发生于子宫底部内膜,尤其是两侧宫角。根据病变形态及范围分为两种类型。

1.局限型

肿瘤局限于部分子宫内膜,常发生在宫底部或宫角部,呈息肉状或菜花状,表面有溃疡,容易出血,易侵犯肌层。

2.弥漫型

癌肿累及大部分或全部子宫内膜,呈菜花状,可充满宫腔或脱出子宫颈口外。癌组织表面灰白色或淡黄色。质脆,易出血、坏死或有溃疡形成,侵入肌层少。晚期癌灶可侵入深肌层或宫颈,若阻塞宫颈管引起宫腔积脓。

(二)镜检

1.内膜样腺癌

内膜样腺癌最常见,占子宫内膜癌的 80％～90％,腺体异常增生,癌细胞大而不规则,核大深染。分裂活跃。

2.腺癌伴鳞状上皮分化

腺癌中含成团的分化良好的良性鳞状上皮称为腺角化癌,恶性为鳞腺癌,介于两者之间为腺癌伴鳞状上皮不典型增生。

3.浆液性腺癌

浆液性腺癌占有 10％。复杂乳头样结构、裂隙样腺体、明显的细胞复层、芽状结构形成和核异型。恶性程度很高,常见于年老的晚期患者。

4.透明细胞癌

肿瘤呈管状结构,镜下见多量大小不等、背靠背排列的小管,内衬透明的鞋钉状细胞。

三、转移途径

多数生长缓慢:局限于内膜或宫腔内时间较长,也有极少数发展较快,短期内出现转移。

(一)直接蔓延

癌灶沿子宫内膜向上蔓延生长,经子宫角达输卵管,向下蔓延累及宫颈、阴道;向肌层浸润,可穿透浆膜而延及输卵管、卵巢,并广泛种植于盆腔腹膜、子宫直肠陷凹及大网膜。

(二)淋巴转移

淋巴转移为内膜癌的主要转移途径。其转移途径与肿瘤生长的部位有关。宫底部的癌灶可沿阔韧带上部的淋巴管网转移到卵巢,再向上到腹主动脉旁淋巴结。子宫角及前壁的病灶可经圆韧带转移到腹股沟淋巴结。子宫后壁的病灶可沿骶韧带至直肠淋巴结。子宫下段及宫颈管的病灶与宫颈癌的淋巴转移途径相同。

(三)血行转移

血行转移少见,出现较晚,主要转移到肺、肝、骨等处。

四、临床分期

现广泛采用国际妇产科联盟(FIGO,2 000)规定的手术病理分期(表 15-1)。

表 15-1　子宫内膜癌临床分期(FIGO,2 000)

期别	肿瘤累及范围
0	原位癌(浸润前癌)
I	癌局限于宫体
I$_a$	癌局限于子宫内膜
I$_b$	癌侵犯肌层≤1/2
I$_c$	癌侵犯肌层>1/2
II	癌累及宫颈,无子宫外病变
II$_a$	仅宫颈黏膜腺体受累
II$_b$	宫颈间质受累
III	癌扩散于子宫外的盆腔内,但未累及膀胱、直肠
III$_a$	癌累及浆膜和/或附件和/或腹腔细胞学检查阳性
III$_b$	阴道转移
III$_c$	盆腔淋巴结和/或腹主动脉淋巴结转移
IV	癌累及膀胱及直肠(黏膜明显受累),或有盆腔外远处转移
IV$_a$	癌累及膀胱和/或直肠黏膜
IV$_b$	远处转移,包括腹腔内转移和/或腹股沟淋巴结转移

五、临床表现

（一）症状

极早期的患者无明显症状，随着病程进展后出现下列症状。

1.阴道流血

不规则阴道流血为最常见的症状，量一般不多。绝经后患者主要表现为间歇性或持续性出血，量不多；未绝经者则表现为月经紊乱：经量增多，经期延长，或经间期出血。

2.阴道排液

少数患者述阴道排液增多，为癌肿渗出液或感染坏死所致。早期多为浆液性或浆液血性白带，晚期合并感染则为脓性或脓血性，有恶臭。

3.疼痛

通常不引起疼痛。晚期癌肿侵犯盆腔或压迫神经，可引起下腹部及腰骶部疼痛，并向下肢放射。若癌肿累及宫颈，堵塞宫颈管致使宫腔积脓时，可出现下腹胀痛或痉挛样疼痛。

4.全身症状

晚期可出现贫血、消瘦、乏力、发热、恶病质、全身衰竭等症状。

（二）体征

早期妇科检查无明显异常。随着病情发展，可有子宫增大、质地变软。有时可见癌组织自宫颈口脱出，质脆，易出血。若并发宫腔积脓，子宫明显增大、有压痛。若周围有浸润，子宫常固定，宫旁、盆腔内可触及不规则结节状物。

六、治疗原则

主要治疗方法为手术、放疗及药物治疗。早期以手术为主，晚期则采用放射、药物等综合治疗。

七、护理评估

（一）健康史

了解患者一般情况，评估高危因素，如老年、肥胖、高血压、糖尿病、不孕不育、绝经期推迟及用雌激素替代治疗等，了解有无家族肿瘤史；了解患者疾病诊疗过程及用药情况。

（二）身体状况

1.症状

评估阴道流血、排液、疼痛及有无肿瘤转移的临床表现。

2.体征

了解妇科检查的结果，如有子宫增大、变软，是否可以触及转移性结节或肿块，有无明显触痛等情况。

（三）心理-社会状况

子宫内膜癌多发生于绝经后妇女，因子女工作忙，疏于对患者的关心，使患者在精神上有较强的失落感；或因未婚、婚后不孕等易产生孤独感；加上恶性肿瘤的发生，更增加了患者的恐惧心理。

（四）辅助检查

根据病史、临床表现及辅助检查做出诊断。

1.分段诊刮

确诊子宫内膜癌最可靠的方法。先刮宫颈管，再刮宫腔，刮出物分瓶标记送病理检查。刮宫时操作要轻柔，特别是刮出豆渣样组织时，应立即停止操作，以免子宫穿孔或癌肿扩散。

2.B超

子宫增大，宫腔内可见实质不均的回声区，形态不规则，宫腔线消失。若肌层中有不规则回声紊乱区，则提示肌层有浸润。

3.宫腔镜检查

宫腔镜检查可直接观察病变大小、形态，并取活组织病理检查。

4.细胞学检查

用宫腔吸管或宫腔刷取宫腔分泌物找癌细胞，阳性率可达90%。

5.其他

CT、MRI、淋巴造影检查及血清CA125检查等。

八、护理诊断

（一）焦虑

焦虑与住院及手术有关。

（二）知识缺乏

缺乏了宫内膜癌相关的治疗、护理知识。

九、护理目标

（1）患者获得有关子宫内膜癌的治疗、护理知识。

（2）患者焦虑减轻，主动参与诊治过程。

十、护理措施

（一）心理护理

帮助患者熟悉医院环境，为患者提供安静、舒适的休息环境。告知患者子宫内膜癌的病程发展慢，是女性生殖系统恶性肿瘤预后较好的一种，以缓解或消除心理压力，增强治病的信心。

（二）生活护理

（1）卧床休息，注意保暖。鼓励患者进食高蛋白、高热量、高维生素、易消化饮食。进食不足或营养状况极差者，遵医嘱静脉补充营养。

（2）严密观察生命体征、腹痛、手术切口、血象变化；保持会阴清洁，每天用0.1%苯扎溴铵溶液会阴冲洗，正确使用消毒会阴垫，发现感染征象及时报告医师，并遵医嘱及时使用抗生素和其他药物。

（三）治疗配合

对于采用不同治疗方法的患者，实施相应的护理措施。手术患者注意术后病情观察，记录阴道残端出血的情况，指导患者适度地活动。孕激素治疗过程中注意药物的不良反应，指导患者坚持用药。化疗患者要注意骨髓抑制现象，做好支持护理。

(四)健康教育

1.普及防癌知识

大力宣传定期防癌普查的重要性,定期进行防癌检查;正确掌握使用雌激素的指征;绝经过渡期妇女月经紊乱或不规则流血者,应先除外子宫内膜癌;绝经后妇女出现阴道流血者警惕子宫内膜癌的可能;注意高危因素,重视高危患者。

2.定期随访

手术、放疗、化疗患者应定期随访。随访时间:术后2年内,每3~6个月1次;术后3~5年内,每6~12个月1次。随访中注意有无复发病灶,并根据患者康复情况调整随访时间。随访内容:盆腔检查、阴道脱落细胞学检查、胸片(6个月至1年)。

十一、结果评价

(1)患者能叙述子宫内膜癌治疗和护理的有关知识。

(2)患者睡眠良好,焦虑缓解。

(陈 荣)

第十六章　急危重症护理

第一节　急性呼吸窘迫综合征

急性呼吸窘迫综合征(acute respiratory distress syndrome, ARDS)是指严重感染、创伤、休克等非心源性疾病过程中,肺毛细血管内皮细胞和肺泡上皮细胞损伤造成弥漫性肺间质及肺泡水肿,导致的急性低氧性呼吸功能不全或衰竭,属于急性肺损伤(acute lung injury, ALI)的严重阶段。以肺容积减少、肺顺应性降低、严重的通气/血流比例失调为病理生理特征。临床上表现为进行性低氧血症和呼吸窘迫,肺部影像学表现为非均一性的渗出性病变。本病起病急、进展快、死亡率高。

ALI 和 ARDS 是同一疾病过程中的两个不同阶段,ALI 代表早期和病情相对较轻的阶段,而 ARDS 代表后期病情较为严重的阶段。发生 ARDS 时患者必然经历过 ALI,但并非所有的 ALI 都要发展为 ARDS。引起 ALI 和 ARDS 的原因和危险因素很多,根据肺部直接和间接损伤对危险因素进行分类,可分为肺内因素和肺外因素。肺内因素是指致病因素对肺的直接损伤,包括:①化学性因素,如吸入毒气、烟尘、胃内容物及氧中毒等。②物理性因素,如肺挫伤、放射性损伤等。③生物性因素,如重症肺炎。肺外因素是指致病因素通过神经体液因素间接引起肺损伤,包括严重休克、感染中毒症、严重非胸部创伤、大面积烧伤、大量输血、急性胰腺炎、药物或麻醉品中毒等。ALI 和 ARDS 的发生机制非常复杂,目前尚不完全清楚。多数学者认为,ALI 和 ARDS 是由多种炎性细胞、细胞因子和炎性介质共同参与引起的广泛肺毛细血管急性炎症性损伤过程。

一、临床特点

ARDS 的临床表现可以有很大差别,取决于潜在疾病和受累器官的数目和类型。

(一)症状体征

(1)发病迅速:ARDS 多发病迅速,通常在发病因素攻击(如严重创伤、休克、败血症、误吸)后 12～48 小时发病,偶尔有长达 5 天者。

(2)呼吸窘迫:ARDS 最常见的症状,主要表现为气急和呼吸频率增快,呼吸频率大多在 25～50 次/分。其严重程度与基础呼吸频率和肺损伤的严重程度有关。

（3）咳嗽、咳痰、烦躁和神志变化：ARDS 可有不同程度的咳嗽、咳痰，可咳出典型的血水样痰，可出现烦躁、神志恍惚。

（4）发绀：是未经治疗 ARDS 的常见体征。

（5）ARDS 患者也常出现呼吸类型的改变，主要为呼吸浅快或潮气量的变化。病变越严重，这一改变越明显，甚至伴有吸气时鼻翼翕动及三凹征。在早期自主呼吸能力强时，常表现为深快呼吸，当呼吸肌疲劳后，则表现为浅快呼吸。

（6）早期可无异常体征，或仅有少许湿啰音；后期多有水泡音，亦可出现管状呼吸音。

（二）影像学表现

1.X 线胸片

早期病变以间质性为主，胸部 X 线片常无明显异常或仅见血管纹理增多，边缘模糊，双肺散在分布的小斑片状阴影。随着病情进展，上述的斑片状阴影进一步扩展，融合成大片状，或两肺均匀一致增加的毛玻璃样改变，伴有支气管充气征，心脏边缘不清或消失，称为"白肺"。

2.胸部 CT

与 X 线胸片相比，胸部 CT 尤其是高分辨 CT（HRCT）可更为清晰地显示出肺部病变分布、范围和形态，为早期诊断提供帮助。由于肺毛细血管膜通透性一致性增高，引起血管内液体渗出，两肺斑片状阴影呈现重力依赖性现象，还可出现变换体位后的重力依赖性变化。在 CT 上表现为病变分布不均匀：①非重力依赖区（仰卧时主要在前胸部）正常或接近正常。②前部和中间区域呈毛玻璃样阴影。③重力依赖区呈现实变影。这些提示肺实质的实变出现在受重力影响最明显的区域。无肺泡毛细血管膜损伤时，两肺斑片状阴影均匀分布，既不出现重力依赖现象，也无变换体位后的重力依赖性变化。这一特点有助于与感染性疾病鉴别。

（三）实验室检查

1.动脉血气分析

$PaO_2 < 8.0$ kPa（60 mmHg），有进行性下降趋势，在早期 $PaCO_2$ 多不升高，甚至可因过度通气而低于正常；早期多为单纯呼吸性碱中毒；随病情进展可合并代谢性酸中毒，晚期可出现呼吸性酸中毒。氧合指数较动脉氧分压更能反映吸氧时呼吸功能的障碍，而且与肺内分流量有良好的相关性，计算简便。氧合指数参照范围为 $53.2 \sim 66.5$ kPa（$400 \sim 500$ mmHg），在 ALI 时 $\leqslant 40.0$ kPa（300 mmHg），ARDS 时 $\leqslant 26.7$ kPa（200 mmHg）。

2.血流动力学监测

通过漂浮导管，可同时测定并计算肺动脉压（PAP）、肺动脉楔压（PAWP）等，不仅对诊断、鉴别诊断有价值，而且对机械通气治疗亦为重要的监测指标。肺动脉楔压一般 < 1.6 kPa（12 mmHg），若 > 2.4 kPa（18 mmHg），则支持左侧心力衰竭的诊断。

3.肺功能检查

ARDS 发生后呼吸力学发生明显改变，包括肺顺应性降低和气道阻力增高，肺无效腔/潮气量是不断增加的，肺无效腔/潮气量增加是早期 ARDS 的一种特征。

二、诊断及鉴别诊断

1999 年，中华医学会呼吸病学分会制定的诊断标准如下。

（1）有 ALI 和/或 ARDS 的高危因素。

（2）急性起病、呼吸频数和/或呼吸窘迫。

（3）低氧血症：ALI 时氧合指数≤40.0 kPa（300 mmHg）；ARDS 时氧合指数≤26.7 kPa（200 mmHg）。

（4）胸部 X 线检查显示两肺浸润阴影。

（5）肺动脉楔压≤2.4 kPa（18 mmHg）或临床上能除外心源性肺水肿。

符合以上 5 项条件者，可以诊断 ALI 或 ARDS。必须指出，ARDS 的诊断标准并不具有特异性，诊断时必须排除大片肺不张、自发性气胸、重症肺炎、急性肺栓塞和心源性肺水肿（表 16-1）。

表 16-1　ARDS 与心源性肺水肿的鉴别

类别	ARDS	心源性肺水肿
特点	高渗透性	高静水压
病史	创伤、感染等	心脏疾病
双肺浸润阴影	+	+
重力依赖性分布现象	+	+
发热	+	可能
白细胞增多	+	可能
胸腔积液	−	+
吸纯氧后分流	较高	可较高
肺动脉楔压	正常	高
肺泡液体蛋白	高	低

三、急诊处理

ARDS 是呼吸系统的一个急症，必须在严密监护下进行合理治疗。治疗目标是改善肺的氧合功能，纠正缺氧，维护脏器功能和防治并发症。治疗措施如下。

（一）氧疗

应采取一切有效措施尽快提高 PaO_2，纠正缺氧。可给高浓度吸氧，使 PaO_2≥8.0 kPa（60 mmHg）或 SaO_2≥90％。轻症患者可使用面罩给氧，但多数患者需采用机械通气。

（二）去除病因

病因治疗在 ARDS 的防治中占有重要地位，主要是针对涉及的基础疾病。感染是 ALI 和 ARDS 常见原因也是首位高危因素，而 ALI 和 ARDS 又易并发感染。如果 ARDS 的基础疾病是脓毒症，除了清除感染灶外，还应选择敏感抗生素，同时收集痰液或血液标本分离培养病原菌和进行药敏试验，指导下一步抗生素的选择。一旦建立人工气道并进行机械通气，即应给予广谱抗生素，以预防呼吸道感染。

（三）机械通气

机械通气是最重要的支持手段。如果没有机械通气，许多 ARDS 患者会因呼吸衰竭在数小时至数天内死亡。机械通气的指征目前尚无统一标准，多数学者认为一旦诊断为 ARDS，就应进行机械通气。在 ALI 阶段可试用无创正压通气，使用无创机械通气治疗时应严密监测患者的生命体征及治疗反应。神志不清、休克、气道自洁能力障碍的 ALI 和 ARDS 患者不宜应用无创机械通气。如无创机械通气治疗无效或病情继续加重，应尽快建立人工气道，行有创机械通气。

为了防止肺泡萎陷，保持肺泡开放，改善氧合功能，避免机械通气所致的肺损伤，目前常采用肺保护性通气策略,主要措施包括以下两方面。

1.呼气末正压

适当加用呼气末正压可使呼气末肺泡内压增大,肺泡保持开放状态,从而达到防止肺泡萎陷,减轻肺泡水肿,改善氧合功能和提高肺顺应性的目的。应用呼气末正压应首先保证有效循环血容量足够,以免因胸内正压增加而降低心排血量,而减少实际的组织氧运输;呼气末正压先从低水平 $0.29\sim0.49$ kPa($3\sim5$ cmH$_2$O)开始,逐渐增加,直到 PaO$_2$>8.0 kPa(60 mmHg)、SaO$_2$>90%时的呼气末正压水平,一般呼气末正压水平为 $0.49\sim1.76$ kPa($5\sim18$ cmH$_2$O)。

2.小潮气量通气和允许性高碳酸血症

ARDS 患者采用小潮气量($6\sim8$ mL/kg)通气,使吸气平台压控制在 $2.94\sim34.3$ kPa($30\sim35$ cmH$_2$O)以下,可有效防止因肺泡过度充气而引起的肺损伤。为保证小潮气量通气的进行,可允许一定程度的 CO$_2$ 潴留[PaCO$_2$ 一般不宜高于 $10.7\sim13.3$ kPa($80\sim100$ mmHg)]和呼吸性酸中毒(pH $7.25\sim7.30$)。

(四)控制液体入量

在维持血压稳定的前提下,适当限制液体入量,配合利尿药,使出入量保持轻度负平衡(每天 500 mL 左右),使肺脏处于相对"干燥"状态,有利于肺水肿的消除。液体管理的目标是在最低($0.7\sim1.1$ kPa 或 $5\sim8$ mmHg)的肺动脉楔压下维持足够的心排血量及氧运输量。在早期可给予高渗晶体液,一般不推荐使用胶体液。存在低蛋白血症的 ARDS 患者,可通过补充清蛋白等胶体溶液和应用利尿药,有助于实现液体负平衡,并改善氧合。若限液后血压偏低,可使用多巴胺和多巴酚丁胺等血管活性药物。

(五)加强营养支持

营养支持的目的在于不但纠正现有的患者的营养不良,还应预防患者营养不良的恶化。营养支持可经胃肠道或胃肠外途径实施。如有可能应尽早经胃肠补充部分营养,不但可以减少补液量,而且可获得经胃肠营养的有益效果。

(六)加强护理、防治并发症

有条件时应在 ICU 中动态监测患者的呼吸、心律、血压、尿量及动脉血气分析等,及时纠正酸碱失衡和电解质紊乱。注意预防呼吸机相关性肺炎的发生,尽量缩短病程和机械通气时间,加强物理治疗,包括体位、翻身、拍背、排痰和气道湿化等。积极防治应激性溃疡和多器官功能障碍综合征。

(七)其他治疗

糖皮质激素、肺泡表面活性物质替代治疗、吸入一氧化氮在 ALI 和 ARDS 的治疗中可能有一定价值,但疗效尚不肯定。不推荐常规应用糖皮质激素预防和治疗 ARDS。糖皮质激素既不能预防 ARDS 的发生,对早期 ARDS 也没有治疗作用。ARDS 发病>14 天应用糖皮质激素会明显增加病死率。感染性休克并发 ARDS 的患者,如合并肾上腺皮质功能不全,可考虑应用替代剂量的糖皮质激素。肺表面活性物质,有助于改善氧合,但是还不能将其作为 ARDS 的常规治疗手段。

四、急救护理

在救治 ARDS 过程中,精心护理是抢救成功的重要环节。护士应做到及早发现病情,迅速协助医师采取有力的抢救措施。密切观察患者生命体征,做好各项记录,准确完成各种治疗,备齐抢救器械和药品,防止机械通气和气管切开的并发症。

(一)护理目标

(1)及早发现 ARDS 的迹象,及早有效地协助抢救。维持生命体征稳定,挽救患者生命。

(2)做好人工气道的管理,维持患者最佳气体交换,改善低氧血症,减少机械通气并发症。

(3)采取俯卧位通气护理,缓解肺部压迫,改善心脏的灌注。

(4)积极预防感染等各种并发症,提高救治成功率。

(5)加强基础护理,增加患者舒适感。

(6)减轻患者心理不适,使其合作、平静。

(二)护理措施

(1)及早发现病情变化:ARDS 通常在疾病或严重损伤的最初 24～48 小时后发生。首先出现呼吸困难,通常呼吸浅快。吸气时可存在肋间隙和胸骨上窝凹陷。皮肤可出现发绀和斑纹,吸氧不能使之改善。

护士发现上述情况要高度警惕,及时报告医师,进行动脉血气和胸部 X 线等相关检查。一旦诊断考虑 ARDS,立即积极治疗。若没有机械通气的相应措施,应尽早转至有条件的医院。患者转运过程中应有专职医师和护士陪同,并准备必要的抢救设备,氧气必不可少。若有指征行机械通气治疗,可以先行气管插管后转运。

(2)迅速连接监测仪,密切监护心率、心律、血压等生命体征,尤其是呼吸的频率、节律、深度及血氧饱和度等。观察患者意识、发绀情况、末梢温度等。注意有无呕血、黑粪等消化道出血的表现。

(3)氧疗和机械通气的护理治疗:ARDS 最紧迫问题在于纠正顽固性低氧,改善呼吸困难,为治疗基础疾病赢得时间。需要对患者实施氧疗甚至机械通气。

严密监测患者呼吸情况及缺氧症状。若单纯面罩吸氧不能维持满意的血氧饱和度,应予辅助通气。首先可尝试采用经面罩持续气道正压吸氧等无创通气,但大多需要机械通气吸入氧气。遵医嘱给予高浓度氧气吸入或使用呼气末正压呼吸(positive end expiratory pressure,PEEP)并根据动脉血气分析值的变化调节氧浓度。

使用 PEEP 时应严密观察,防止患者出现气压伤。PEEP 是在呼气终末时给予气道以一恒定正压使之不能回复到大气压的水平。可以增加肺泡内压和功能残气量改善氧合,防止呼气使肺泡萎陷,增加气体分布和交换,减少肺内分流,从而提高 PaO_2。由于 PEEP 使胸腔内压升高,静脉回流受阻,致心搏减少,血压下降,严重时可引起循环衰竭,另外正压过高,肺泡过度膨胀、破裂有导致气胸的危险。所以在监护过程中,注意 PEEP 观察有无心率增快、突然胸痛、呼吸困难加重等相关症状,发现异常立即调节 PEEP 压力并报告医师处理。

帮助患者采取有利于呼吸的体位,如端坐位或高枕卧位。

人工气道的管理有以下几方面:①妥善固定气管插管,观察气道是否通畅,定时对比听诊双肺呼吸音。经口插管者要固定好牙垫,防止阻塞气道。每班检查并记录导管刻度,观察有无脱出或误入一侧主支气管。套管固定松紧适宜,以能放入一指为准。②气囊充气适量。充气过少易产生漏气,充气过多可压迫气管黏膜导致气管食管瘘,可以采用最小漏气技术,用来减少并发症发生。方法:用 10 mL 注射器将气体缓慢注入,直至在喉及气管部位听不到漏气声,向外抽出气体 0.25～0.5 mL/次,至吸气压力到达峰值时出现少量漏气为止,再注入 0.25～0.5 mL 气体,此时气囊容积为最小封闭容积,气囊压力为最小封闭压力,记录注气量。观察呼吸机上气道峰压是否下降及患者能否发音说话,长期机械通气患者要观察气囊有无破损、漏气现象。③保持气道通畅。严格无菌操作,按需适时吸痰。过多反复抽吸会刺激黏膜,使分泌物增加。先吸气道再吸口、鼻腔,吸痰前给予充分气道湿化、翻身叩背、吸纯氧 3 分钟,吸痰管最大外径不超过气管导管内径的 1/2,迅速插吸痰管至气管插管,感到阻力后撤回吸痰管 1~2 cm,打开负压边后退边旋转吸痰管,吸痰时间不应超过 15 秒。吸痰后密切观察痰液的颜色、性状、量及患者心率、心律、血压和血氧饱和度的变化,一旦出现心律失常和呼吸窘迫,立即停止吸痰,给予吸氧。④用加温湿化器对吸入气体进行湿化,根据病情需要加入盐酸氨溴索、异丙托溴铵等,每天 3 次雾化吸入。湿化满意标准为痰液稀薄、无泡沫、不附壁能顺利吸出。⑤呼吸机使用过程中注意电源插头要牢固,不要与其他仪器共用一个插座;机器外部要保持清洁,上端不可放置液体;开机使用期间定时倒掉管道及集水瓶内的积水,集水瓶安装要牢固;定时检查管道是否漏气、有无打折、压缩机工作是否正常。

(4)维持有效循环,维持出入液量轻度负平衡。循环支持治疗的目的是恢复和提供充分的全身灌注,保证组织的灌流和氧供,促进受损组织的恢复。在能保持酸碱平衡和肾功能前提下达到最低水平的血管内容量。①护士应迅速帮助完成该治疗目标。选择大血管,建立 2 个以上的静脉通道,正确补液,改善循环血容量不足。②严格记录出入量、每小时尿量。出入量管理的目标是在保证血容量、血压稳定前提下,24 小时出量大于入量 500~1 000 mL,利于肺内水肿液的消退。充分补充血容量后,护士遵医嘱给予利尿剂,消除肺水肿。观察患者对治疗的反应。

(5)俯卧位通气护理:由仰卧位改变为俯卧位,可使 75%ARDS 患者的氧合改善。可能与血流重新分布,改善背侧肺泡的通气,使部分萎陷肺泡再膨胀达到"开放肺"的效果有关。随着通气/血流比例的改善进而改善了氧合。但存在血流动力学不稳定、颅内压增高、脊柱外伤、急性出血、骨科手术、近期腹部手术、妊娠等为禁忌实施俯卧位。①患者发病 24~36 小时后取俯卧位,翻身前给予纯氧吸入 3 分钟。预留足够的管路长度,注意防止气管插管过度牵拉致脱出。②为减少特殊体位给患者带来的不适,用软枕垫高头部 15°~30°,嘱患者双手放在枕上,并在髋、膝、踝部放软枕,每 1~2 小时更换 1 次软枕的位置,每 4 小时更换 1 次体位,同时考虑患者的耐受程度。③注意血压变化,因俯卧位时支撑物放置不当,可使腹压增加,下腔静脉回流受阻而引起低血压,必要时在翻身前提高吸氧浓度。④注意安全、防坠床。

(6)预防感染的护理:①注意严格无菌操作,每天更换气管插管切口敷料,保持局部清洁干燥,预防或消除继发感染。②加强口腔及皮肤护理,以防护理不当而加重呼吸道感染及发生压疮。③密切观察体温变化,注意呼吸道分泌物的情况。

(7)心理护理,减轻恐惧,增加心理舒适度:①评估患者的焦虑程度,指导患者学会自我调整心理状态,调控不良情绪。主动向患者介绍环境,解释治疗原则,解释机械通气、监测及呼吸机的报警系统,尽量消除患者的紧张感。②耐心向患者解释病情,对患者提出的问题要给予明确、有效和积极的信息,消除心理紧张和顾虑。③护理患者时保持冷静和耐心,表现出自信和镇静。④如果患者由于呼吸困难或人工通气不能讲话,可提供纸笔或以手势与患者交流。⑤加强巡视,了解患者的需要,帮助患者解决问题。⑥帮助并指导患者及家属应用松弛疗法、按摩等。

(8)营养护理:ARDS 患者处于高代谢状态,应及时补充热量和高蛋白、高脂肪营养物质。能量的摄取既应满足代谢的需要,又应避免糖类的摄取过多,蛋白摄取量一般为每天 1.2~1.5 g/kg。

尽早采用肠内营养,协助患者取半卧位,充盈气囊,证实胃管在胃内后,用加温器和输液泵匀速泵入营养液。若有肠鸣音消失或胃潴留,暂停鼻饲,给予胃肠减压。一般留置5~7天后拔除,更换到对侧鼻孔,以减少鼻窦炎的发生。

(三)健康指导

在疾病的不同阶段,根据患者的文化程度做好有关知识的宣传和教育,让患者了解病情的变化过程。

(1)提供舒适安静的环境以利于患者休息,指导患者正确卧位休息,讲解由仰卧位改变为俯卧位的意义,尽可能减少特殊体位给患者带来的不适。

(2)向患者解释咳嗽、咳痰的重要性,指导患者掌握有效咳痰的方法,鼓励并协助患者咳嗽,排痰。

(3)指导患者自己观察病情变化,如有不适及时通知医护人员。

(4)嘱患者严格按医嘱用药,按时服药,不要随意增减药物剂量及种类。服药过程中,需密切观察患者用药后反应,以指导用药剂量。

(5)出院指导指导患者出院后仍以休息为主,活动量要循序渐进,注意劳逸结合。此外,患者病后生活方式的改变需要家人的积极配合和支持,应指导患者家属给患者创造一个良好的身心休养环境。出院后1个月内来院复查1~2次,出现情况随时来院复查。

(吕高静)

第二节　肺血栓栓塞症

肺栓塞是以各种栓子阻塞肺动脉系统为其发病原因的一组疾病或临床综合征的总称,包括肺血栓栓塞症、脂肪栓塞综合征、羊水栓塞、空气栓塞等。其中,肺血栓栓塞症占肺栓塞中的绝大多数,该病在我国绝非少见病,且发病率有逐年增高的趋势,病死率高,但临床上易漏诊或误诊,如果早期诊断和治疗得当,生存的希望甚至康复的可能性是很大的。

肺血栓栓塞症为来自静脉系统或右心的血栓阻塞肺动脉或其分支所致疾病,以肺循环和呼吸功能障碍为其主要临床和病理生理特征。引起肺血栓栓塞症的血栓主要来源于深静脉血栓形成。

急性肺血栓栓塞症造成肺动脉较广泛阻塞时,可引起肺动脉高压,至一定程度导致右心失代偿、右心扩大,出现急性肺源性心脏病。

一、病理与病理生理

引起肺血栓栓塞症的血栓可以来源于下腔静脉径路、上腔静脉径路或右心腔,其中,大部分来源于下肢深静脉,特别是从腘静脉上端到髂静脉段的下肢近端深静脉。肺血栓栓塞症栓子的大小有很大的差异,可单发或多发,一般多部位或双侧性的血栓栓塞更为常见。

(一)对循环的影响

栓子阻塞肺动脉及其分支达一定程度后,通过机械阻塞作用,加之神经体液因素和低氧所引起的肺动脉收缩,使肺循环阻力增加,肺动脉高压,继而引起右室扩大与右侧心力衰竭。右心扩大致室间隔左移,使左室功能受损,导致心排血量下降,进而可引起体循环低血压或休克;主动脉内低血压和右心房压升高,使冠状动脉灌注压下降,心肌血流减少,特别是右心室内膜下心肌处于低灌注状态。

(二)对呼吸的影响

肺动脉栓塞后不仅引起血流动力学的改变,同时还可因栓塞部位肺血流减少,肺泡无效腔量增大;肺内血流重新分布,通气/血流比例失调;神经体液因素引起支气管痉挛;肺泡表面活性物质分泌减少,肺泡萎陷,呼吸面积减小,肺顺应性下降等因素导致呼吸功能不全,出现低氧血症和低碳酸血症。

二、危险因素

肺血栓栓塞症的危险因素包括任何可以导致静脉血液淤滞、静脉系统内皮损伤和血液高凝状态的因素。原发性危险因素由遗传变异引起。继发性危险因素包括骨折、严重创伤、手术、恶性肿瘤、口服避孕药、充血性心力衰竭、心房颤动、因各种原因的制动或长期卧床、长途航空或乘车旅行和高龄等。上述危险因素可以单独存在,也可同时存在,协同作用。年龄可作为独立的危险因素,随着年龄的增长,肺血栓栓塞症的发病率逐渐增高。

三、临床特点

肺血栓栓塞症临床表现的严重程度差别很大,可以从无症状到血流动力学不稳定,甚至发生猝死,主要取决于栓子的大小、多少、所致的肺栓塞范围、发作的急缓程度,以及栓塞前的心肺状况。肺血栓栓塞症的临床症状也多种多样,不同患者常有不同的症状组合,但均缺乏特异性。

(一)症状

1.呼吸困难及气促(80%～90%)

呼吸困难及气促是肺栓塞最常见的症状,呼吸频率>20次/分,伴或不伴有发绀。呼吸困难严重程度多与栓塞面积有关,栓塞面积较小,可基本无呼吸困难,或呼吸困难发作较短暂。栓塞面积大,呼吸困难较严重,且持续时间长。

2.胸痛

其包括胸膜炎性胸痛(40%～70%)或心绞痛样胸痛(4%～12%),胸膜炎性胸痛多为钝痛,是由于栓塞部位附近的胸膜炎症所致,常与呼吸有关。心绞痛样胸痛为胸骨后疼痛,与肺动脉高压和冠状动脉供血不足有关。

3.晕厥(11%～20%)

其主要表现为突然发作的一过性意识丧失,多合并有呼吸困难和气促表现。多由于巨大栓塞所致,晕厥与脑供血不足有关;巨大栓塞可导致休克,甚至猝死。

4.烦躁不安、惊恐甚至濒死感(55%)

其主要由严重的呼吸困难和胸痛所致。当出现该症状时,往往提示栓塞面积较大,预后差。

5.咯血(11%～30%)

其常为小量咯血,大咯血少见;咯血主要反映栓塞局部肺泡出血性渗出。

6.咳嗽(20%～37%)

其多为干咳,有时可伴有少量白痰,合并肺部感染时可咳黄色脓痰。主要与炎症反应刺激呼吸道有关。

(二)体征

(1)呼吸急促(70%):是常见的体征,呼吸频率>20次/分。

(2)心动过速(30%~40%):心率>100次/分。

(3)血压变化:严重时出现低血压甚至休克。

(4)发绀(11%~16%):并不常见。

(5)发热(43%):多为低热,少数为中等程度发热。

(6)颈静脉充盈或搏动(12%)。

(7)肺部可闻及哮鸣音或细湿啰音。

(8)胸腔积液的相应体征(24%~30%)。

(9)肺动脉瓣区第二音亢进,P_2>A_2,三尖瓣区收缩期杂音。

四、辅助检查

(一)动脉血气分析

其常表现为低氧血症,低碳酸血症,肺泡-动脉血氧分压差$[P_{(A-a)}O_2]$增大。部分患者的结果可以正常。

(二)心电图

大多数患者表现有非特异性的心电图异常。较为多见的表现包括V_1~V_4的T波改变和ST段异常;部分患者可出现$S_IQ_{III}T_{III}$征(即Ⅰ导S波加深,Ⅲ导出现Q/q波及T波倒置);其他心电图改变包括完全或不完全右束支传导阻滞、肺型P波、电轴右偏、顺钟向转位等。心电图的动态演变对于诊断具有更大意义。

(三)血浆 D-二聚体

D-二聚体是交联纤维蛋白在纤溶系统作用下产生的可溶性降解产物。对急性肺血栓栓塞有排除诊断价值。若其含量<500 μg/L,可基本除外急性肺血栓栓塞症。

(四)胸部 X 线片

胸部 X 线片多有异常表现,但缺乏特异性。可表现为:①区域性肺血管纹理变细、稀疏或消失,肺野透亮度增加。②肺野局部浸润性阴影,尖端指向肺门的楔形阴影,肺不张或膨胀不全。③右下肺动脉干增宽或伴截断征,肺动脉段膨隆以及右心室扩大征。④患侧横膈抬高。⑤少到中量胸腔积液征等。仅凭X线胸片不能确诊或排除肺栓塞,但在提供疑似肺栓塞线索和除外其他疾病方面具有重要作用。

(五)超声心动图

超声心动图是无创的能够在床旁进行的检查,为急性肺血栓栓塞症的诊断提供重要线索。不仅能够诊断和除外其他心血管疾患,而且对于严重的肺栓塞患者,可以发现肺动脉高压、右室高负荷和肺源性心脏病的征象,提示或高度怀疑肺栓塞。若在右心房或右心室发现血栓,同时患者临床表现符合肺栓塞,可以做出诊断。超声检查偶可因发现肺动脉近端的血栓而确定诊断。

(六)核素肺通气/灌注扫描(V/Q 显像)

其是肺血栓栓塞症重要的诊断方法。典型征象是呈肺段分布的肺灌注缺损,并与通气显像不匹配。但由于许多疾病可以同时影响患者的通气及血流状况,使通气灌注扫描在结果判定上较为复杂,需密切结合临床。通气/灌注显像的肺栓塞诊断分为高度可能、中度可能、低度可能及正常。如显示中度可能及低度可能,应进一步行其他检查以明确诊断。

（七）螺旋 CT 和电子束 CT 造影（CTPA）

由于电子束 CT 造影是无创的检查且方便，现指南中将其作为首选的肺栓塞诊断方法。该项检查能够发现段以上肺动脉内的栓子，是确诊肺栓塞的手段之一，但 CT 对亚段肺栓塞的诊断价值有限。直接征象为肺动脉内的低密度充盈缺损，部分或完全包在不透光的血流之间，或者呈完全充盈缺损，远端血管不显影；间接征象包括肺野楔形密度增高影，条带状的高密度区或盘状肺不张，中心肺动脉扩张及远端血管分支减少或消失等。CT 扫描还可以同时显示肺及肺外的其他胸部疾患。电子束 CT 扫描速度更快，可在很大程度上避免因心搏和呼吸的影响而产生伪影。

（八）肺动脉造影

肺动脉造影为诊断肺栓塞的金标准，是一种有创性检查，且费用昂贵。发生致命性或严重并发症的可能性分别为 0.1％和 1.5％，应严格掌握其适应证。

（九）下肢深静脉血栓形成的检查

有超声技术、肢体阻抗容积图（IPG）、放射性核素静脉造影等。

五、诊断与鉴别诊断

（一）诊断

肺血栓栓塞症诊断分 3 个步骤，疑诊-确诊-求因。

1.根据临床情况疑诊肺血栓栓塞症

（1）对存在危险因素，特别是并存多个危险因素的患者，要有强的诊断意识。

（2）结合临床症状、体征，特别是在高危患者出现不明原因的呼吸困难、胸痛、晕厥和休克，或伴有单侧或双侧不对称性下肢肿胀、疼痛。

（3）结合心电图、X 线胸片、动脉血气分析、D-二聚体、超声心动图下肢深静脉超声。

2.对疑诊肺栓塞患者安排进一步检查以明确肺栓塞诊断

（1）核素肺通气/灌注扫描。

（2）CT 肺动脉造影（CTPA）。

（3）肺动脉造影。

3.寻找肺血栓栓塞症的成因和危险因素

只要疑诊肺血栓栓塞症，即要明确有无深静脉血栓形成，并安排相关检查尽可能发现其危险因素，并加以预防或采取有效的治疗措施。

（二）急性肺血栓栓塞症临床分型

1.大面积肺栓塞

临床上以休克和低血压为主要表现，即体循环动脉收缩压<12.0 kPa（90 mmHg）或较基础血压下降幅度≥5.3 kPa（40 mmHg），持续 15 分钟以上。需除外新发生的心律失常、低血容量或感染中毒症等其他原因所致的血压下降。

2.非大面积肺栓塞

不符合以上大面积肺血栓栓塞症的标准，即未出现休克和低血压的肺血栓栓塞症。非大面积肺栓塞中有一部分患者属于次大面积肺栓塞，即超声心动图显示右心室运动功能减退或临床上出现右心功能不全。

（三）鉴别诊断

肺血栓栓塞症应与急性心梗、ARDS、肺炎、胸膜炎、支气管哮喘、自发性气胸等鉴别。

六、急诊处理

急性肺血栓栓塞症病情危重的，须积极抢救。

（一）一般治疗

（1）应密切监测呼吸、心率、血压、心电图及血气分析的变化。

（2）要求绝对卧床休息，不要过度屈曲下肢，保持大便通畅，避免用力。

（3）对症处理：有焦虑、惊恐症状的可给予适当使用镇静药；胸痛严重者可给吗啡 5～10 mg 皮下注射，昏迷、休克、呼吸衰竭者禁用。对有发热或咳嗽的给予对症治疗。

（二）呼吸循环支持

对有低氧血症者，给予吸氧，严重者可使用经鼻（面）罩无创性机械通气或经气管插管行机械通气，应避免行气管切开，以免在抗凝或溶栓过程发生不易控制的大出血。

对出现右心功能不全，心排血量下降，但血压尚正常的患者，可予多巴酚丁胺和多巴胺治疗。合并休克者给予增大剂量，或使用其他血管加压药物，如间羟胺、肾上腺素等。可根据血压调节剂量，使血压维持在 12.0/8.0 kPa（90/60 mmHg）以上。对支气管痉挛明显者，应给予氨茶碱 0.25 g静脉滴注，必要时加地塞米松，同时积极进行溶栓、抗凝治疗。

（三）溶栓治疗

可迅速溶解血栓，恢复肺组织再灌注，改善右心功能，降低死亡率。溶栓时间窗为 14 天，溶栓治疗指征：主要适用于大面积肺栓塞患者，对于次大面积肺栓塞，若无禁忌证也可以进行溶栓；对于血压和右心室运动功能均正常的患者，则不宜溶栓。

1.溶栓治疗的禁忌证

（1）绝对禁忌证：有活动性内出血，近期自发性颅内出血。

（2）相对禁忌证：2 周内的大手术、分娩、器官活检或不能以压迫止血部位的血管穿刺；2 个月内的缺血性脑卒中；10 天内的胃肠道出血；15 天内的严重创伤；1 个月内的神经外科和眼科手术；难以控制的重度高血压；近期曾行心肺复苏；血小板计数低于 $100×10^9/L$；妊娠；细菌性心内膜炎及出血性疾病；严重肝肾功能不全。

对于大面积肺血栓栓塞症，因其对生命的威胁性大，上述绝对禁忌证应视为相对禁忌证。

2.常用溶栓方案

（1）尿激酶 2 小时法：尿激酶 20 000 U/kg 加入 0.9％氯化钠液 100 mL 持续静脉滴注 2 小时。

（2）尿激酶 12 小时法：尿激酶负荷量 4 400 U/kg，加入 0.9％氯化钠液 20 mL 静脉注射 10 分钟，随后以 2 200 U/（kg·h）加入 0.9％氯化钠液 250 mL 持续静脉滴注 12 小时。

（3）重组组织型纤溶酶原激活剂 50 mg 加入注射用水 50 mL 持续静脉滴注 2 小时。使用尿激酶溶栓期间不可同用肝素。溶栓治疗结束后，应每 2～4 小时测定部分活化凝血活酶时间，当其水平低于正常值的2 倍，即应开始规范的肝素治疗。

3.溶栓治疗的主要并发症为出血

为预防出血的发生，或发生出血时得到及时处理，用药前要充分评估出血的危险性，必要时应配血，做好输血准备。溶栓前宜留置外周静脉套管针，以方便溶栓中能够取血化验。

(四)抗凝治疗

抗凝治疗可有效地防止血栓再形成和复发,是肺栓塞和深静脉血栓的基本治疗方法。常用的抗凝药物为普通肝素、低分子肝素、华法林。

1.普通肝素

采取静脉滴注和皮下注射的方法。持续静脉泵入法:首剂负荷量 80 U/kg(或 5 000～10 000 U)静脉注射,然后以 18 U/(kg·h)持续静脉滴注。在开始治疗后的最初 24 小时内,每 4～6 小时测定 APTT,根据 APTT 调整肝素剂量,尽快使 APTT 达到并维持于正常值的 1.5～2.5 倍(表 16-2)。

表 16-2　根据 APTT 监测结果调整静脉肝素用量的方法

APTT	初始剂量及调整剂量	下次 APTT 测定的间隔时间
测基础 APTT	初始剂量:80 U/kg 静脉注射,然后按 18 U/(kg·h)静脉滴注	4～6 小时
APTT<35 秒	予 80 U/kg 静脉注射,然后增加静脉滴注剂量 4 U/(kg·h)	6 小时
APTT 35～45 秒	予 40 U/kg 静脉注射,然后增加静脉滴注剂量 2 U/(kg·h)	6 小时
APTT 46～70 秒	无须调整剂量	6 小时
APTT 71～90 秒	减少静脉滴注剂量 2 U/(kg·h)	6 小时
APTT>90 秒	停药 1 小时,然后减少剂量 3 U/(kg·h)后恢复静脉滴注	6 小时

2.低分子肝素

采用皮下注射。应根据体重给药,每天 1～2 次。对于大多数患者不需监测 APTT 和调整剂量。

3.华法林

在肝素或低分子肝素开始应用后的第 24～48 小时加用口服抗凝剂华法林,初始剂量为 3.0～5.0 mg/d。由于华法林需要数天才能发挥全部作用,因此与肝素需重叠应用 4～5 天,当连续 2 天测定的国际标准化比率(INR)达到 2.5(2.0～3.0)时,或 PT 延长至 1.5～2.5 倍时,即可停止使用肝素或低分子肝素,单独口服华法林治疗,应根据 INR 或 PT 调节华法林的剂量。在达到治疗水平前,应每天测定 INR,其后 2 周每周监测 2～3 次,以后根据 INR 的稳定情况每周监测 1 次或更少。若行长期治疗,每 4 周测定 INR 并调整华法林剂量 1 次。

(五)深静脉血栓形成的治疗

70％～90％急性肺栓塞的栓子来源于深静脉血栓形成的血栓脱落,特别是下肢深静脉尤为常见。深静脉血栓形成的治疗原则是卧床、患肢抬高、溶栓(急性期)、抗凝、抗感染及使用抗血小板聚集药等。为防止血栓脱落肺栓塞再发,可于下腔静脉安装滤器,同时抗凝。

七、急救护理

(一)基础护理

为了防止栓子的脱落,患者绝对卧床休息 2 周。如果已经确认肺栓塞的位置应取健侧卧位。避免突然改变体位,禁止搬动患者。肺栓塞栓子 86％来自下肢深静脉,而下肢深静脉血栓者 51％发生肺栓塞。因此有下肢静脉血栓者应警惕肺栓塞的发生。抬高患肢,并高于肺平面 20～30 cm。密切观察患肢的皮肤有无青紫、肿胀、发冷、麻木等感觉障碍。一经发现及时通知医师处理,严禁挤压、热敷、针刺、按摩患肢,防止血栓脱落,造成再次肺栓塞。指导患者进食高蛋白、高维生素、粗纤维、易消化饮食,多饮水,保持大便通畅,避免便秘、咳嗽等,以免增加腹腔压力,影响下肢静脉血液回流。

(二)维持有效呼吸

本组病例89%患者有低氧血症。给予高流量吸氧,5～10 L/min,均以文丘里面罩或储氧面罩给氧,既能消除高流量给氧对患者鼻腔的冲击所带来的不适,又能提供高浓度的氧,注意及时根据血氧饱和度指数或血气分析结果来调整氧流量。年老体弱或痰液黏稠难以咳出患者,每天给予生理盐水2 mL加盐酸氨溴索15 mg雾化吸入2次。使痰液稀释,易于咳出,必要时吸痰,注意观察痰液的量、色、气味、性质。呼吸平稳后指导患者深呼吸运动,使肺早日膨胀。

(三)加强症状观察

肺栓塞临床表现多样化、无特异性,据报道典型的胸痛、咯血、呼吸困难三联征所占比例不到1/3,而胸闷、呼吸困难、晕厥、咯血、胸痛等都可为肺栓塞首要症状。因此接诊的护士除了询问现病史外,还应了解患者的基础疾病。目前已知肺栓塞危险因素如静脉血栓、静脉炎、血液黏滞度增加、高凝状态、恶性肿瘤、术后长期静卧、长期使用皮质激素等。患者接受治疗后,我们注意观察患者发绀、胸闷、憋气、胸部疼痛等症状有无改善。有21例患者胸痛较剧,导致呼吸困难加重,血氧饱和度为72%～84%,给予加大吸氧浓度,同时氨茶碱0.25 g＋生理盐水50 mL微泵静脉推注5 mL/h,盐酸哌替啶50 mg肌内注射。经以上处理,胸痛、呼吸困难缓解,病情趋于稳定。

(四)监测生命体征

持续多参数监护仪监护,专人特别护理。每15～30分钟记录1次,严密观察心率、心律、血氧饱和度、血压、呼吸的变化,发现异常及时报告医师,平稳后测P、R、BP,1次/小时。

(五)溶栓及抗凝护理

肺栓塞一旦确诊,最有效的方法是用溶栓和抗凝疗法,使栓塞的血管再通,维持有效的怖循环血量,迅速降低有心前阻力。溶栓治疗最常见的并发症是出血,平均为7%,致死性出血约为1%。因此要注意观察有无出血倾向,注意皮肤、黏膜、牙龈及穿刺部位有无出血,是否有咯血、呕血、便血等现象。严密观察患者意识、神志的变化,发现有头痛、呕吐症状,要及时报告医师处理。谨防脑出血的发生。溶栓期间要备好除颤器、利多卡因等各种抢救用品,防止溶栓后血管再通,部分未完全溶解的栓子随血流进入冠状动脉,发生再灌注心律失常。用药期间应监测凝血时间及凝血酶原时间。

(六)注重心理护理

胸闷、胸痛、呼吸困难,易给患者带来紧张、恐惧的情绪,甚至造成濒死感。有文献报道,情绪过于激动也可诱发栓子脱落,因此我们要耐心指导患者保持情绪的稳定。尽量帮助患者适应环境,接受患者这个特殊的角色,同时向患者讲解治疗的目的、要求、方法,使其对诊疗情况心中有数,减少不必要的猜疑和忧虑。及时取得家属的理解和配合。指导加强心理支持,采取心理暗示和现身说教,帮助患者树立信心,使其积极配合治疗。

(吕高静)

第三节 呼 吸 衰 竭

一、概述

呼吸衰竭是指各种原因引起的肺通气和/或换气功能严重障碍,以至在静息状态下亦不能维持足够的气体交换,导致缺氧伴(或不伴)二氧化碳潴留,进而引起一系列病理生理改变和代谢紊乱的临床综合征。主要表现为呼吸困难、发绀、精神、神经症状等。常以动脉血气分析作为呼吸衰竭的诊断标准:在水平面、静息状态、呼吸空气条件下,动脉血氧分压(PaO_2)<8.0 kPa(60 mmHg),伴或不伴 CO_2 分压($PaCO_2$)>6.7 kPa(50 mmHg),并排除心内解剖分流和原发于心排血量降低等致低氧因素,可诊断为呼吸衰竭。

(一)病因

参与呼吸运动过程的任何一个环节发生病变,都可导致呼吸衰竭。临床上常见的病因有以下几种。

1.呼吸道阻塞性病变

气管-支气管的炎症、痉挛、肿瘤、异物、纤维化瘢痕,如慢性阻塞性肺疾病(COPD)、重症哮喘等引起呼吸道阻塞和肺通气不足。

2.肺组织病变

各种累及肺泡和/或肺间质的病变,如肺炎、肺气肿、严重肺结核、弥漫性肺纤维化、肺水肿、肺不张、硅沉着病等均可导致肺容量减少、有效弥散面积减少、肺顺应性降低、通气/血流比值失调。

3.肺血管疾病

肺栓塞、肺血管炎、肺毛细血管瘤、多发性微血栓形成等可引起肺换气障碍,通气/血流比值失调,或部分静脉血未经氧合直接进入肺静脉。

4.胸廓与胸膜疾病

胸外伤引起的连枷胸、严重的自发性或外伤性气胸等均可影响胸廓活动和肺脏扩张,造成通气障碍。严重的脊柱畸形、大量胸腔积液或伴有胸膜增厚、粘连,亦可引起通气减少。

5.神经-肌肉疾病

脑血管疾病、颅脑外伤、脑炎以及安眠药中毒,可直接或间接抑制呼吸中枢。脊髓高位损伤、脊髓灰质炎、多发性神经炎、重症肌无力、有机磷中毒、破伤风以及严重的钾代谢紊乱,均可累及呼吸肌,使呼吸肌动力下降而引起通气不足。

(二)分类

1.按发病的缓急分类

(1)急性呼吸衰竭:多指原来呼吸功能正常,由于某些突发因素,如创伤、休克、溺水、电击、急性呼吸道阻塞、药物中毒、颅脑病变等,造成肺通气和/或换气功能迅速出现严重障碍,短时间内引起呼吸衰竭。

(2)慢性呼吸衰竭:指在一些慢性疾病,包括呼吸和神经肌肉系统疾病的基础上,呼吸功能障碍逐渐加重而发生的呼吸衰竭。最常见的原因为 COPD。

2.按动脉血气分析分类

(1)Ⅰ型呼吸衰竭:缺氧性呼吸衰竭,血气分析特点为 $PaO_2 < 8.0$ kPa(60 mmHg),$PaCO_2$ 降低或正常。主要见于弥散功能障碍、通气/血流比值失调、动-静脉分流等肺换气障碍性疾病,如急性肺栓塞、间质性肺疾病等。

(2)Ⅱ型呼吸衰竭:高碳酸性呼吸衰竭,血气分析特点为 $PaO_2 < 8.0$ kPa(60 mmHg),同时 $PaCO_2 > 6.7$ kPa(50 mmHg)。因肺泡有效通气不足所致。单纯通气不足引起的缺氧和高碳酸血症的程度是平行的,若伴有换气功能障碍,则缺氧更严重,如 COPD。

(三)发病机制和病理生理

1.缺氧(低氧血症)和二氧化碳潴留(高碳酸血症)的发生机制

(1)肺通气不足:各种原因造成呼吸道管腔狭窄,通气障碍,使肺泡通气量减少,肺泡氧分压下降,二氧化碳排出障碍,最终导致缺氧和二氧化碳潴留。

(2)弥散障碍:指氧气、二氧化碳等气体通过肺泡膜进行气体交换的物理弥散过程发生障碍。由于氧气和二氧化碳通透肺泡膜的能力相差很大,氧的弥散力仅为二氧化碳的 1/20,故在弥散障碍时,通常表现为低氧血症。

(3)通气/血流比失调:正常成年人静息状态下,肺泡通气量为 4 L/min,肺血流量为 5 L/min,通气/血流比为 0.8。病理情况下,通气/血流比失调有两种形式:①部分肺泡通气不足,如肺泡萎陷、肺炎、肺不张等引起病变部位的肺泡通气不足,通气/血流比减小,静脉血不能充分氧合,形成动-静脉样分流。②部分肺泡血流不足,肺血管病变如肺栓塞引起栓塞部位血流减少,通气正常,通气/血流比增大,吸入的气体不能与血流进行有效交换,形成无效腔效应,又称无效腔样通气。通气/血流比失调的结果主要是缺氧,而无二氧化碳潴留。

(4)氧耗量增加:加重缺氧的原因之一。发热、战栗、呼吸困难和抽搐均增加氧耗量,正常人可借助增加通气量以防止缺氧。而原有通气功能障碍的患者,在氧耗量增加的情况下会出现严重的低氧血症。

2.缺氧对人体的影响

(1)对中枢神经系统的影响:脑组织对缺氧最为敏感。缺氧对中枢神经影响的程度与缺氧的程度和发生速度有关。轻度缺氧仅有注意力不集中、智力减退、定向障碍等;随着缺氧的加重可出现烦躁不安、神志恍惚、谵妄、昏迷。由于大脑皮质神经元对缺氧的敏感性最高,因此临床上缺氧的最早期表现是精神症状。

严重缺氧可使血管的通透性增加,引起脑组织充血、水肿和颅内压增高,压迫脑血管,可进一步加重缺血、缺氧,形成恶性循环。

(2)对循环系统的影响:缺氧可反射性加快心率,使血压升高、冠状动脉血流增加以维持心肌活动所必需的氧。心肌对缺氧十分敏感,早期轻度缺氧即可在心电图上表现出来,急性严重缺氧可导致心室颤动或心搏骤停。长期慢性缺氧可引起心肌纤维化、心肌硬化。缺氧、肺动脉高压以及心肌受损等多种病理变化最终导致肺源性心脏病。

(3)对呼吸系统的影响:呼吸的变化受到低氧血症和高碳酸血症所引起的反射活动及原发病的影响。轻度缺氧可刺激颈动脉窦和主动脉体化学感受器,反射性兴奋呼吸中枢,使呼吸加深加快。随着缺氧的逐渐加重,这种反射迟钝,呼吸抑制。

(4)对酸碱平衡和电解质的影响:严重缺氧可抑制细胞能量代谢的中间过程,导致能量产生减少,乳酸和无机磷大量积蓄,引起代谢性酸中毒。而能量的不足使体内离子转运泵受到损害,钾离子由细胞内转移到血液和组织间,钠和氢离子进入细胞内,导致细胞内酸中毒和高钾血症。代谢性酸中毒产生的固定酸与缓冲系统中碳酸氢盐起作用,产生碳酸,使组织的二氧化碳分压增高。

(5)对消化、血液系统的影响:缺氧可直接或间接损害肝细胞,使丙氨酸氨基转移酶升高。慢性缺氧可引起继发红细胞增多,增加了血黏度,严重时加重肺循环阻力和右心负荷。

3.二氧化碳潴留对人体的影响

(1)对中枢神经系统的影响:轻度二氧化碳潴留,可间接兴奋皮质,引起失眠、精神兴奋、烦躁不安等症状,随着二氧化碳潴留的加重,皮质下层受到抑制,表现为嗜睡、昏睡甚至昏迷,称为二氧化碳麻醉。二氧化碳还可扩张脑血管,使脑血流量增加,严重时造成脑水肿。

(2)对循环系统的影响:二氧化碳潴留可引起心率加快,心排血量增加,肌肉及腹腔血管收缩,冠状动脉、脑血管及皮肤浅表血管扩张,早期表现为血压升高。二氧化碳潴留的加重可直接抑制心血管中枢,引起血压下降、心律失常等严重后果。

(3)对呼吸的影响:二氧化碳是强有力的呼吸中枢兴奋剂,$PaCO_2$ 急骤升高,呼吸加深加快,通气量增加;长时间的二氧化碳潴留则会对呼吸中枢产生抑制,此时的呼吸运动主要靠缺氧对外周化学感受器的刺激作用得以维持。

(4)对酸碱平衡的影响:二氧化碳潴留可直接导致呼吸性酸中毒。血液 pH 取决于 HCO_3^-/H_2CO_3 比值,前者靠肾脏的调节(1~3 天),而 H_2CO_3 的调节主要靠呼吸(仅需数小时)。急性呼吸衰竭时二氧化碳潴留可使 pH 迅速下降;而慢性呼吸衰竭时,因二氧化碳潴留发展缓慢,肾减少 HCO_3^- 排出,不致使 pH 明显降低。

(5)对肾脏的影响:轻度二氧化碳潴留可使肾血管扩张,肾血流量增加而使尿量增加。二氧化碳潴留严重时,由于 pH 降低,使肾血管痉挛,血流量减少,尿量亦减少。

二、急性呼吸衰竭

(一)病因

1.呼吸系统疾病

严重呼吸系统感染、急性呼吸道阻塞病变、重度或持续性哮喘、各种原因引起的急性肺水肿、肺血管疾病、胸廓外伤或手术损伤、自发性气胸和急剧增加的胸腔积液等,导致肺通气和换气障碍。

2.神经系统疾病

急性颅内感染、颅脑外伤、脑血管病变等直接或间接抑制呼吸中枢。

3.神经-肌肉传导系统病变

脊髓灰质炎、重症肌无力、有机磷中毒及颈椎外伤等可损伤神经-肌肉传导系统,引起通气不足。

(二)临床表现

急性呼吸衰竭的临床表现主要是低氧血症所致的呼吸困难和多器官功能障碍。

1.呼吸困难

其是呼吸衰竭最早出现的症状。表现为呼吸节律、频率和幅度的改变。

2.发绀

发绀是缺氧的典型表现。当动脉血氧饱和度低于 90% 时,可在口唇、甲床等末梢部位出现紫蓝色称为发绀。血红蛋白增高和休克时易出现发绀,严重贫血者即使缺氧也无明显发绀。发绀还受皮肤色素及心功能的影响。

3.精神神经症状

急性缺氧可出现精神错乱、狂躁、抽搐、昏迷等症状。

4.循环系统表现

多数患者有心动过速;严重低氧血症、酸中毒可引起心肌损害,亦可引起周围循环衰竭、血压下降、心律失常、心搏骤停。

5.消化和泌尿系统表现

严重缺氧损害肝、肾细胞,引起转氨酶、尿素氮升高;个别病例可出现蛋白尿和管型尿。因胃肠道黏膜屏障功能损伤,导致胃肠道黏膜充血、水肿、糜烂或应激性溃疡,引起上消化道出血。

(三)诊断

根据急性发病的病因及低氧血症的临床表现,急性呼吸衰竭的诊断不难做出,结合动脉血气分析可确诊。

(四)治疗

急性呼吸衰竭时,机体往往来不及代偿,故需紧急救治。

1.改善与维持通气

保证呼吸道通畅是最基本最重要的治疗措施。立即进行口对口人工呼吸,必要时建立人工呼吸道(气管插管或气管切开)。用手压式气囊做加压人工呼吸,将更利于发挥气体弥散的作用,延长氧分压在安全水平的时间,为进一步抢救赢得机会。

若患者有支气管痉挛,应立即由静脉给予支气管扩张药。

2.高浓度给氧

及时给予高浓度氧或纯氧,尽快缓解机体缺氧状况,保护重要器官是抢救成功的关键。但必须注意吸氧浓度和时间,以免造成氧中毒。一般吸入纯氧<5 小时。

3.其他抢救措施

见本节慢性呼吸衰竭。

三、慢性呼吸衰竭

慢性呼吸衰竭是由慢性胸肺疾病引起呼吸功能障碍逐渐加重而发生的呼吸衰竭。由于机体的代偿适应,尚能从事较轻体力工作和日常活动者称代偿性慢性呼吸衰竭;当并发呼吸道感染、呼吸道痉挛等原因致呼吸功能急剧恶化,代偿丧失,出现严重缺氧和二氧化碳潴留及代谢紊乱者称失代偿性慢性呼吸衰竭。以Ⅱ型呼吸衰竭最常见。

(一)病因

以慢性阻塞性肺疾病(COPD)最常见,其次为重症哮喘发作、弥漫性肺纤维化、严重肺结核、尘肺、广泛胸膜粘连、胸廓畸形等。呼吸道感染常是导致失代偿性慢性呼吸衰竭的直接诱因。

(二)临床表现

除原发病的相应症状外,主要是由缺氧和二氧化碳潴留引起的多器官功能紊乱。慢性呼吸衰竭的临床表现与急性呼吸衰竭大致相似,但在以下几方面有所不同。

1.呼吸困难

COPD 所致的呼吸衰竭,病情较轻时表现为呼吸费力伴呼气延长,严重时呈浅快呼吸。若并发二氧化碳潴留,$PaCO_2$ 明显升高或升高过快,可出现二氧化碳麻醉,患者由深而慢的呼吸转为浅快呼吸或潮式呼吸。

2.精神神经症状

慢性呼吸衰竭伴二氧化碳潴留时,随着 $PaCO_2$ 的升高,可表现为先兴奋后抑制。抑制之前的兴奋症状有烦躁、躁动、夜间失眠而白天嗜睡(睡眠倒错)等,抑制症状有神志淡漠、注意力不集中、定向力障碍、昏睡甚至昏迷,亦可出现腱反射减弱或消失、锥体束征阳性等,称为肺性脑病。

3.循环系统表现

二氧化碳潴留使外周体表静脉充盈、皮肤充血、温暖多汗、血压升高、心排血量增多而致脉搏洪大,多数患者有心率加快,因脑血管扩张产生搏动性头痛。

(三)诊断

根据患者有慢性肺疾患或其他导致呼吸功能障碍的疾病史,新近有呼吸道感染,有缺氧、二氧化碳潴留的临床表现,结合动脉血气分析可做出诊断。

(四)治疗

治疗原则是畅通呼吸道、纠正缺氧、增加通气量、纠正酸碱失衡及电解质紊乱和去除诱因。

1.保证呼吸道通畅

呼吸道通畅是纠正呼吸衰竭的首要措施。应鼓励患者咳嗽,对无力咳嗽、咳痰或意识障碍的患者要加强翻身拍背和体位引流,昏迷患者可采用多孔导管通过口腔、鼻腔、咽喉部,将分泌物或胃内反流物吸出。痰液黏稠不易咳出者,可采用雾化吸入稀释痰液;对呼吸道痉挛者可给予支气管解痉药,必要时建立人工呼吸道,并采用机械通气辅助呼吸。

2.氧疗

常用鼻塞或鼻导管吸氧,Ⅱ型呼吸衰竭应给予低流量(1~2 L/min)低浓度(25%~33%)持续吸氧。因Ⅱ型呼吸衰竭时,呼吸中枢对高二氧化碳的反应性差,呼吸的维持主要靠缺氧的刺激,若给予高浓度吸氧,可消除缺氧对呼吸的驱动作用,而使通气量迅速降低,二氧化碳分压更加升高,患者很快进入昏迷。Ⅰ型呼吸衰竭时吸氧浓度可较高(35%~45%),宜用面罩吸氧。应防止高浓度(>60%)长时间(>24 小时)吸氧引起氧中毒。

3.增加通气量

减少二氧化碳潴留,二氧化碳潴留主要是由于肺泡通气不足引起的,只有增加肺泡通气量才能有效地排出二氧化碳。目前临床上常通过应用呼吸兴奋药和机械通气来改善肺泡通气功能。

(1)合理应用呼吸兴奋药可刺激呼吸中枢或周围化学感受器,增加呼吸频率和潮气量,使通气改善,还可改善神志,提高咳嗽反射,有利于排痰。常用尼可刹米 1.875~3.75 g 加入 5% 葡萄糖液 500 mL 中静脉滴注,但应注意供氧,以弥补其氧耗增多的弊端。氨茶碱、地高辛可增强膈肌收缩而增加通气量,可配合应用。必要时还可选用纳洛酮以促醒。

(2)机械通气的目的在于提供维持患者代谢所需要的肺泡通气;提供高浓度的氧气以纠正低氧血症,改善组织缺氧;代替过度疲劳的呼吸肌完成呼吸作用,减轻心肺负担,缓解呼吸困难症状。对于神志尚清,能配合的呼吸衰竭患者,可采用无创性机械通气,如做鼻或口鼻面罩呼吸机机械通气;对于病情危重神志不清或呼吸道有大量分泌物者,应建立人工呼吸道,如气管插管气管切开安装多功能呼吸机机械通气。机械通气为正压送气,操作时各项参数(潮气量、呼吸频率、吸呼比、氧浓度等)应适中,以免出现并发症。

4.抗感染

慢性呼吸衰竭急性加重的常见诱因是感染,一些非感染因素诱发的呼吸衰竭也容易继发感染。因此,抗感染治疗是慢性呼吸衰竭治疗的重要环节之一,应注意根据病原学检查及药物敏感试验合理应用抗生素。

5.纠正酸碱平衡失调

慢性呼吸衰竭常有二氧化碳潴留,导致呼吸性酸中毒。呼吸性酸中毒的发生多为慢性过程,机体常常以增加碱储备来代偿。因此,在纠正呼吸性酸中毒的同时,要注意纠正潜在的代谢性碱中毒,可给予盐酸精氨酸和补充钾盐。

6.营养支持

呼吸衰竭患者由于呼吸功能增加、发热等因素,导致能量消耗上升,机体处于负代谢,长时间会降低免疫功能,感染不易控制,呼吸肌易疲劳。故可给予患者高蛋白、高脂肪和低糖,以及多种维生素和微量元素的饮食,必要时静脉滴注脂肪乳。

7.病因治疗

病因治疗是治疗呼吸衰竭的根本所在。在解决呼吸衰竭本身造成的危害的前提下,应针对不同病因采取适当的治疗措施。

(五)转诊

1.转诊指征

呼吸衰竭一旦确诊,应立即转上一级医院诊治。

2.转诊注意事项

转诊前需给予吸氧、吸痰、强心、应用呼吸兴奋药等。

(六)健康指导

缓解期鼓励患者进行耐寒锻炼和呼吸功能锻炼,以增强体质及抗病能力;注意保暖,避免受凉及呼吸道感染,若出现感染症状,应及时治疗;注意休息,掌握合理的家庭氧疗;加强营养,增加抵抗力,减少呼吸道感染的机会。

四、护理评估

(一)致病因素

引起呼吸衰竭的病因很多,凡参与肺通气和换气的任何一个环节的严重病变都可导致呼吸衰竭。

(1)呼吸系统疾病:常见于慢性阻塞性肺疾病(COPD)、重症哮喘、肺炎、严重肺结核、弥散性肺纤维化、肺水肿、严重气胸、大量胸腔积液、硅沉着病、胸廓畸形等。

(2)神经肌肉病变:如脑血管疾病、颅脑外伤、脑炎、镇静催眠药中毒、多发性神经炎、脊髓颈段或高位胸段损伤、重症肌无力等。

上述病因可引起肺泡通气量不足、氧弥散障碍、通气/血流比例失调,导致缺氧或合并二氧化碳潴留而发生呼吸衰竭。

(二)身体状况

呼吸衰竭除原发疾病症状、体征外,主要为缺氧、二氧化碳潴留所致的呼吸困难和多脏器功能障碍。

1.呼吸困难

呼吸困难是最早、最突出的表现。主要为呼吸频率增快,病情严重时辅助呼吸肌活动增加,出现"三凹征"。若并发二氧化碳潴留,$PaCO_2$ 升高过快或明显升高时,患者可由呼吸过快转为浅慢呼吸或潮式呼吸。

2.发绀

发绀是缺氧的典型表现,可见口唇、指甲和舌发绀。严重贫血患者由于红细胞和血红蛋白减少,还原型血红蛋白的含量降低可不出现发绀。

3.精神神经症状

主要是缺氧和二氧化碳潴留的表现。早期轻度缺氧可表现为注意力分散,定向力减退;缺氧程度加重,出现烦躁不安、神志恍惚、嗜睡、昏迷。轻度二氧化碳潴留,表现为兴奋症状,即失眠、躁动、夜间失眠而白天嗜睡;重度二氧化碳潴留可抑制中枢神经系统导致肺性脑病,表现为神志淡漠、间歇抽搐、肌肉震颤、昏睡,甚至昏迷等二氧化碳麻醉现象。

4.循环系统表现

二氧化碳潴留使外周体表静脉充盈、皮肤充血、温暖多汗、血压升高、心排血量增多而致脉搏洪大;多数患者有心率加快;因脑血管扩张产生搏动性头痛。

5.其他

可表现为上消化道出血、谷丙转氨酶升高、蛋白尿、血尿、氮质血症等。

(三)心理-社会状况

患者常因躯体不适、气管插管或气管切开、各种监测及治疗仪器的使用等感到焦虑或恐惧。

(四)实验室及其他检查

1.动脉血气分析

$PaO_2 < 8.0$ kPa(60 mmHg),伴或不伴 $PaCO_2 > 6.7$ kPa(50 mmHg),为最重要的指标,可作为呼吸衰竭的诊断依据。

2.血 pH 及电解质测定

呼吸性酸中毒合并代谢性酸中毒时,血 pH 明显降低常伴有高钾血症。呼吸性酸中毒合并代谢性碱中毒时,常有低钾和低氯血症。

3.影像学检查

胸部 X 线片、肺 CT 和放射性核素肺通气/灌注扫描等,可协助分析呼吸衰竭的原因。

五、护理诊断及医护合作性问题

(1)气体交换受损:与通气不足、通气/血流失调和弥散障碍有关。

(2)清理呼吸道无效:与分泌物增加、意识障碍、人工气道、呼吸肌功能障碍有关。

(3)焦虑:与呼吸困难、气管插管、病情严重、失去个人控制及对预后的不确定有关。

(4)营养失调:低于机体需要量与食欲缺乏、呼吸困难、人工气道及机体消耗增加有关。

(5)有受伤的危险:与意识障碍、气管插管及机械呼吸有关。

(6)潜在并发症:如感染、窒息等。

(7)缺乏呼吸衰竭的防治知识。

六、治疗及护理措施

(一)治疗要点

慢性呼吸衰竭治疗的基本原则是治疗原发病、保持气道通畅、纠正缺氧和改善通气,维持心、脑、肾等重要脏器的功能,预防和治疗并发症。

1.保持呼吸道通畅

保持呼吸道通畅是呼吸衰竭最基本、最重要的治疗措施。主要措施:清除呼吸道的分泌物及异物;积极使用支气管扩张药物缓解支气管痉挛;对昏迷患者采取仰卧位,头后仰,托起下颌,并将口打开;必要时采用气管切开或气管插管等方法建立人工气道。

2.合理氧疗

吸氧是治疗呼吸衰竭必需的措施。

3.机械通气

根据患者病情选用无创机械通气或有创机械通气。临床上常用的呼吸机分压力控制型及容量控制型两大类,是一种用机械装置产生通气,以代替、控制或辅助自主呼吸,达到增加通气量,改善通气功能的目的。

4.控制感染

慢性呼吸衰竭急性加重的常见诱因是呼吸道感染,因此应选用敏感有效的抗生素控制感染。

5.呼吸兴奋药的应用

必要时给予呼吸兴奋药如都可喜等兴奋呼吸中枢,增加通气量。

6.纠正酸碱平衡失调

以机械通气的方法能较为迅速地纠正呼吸性酸中毒,补充盐酸精氨酸和氯化钾可同时纠正潜在的碱中毒。

(二)护理措施

1.病情观察

重症患者需持续心电监护,密切观察患者的意识状态、呼吸频率、呼吸节律和深度、血压、心率和心律。观察排痰是否通畅、有无发绀、球结膜水肿、肺部异常呼吸音及啰音;监测动脉血气分析、电解质检查结果、机械通气情况等;若患者出现神志淡漠、烦躁、抽搐时,提示有肺性脑病的发生,应及时通知医师进行处理。

2.生活护理

(1)休息与体位:急性发作时,安排患者在重症监护病室,绝对卧床休息;协助和指导患者取半卧位或坐位,指导、教会病情稳定的患者缩唇呼吸。

(2)合理饮食:给予高热量、高蛋白、富含维生素、低糖类、易消化、少刺激性的食物;昏迷患者常规给予鼻饲或肠外营养。

3.氧疗的护理

(1)氧疗的意义和原则:氧疗能提高动脉血氧分压,纠正缺氧,减轻组织损伤,恢复脏器功能。临床上根据患者病情和血气分析结果采取不同的给氧方法和给氧浓度。原则是在畅通气道的前提下,Ⅰ型呼吸衰竭的患者可短时间内间歇给予高浓度($>35\%$)或高流量($4\sim6$ L/min)吸氧;Ⅱ型呼吸衰竭的患者应给予低浓度($<35\%$)、低流量($1\sim2$ L/min)鼻导管持续吸氧,使 PaO_2 控制在 8.0 kPa(60 mmHg)或 SaO_2 在 90% 以上,以防因缺氧完全纠正,使外周化学感受器失去低

氧血症的刺激而导致呼吸抑制,加重缺氧和 CO_2 潴留。

(2)吸氧方法:有鼻导管、鼻塞、面罩、气管内和呼吸机给氧。临床常用、简便的方法是鼻导管、鼻塞法吸氧,其优点为简单、方便,不影响患者进食、咳嗽。缺点为氧浓度不恒定,易受患者呼吸影响,高流量对局部黏膜有刺激,氧流量不能 >7 L/min。吸氧过程中应注意保持吸入氧气的湿化,输送氧气的面罩、导管、气管应定期更换消毒,防止交叉感染。

(3)氧疗疗效的观察:若吸氧后呼吸困难缓解、发绀减轻、心率减慢、尿量增多、皮肤转暖、神志清醒,提示氧疗有效;若呼吸过缓或意识障碍加深,提示二氧化碳潴留加重。应根据动脉血气分析结果和患者的临床表现,及时调整吸氧流量或浓度。若发绀消失、神志清楚、精神好转、$PaO_2 > 8.0$ kPa(60 mmHg)、$PaCO_2 < 6.7$ kPa(50 mmHg),可间断吸氧几日后,停止氧疗。

4.药物治疗的护理

用药过程中密切观察药物的疗效和不良反应。使用呼吸兴奋药必须保持呼吸道通畅,脑缺氧、脑水肿未纠正而出现频繁抽搐者慎用;静脉滴注时速度不宜过快,如出现恶心、呕吐、烦躁、面色潮红、皮肤瘙痒等现象,需要减慢滴速。对烦躁不安、夜间失眠患者,禁用对呼吸有抑制作用的药物,如吗啡等,慎用镇静药,以防止引起呼吸抑制。

5.心理护理

呼吸衰竭的患者常对病情和预后有顾虑、心情忧郁、对治疗丧失信心,应多了解和关心患者的心理状况,特别是对建立人工气道和使用机械通气的患者,应经常巡视,让患者说出或写出引起或加剧焦虑的因素,针对性解决。

6.健康指导

(1)疾病知识指导:向患者及家属讲解疾病的发病机制、发展和转归。告诉患者及家属慢性呼吸衰竭患者度过危重期后,关键是预防和及时处理呼吸道感染等诱因,以减少急性发作,尽可能延缓肺功能恶化的进程。

(2)生活指导:从饮食、呼吸功能锻炼、运动、避免呼吸道感染、家庭氧疗等方面进行指导。

(3)病情监测指导:指导患者及家属学会识别病情变化,如出现咳嗽加剧、痰液增多、色变黄、呼吸困难、神志改变等,应及早就医。

(吕高静)

第四节　心源性休克

心源性休克是指由于严重的心脏泵功能衰竭或心功能不全导致心排血量减少,各重要器官和周围组织灌注不足而发生的一系列代谢和功能障碍综合征。

一、临床表现

多数心源性休克患者,在出现休克之前有相应心脏病史和原发病的各种表现,如急性肌梗死患者可表现严重心肌缺血症状,心电图可能提示急性冠状动脉供血不足,尤其是广泛前壁心肌梗死;急性心肌炎者则可有相应感染史,并有发热、心悸、气短及全身症状,心电图可有严重心律失常;心脏手术后所致的心源性休克,多发生于手术1周内。

心源性休克目前国内外比较一致的诊断标准如下。

(1)收缩压低于 12.0 kPa(90 mmHg)或原有基础血压降低 4.0 kPa(30 mmHg),非原发性高血压患者一般收缩压小于 10.7 kPa(80 mmHg)。

(2)循环血量减少的征象:①尿量减少,常少于 20 mL/h。②神志障碍、意识模糊、嗜睡、昏迷等。③周围血管收缩,伴四肢厥冷、冷汗、皮肤湿凉、脉搏细弱快速、颜面苍白或发绀等末梢循环衰竭征象。

(3)纠正引起低血压和低心排血量的心外因素(低血容量、心律失常、低氧血症、酸中毒等)后,休克依然存在。

二、诊断

(1)有急性心肌梗死、急性心肌炎、原发或继发性心肌病、严重的恶性心律失常、具有心肌毒性的药物中毒、急性心脏压塞以及心脏手术等病史。

(2)早期患者烦躁不安、面色苍白,诉口干、出汗,但神志尚清;后逐渐表情淡漠、意识模糊、神志不清直至昏迷。

(3)体检心率逐渐增快,常＞120 次/分。收缩压＜10.6 kPa(80 mmHg),脉压＜2.7 kPa(20 mmHg),后逐渐降低,严重时血压测不出。脉搏细弱,四肢厥冷,肢端发绀,皮肤出现花斑样改变。心音低纯,严重者呈单音律。尿量＜17 mL/h,甚至无尿。休克晚期出现广泛性皮肤、黏膜及内脏出血,即弥漫性血管内凝血的表现,以及多器官衰竭。

(4)血流动力学监测提示心脏指数降低、左室舒张末压升高等相应的血流动力学异常。

三、检查

(1)血气分析。

(2)弥漫性血管内凝血的有关检查。血小板计数及功能检测,出凝血时间,凝血酶原时间,凝血因子Ⅰ,各种凝血因子和纤维蛋白降解产物(FDP)。

(3)必要时做微循环灌注情况检查。

(4)血流动力学监测。

(5)胸部 X 线片,心电图,必要时做动态心电图检查,条件允许时行床旁超声心动图检查。

四、治疗

(一)一般治疗

(1)绝对卧床休息,有效止痛,由急性心肌梗死所致者吗啡 3～5 mg 或哌替啶 50 mg,静脉注射或皮下注射,同时予地西泮、苯巴比妥。

(2)建立有效的静脉通道,必要时行深静脉插管。留置导尿管监测尿量。持续心电、血压、血氧饱和度监测。

(3)氧疗:持续吸氧,氧流量一般为 4～6 L/min,必要时气管插管或气管切开,人工呼吸机辅助呼吸。

(二)补充血容量

首选右旋糖酐-40 250～500 mL 静脉滴注,或 0.9％氯化钠液、平衡液 500 mL 静脉滴注,最好在血流动力学监护下补液,前 20 分钟内快速补液 100 mL,如中心静脉压上升不超过0.2 kPa

(1.5 mmHg),可继续补液直至休克改善,或输液总量在 500~750 mL。无血流动力学监护条件者可参照以下指标进行判断:诉口渴,外周静脉充盈不良,尿量<30 mL/h,尿比重>1.02,中心静脉压<0.8 kPa(6 mmHg),则表明血容量不足。

(三)血管活性药物的应用

首选多巴胺或与间羟胺联用,从 2~5 μg/(kg·min)开始渐增剂量,在此基础上根据血流动力学资料选择血管扩张剂:①肺充血而心排血量正常,肺毛细血管楔压>2.4 kPa(18 mmHg),而心脏指数>2.2 L/(min·m²)时,宜选用静脉扩张剂,如硝酸甘油 15~30 μg/min 静脉滴注或泵入,并可适当利尿。②心排血量低且周围灌注不足,但无肺充血,即心脏指数<2.2 L/(min·m²),肺毛细血管楔压<2.4 kPa(18 mmHg)而肢端湿冷时,宜选用动脉扩张剂,如酚妥拉明 100~300 μg/min静脉滴注或泵入,必要时增至 1 000~2 000 μg/min。③心排血量低且有肺充血及外周血管痉挛,即心脏指数<2.2 L/(min·m²),肺毛细血管楔压<2.4 kPa(18 mmHg)而肢端湿冷时,宜选用硝普钠,10 μg/min 开始,每 5 分钟增加 5~10 μg/min,常用量为 40~160 μg/min,也有高达 430 μ/min 才有效。

(四)正性肌力药物的应用

1.洋地黄制剂

一般在急性心肌梗死的 24 小时内,尤其是 6 小时内应尽量避免使用洋地黄制剂,在经上述处理休克无改善时可酌情使用,毛花苷 C 0.2~0.4 mg,静脉注射。

2.拟交感胺类药物

对心排血量低,肺毛细血管楔压不高,体循环阻力正常或低下,合并低血压时选用多巴胺,用量同前;而心排血量低,肺毛细血管楔压高,体循环血管阻力和动脉压在正常范围者,宜选用多巴酚丁胺 5~10 μg/(kg·min),亦可选用多培沙明 0.25~1.0 μg/(kg·min)。

3.双异吡啶类药物

常用氨力农 0.5~2 mg/kg,稀释后静脉注射或静脉滴注,或米力农 2~8 mg,静脉滴注。

(五)其他治疗

1.纠正酸中毒

常用 5%碳酸氢钠或摩尔乳酸钠,根据血气分析结果计算补碱量。

2.激素应用

早期(休克 4~6 小时内)可尽早使用糖皮质激素,如地塞米松 10~20 mg 或氢化可的松 100~200 mg,必要时每 4~6 小时重复 1 次,共用 1~3 天,病情改善后迅速停药。

3.纳洛酮

首剂 0.4~0.8 mg,静脉注射,必要时在 2~4 小时后重复 0.4 mg,继以 1.2 mg 置于 500 mL 液体内静脉滴注。

4.机械性辅助循环

经上述处理后休克无法纠正者,可考虑主动脉内球囊反搏(IABP)、体外反搏、左室辅助泵等机械性辅助循环。

5.原发疾病治疗

如急性心肌梗死患者应尽早进行再灌注治疗,溶栓失败或有禁忌证者应在 IABP 支持下进行急诊冠状动脉成形术;急性心脏压塞者应立即心包穿刺减压;乳头肌断裂或室间隔穿孔者应尽早进行外科修补等。

6.心肌保护

1,6-二磷酸果糖 5～10 g/d,或磷酸肌酸(护心通)2～4 g/d,酌情使用血管紧张素转换酶抑制剂等。

(六)防治并发症

1.呼吸衰竭

呼吸衰竭包括持续氧疗,必要时呼气末正压给氧,适当应用呼吸兴奋剂,如尼可刹米 0.375 g或洛贝林(山梗菜碱)3～6 mg 静脉注射;保持呼吸道通畅,定期吸痰,加强抗感染等。

2.急性肾衰竭

注意纠正水、电解质紊乱及酸碱失衡,及时补充血容量,酌情使用利尿剂如呋塞米 20～40 mg 静脉注射。必要时可进行血液透析、血液滤过或腹膜透析。

3.保护脑功能

酌情使用脱水剂及糖皮质激素,合理使用兴奋剂及镇静剂,适当补充促进脑细胞代谢药,如脑活素、胞磷胆碱、三磷酸腺苷等。

4.防治弥散性血管内凝血(DIC)

休克早期应积极应用右旋糖酐-40、阿司匹林、双嘧达莫等抗血小板及改善微循环药物,有DIC 早期指征时应尽早使用肝素抗凝,首剂 3 000～6 000 U 静脉注射,后续以 500～1 000 U/h静脉滴注,监测凝血时间调整用量,后期适当补充消耗的凝血因子,对有栓塞表现者可酌情使用溶栓药如小剂量尿激酶(25 万～50 万单位)或链激酶。

五、护理

(一)急救护理

(1)护理人员熟练掌握常用仪器、抢救器材及药品。

(2)各抢救用物定点放置、定人保管、定量供应、定时核对,定期消毒,使其保持完好备用状态。

(3)患者一旦发生晕厥,应立即就地抢救并通知医师。

(4)应及时给予吸氧,建立静脉通道。

(5)按医嘱准、稳、快地使用各类药物。

(6)若患者出现心脏骤停,立即进行心、肺、脑复苏。

(二)护理要点

1.给氧用面罩或鼻导管给氧

面罩要严密,鼻导管吸氧时,导管插入要适宜,调节氧流量 4～6 L/min,每天更换鼻导管一次,以保持导管通畅。如发生急性肺水肿时,立即给患者端坐位,两腿下垂,以减少静脉回流,同时加用 30%酒精吸氧,降低肺泡表面张力,特别是患者咯大量粉红色泡沫样痰时,应及时用吸引器吸引,保持呼吸道通畅,以免发生窒息。

2.建立静脉输液通道

迅速建立静脉通道。护士应建立 1～2 条静脉通道。在输液时,输液速度应控制,应当根据心率、血压等情况,随时调整输液速度,特别是当液体内有血管活性药物时,更应注意输液通畅,避免管道滑脱、输液外渗。

3.尿量观察

单位时间内尿量的观察,对休克病情变化及治疗是十分敏感和有意义的指标。如果患者6小时无尿或每小时少于30 mL,说明肾小球滤过量不足,如无肾实质变说明血容量不足。相反,每小时尿量大于30 mL,表示微循环功能良好,肾血灌注好,是休克缓解的可靠指标。如果血压回升,而尿量仍很少,考虑发生急性肾功衰竭,应及时处理。

4.血压、脉搏、末梢循环的观察

血压变化直接标志着休克的病情变化及预后,因此,在发病几小时内应严密观察血压,15～30分钟一次,待病情稳定后1～2小时观察一次。若收缩压下降到10.7 kPa(80 mmHg)以下,脉压小于2.7 kPa(20 mmHg)或患者原有高血压,血压的数值较原血压下降4.0 kPa(30 mmHg)以上,要立即通知医师迅速给予处理。

脉搏的快慢取决于心率,其节律是否整齐,也与心搏节律有关,脉搏强弱与心肌收缩力及排血量有关。所以休克时脉搏在某种程度上反映心功能,同时,临床上脉搏的变化,往往早于血压变化。

心源性休克由于心排血量减少,末梢循环灌注量减少,血流留滞,末梢发生发绀,尤其以口唇、黏膜及甲床最明显,四肢也因血运障碍而冰冷,皮肤潮湿。这时,即使血压不低,也应按休克处理。当休克逐步好转时,末梢循环得到改善,发绀减轻,四肢转温。所以末梢的变化也是休克病情变化的一个标志。

5.心电监护的护理患者入院后

立即建立心电监护,通过心电监护可及时发现致命的室速或室颤。当患者入院后一般监测24～48小时,有条件可直到休克缓解或心律失常纠正。常用标准Ⅱ导进行监测,必要时描记心电记录。在监测过程中,要严密观察心律、心率的变化,对于频发室早(每分钟5个以上)、多源性室早,室早呈二联律、三联律,室性心动过速,R-on-T、R-on-P(室早落在前一个P波或T波上)立即报告医师,积极配合抢救,准备各种抗心律失常药,随时做好除颤和起搏的准备,分秒必争,以挽救患者的生命。

此外,还必须做好患者的保温工作,防止呼吸道并发症和预防压疮等方面的基础护理工作。

（杨　杰）

第五节　脑　出　血

脑出血是指原发于脑实质内的出血,主要发生于高血压和动脉硬化的患者。脑出血多发生于55岁以上的老年人,多数患者有高血压史。常在情绪激动或活动用力时突然发病,出现头痛、呕吐、偏瘫及不同程度昏迷等。

一、护理措施

（一）术前护理

（1）密切监测病情变化,包括意识、瞳孔、生命体征变化及肢体活动情况,定时监测呼吸、体温、脉搏、血压等,发现异常(瞳孔不等大、呼吸不规则、血压高、脉搏缓慢),及时报告医师立即抢救。

（2）绝对卧床休息，取头高位，15°～30°，头置冰袋可控制脑水肿，降低颅内压，利于静脉回流。吸氧可改善脑缺氧，减轻脑水肿。翻身时动作要轻，尽量减少搬动，加床档以防坠床。

（3）神志清楚的患者谢绝探视，以免情绪激动。

（4）脑出血昏迷的患者24～48小时内禁食，以防止呕吐物反流至气管造成窒息或吸入性肺炎，以后按医嘱进行鼻饲。

（5）加强排泄护理：若患者有尿潴留或不能自行排尿，应进行导尿，并留置导尿管，定时更换尿袋，注意无菌操作，每天会阴冲洗1～2次，便秘时定期给予通便药或食用一些粗纤维的食物，嘱患者排便时勿用力过猛，以防再出血。

（6）遵医嘱静脉快速输注脱水药物，降低颅内压，适当使用降压药，使血压保持在正常水平，防止高血压引起再出血。

（7）预防并发症：①加强皮肤护理，每天小擦澡1～2次，定时翻身，每2小时翻身1次，床铺干净平整，对骨隆突处的皮肤要经常检查和按摩，防止发生压力性损伤。②加强呼吸道管理，保持口腔清洁，口腔护理每天1～2次；患者有咳痰困难，要勤吸痰，保持呼吸道通畅；若患者呕吐，应使其头偏向一侧，以防发生误吸。③急性期应保持偏瘫肢体的生理功能位。恢复期应鼓励患者早期进行被动活动和按摩，每天2～3次，防止瘫痪肢体的挛缩畸形和关节的强直疼痛，以促进神经功能的恢复，对失语的患者应进行语言方面的锻炼。

（二）术后护理

1.卧位

患者清醒后抬高床头15°～30°，以利于静脉回流，减轻脑水肿，降低颅内压。

2.病情观察

严密监测生命体征，特别是意识及瞳孔的变化。术后24小时内易再次脑出血，如患者意识障碍继续加重、同时脉搏缓慢、血压升高，要考虑再次脑出血可能，应及时通知医师。

3.应用脱水剂的注意事项

临床常用的脱水剂一般是20%甘露醇，滴注时注意速度，一般20%甘露醇250 mL应在20～30分钟内输完，防止药液渗漏于血管外，以免造成皮下组织坏死；不可与其他药液混用；血压过低时禁止使用。

4.血肿腔引流的护理

注意引流液量的变化，若引流量突然增多，应考虑再次脑出血。

5.保持出入量平衡

术后注意补液速度不宜过快，根据出量补充入量，以免入量过多，加重脑水肿。

6.功能锻炼

术后患者常出现偏瘫和失语，加强患者的肢体功能锻炼和语言训练。协助患者进行肢体的被动活动，进行肌肉按摩，防止肌肉萎缩。

（三）健康指导

1.清醒患者

（1）应避免情绪激动，去除不安、恐惧、愤怒、忧虑等不利因素，保持心情舒畅。

（2）饮食清淡，多吃含水分、含纤维素多的食物；多食蔬菜、水果。忌烟、酒及辛辣、刺激性强的食物。

（3）定期测量血压，复查病情，及时治疗可能并存的动脉粥样硬化、高脂血症、冠心病等。

（4）康复活动。

应规律生活，避免劳累、熬夜、暴饮暴食等不利因素，保持心情舒畅，注意劳逸结合。

坚持适当锻炼。康复训练过程艰苦而漫长（一般为1～3年，长者需终生训练），需要信心、耐心、恒心，在康复医师指导下，循序渐进、持之以恒。

2.昏迷患者

（1）昏迷患者注意保持皮肤清洁、干燥，每天床上擦浴，定时翻身，防止压力性损伤形成。

（2）每天坚持被动活动，保持肢体功能位置。

（3）防止气管切开患者出现呼吸道感染。

（4）不能经口进食者，应注意营养液的温度、保质期，以及每天的出入量是否平衡。

（5）保持大小便通畅。

（6）定期高压氧治疗。

二、主要护理问题

（1）疼痛：与颅内血肿压迫有关。

（2）生活自理能力缺陷：与长期卧床有关。

（3）脑组织灌注异常：与术后脑水肿有关。

（4）有皮肤完整性受损的危险：与昏迷、术后长期卧床有关。

（5）躯体移动障碍：与出血所致脑损伤有关。

（6）清理呼吸道无效：与长期卧床所致的机体抵抗力下降有关。

（7）有受伤的危险：与术后癫痫发作有关。

（杨　杰）

第六节　脑　疝

当颅腔内某分腔有占位性病变时，该分腔的压力大于邻近分腔，脑组织由高压力区向低压力区移位，导致脑组织、血管及脑神经等重要结构受压或移位，产生相应的临床症状和体征，称为脑疝。

根据移位的脑组织及其通过的硬脑膜间隙和孔道，可将脑疝分为以下常见的三类。①小脑幕切迹疝：又称颞叶疝，为颞叶的海马回、钩回通过小脑幕切迹被推移至幕下。②枕骨大孔疝：又称小脑扁桃体疝，为小脑扁桃体及延髓经枕骨大孔被推挤向椎管内。③大脑镰下疝：又称扣带回疝，一侧半球的扣带回经镰下孔被挤入对侧分腔（图16-1）。

脑疝是颅内压增高的危象和引起死亡的主要原因，常见的有小脑幕切迹疝和枕骨大孔疝。

一、病因与发病机制

（1）外伤所致各种颅内血肿，如硬膜外血肿、硬膜下血肿及脑内血肿。

（2）颅内脓肿。

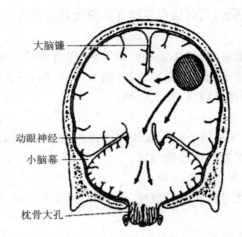

图 16-1　大脑镰下疝(上)、小脑幕切迹疝(中)、枕骨大孔疝(下)

(3)颅内肿瘤尤其是颅后窝、中线部位及大脑半球的肿瘤。

(4)颅内寄生虫病及各种肉芽肿性病变。

(5)医源性因素,对于颅内压增高患者,进行不适当的操作如腰椎穿刺,放出脑脊液过多过快,使各分腔间的压力差增大,则可促使脑疝形成。

发生脑疝时,移位的脑组织在小脑幕切迹或枕骨大孔处挤压脑干,使脑干受压移位导致其实质内血管受到牵拉,严重时基底动脉进入脑干的中央支可被拉断而致脑干内部出血,出血常为斑片状,有时出血可沿神经纤维走行方向达内囊水平。同侧的大脑脚受到挤压会造成病变对侧偏瘫,同侧动眼神经受到挤压可产生动眼神经麻痹症状。钩回、海马回移位可将大脑后动脉挤压于小脑幕切迹缘上致枕叶皮层缺血坏死。移位的脑组织可致小脑幕切迹裂孔及枕骨大孔堵塞,使脑脊液循环通路受阻,颅内压增高进一步加重,形成恶性循环,使病情迅速恶化。

二、临床表现

(一)小脑幕切迹疝

1.颅内压增高

剧烈头痛,进行性加重,伴躁动不安,频繁呕吐。

2.进行性意识障碍

由于阻断了脑干内网状结构上行激活系统的通路,随脑疝的进展,患者出现嗜睡、浅昏迷、深昏迷。

3.瞳孔改变

脑疝初期由于患侧动眼神经受刺激导致患侧瞳孔变小,对光反射迟钝;随病情进展,患侧动眼神经麻痹,患侧瞳孔逐渐散大,直接和间接对光反射均消失,并伴上睑下垂及眼球外斜;晚期,对侧动眼神经因脑干移位也受到推挤时,则出现双侧瞳孔散大,对光反射消失,患者多处于濒死状态(图 16-2)。

4.运动障碍

钩回直接压迫大脑脚,锥体束受累后,病变对侧肢体肌力减弱或麻痹,病理征阳性(图 16-3)。脑疝进展时可致双侧肢体自主活动消失,严重时可出现去皮质强直状,这是脑干严重受损的信号。

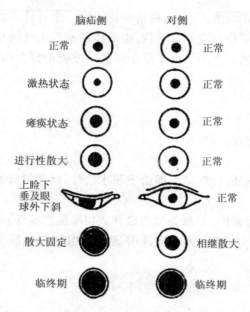

图 16-2 一侧颞叶钩回疝引起的典型瞳孔变化

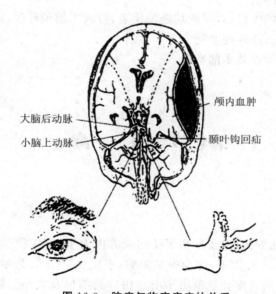

图 16-3 脑疝与临床病症的关系

动眼神经受压导致同侧瞳孔散大,上睑下垂及眼外肌瘫痪;锥体束
受压导致对侧肢体瘫痪,肌张力增加,腱反射活跃,病理反射阳性

5.生命体征变化

若脑疝不能及时解除,病情进一步发展,则患者出现深昏迷,双侧瞳孔散大固定,血压骤降,脉搏快弱,呼吸浅而不规则,呼吸、心跳相继停止而死亡。

(二)枕骨大孔疝

枕骨大孔疝是小脑扁桃体及延髓经枕骨大孔被挤向椎管中,又称小脑扁桃体疝。由于颅后窝容积较小,对颅内高压的代偿能力也小,病情变化更快。患者常有进行性颅内压增高的临床表现:头痛剧烈,呕吐频繁,颈项强直或强迫头位;生命体征紊乱出现较早,意识障碍、瞳孔改变出现较晚。因脑干缺氧,瞳孔可忽大忽小。由于位于延髓的呼吸中枢受损严重,患者早期即可突发呼吸骤停而死亡。

三、治疗要点

关键在于及时发现和处理。

(一)非手术治疗

患者一旦出现典型的脑疝症状,应立即给予脱水治疗,以缓解病情,争取时间。

(二)手术治疗

确诊后,尽快手术,去除病因,如清除颅内血肿或切除脑肿瘤等;若难以确诊或虽确诊但病变无法切除者,可通过脑脊液分流术、侧脑室外引流术或病变侧颞肌下、枕肌下减压术等降低颅内压。

四、急救护理

(1)快速静脉输入甘露醇,山梨醇,呋塞米等强效脱水剂,并观察脱水效果。
(2)保持呼吸道通畅,吸氧。
(3)准备气管插管盘及呼吸机,对呼吸功能障碍者,行人工辅助呼吸。
(4)密切观察呼吸、心跳、瞳孔的变化。
(5)紧急做好术前特殊检查及术前准备。

(杨 杰)

第七节 血 胸

一、概述

胸部穿透性或非穿透性创伤,由于损伤了肋间或乳内血管、肺实质、心脏或大血管而形成血胸。成人胸腔内积血量在 0.5 L 以下,称为少量血胸;积血 0.5～1 L 为中量血胸;胸积血 1 L 以上,称为大量血胸。内出血的速度和量取决于出血伤口的部位及大小。肺实质的出血常常能自行停止,但心脏或其他动脉出血需要外科修补。根据出血的量分为少量血胸、中量血胸、大量血胸,见图 16-4。

二、护理评估

(一)临床症状的评估与观察

患者多因失血过多处于休克状态,胸膜腔内积血压迫肺及纵隔,导致呼吸系统循环障碍,患者严重缺氧。血胸还可能继发感染引起中毒性休克,如合并气胸,则伤胸部叩诊鼓音,下胸部叩诊浊音,呼吸音下降或消失。

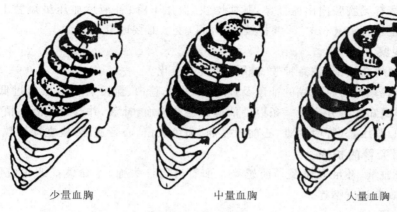

少量血胸　　　　　　中量血胸　　　　　　大量血胸

图 16-4　血胸示意图

（二）辅助检查

根据病史体征可做胸穿,如抽出血液即可确诊,行 X 线胸片检查可进一步证实。

三、护理问题

（一）低效性呼吸型态

低效性呼吸型态与胸壁完全受损及可能合并有肺实质损伤有关。

（二）气体交换障碍

气体交换障碍与肺实质损伤及有关。

（三）恐惧

恐惧与呼吸窘迫有关。

（四）有感染的危险

危险与污染伤口有关。

（五）有休克的危险

危险与有效循环血量缺失及其他应激生理反应有关。

四、护理措施

（二）维持有效呼吸

(1)半卧位,卧床休息。膈肌下降利于肺复张,减轻疼痛及非必要的氧气需要量。如有休克应采取中凹卧位。

(2)吸氧:根据缺氧状态给予鼻导管及面罩吸氧,并及时发现患者有无胸闷、气短、烦躁、发绀等缺氧症状,以及皮肤、黏膜的情况。

(3)协助患者翻身,鼓励深呼吸及咳痰。为及时排出痰液可给予雾化吸入及化痰药,必要时吸痰以排出呼吸道分泌物,预防肺不张及肺炎的发生。

（二）维持正常心排血量

(1)迅速建立静脉通路,保证通畅。

(2)在监测中心静脉压的前提下,遵医嘱快速输液、输血、给予血管活性药物等综合抗休克治疗。

（3）严密观察有无胸腔内出血征象：脉搏增快，血压下降；补液后血压虽短暂上升，又迅速下降；胸腔闭式引流量，＞200 mL/h，并持续3小时以上。必要时开胸止血。

（三）病情观察

（1）严密监测生命体征，注意神志、瞳孔、呼吸的变化。

（2）抗休克：观察是否有休克的征象及症状，如皮肤苍白、湿冷、不安、血压过低、脉搏浅快等情形。若有立即通知医师并安置一条以上的静脉通路输血、补液，并严密监测病情变化。

（3）如出现心脏压塞（呼吸困难、心前区疼痛、面色苍白、心音遥远）应立即抢救。

（四）胸腔引流管的护理

严密观察失血量，补足失血及预防感染。如有进行性失血、生命体征恶化应做开胸止血手术，清除血块以减少日后粘连。

（五）心理护理

（1）提供安静舒适的环境。

（2）活动与休息：保证充足睡眠，劳逸结合，逐渐增加活动量。

（3）保持排便通畅，不宜下蹲过久。

（杨　杰）

第八节　气　　胸

一、概述

胸膜腔内积气称为气胸（图16-5）。气胸是由于利器或肋骨断端刺破胸膜、肺、支气管或食管后，空气进入胸腔所造成。气胸分三种。

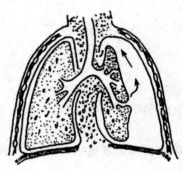

图16-5　气胸示意图

（一）闭合性气胸

闭合性气胸即伤口伤道已闭，胸膜腔与大气不相通。

（二）开放性气胸

胸膜腔与大气相通。可造成纵隔扑动：吸气时，健侧胸膜腔负压升高，与伤侧压力差增大，纵隔向健侧移位；呼气时，两侧胸膜腔压力差减少，纵隔移向正常位置，这样纵隔随呼吸来回摆动的现象，称为纵隔扑动。

（三）张力性气胸

张力性气胸即有受伤的组织起活瓣作用,空气只能入不能出,胸膜腔内压不断增高如抢救不及时,可因急性呼吸衰竭而死亡。

二、护理评估

（一）临床症状评估与观察

1.闭合性气胸

小的气胸多无症状。超过 30％的气胸,可有胸闷及呼吸困难;气管及心脏向健侧偏移;伤侧叩诊呈鼓音,呼吸渐弱,严重者有皮下气肿及纵隔气肿。

2.开放性气胸

患者有明显的呼吸困难及发绀,空气进入伤口发出"嘶嘶"的响声。

3.张力性气胸

重度呼吸困难,发绀常有休克,颈部及纵隔皮下气肿明显。

（二）辅助检查

根据上述指征,结合 X 线胸片即可确诊,必要时做患侧第 2 肋间穿刺,常能确诊。

三、护理问题

（一）低效性呼吸型态

低效性呼吸型态与胸壁完全受损及可能合并有肺实质损伤有关。

（二）疼痛

疼痛与胸部伤口及胸腔引流管刺激有关。

（三）恐惧

恐惧与呼吸窘迫有关。

（四）有感染的危险

危险与污染伤口有关。

四、护理措施

（一）维持或恢复正常的呼吸功能

（1）半卧位,卧床休息。膈肌下降利于肺复张、疼痛减轻及增加非必要的氧气需要量。

（2）吸氧:根据缺氧状态给予鼻导管及面罩吸氧,并及时发现患者有无胸闷、气短、烦躁、发绀等缺氧症状,以及皮肤、黏膜的情况。

（3）协助患者翻身,鼓励其深呼吸及咳痰,及时排出痰液,可给予雾化吸入及化痰药,必要时吸痰,排出呼吸道分泌物,预防肺不张及肺炎的发生。

（二）皮下气肿的护理

皮下气肿在胸腔闭式引流第 3～7 天可自行吸收,也可用粗针头做局部皮下穿刺,挤压放气。纵隔气肿加重时,要在胸骨柄切迹上做一 2 cm 的横行小切口。

(三)胸腔引流管的护理

1.体位

半卧位,利于呼吸和引流。鼓励患者进行有效的咳嗽和深呼吸运动,利于积液排出,恢复胸膜腔负压,使肺复张。

2.妥善固定

下床活动时,引流瓶位置应低于膝关节,运送患者时双钳夹管。引流管末端应在水平线下2～3 cm,保持密封(图16-6)。

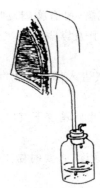

图16-6　胸腔闭式引流

3.保持引流通畅

闭式引流主要靠重力引流,水封瓶液面应低于引流管胸腔出口平面60 cm,任何情况下不得高于胸腔,以免引流液逆流造成感染。高于胸腔时,引流管要夹闭。定时挤压引流管以免阻塞。水柱波动反应残腔的大小与胸腔内负压的大小。其正常时上下可波动4～6 cm。如无波动,患者出现胸闷气促,气管向健侧移位等肺受压的症状,应疑为引流管被血块堵塞,应挤捏或用负压间断抽吸引流瓶短玻璃管,促使其通畅,并通知医师。

4.观察记录

观察引流液的量、性状、颜色、水柱波动范围,并准确记录。若引流量多≥200 m/h,并持续3小时以上,颜色为鲜红色或红色,性质较黏稠、易凝血则疑为胸腔内有活动性出血,应立即报告医师,必要时开胸止血。每天更换水封瓶并记录引流量。

5.保持管道的密闭和无菌

使用前注意引流装置是否密封,胸壁伤口、管口周围用油纱布包裹严密,更换引流瓶时双钳夹管,严格执行无菌操作。

6.脱管处理

如引流管从胸腔滑脱,立即用手捏闭伤口处皮肤,消毒后油纱封闭伤口协助医师做进一步处理。

7.拔管护理

24小时引流液＜50 mL,脓液＜10 mL,X线胸片示肺膨胀良好、无漏气,患者无呼吸困难即可拔管。拔管后严密观察患者有无胸闷、憋气、呼吸困难、切口漏气、渗液、出血、皮下气肿等症状。

(四)急救处理

1.积气较多的闭合性气胸

经锁骨中线第 2 肋间行胸膜腔穿刺,或行胸膜腔闭式引流术,迅速抽尽积气,同时应用抗生素预防感染。

2.开放性气胸

用无菌凡士林纱布加厚敷料封闭伤口,再用宽胶布或胸带包扎固定,使其转变成闭合性气胸,然后穿刺胸膜腔抽气减压,解除呼吸困难。

3.张力性气胸

立即减压排气。在危急情况下可用一粗针头在伤侧第 2 肋间锁骨中线处刺入胸膜腔,尾部扎一橡胶手指套,将指套顶端剪一约 1 cm 开口起活瓣作用(图 16-7)。

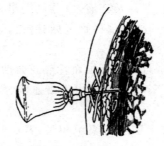

图 16-7　气胸急救处理

(五)预防感染

(1)密切观察体温变化,每 4 小时测体温 1 次。

(2)有开放性气胸者,应配合医师及时清创缝合。更换伤口及引流瓶应严格无菌操作。

(3)遵医嘱合理应用化痰药及抗生素。

(六)健康指导

(1)教会或指导患者腹式呼吸及有效排痰。

(2)加强体育锻炼,增加肺活量和机体抵抗力。

(杨　杰)

第九节　胃十二指肠损伤

一、概述

由于有肋弓保护且活动度较大,柔韧性较好,壁厚,钝挫伤时胃很少受累,只有胃膨胀时偶有发生胃损伤。上腹或下胸部的穿透伤则常导致胃损伤,多伴有肝、脾、横膈及胰等损伤。胃镜检查及吞入锐利异物或吞入酸、碱等腐蚀性毒物也可引起穿孔,但很少见。十二指肠损伤是由于上中腹部受到间接暴力或锐器的直接刺伤而引起的,缺乏典型的腹膜炎症状和体征,术前诊断困难,漏诊率高,多伴有腹部脏器合并伤,病死率高,术后并发症多,肠瘘发生率高。

二、护理评估

(一)健康史

详细询问患者、现场目击者或陪同人员,以了解受伤的时间地点、环境,受伤的原因,外力的特点、大小和作用方向,坠跌高度;了解受伤前后饮食及排便情况,受伤时的体位,有无防御,伤后意识状态、症状、急救措施、运送方式,既往疾病及手术史。

(二)临床表现

(1)胃损伤若未波及胃壁全层,可无明显症状。若全层破裂,由于胃酸有很强的化学刺激性,可立即出现剧痛及腹膜刺激征。当破裂口接近贲门或食管时,可因空气进入纵隔而呈胸壁下气肿。较大的穿透性胃损伤时,可自腹壁流出食物残渣、胆汁和气体。

(2)十二指肠破裂后,因有胃液、胆汁及胰液进入腹腔,早期即可发生急性弥漫性腹膜炎,有剧烈的刀割样持续性腹痛伴恶心、呕吐,腹部检查可见有板状腹、腹膜刺激征症状。

(三)辅助检查

(1)疑有胃损伤者,应置胃管,若自胃内吸出血性液或血性物者可确诊。

(2)腹腔穿刺术和腹腔灌洗术:腹腔穿刺抽出不凝血液、胆汁,灌洗吸出 10 mL 以上肉眼可辨的血性液体,即为阳性结果。

(3)X 线检查:腹部 X 线片可显示腹膜后组织积气、肾脏轮廓清晰、腰大肌阴影模糊不清等有助于腹膜后十二指肠损伤的诊断。

(4)CT 检查:可显示少量的腹膜后积气和渗至肠外的造影剂。

(四)治疗原则

抗休克和及时、正确的手术处理是治疗的两大关键。

(五)心理-社会因素

胃十二指肠外伤性损伤多数在意外情况下发生,患者出现突发外伤后易出现紧张、痛苦、悲哀、恐惧等心理变化,担心手术成功及疾病预后。

三、护理问题

(一)疼痛

疼痛与胃肠破裂、腹腔内积液、腹膜刺激征有关。

(二)组织灌注量不足

这与大量失血、失液,严重创伤,有效循环血量减少有关。

(三)焦虑或恐惧

这种情绪与经历意外及担心预后有关。

(四)潜在并发症

出血、感染、肠瘘、低血容量性休克。

四、护理目标

(1)患者疼痛减轻。

(2)患者血容量得以维持,各器官血供正常、功能完整。

(3)患者焦虑或恐惧减轻或消失。

（4）护士密切观察病情变化,如发现异常,及时报告医师,并配合处理。

五、护理措施

（一）一般护理

1.预防低血容量性休克

吸氧、保暖、建立静脉通道,遵医嘱输入温热生理盐水或乳酸盐林格液,抽血查全血细胞计数、血型和交叉配血。

2.密切观察病情变化

每 15～30 分钟应评估患者情况。评估内容包括意识状态、生命体征、肠鸣音、尿量、氧饱和度、有无呕吐、肌紧张和反跳痛等。观察胃管内引流物颜色、性质及量,若引流出血性液体,提示有胃十二指肠破裂的可能。

3.术前准备

胃十二指肠破裂大多需要手术处理,故患者入院后,在抢救休克的同时,尽快完成术前准备工作,如备皮、备血、插胃管及留置导尿管、做好抗生素皮试等,一旦需要,可立即实施手术。

（二）心理护理

评估患者对损伤的情绪反应,鼓励他们说出自己内心的感受,帮助建立积极有效的应对措施。向患者介绍有关病情、损伤程度、手术方式及疾病预后,鼓励患者,告诉患者良好的心态、积极的配合有利于疾病早日康复。

（三）术后护理

1.体位

患者意识清楚、病情平稳,给予半坐卧位,有利于引流及呼吸。

2.禁食、胃肠减压

观察胃管内引流液颜色、性质及量,若引流出血性液体,提示有胃十二指肠再出血的可能。十二指肠创口缝合后,胃肠减压管置于十二指肠腔内,使胃液、肠液、胰液得到充分引流,一定要妥善固定,避免脱出。一旦脱出,要在医师的指导下重新置管。

3.严密监测生命体征

术后 15～30 分钟监测生命体征直至患者病情平稳。注意肾功能的改变,胃十二指肠损伤后,特别有出血性休克时,肾脏会受到一定的损害,尤其是严重腹部外伤伴有重度休克者,有发生急性肾功能障碍的危险,所以,术后应密切注意尿量,争取保持每小时尿量在 50 mL 以上。

4.补液和营养支持

根据医嘱,合理补充水、电解质和维生素,必要时输新鲜血、血浆,维持水、电解质、酸碱平衡。给予肠内、外营养支持,促进合成代谢,提高机体防御能力。继续应用有效抗生素,控制腹腔内感染。

5.术后并发症的观察和护理

（1）出血:如胃管内 24 小时内引流出新鲜血液大于 300 mL,提示吻合口出血,要立即配合医师给予胃管内注入凝血酶粉、冰盐水洗胃等止血措施。

（2）肠瘘:患者术后持续低热或高热不退,腹腔引流管中引流出黄绿色或褐色渣样物,有恶臭或引流出大量气体,提示肠瘘发生,要配合医师进行腹腔双套管冲洗,并做好相应护理。

(四)健康教育

(1)讲解术后饮食注意事项,当患者胃肠功能恢复,一般3~5天后开始恢复饮食,由流质逐步恢复至半流质、普通饮食,进食高蛋白、高能量、易消化饮食,增强抵抗力,促进愈合。

(2)行全胃切除或胃大部分切除术的患者,因胃肠吸收功能下降,要及时补充微量元素和维生素等营养素,预防贫血、腹泻等并发症。

(3)避免工作过于劳累,注意劳逸结合。讲明饮酒、抽烟对胃十二指肠疾病的危害性。

(4)避免长期大量服用非甾体抗炎药,如布洛芬等,以免引起胃肠道黏膜损伤。

(杨 杰)

第十节 急性胰腺炎

一、病因

(一)梗阻因素

梗阻是最常见原因。常见于胆总管结石,胆管蛔虫症,Oddi括约肌水肿和痉挛等引起的胆管梗阻,以及胰管结石、肿瘤导致的胰管梗阻。

(二)乙醇中毒

乙醇引起Oddi括约肌痉挛,使胰管引流不畅、压力升高。同时乙醇刺激胃酸分泌,胃酸又刺激促胰液素和缩胆囊素分泌增多,促使胰腺外分泌增加。

(三)暴饮暴食

尤其是高蛋白、高脂肪食物、过量饮酒可刺激胰腺大量分泌,胃肠道功能紊乱,或因剧烈呕吐导致十二指肠内压骤增,十二指肠液反流,共同通道受阻。

(四)感染因素

腮腺炎病毒、肝炎病毒、伤寒杆菌等经血流、淋巴进入胰腺所致。

(五)损伤或手术

胃胆管手术或胰腺外伤、内镜逆行胰管造影等因素可直接或间接损伤胰腺,导致胰腺缺血、Oddi括约肌痉挛或刺激迷走神经,使胃酸、胰液分泌增加亦可导致发病。

(六)其他因素

内分泌或代谢性疾病,如高脂血症、高钙血症等,某些药物,如利尿剂,吲哚美辛、硫唑嘌呤等均可损害胰腺。

二、病理生理

根据病理改变可分为水肿性胰腺炎和出血坏死性胰腺炎两种。基本病理改变是水肿、出血和坏死,严重者可并发休克、化脓性感染及多脏器衰竭。

三、临床表现

(一)腹痛

大多为突然发作,常在饱餐后或饮酒后发病。多为全上腹持续剧烈疼痛伴有阵发性加重,向腰背部放射,疼痛与病变部位有关。胰头部以右上腹痛为主,向右肩部放射;胰尾部以左上腹为主,向左肩放射;累及全胰则呈束带状腰背疼痛。重型患者腹痛延续时间较长,由于渗出液扩散,腹痛可弥散至全腹,并有麻痹性肠梗阻现象。

(二)恶心、呕吐

早期为反射性频繁呕吐,多为胃十二指肠内容物,后期因肠麻痹或肠梗阻可呕吐小肠内容物。呕吐后腹胀不缓解为其特点。

(三)发热

发热与病变程度相一致。重型胰腺炎继发感染或合并胆管感染时可持续高热,如持续高热不退则提示合并感染或并发胰周脓肿。

(四)腹胀

腹胀是重型胰腺炎的重要体征之一,其原因是腹膜炎造成麻痹性肠梗阻所致。

(五)黄疸

黄疸多在胆源性胰腺炎时发生。严重者可合并肝细胞性黄疸。

(六)腹膜炎体征

水肿性胰腺炎时,压痛只局限于上腹部,常无明显肌紧张;出血性坏死性胰腺炎压痛明显,并有肌紧张和反跳痛,范围较广泛或波及全腹。

(七)休克

严重患者出现休克,表现为脉细速,血压降低,四肢厥冷,面色苍白等。有的患者以突然休克为主要表现,称为暴发性急性胰腺炎。

(八)皮下瘀斑

少数患者因胰酶及坏死组织液穿过筋膜与基层渗入腹壁下,可在季肋及腹部形成蓝棕色斑(Grey-turner 征)或脐周皮肤青紫(Cullen 征)。

四、辅助检查

(一)胰酶测定

1.血清淀粉酶

90%以上的患者血清淀粉酶升高,通常在发病后 3~4 小时后开始升高,12~24小时达到高峰,3~5 天恢复正常。

2.尿淀粉酶测定

通常在发病后 12 小时开始升高,24~48 小时达高峰,持续 5~7 天开始下降。

3.血清脂肪酶测定

在发病 24 小时升高至 1.5 康氏单位(正常值 0.5~1.0 U)。

(二)腹腔穿刺

穿刺液为血性混浊液体,可见脂肪小滴,腹水淀粉酶较血清淀粉酶值高 3~8 倍之多。并发感染时呈脓性。

(三)B超检查

B超检查可见胰腺弥漫性均匀肿大,界限清晰,内有光点反射,但较稀少,若炎症消退,上述变化持续1~2周即可恢复正常。

(四)CT检查

CT扫描显示胰腺弥漫肿大,边缘不光滑,当胰腺出现坏死时可见胰腺上有低密度、不规则的透亮区。

五、临床分型

(一)水肿性胰腺炎(轻型)

主要表现为腹痛、恶心、呕吐、腹膜炎体征、血和尿淀粉酶增高,经治疗后短期内可好转,病死率低。

(二)出血坏死性胰腺炎(重型)

除上述症状、体征继续加重外,高热持续不退,黄疸加深,神志模糊和谵妄,高度腹胀,血性或脓性腹水,两侧腰部或脐下出现青紫瘀斑,胃肠出血、休克等。实验室检查:白细胞增多($>16\times10^9$/L),红细胞和血细胞比容降低,血糖升高(>11.1 mmol/L),血钙降低(<2.0 mmol/L),$PaO_2<8.0$ kPa(60 mmHg),血尿素氮或肌酐增高,酸中毒等。甚至出现急性肾衰竭、DIC、ARDS等,病死率较高。

六、治疗原则

(一)非手术治疗

急性胰腺炎大多采用非手术治疗。①严密观察病情。②减少胰液分泌,应用抑制或减少胰液分泌的药物。③解痉镇痛。④有效抗生素防治感染。⑤抗休克,纠正水电解质平衡失调。⑥抗胰酶疗法。⑦腹腔灌洗。⑧激素和中医中药治疗。

(二)手术治疗

1.目的

清除含有胰酶、毒性物质的坏死组织。

2.指征

采用非手术疗法无效者;诊断未明确而疑有腹腔脏器穿孔或肠坏死者;合并胆管疾病者;并发胰腺感染者。应考虑手术探查。

3.手术方式

有灌洗引流、坏死组织清除和规则性胰腺切除术、胆管探查,T形管引流和胃造瘘、空肠造瘘术等。

七、护理措施

(一)非手术期间的护理

1.病情观察

严密观察神志,监测生命体征和腹部体征的变化,监测血气、凝血功能、血电解质变化,及早发现坏死性胰腺炎、休克和多器官衰竭。

2.维持正常呼吸功能

给予高浓度氧气吸入,必要时给予呼吸机辅助呼吸。

3.维护肾功能

详细记录每小时尿量、尿比重、出入水量。

4.控制饮食、抑制胰腺分泌

对病情较轻者,可进少量清淡流质或半流质饮食,限制蛋白质摄入量,禁进脂肪。对病情较重或频繁呕吐者要禁食,行胃肠减压,遵医嘱给予抑制胰腺分泌的药物。

5.预防感染

对病情重或胆源性胰腺炎患者给予抗生素,为预防真菌感染,应加用抗真菌药物。

6.防治休克

维持水电解质平衡,应早期迅速补充水、电解质、血浆、全血。还应预防低钾血症,低钙血症,在疾病早期应注意观察,及时矫正。

7.心理护理

指导患者减轻疼痛的方法,解释各项治疗措施的意义。

(二)术后护理

1.术后各种引流管的护理

(1)熟练掌握各种管道的作用,将导管贴上标签后与引流装置正确连接,妥善固定,防止导管滑脱。

(2)分别观察记录各引流管的引流液性状、颜色、量。

(3)严格遵循无菌操作规程,定期更换引流装置。

(4)保持引流通畅,防止导管扭曲。重型患者常有血块、坏死组织脱落,容易造成引流管阻塞。如有阻塞可用无菌温生理盐水冲洗,帮患者经常更换体位,以利于引流。

(5)冲洗液、灌洗液现用现配。

(6)拔管护理:当患者体温正常并稳定10天左右,白细胞计数正常,腹腔引流液少于5 mL,每天引流液淀粉酶测定正常后可考虑拔管。拔管后要注意拔管处伤口有无渗漏,如有渗液应及时更换敷料。拔管处伤口可在1周左右愈合。

2.伤口护理

观察有无渗液、有无裂开,按时换药,并发胰外瘘时,要注意保持负压引流通畅,并用氧化锌糊剂保护瘘口周围皮肤。

3.营养支持治疗与护理

根据患者营养评定状况,计算需要量,制订计划。第一阶段,术前和术后早期,需抑制分泌功能,使胰腺处于休息状态,同时因胃肠道功能障碍,此时需完全胃肠外营养(TPN)2～3周。第二阶段,术后3周左右,病情稳定,肠道功能基本恢复,可通过空肠造瘘提供营养3～4周,称为肠道营养(TEN)。第三阶段,逐渐恢复经口进食,称为胃肠内营养(EN)。

4.并发症的观察与护理

(1)胰腺脓肿及腹腔脓肿:术后2周的患者出现高热,腹部肿块,应考虑其可能。一般均为腹腔引流不畅,胰腺坏死组织及渗出液局部积聚感染所致。非手术疗法无效时应手术引流。

(2)胰瘘:如观察到腹腔引流有无色透明腹腔液经常外漏,其中淀粉酶含量高,为胰液外漏所致,合并感染时引流液可显脓性。多数可逐渐自行愈合。

(3)肠瘘:主要表现为明显的腹膜刺激征,引流液中伴有粪渣。瘘管形成后用营养支持治疗。长期不愈者,应考虑手术治疗。

(4)假性胰腺囊肿:多数需手术行囊肿切除或内引流手术,少数患者经非手术治疗6个月可自行吸收。

(5)糖尿病:胰腺部分切除后,可引起内、外分泌缺失。注意观察血糖、尿糖的变化,根据化验报告补充胰岛素。

5.心理护理

由于病情重,术后引流管多,恢复时间长,患者易产生悲观急躁情绪,因此应关心体贴鼓励患者,帮助患者树立战胜疾病的信心,积极配合治疗。

八、健康教育

(1)饮食应少量多餐,注意食用富有营养易消化食物,避免暴饮暴食及酗酒。

(2)有胆管疾病、病毒感染者应积极治疗。

(3)告知会引发胰腺炎的药物种类,不得随意服药。

(4)有高糖血症,应遵医嘱口服降糖药或注射胰岛素,定时查血糖、尿糖,将血糖控制在稳定水平,防治各种并发症。

(5)出院4~6周,避免过度疲劳。

(6)门诊应定期随访。

(杨　杰)

第十一节　急性阑尾炎

一、概念

急性阑尾炎是外科最常见的急腹症之一,多发生于青壮年,以20~30岁为多,男性比女性发病率高。若能正确处理,绝大多数患者可以治愈,但如延误诊断治疗,可引起严重并发症,甚至造成死亡。

根据急性阑尾炎发病过程的病理解剖学变化,分为4种类型。

(一)急性单纯性阑尾炎

炎症主要侵及黏膜和黏膜下层,渐向肌层和浆膜层扩散。阑尾外观轻度肿胀,黏膜和黏膜下层充血、水肿,黏膜表面有小溃疡和出血点。浆膜轻度充血,表面可有少量纤维素性渗出物。

(二)急性化脓性阑尾炎

炎症主要侵及肌层和浆膜层。此时阑尾明显肿胀,阑尾黏膜的溃疡面加大,阑尾腔内有积脓。浆膜高度充血,有脓性渗出物。阑尾周围的腹腔内有少量混浊液。

(三)坏疽性及穿孔性阑尾炎

阑尾管壁坏死或部分坏死,呈暗紫色或黑色。如管腔梗阻又合并管壁坏死时,2/3病例可发生穿孔,穿孔后可引起急性弥漫性腹膜炎。

(四)阑尾周围脓肿

急性阑尾炎化脓坏疽时,大网膜将坏疽阑尾包裹或将穿孔后形成的弥漫性腹膜炎局限,出现炎性肿块或形成阑尾周围脓肿。急性阑尾炎与阑尾管腔堵塞、胃肠道疾病影响、细菌入侵等因素有关。

二、临床表现

(一)腹痛

典型的急性阑尾炎多起于中上腹和脐周,数小时后腹痛转移并固定于右下腹,腹痛为持续性,阵发性加剧。早期阶段是由于管腔扩张和管壁肌收缩引起的内脏神经反射性疼痛,常不能确切定位。当阑尾炎症波及浆膜层和壁腹膜时,因后者受体神经支配,痛觉敏感,定位确切,疼痛即固定于右下腹。转移性右下腹痛是阑尾炎特征性的症状。据统计70%～80%急性阑尾炎患者具有这种典型的转移性腹痛的特点。不同病理类型阑尾炎的腹痛有差异。如单纯性阑尾炎是轻度隐痛;化脓性阑尾炎呈阵发性胀痛和剧痛;坏疽性阑尾炎呈持续性剧烈腹痛;穿孔性阑尾炎因阑尾管腔压力骤减,腹痛可暂时减轻,但出现腹膜炎后,腹痛呈持续性加剧。

(二)胃肠道症状

食欲缺乏、恶心、呕吐常很早发生,但多不严重,一部分患者可有腹泻(青年人多见)或便秘(老年人多见)等。盆腔位阑尾炎时,炎症刺激直肠和膀胱,可引起里急后重和排尿痛。并发弥漫性腹膜炎时,可出现腹胀。

(三)全身症状

早期体温多正常或低热,体温在38 ℃以下,患者有乏力、头痛等。化脓性阑尾炎坏疽穿孔后,体温明显升高,全身中毒症状重。如有寒战、高热、黄疸,应考虑为化脓性门静脉炎。

(四)体征

1.右下腹压痛

右下腹压痛是急性阑尾炎最重要的体征。压痛点常在脐与右髂前上棘连线中、外1/3交界处,也称为麦氏(McBurney)点。随阑尾解剖位置的变异,压痛点可改变,但压痛点始终在一个固定的位置上,右下腹固定压痛是早期阑尾炎诊断的重要依据。

2.反跳痛(Blumberg 征)

用手指深压阑尾部位后迅速抬起手指,患者感到剧烈腹痛为反跳痛,表明炎症已经波及壁腹膜。

3.腹肌紧张

化脓性阑尾炎时,可出现腹肌紧张,阑尾炎坏疽穿孔时则更为明显。检查腹肌时,腹部两侧及上下应对比触诊,可准确判断有无腹肌紧张及其紧张程度。

4.结肠充气试验

用一手压住左下腹降结肠部,再用另一手反复压迫近侧结肠部,结肠内积气即可传至盲肠和阑尾部位,引起右下腹痛感者为阳性。

5.腰大肌试验

患者取左侧卧位,将右下肢向后过伸,引起右下腹痛者为阳性。提示阑尾位置靠后,炎症波及腰大肌(即后位阑尾炎)。

6.闭孔肌试验

患者取仰卧位,右髋和右膝均屈曲 90°,并将右股向内旋转,引起右下腹痛者为阳性,说明阑尾位置较低,炎症已波及闭孔肌(即低位性阑尾炎)。

7.直肠指诊

盆腔阑尾炎,直肠右前方可有触痛;盆腔脓肿者,可触及有弹性感的压缩包块。

三、辅助检查

(一)实验室检查

多数急性阑尾炎患者的白细胞数及中性粒细胞比例增高;尿常规检查可见有少量红细胞及白细胞。

(二)腹部 X 线平片检查

少数患者可发现阑尾粪石。

四、护理措施

急性阑尾炎诊断明确后,如无手术禁忌,原则上应早期手术治疗,既安全,又可防止并发症的发生。非手术治疗仅适用于早期单纯性阑尾炎或有手术禁忌证者。

(一)非手术治疗的护理

(1)体位:取半卧位卧床休息。

(2)禁食:减少肠蠕动,利于炎症局限,禁食期间给静脉补液。

(3)密切观察病情变化:①腹部症状和体征的变化:观察期间如腹痛突然减轻,并有明显的腹膜刺激征,且范围扩大,提示阑尾已穿孔,应立即手术治疗。②全身情况:观察精神状态,每4～6 小时测量体温、脉搏、呼吸 1 次,若出现寒战、高热、黄疸,可能为门静脉炎,应及时通知医师处理。③观察期间每 6～12 小时查血常规 1 次。

(4)非手术治疗期间禁用吗啡类镇痛剂,以免掩盖病情。同时禁服泻药及灌肠,以免肠蠕动加快,肠内压增高,导致阑尾穿孔或炎症扩散。

(5)使用有效的抗生素抗感染。

(6)做好术前准备:非手术治疗期间如确定患者需手术治疗,应做好术前准备。

(二)术后护理

(1)卧位:术后血压平稳后,取半卧位,使炎性液体流至盆腔,防止膈下感染。

(2)饮食:通常在排气后进食。

(3)早期活动:术后 24 小时可起床活动,促进肠蠕动恢复,防止肠粘连,增进血液循环,促进伤口愈合。

(4)应用抗生素:化脓性或坏疽穿孔性阑尾炎术后应选用有效抗生素。

(5)做好腹腔引流管护理:保持引流通畅,并做好观察记录。根据病情变化,可在术后48～72 小时酌情拔除。

(6)术后并发症的观察与护理。①切口感染:多因手术时污染伤口、腹腔引流不畅所致,阑尾坏疽或穿孔者尤易发生。术后 3～5 天体温逐渐升高,患者感觉伤口疼痛,切口周围皮肤有红肿、触痛,应及时发现并报告医师进行处理。②腹腔脓肿:由于腹腔残余感染或阑尾残端处理不当所致。常发生于术后 5～7 天。表现为体温持续升高或下降后又上升,有腹痛、腹胀、腹部包块,及里急后重感。应采取半卧位,使脓液流入盆腔,减少中毒反应。同时使用抗生素,未见好转者,应及时行手术切开引流。③腹腔出血:少见,但很严重。由于阑尾动脉结扎线脱落所致。常发生于术后几小时至数天内。患者有腹痛、腹胀,并伴有面色苍白、脉速、出冷汗、血压下降等出血性休克症状。必须立即平卧,氧气吸入,并与医师联系,静脉输血、输液,必要时手术止血。④粪瘘:少见。由于阑尾残端结扎线脱落或手术时误伤肠管所致。感染较局限,患者表现为持续低热、腹痛、切口不能愈合且有粪水不断地从肠腔流至腹腔或腹壁外。应及时更换伤口敷料,应用抗生素治疗后大多能治愈。如长期不能愈合,则需手术修补。

（杨　杰）

第十二节　急性腹膜炎

一、概念

急性腹膜炎是指由化脓性细菌,包括需氧菌和厌氧菌或两者混合所引起的腹膜腔急性感染。急性腹膜炎累及整个腹腔称为急性弥漫性腹膜炎,腹膜腔炎症仅局限于病灶局部称为局限性腹膜炎,并可形成脓肿。根据腹腔内有无病变又分为原发性腹膜炎和继发性腹膜炎。腹腔内无原发病灶,而是血源性引起的,称为原发性腹膜炎,占 2%。继发于腹腔内空腔脏器穿孔、损伤破裂、炎症扩散和手术污染等所引起的腹膜炎,称之为继发性腹膜炎,是急性化脓性腹膜炎中最常见的一种占 98%。

二、临床表现

(一)腹痛

腹痛是最主要的症状,一般都很剧烈,不能忍受,且呈持续性,当患者深呼吸、咳嗽、转动体位时加重,故患者多不愿意改变体位。疼痛先以原发病灶处最明显,随炎症扩散可波及全腹。

(二)恶心、呕吐

恶心、呕吐为早期出现胃肠道症状。腹膜受到刺激,引起反射性恶心、呕吐,呕吐物为胃内容物。当出现麻痹性肠梗阻时,可吐出黄绿色胆汁,甚至粪质样内容物。

(三)全身症状

随着炎症发展,患者出现高热、大汗、口干、脉速、呼吸浅快等全身中毒症状,后期出现眼窝凹陷、四肢发冷、呼吸急促、脉搏细弱、血压下降、严重缺水、代谢性酸中毒及感染性休克的表现。但年老体衰或病情晚期者体温不一定升高,如脉搏加快,体温反而下降,提示病情恶化。

(四)腹部体征

腹胀明显,腹式呼吸减弱或消失。腹部有压痛、反跳痛、肌紧张,是腹膜炎的重要体征,称为腹膜刺激征。腹肌呈“木板样”多为胃十二指肠穿孔的临床表现,而老年、幼儿或极度虚弱的患者腹肌紧张可不明显,易被忽视。胃十二指肠穿孔时,腹腔可有游离气体,叩诊肝浊音界缩小或消失。腹腔内有较多积液时,移动性浊音呈阳性。

三、辅助检查

(一)血液检查

白细胞总数及中性粒细胞升高,可出现中毒性颗粒。病情危重或机体反应低下时,白细胞计数可不增高。

(二)腹部 X 线检查

立位平片,可见膈下游离气体;卧位片,在腹膜炎有肠麻痹时可见肠襻普遍胀气,肠间隙增宽及腹膜外脂肪线模糊以至消失。

(三)直肠指检

有无直肠前壁触痛、饱满,可判断有无盆腔感染或盆腔脓肿形成。

(四)B 超检查

可帮助判断腹腔病变部位。

(五)腹腔穿刺

可根据抽出液性状、气味、混浊度做细菌培养、涂片,及淀粉酶测定来帮助诊断及确定病变部位和性质。

四、护理措施

急性腹膜炎的治疗分为非手术和手术两种方法。非手术疗法主要适用于原发性腹膜炎;急性腹膜炎原因不明,病情不重,全身情况较好;炎症已有局限化趋势,症状有所好转。手术疗法主要适用于腹腔内病变严重;腹膜炎重或腹膜炎原因不明,无局限趋势;患者一般情况差,腹水多,肠麻痹重或中毒症状明显,甚至出现休克者;经短期(一般不超过 8 小时)非手术治疗症状及体征不缓解反而加重者。其治疗原则是处理原发病灶,消除引起腹膜炎的病因,清理或引流腹腔,促使腹腔脓性渗出液尽早局限、吸收。

(一)术前护理

(1)病情观察:定时监测体温、脉搏、呼吸、血压,准确记录 24 小时出入量。观察腹部体征变化,对休克患者应监测中心静脉压及血气分析数值。

(2)禁食:尤其是胃肠道穿孔者,可减少胃肠道内容物继续溢入腹腔。

(3)胃肠减压:可减轻胃肠道内积气、积液,减少胃肠内容物继续溢入腹腔,有利或减轻腹膜的疼痛刺激,减少毒素吸收,降低肠壁张力,改善肠壁血液供给,利于炎症局限,并促进胃肠道蠕动恢复。

(4)保持水、电解质平衡:腹膜炎时,腹腔内有大量液体渗出,加之呕吐,患者不仅丧失水、电解质,也丧失了大量的血浆,应根据患者的临床表现和血生化测定、中心静脉压等监测,输入适量的晶体液和胶体液,纠正水、电解质和酸碱失衡,保持尿量每小时 30 mL 以上。

(5)抗感染:继发性腹膜炎常为混合感染,因此需针对性地、大剂量联合应用抗生素。

(6)对诊断不明确者,应严禁使用止痛剂,以免掩盖病情,贻误诊断和治疗。

(7)积极做好手术准备,做好患者及家属的工作,解除思想顾虑,积极配合治疗。

(二)术后护理

(1)定时监测体温、脉搏、呼吸、血压及尿量的变化。

(2)患者血压平稳后,应取半卧位,以利于腹腔引流,减轻腹胀,改善呼吸。

（3）补液与营养：由于术前大量体液丧失，患者术后又需禁食，故要注意水、电解质平衡，酸碱平衡和营养的补充。

（4）继续胃肠减压：腹膜炎患者虽经手术治疗，但腹膜的炎症尚未清除，肠蠕动尚未恢复，故应禁食，同时采用有效的胃肠减压，直至肠蠕动恢复，肛门排气后，方可拔除胃管，开始进食。

（5）引流的护理：妥善固定引流管，避免受压、扭曲，保持通畅，观察并记录引流量、颜色、气味等。如需用负压吸引者应注意负压大小，如用双套管引流者，常需用抗生素盐水冲洗，冲洗时应注意无菌操作，记录冲洗量、引流量及性状。冲洗时注意保持床铺的干燥。

（6）应用抗生素以减轻和防治腹腔残余感染。

（7）为了减少患者的不适，酌情使用止痛剂。

（8）鼓励患者早期活动，防止肠粘连。

（9）观察有无腹腔残余脓肿，如患者体温持续不退或下降后又有升高，白细胞计数升高，全身有中毒症状，及腹部局部体征的变化，大便次数增多等提示有残余脓肿，应及时报告医师处理。

（三）健康教育

（1）术后肠功能恢复后的饮食要根据不同疾病具体计划，先吃流质饮食，再过渡到半流饮食。应指导和鼓励患者吃易消化、高蛋白、高热量、高维生素的食物。

（2）向患者解释术后半卧位的意义。在病情允许的情况下，应鼓励患者尽早下床活动。

（3）出院后如突然出现腹痛加重，应及时到医院就诊。

（杨　杰）

第十三节　脾　破　裂

一、概述

脾是一个血供丰富而质脆的实质性器官，脾是腹部脏器中最容易受损伤的器官，发生率几乎占各种腹部损伤的40％。它被与其包膜相连的诸韧带固定在左上腹的后方，尽管有下胸壁、腹壁和膈肌的保护，但外伤暴力很容易使其破裂引起内出血。以真性破裂多见，约占85％。根据不同的病因，脾破裂分成两大类。①外伤性破裂：占绝大多数，都有明确的外伤史，裂伤部位以脾的外侧凸面为多，也可在内侧脾门处，主要取决于暴力作用的方向和部位。②自发性破裂：极少见，且主要发生在病理性大（门静脉高压症、血吸虫病、淋巴瘤等）的脾；如仔细追询病史，多数仍有一定的诱因，如剧烈咳嗽、打喷嚏或突然改变体位等。

二、护理评估

（一）健康史

了解患者腹部损伤的时间、地点，以及致伤源、伤情、就诊前的急救措施、受伤至就诊之间的病情变化，如果患者神志不清，应询问目击人员。患者一般有上腹火器伤、锐器伤或交通事故、工伤等外伤史或病理性（门静脉高压症、血吸虫病、淋巴瘤等）的脾大病史。

(二)临床表现

脾破裂的临床表现以内出血及腹膜刺激征为特征,并常与出血量和出血速度密切相关。出血量大而速度快的很快就出现低血容量性休克,伤情十分危急;出血量少而慢者症状轻微,除左上腹轻度疼痛外,无其他明显体征,不易诊断。随着时间的推移,出血量越来越大,才出现休克前期的表现,继而发生休克。由于血液对腹膜的刺激而有腹痛,起始在左上腹,慢慢涉及全腹,但仍以左上腹最为明显,同时有腹部压痛、反跳痛和腹肌紧张。

(三)诊断及辅助检查

创伤性脾破裂的诊断主要依赖:①损伤病史或病理性脾大病史。②临床有内出血的表现。③腹腔诊断性穿刺抽出不凝固血液等。④对诊断确有困难、伤情允许的病例,采用腹腔灌洗、B超、核素扫描、CT或选择性腹腔动脉造影等帮助明确诊断。B超是一种常用检查,可明确脾破裂程度。⑤实验室检查发现红细胞、血红蛋白和血细胞比容进行性降低,提示有内出血。

(四)治疗原则

随着对脾功能认识的深化,在坚持"抢救生命第一,保留脾第二"的原则下,尽量保留脾的原则已被绝大多数外科医师接受。彻底查明伤情后尽可能保留脾,方法有生物胶黏合止血、物理凝固止血、单纯缝合修补、部分脾切除等,必要时行全脾切除术。

(五)心理-社会因素

导致脾破裂的原因均是意外,患者痛苦大、病情重,且在创伤、失血之后,处于紧张状态,患者常有恐惧、急躁、焦虑,甚至绝望,又担心手术能否成功,对手术产生恐惧心理。

三、护理问题

(一)体液不足

体液不足与损伤致腹腔内出血、失血有关。

(二)组织灌注量减少

组织灌注量减少与导致休克的因素依然存在有关。

(三)疼痛

疼痛与脾部分破裂、腹腔内积血有关。

(四)焦虑或恐惧

焦虑或恐惧与意外创伤的刺激、出血及担心预后有关。

(五)潜在并发症

出血。

四、护理目标

(1)患者体液平衡能得到维持,不发生失血性休克。

(2)患者神志清楚,四肢温暖、红润,生命体征平稳。

(3)患者腹痛缓解。

(4)患者焦虑或恐惧程度缓解。

(5)护士要密切观察病情变化,如发现异常,及时报告医师,并配合处理。

五、护理措施

（一）一般护理

（1）严密观察监护伤员病情变化，把患者的脉率、血压、神志、氧饱和度（SaO_2）及腹部体征作为常规监测项目，建立治疗时的数据，为动态监测患者生命体征提供依据。

（2）补充血容量：建立两条静脉通路，快速输入平衡盐液及血浆或代用品，扩充血容量，维持水、电解质及酸碱平衡，改善休克状态。

（3）保持呼吸道通畅，及时吸氧，改善因失血而导致的机体缺氧状态。改善有效通气量，并注意清除口腔中异物、假牙，防止误吸。

（4）密切观察患者尿量变化，怀疑脾破裂病员应常规留置导尿管，观察单位时间的尿量，如尿量＞30 mL/h，说明病员休克已纠正或处于代偿期。如尿量＜30 mL/h甚至无尿，则提示患者已进入休克或肾衰竭期。

（5）术前准备：观察中如发现继续出血（48小时内输血超过1 200 mL）或有其他脏器损伤，应立即做好药物皮试、备血、腹部常规备皮等手术前准备。

（二）心理护理

对患者要耐心做好心理安抚，让患者知道手术的目的、意义及手术效果，消除紧张恐惧心理，还要尽快通知家属并取得其同意和配合，使患者和家属都有充分的思想准备，积极主动配合抢救和治疗。

（三）术后护理

1.体位

术后应去枕平卧，头偏向一侧，防止呕吐物吸入气管，如清醒后血压平稳，病情允许可采取半卧位，以利于腹腔引流。患者不得过早起床活动。一般需卧床休息10～14天。以B超或CT检查为依据，观察脾愈合程度，确定能否起床活动。

2.密切观察生命体征变化

按时测血压、脉搏、呼吸、体温，观察再出血倾向。部分脾切除患者，体温持续在38～40 ℃2～3周，化验检查白细胞计数不高，称为脾热。对脾热的患者，按高热护理及时给予物理降温，并补充水和电解质。

3.道护理

保持大静脉留置管输液通畅，保持无菌，定期消毒。保持胃管、导尿管及腹腔引流管通畅，妥善固定，防止脱落，注意引流物的量及性状的变化。若引流管引流出大量的新鲜血性液体，提示活动性出血，及时报告医师处理。

4.改善机体状况，给予营养支持

术后保证患者有足够的休息和睡眠，禁食期间补充水、电解质，避免酸碱平衡失调，肠功能恢复后方可进食。应给予高热量、高蛋白、高维生素饮食，静脉滴注复方氨基酸、血浆等，保证机体需要，促进伤口愈合，减少并发症。

（四）健康教育

（1）患者住院2～3周后出院，出院时复查CT或B超，嘱患者每月复查1次，直至脾损伤愈合，脾恢复原形态。

（2）嘱患者若出现头晕、口干、腹痛等不适，均应停止活动并平卧，及时到医院检查治疗。

（3）继续注意休息，脾损伤未愈合前避免体力劳动，避免剧烈运动，如弯腰、下蹲、骑摩托车等。注意保护腹部，避免外力冲撞。

（4）避免增加腹压，保持排便通畅，避免剧烈咳嗽。

（5）脾切除术后，患者免疫力低下，注意保暖，预防感冒，避免进入拥挤的公共场所。坚持锻炼身体，提高机体免疫力。

（于　伟）

第十四节　肠　梗　阻

肠腔内容物不能正常运行或通过肠道发生障碍时，称为肠梗阻，是外科常见的急腹症之一。

一、病因和分类

（一）按梗阻发生的原因分类

1.机械性肠梗阻

最常见，是由各种原因引起的肠腔变窄、肠内容物通过障碍。主要原因。①肠腔堵塞：如寄生虫、粪块、异物等。②肠管受压：如粘连带压迫、肠扭转、嵌顿性疝等。③肠壁病变：如先天性肠道闭锁、狭窄、肿瘤等。

2.动力性肠梗阻

较机械性肠梗阻少见。肠管本身无病变，梗阻原因是神经反射和毒素刺激引起肠壁功能紊乱，致肠内容物不能正常运行。可分为以下几种。①麻痹性肠梗阻：常见于急性弥漫性腹膜炎、腹部大手术、腹膜后血肿或感染等。②痉挛性肠梗阻：由于肠壁肌肉异常收缩所致，常见于急性肠炎或慢性铅中毒。

3.血运性肠梗阻

较少见。由于肠系膜血管栓塞或血栓形成，使肠管血运障碍，继而发生肠麻痹，肠内容物不能通过。

（二）按肠管血运有无障碍分类

（1）单纯性肠梗阻：无肠管血运障碍。

（2）绞窄性肠梗阻：有肠管血运障碍。

（三）按梗阻发生的部位分类

高位性肠梗阻（空肠上段）和低位性肠梗阻（回肠末段和结肠）。

（四）按梗阻的程度分类

完全性肠梗阻（肠内容物完全不能通过）和不完全性肠梗阻（肠内容物部分可通过）。

（五）按梗阻病情的缓急分类

急性肠梗阻和慢性肠梗阻。

二、病理生理

(一)肠管局部的病理生理变化

(1)肠蠕动增强:单纯性机械性肠梗阻,梗阻以上的肠蠕动增强,以克服肠内容物通过的障碍。

(2)肠管膨胀:肠腔内积气、积液所致,

(3)肠壁充血水肿、血运障碍,严重时可导致坏死和穿孔。

(二)全身性病理生理变化

(1)体液丢失和电解质、酸碱平衡失调。

(2)全身性感染和毒血症,甚至发生感染中毒性休克。

(3)呼吸和循环功能障碍。

三、临床表现

(一)症状

1.腹痛

单纯性机械性肠梗阻的特点是阵发性腹部绞痛;绞窄性肠梗阻表现为持续性剧烈腹痛伴阵发性加剧;麻痹性肠梗阻呈持续性胀痛。

2.呕吐

早期常为反射性,呕吐胃内容物,随后因梗阻部位不同,呕吐的性质各异。高位肠梗阻呕吐出现早且频繁,呕吐物主要为胃液、十二指肠液、胆汁;低位肠梗阻呕吐出现晚,呕吐物常为粪样物;若呕吐物为血性或棕褐色,常提示肠管有血运障碍;麻痹性肠梗阻呕吐多为溢出性。

3.腹胀

高位肠梗阻,腹胀不明显;低位肠梗阻及麻痹性肠梗阻则腹胀明显。

4.停止肛门排气排便

完全性肠梗阻时,患者多停止排气、排便,但在梗阻早期,梗阻以下肠管内尚存的气体或粪便仍可排出。

(二)体征

1.腹部

(1)视诊:单纯性机械性肠梗阻可见腹胀、肠型和异常蠕动波,肠扭转时腹胀多不对称。

(2)触诊:单纯性肠梗阻可有轻度压痛但无腹膜刺激征,绞窄性肠梗阻可有固定压痛和腹膜刺激征。

(3)叩诊:绞窄性肠梗阻时腹腔有渗液,可有移动性浊音。

(4)听诊:机械性肠梗阻肠鸣音亢进,可闻及气过水声或金属音,麻痹性肠梗阻肠鸣音减弱或消失。

2.全身

单纯性肠梗阻早期多无明显全身性改变,梗阻晚期可有口唇干燥、眼窝凹陷、皮肤弹性差、尿少等脱水征。严重脱水或绞窄性肠梗阻时,可出现脉搏细速、血压下降、面色苍白、四肢发冷等中毒和休克征象。

(三)辅助检查

(1)实验室检查:肠梗阻晚期,血红蛋白和血细胞比容升高,并有水、电解质及酸碱平衡失调。绞窄性肠梗阻时,白细胞计数和中性粒细胞比例明显升高。

(2)X线检查:一般在肠梗阻发生 4～6 小时后,立位或侧卧位 X 线平片可见肠胀气及多个液气平面。

四、治疗原则

(一)一般治疗

(1)禁食。

(2)胃肠减压:是治疗肠梗阻的重要措施之一。通过胃肠减压,吸出胃肠道内的气体和液体,从而减轻腹胀、降低肠腔内压力,改善肠壁血运,减少肠腔内的细菌和毒素。

(3)纠正水、电解质及酸碱平衡失调。

(4)防治感染和中毒。

(5)其他:对症治疗。

(二)解除梗阻

解除梗阻分为非手术治疗和手术治疗两大类。

五、常见几种肠梗阻

(一)粘连性肠梗阻

粘连性肠梗阻是肠粘连或肠管被粘连带压迫所致的肠梗阻,较为常见。主要由于腹部手术、炎症、创伤、出血、异物等所致。以小肠梗阻为多见,多为单纯性不完全性梗阻。粘连性肠梗阻多采取非手术治疗,如无效或发生绞窄性肠梗阻时应及时手术治疗。

(二)肠扭转

肠扭转指一段肠管沿其系膜长轴旋转而形成的闭襻性肠梗阻,常发生于小肠,其次是乙状结肠。①小肠扭转:多见于青壮年,常在饱餐后立即进行剧烈活动时发病。表现为突发腹部绞痛,呈持续性伴阵发性加剧,呕吐频繁,腹胀不明显。②乙状结肠扭转:多见于老年人,常有便秘习惯,表现为腹部绞痛,明显腹胀,呕吐不明显。肠扭转是较严重的机械性肠梗阻,可在短时间内发生肠绞窄、坏死,一经诊断,应急症手术治疗。

(三)肠套叠

肠套叠指一段肠管套入与其相连的肠管内,以回结肠型(回肠末端套入结肠)最多见。肠套叠多见于 2 岁以下婴幼儿。典型表现为阵发性腹痛、果酱样血便和腊肠样肿块(多位于右上腹),右下腹触诊有空虚感。X 线空气或钡剂灌肠显示空气或钡剂在结肠内受阻,梗阻端的钡剂影像呈"杯口状"或"弹簧状"阴影。早期肠套叠可试行空气灌肠复位,无效者或病期超过 48 小时,怀疑有肠坏死或肠穿孔者,应行手术治疗。

(四)蛔虫性肠梗阻

由于蛔虫聚集成团并刺激肠管痉挛致肠腔堵塞,多见于 2～10 岁儿童,驱虫不当常为诱因。主要表现为阵发性脐部周围腹痛,伴呕吐,腹胀不明显。部分患者腹部可触及变形、变位的条索状团块。少数患者可并发肠扭转或肠壁坏死穿孔,蛔虫进入腹腔引起腹膜炎。单纯性蛔虫堵塞多采用非手术治疗,包括解痉挛止痛、禁食、酌情胃肠减压、输液、口服植物油驱虫等,若无效或并发肠扭转、腹膜炎时,应行手术取虫。

六、护理

（一）护理诊断/问题

1.疼痛

疼痛与肠内容物不能正常运行或通过障碍有关。

2.体液不足

体液不足与呕吐、禁食、胃肠减压、肠腔积液有关。

3.潜在并发症

肠坏死、腹腔感染、休克。

（二）护理措施

1.非手术治疗的护理

（1）饮食：禁食，梗阻缓解12小时后可进少量流质饮食，忌甜食和牛奶；48小时后可进半流质饮食。

（2）胃肠减压，做好相关护理。

（3）体位：生命体征稳定者可取半卧位。

（4）解痉挛、止痛：若无肠绞窄或肠麻痹，可用阿托品解除痉挛、缓解疼痛，禁用吗啡类止痛药，以免掩盖病情。

（5）输液：纠正水、电解质和酸碱失衡，记录24小时出入液量。

（6）防治感染和中毒：遵照医嘱应用抗生素。

（7）严密观察病情变化：出现下列情况时应考虑有绞窄性肠梗阻的可能，应及早采取手术治疗：①腹痛发作急骤，为持续性剧烈疼痛，或在阵发性加重之间仍有持续性腹痛，肠鸣音可不亢进。②早期出现休克。③呕吐早、剧烈而频繁。④腹胀不对称，腹部有局部隆起或触及有压痛的包块。⑤明显的腹膜刺激征，体温升高、脉快、白细胞计数和中性粒细胞比例增高。⑥呕吐物、胃肠减压抽出液、肛门排出物为血性或腹腔穿刺抽出血性液。⑦腹部X线检查可见孤立、固定的肠襻。⑧经积极非手术治疗后症状、体征无明显改善者。

2.手术前后的护理

（1）术前准备：除上述非手术护理措施外，按腹部外科常规行术前准备。

（2）术后护理：①病情观察，观察患者生命体征、腹部症状和体征的变化，伤口敷料及引流情况，及早发现术后并发症；②卧位：麻醉清醒、血压平稳后取半卧位；③禁食、胃肠减压，待排气后，逐步恢复饮食；④防止感染：遵照医嘱应用抗生素；⑤鼓励患者早期活动。

（于　伟）

第十五节　小肠破裂

一、概述

小肠是消化管中最长的一段肌性管道，也是消化与吸收营养物质的重要场所。人类小肠全长 3～9 m,平均 5～7 m,个体差异很大。分为十二指肠、空肠和回肠三部分,十二指肠属上消化道,空肠及其以下肠段属下消化道。

各种外力的作用所致的小肠穿孔称为小肠破裂。小肠破裂在战时和平时均较常见,多见于交通事故、工矿事故、生活事故如坠落、挤压、刀伤和火器伤。小肠可因穿透性与闭合性损伤造成肠管破裂或肠系膜撕裂。小肠占满整个腹部,又无骨骼保护,因此易于受到损伤。由于小肠壁厚,血运丰富,故无论是穿孔修补或肠段切除吻合术,其成功率均较高,发生肠瘘的机会少。

二、护理评估

(一)健康史

了解患者腹部损伤的时间、地点及致伤源、伤情、就诊前的急救措施、受伤至就诊之间的病情变化,如果患者神志不清,应询问目击人员。

(二)临床表现

小肠破裂后在早期即产生明显的腹膜炎的体征,这是因为肠管破裂肠内容物溢出腹腔所致。症状以腹痛为主,程度轻重不同,可伴有恶心及呕吐,腹部检查肠鸣音消失,腹膜刺激征明显。

小肠损伤初期一般均有轻重不等的休克症状,休克的深度除与损伤程度有关外,主要取决于内出血的多少,表现为面色苍白、烦躁不安、脉搏细速、血压下降、皮肤发冷等。若为多发性小肠损伤或肠系膜撕裂大出血,可迅速发生休克并进行性恶化。

(三)辅助检查

1.实验室检查

白细胞计数升高说明腹腔炎症;血红蛋白含量取决于内出血的程度,内出血少时变化不大。

2.X 线检查

X 线透视或摄片检查有无气腹与肠麻痹的征象,因为一般情况下小肠内气体很少,且损伤后伤口很快被封闭,不但膈下游离气体少见,且使一部分患者早期症状隐匿。因此,阳性气腹有诊断价值,但阴性结果也不能排除小肠破裂。

3.腹部 B 超检查

对小肠及肠系膜血肿、腹水均有重要的诊断价值。

4.CT 或磁共振检查

对小肠损伤有一定诊断价值,而且可对其他脏器进行检查,有时可能发现一些未曾预料的损伤,有助于减少漏诊。

5.腹腔穿刺

有混浊的液体或胆汁色的液体,说明肠破裂,穿刺液中白细胞、淀粉酶含量均升高。

(四)治疗原则

小肠破裂的诊断一旦确诊,应立即进行手术治疗。手术方式以简单修补为主。肠管损伤严重时,则应做部分小肠切除吻合术。

(五)心理-社会因素

小肠损伤大多在意外情况下突然发生,加之伤口、出血及内脏脱出的视觉刺激和对预后的担忧,患者多表现为紧张、焦虑、恐惧。应了解其患病后的心理反应,对本病的认知程度和心理承受能力,家属及亲友对其支持情况、经济承受能力等。

三、护理问题

(一)有体液不足的危险

危险与创伤致腹腔内出血、体液过量丢失、渗出及呕吐有关。

(二)焦虑、恐惧

焦虑、恐惧与意外创伤的刺激、疼痛、出血、内脏脱出的视觉刺激及担心疾病的预后等有关。

(三)体温过高

体温过高与腹腔内感染毒素吸收和伤口感染等因素有关。

(四)疼痛

疼痛与小肠破裂或手术有关。

(五)潜在并发症

腹腔感染、肠瘘、失血性休克。

(六)营养失调

低于机体需要量与消化道的吸收面积减少有关。

四、护理目标

(1)患者体液平衡得到维持,生命体征稳定。

(2)患者情绪稳定,焦虑或恐惧减轻,主动配合医护工作。

(3)患者体温维持正常。

(4)患者主诉疼痛有所缓解。

(5)护士密切观察病情变化,如发现异常,及时报告医师,并配合处理。

(6)患者体重不下降。

五、护理措施

(一)一般护理

(1)伤口处理:对开放性腹部损伤者,妥善处理伤口,及时止血和包扎固定。若有肠管脱出,可用消毒或清洁器皿覆盖保护后再包扎,以免肠管受压、缺血而坏死。

(2)密切观察生命体征的变化,每15分钟测定脉搏、呼吸、血压一次。重视患者的主诉,若主诉心慌、脉快、出冷汗等,及时报告医师。不注射止痛药(诊断明确者除外),以免掩盖伤情。不随意搬动伤者,以免加重病情。

(3)腹部检查:每30分钟检查一次腹部体征,注意腹膜刺激征的程度和范围变化。

(4)禁食和灌肠:禁食和灌肠可避免肠内容物进一步溢出,造成腹腔感染或加重病情。

(5)补充液体和营养:注意纠正水、电解质及酸碱平衡失调,保证输液通畅,对伴有休克或重症腹膜炎的患者可进行中心静脉补液,这不仅可以保证及时大量的液体输入,而且有利于中心静脉压的监测,根据患者具体情况,适量补给全血、血浆或人血清蛋白,尽可能补给足够的热量和蛋白质、氨基酸及维生素等。

(二)心理护理

关心患者,加强交流,讲解相关病情、治疗方式及预后,使患者了解自己的病情,消除患者的焦虑和恐惧,保持良好的心理状态,并与其一起制定合适的应对机制,鼓励患者,增加治疗的信心。

（三）术后护理

（1）妥善安置患者，麻醉清醒后取半卧位，有利于腹腔炎症的局限，改善呼吸状态。了解手术的过程，查看手术的部位，对引流管、输液管、胃管及氧气管等进行妥善固定，做好护理记录。

（2）观察患者血压、脉搏、呼吸、体温的变化。注意腹部体征的变化。适当应用止痛药，减轻患者的不适。若切口疼痛明显，应检查切口，排除感染。

（3）引流管的护理：腹腔引流管保持通畅，准确记录引流液的性状及量。腹腔引流液应为少量血性液，若为绿色或褐色渣样物，应警惕腹腔内感染或肠瘘的发生。

（4）继续禁食、胃肠减压，待肠功能逐渐恢复、肛门排气后，方可拔除胃肠减压管。拔除胃管当日可进清流质饮食，第 2 天进流质饮食，第 3 天进半流质饮食，逐渐过渡到普通饮食。

（5）维持水、电解质和酸碱平衡，增加营养。维生素主要是在小肠被吸收，小肠部分切除后，要及时补充维生素 C、维生素 D、维生素 K 和 B 族维生素等维生素和微量元素钙、镁等，可经静脉、肌内注射或口服进行补充，预防贫血，促进伤口愈合。

（四）健康教育

（1）注意饮食卫生，避免暴饮暴食，进易消化食物，少食刺激性食物，避免腹部受凉和饭后剧烈活动，保持排便通畅。

（2）注意适当休息，加强锻炼，增加营养，特别是回肠切除的患者要长期定时补充维生素 B_{12} 等营养素。

（3）定期门诊随访。若有腹痛、腹胀、停止排便及伤口红、肿、热、痛等不适，应及时就诊。

（4）加强社会宣传，增进劳动保护、安全生产、安全行车、遵守交通规则等知识，避免损伤等意外的发生。

（5）普及各种急救知识，在发生意外损伤时，能进行简单的自救或急救。

（6）无论腹部损伤的轻重，都应经专业医务人员检查，以免贻误诊治。

（于　伟）

第十六节　肠　套　叠

一段肠管套入其相连的肠管腔内称为肠套叠，多见于幼儿，成年人肠套叠在我国较为少见。大多数小儿肠套叠属急性原发性，肠管并无器质性病变，而成人肠套叠多由肠壁器质性病变引发，多为慢性反复发作，常见原因有憩室、息肉或肿瘤等，临床表现多不典型，且缺少特异性诊断技术，故术前较难确诊。跟随微创外科的发展，腹腔镜探查和手术的应用日益广泛，在明确肠套叠诊断的同时，还可进行治疗性手术，或为开腹手术设计切口，减小创伤，具有明显的微创优势。

一、成人肠套叠

（一）病因

成人肠套叠临床较少见，多为继发性。其中 90% 的病因是良性肿瘤、恶性肿瘤、炎性损伤或 Meckel 憩室。小肠发生肠套叠多于结肠，这可能与小肠较长，活动度较大，蠕动较频繁，蠕动方式改变机会较大有关。原因不明的肠套叠可能与饮食习惯改变、精神刺激、肠蠕动增强、药物或肠系膜过长有关。腹部外伤和手术后亦可发生不明原因的肠套叠。

肠套叠按套叠类型分为回肠-结肠型、回肠盲肠-结肠型、小肠-小肠型、结肠-结肠型(图 16-8)。套叠肠管可分为头部、鞘部、套入部和颈部(图 16-9)。

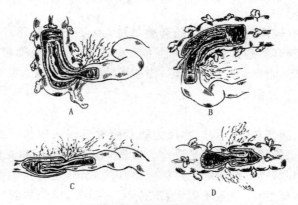

图 16-8　肠套叠类型
A.回肠-结肠型;B.回肠盲肠-结肠型;C.小肠-小肠型;D.结肠-结肠型

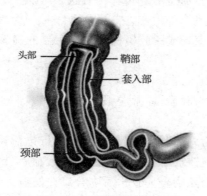

图 16-9　套叠肠管分部

(二)病理生理

肠管套入相邻肠管腔将导致肠腔狭窄,可引起机械性梗阻。尤其当套入部肠段系膜亦套入时,将出现肠管血运障碍,使肠黏膜发生溃疡和坏死,如没得到及时处理,肠壁会因缺血而坏死,最终肠管破裂。由于急性腹膜炎,水电解质严重丢失,感染和毒素吸收,将导致败血症和MODS。

(三)辅助检查

1.超声检查

超声显示为中央套入部多层肠壁,造成多层次界面的高回声区,两侧为只有一层肠壁构成的低回声或不均质回声环,可表现为"假肾征"或"靶环征",套入部进入套鞘处呈舌状表现,远端呈低或不均质回声肿块。超声检查的缺点是在肠梗阻情况下,肠腔内气体较多,无法获得满意图像。

2.X 线检查

(1)单纯立位腹部平片:可见不全性或完全性肠梗阻表现。

(2)钡灌肠检查:在有结肠套入的成人肠套叠中典型表现为杯口征,对单纯小肠套叠无确诊价值,且必须行肠道准备,在急性完全性肠梗阻时无法行此检查,现已逐渐被 B 超所取代。

3.CT 检查

对成人肠套叠诊断有较高应用价值。肠套叠部位与 CT 扫描线垂直时,表现为圆形或类似环形,称之为"靶征",是肠套叠最常见的特征性 CT 表现之一。套叠部位与 CT 扫描线平行时,则肿块呈椭圆形或圆柱形,附以线状的血管影,描述为"腊肠样"肿块。肠系膜血管及脂肪卷入套入部,也是较特异性的 CT 征象之一。

(四)诊断

(1)临床表现:腹痛、腹部包块、呕吐、血便为肠套叠常见四大症状。成人肠套叠临床表现不典型,早期诊断困难,在急诊情况下更容易误诊。出现下列情况者应高度怀疑:①病程较长,亚急性起病,腹痛反复发作,症状可自行缓解或经保守治疗后好转,呈不完全性肠梗阻。②腹痛伴腹部包块,包块大小可随腹痛变化,位置不固定,常游走,可消失,消失后腹痛也随之消失。③有腹部包块的急腹症和腹痛伴血便者。④不明原因肠梗阻。

(2)辅助检查:影像学检查特别是 B 超可作为首选。CT 检查在成人肠套叠的诊断上有重要价值。

(3)术前诊断困难时,剖腹探查或腹腔镜探查是最主要的确诊手段,按微创原则,患者条件允许时首选腹腔镜探查。

(五)治疗

成人肠套叠大多数原发病为肿瘤,通常应手术治疗。

1.不应手法复位的肠套叠

(1)术前或术中探查明确为恶性肿瘤引起肠套叠,应行包括肿瘤及区域淋巴结在内的根治性切除术,试图将肠管复位很可能造成恶性肿瘤细胞播散或血行转移,且在复位过程中,缺血肠段易发生穿孔,而在水肿肠壁处切除吻合易致术后吻合口并发症。

(2)结肠套叠原发于恶性肿瘤的占 50%～67%,因此结肠套叠不应手法复位,而应行规范肠切除并清扫淋巴结。

(3)套叠肠段有缺血坏死情况可直接手术切除。

(4)老年患者的肠套叠恶性肿瘤和缺血坏死发生率高,不应复位,可直接行肠段切除术。

2.可以手法复位的肠套叠

(1)肠管易复位且血供良好,可先行手法复位,再根据探查情况决定是否行肠切除手术。对于回肠-结肠型套叠,如肠管复位后未发现其他病变,以切除阑尾为宜,盲肠过长者应做盲肠固定术。

(2)小肠套叠多由良性病变引起,术中可考虑先将肠管手法复位,再行手术治疗。

(六)手术步骤

(1)探查:根据术前影像学评估,一般能明确套叠肠段位置。如梗阻不明显、有足够腹腔空间,可行腹腔镜探查。如腹胀明显、肿物巨大或有其他腹腔镜手术禁忌证时应行剖腹探查。

(2)手法复位:小肠-小肠型套叠较易复位,方法是通过缓慢轻柔挤压、牵拉两端小肠将套叠肠段拖出。回肠-结肠型套叠更容易出现回肠肠壁水肿、缺血、坏死,在复位时容易将肠壁撕裂或损伤,故建议在手法复位回肠-结肠型套叠时应格外小心。

（3）恶性肿瘤引起的肠套叠以不同部位的肿瘤根治原则行肿瘤根治术。

（4）小肠良性疾病引起的套叠在肠管复位后,酌情行单纯病变切除或套叠肠段切除。

（七）术后处理

术后根据不同肠段的手术和术式决定禁饮食时间,预防性应用抗生素。未恢复饮食前应予肠外营养支持。鼓励患者尽早下床活动,促进胃肠道功能恢复。肛门排气后可酌情拔除胃管及腹腔引流管,循序渐进恢复经口进食。

二、小儿肠套叠

小儿肠套叠是指各种原因引起的部分肠管及其附近的肠系膜套入邻近肠腔内,导致肠梗阻,是一种婴幼儿常见急腹症。肠套叠发病率为 $1.5‰\sim4‰$,不同民族和地区发病率有差异,我国远较欧美国家多见,男孩发病多于女孩,为 $(1.5\sim3):1$。肠套叠偶尔可见于成人或新生儿,而主要见于 1 岁以内的婴儿,占 60% 以上,尤以 $4\sim10$ 个月婴儿最多见,是发病高峰。2 岁以后发病逐年减少,5 岁以后发病罕见。

（一）病因

肠套叠分为原发性和继发性两种。

1.原发性肠套叠

90% 的肠套叠属于原发性,套入肠段及周围组织无显著器质性病变。病因至今尚不清楚,可能与下列因素有关。

（1）饮食改变:由于婴儿肠道不能立即适应所改变食物的刺激,发生肠道功能紊乱而引起肠套叠。

（2）回盲部解剖因素:婴儿期回盲部游动性大,小肠系膜相对较长,回肠盲肠发育速度不同,成人回肠盲肠直径比为 $1:2.5$,而新生儿为 $1:1.43$,可能导致蠕动功能失调。婴儿回盲瓣过度肥厚且呈唇样凸入盲肠,加上该区淋巴组织丰富,受炎症或食物刺激后易引起充血、水肿、肥厚,肠蠕动易将回盲瓣向前推移,并牵拉肠管形成套叠。

（3）病毒感染:系列研究报道急性肠套叠与肠道内腺病毒、轮状病毒感染有关。病毒感染可能引起肠系膜淋巴结肿大和回肠末端集合淋巴结增殖肥厚,从而诱发肠套叠。

（4）肠痉挛及自主神经失调:各种原因的刺激,如食物、炎症、腹泻、细菌和寄生虫毒素等,使肠道发生痉挛、蠕动功能节律紊乱或逆蠕动而引起肠套叠。也有人提出由于婴幼儿交感神经发育迟缓,因自主神经系统功能失调而引起肠套叠。

（5）遗传因素:近年来有报道称部分肠套叠患者有家族发病史。这种家族发病率高的原因尚不清楚,可能与遗传、体质、解剖学特点及对肠套叠诱因的易感性增高等有关。

2.继发性肠套叠

由肠道器质性病变引起,以 Meckel 憩室占首位,其次为息肉及肠重复畸形,此外还包括肿瘤、异物、结核、阑尾残端内翻、盲肠袋内翻及紫癜血肿等。患儿发病年龄越大,存在继发性肠套叠的可能性越大。

（二）病理生理

肠套叠在纵向切面上由三层肠壁组成称为单套:外层为肠套叠鞘部或外筒,套入部为内筒和中筒。肠套叠套入最远处为头部或顶端,肠管从外面卷入处为颈部。外筒与中筒以黏膜面相接触,中筒与内筒以浆膜面相接触。绝大多数肠套叠病例是单套。少数病例小肠肠套叠再套入远端结肠肠管内,称为复套,断面上有 5 层肠壁。肠套叠多为顺行性套叠,与肠蠕动方向一致,逆行套叠极少见。肠套叠一旦形成很少自动复位,套入部进入鞘部,并受到肠蠕动的推动向远端逐渐深入,同时其肠系膜也被牵入鞘内,颈部紧束使之不能自动退出。由于鞘部肠管持续痉挛紧缩而压迫套入部,致使套入部肠管发生循环障碍,初期静脉回流受阻,组织淤血水肿,套入部肠壁静脉怒张破裂出血,黏膜细胞分泌大量黏液,黏液进入肠腔后与血液、粪质混合呈果酱样胶冻状排出。肠壁水肿不断加重,静脉回流障碍加剧,致使动脉受压,供血不足,最终发生肠壁坏死。肠坏死根据发生的病理机制分为动脉性和静脉性坏死。动脉性坏死多发生于鞘部,因鞘部肠管长时间持续性痉挛,肠壁动脉痉挛,血供阻断,部分肠壁出现散在的斑点状坏死,又称缺血性坏死(白色坏死)。静脉性坏死多发生于套入部,是由于系膜血管受压,静脉回流受阻,造成淤血,最终肠管坏死(黑色坏死)。

(三)类型

根据套入部最近端和鞘部最远端肠段部位将肠套叠分为以下类型。

1.小肠型

小肠型包括空肠套入空肠型、回肠套入回肠型和空肠套入回肠型。

2.回盲型

回盲型以回盲瓣为起套点。

3.回结型

回结型以回肠末端为起套点,阑尾不套入鞘内,此型最多,约占70%～80%。

4.结肠型

结肠套入结肠。

5.复杂型或复套型

常见为回回结型,占肠套叠的 10%～15%。

6.多发型

在肠管不同区域内有分开的 2、3 个或更多肠套叠。

(四)临床表现

小儿肠套叠分为婴儿肠套叠(2 岁以内者)和儿童肠套叠,临床以前者多见。

1.婴儿肠套叠

多为原发性肠套叠,临床特点如下。

(1)腹痛:为最早症状,常常突然发作,婴儿表现为哭闹不安,伴有拒食出汗、面色苍白、手足乱动等异常痛苦表现。腹痛为阵发性,每次持续数分钟。每次发作后,患儿全身松弛、安静,甚至可以入睡,但间歇十余分钟后又重复发作,如此反复。这种腹痛与肠蠕动间期相一致,是由于肠蠕动将套入肠段向前推进,牵拉肠系膜,肠套叠鞘部产生强烈痉挛而引起的剧烈疼痛,当蠕动波过后,患儿即转为安静。肠套叠晚期合并肠坏死和腹膜炎后,患儿表现萎靡不振,反应低下。部分患儿体质较弱,或并发肠炎、痢疾等疾病时,哭闹不明显,而表现为烦躁不安。

(2)呕吐:呕吐是婴儿肠套叠早期症状之一,在阵发性哭闹开始不久,即出现呕吐,呕吐物初为奶汁及乳块或其他食物,以后转为胆汁样物,1～2 天后转为带臭味的肠内容物,提示病情严重。

(3)血便:多在发病后 6～12 小时排血便,便血早者可在发病后 3～4 小时出现,为稀薄黏液或胶冻样果酱色血便,数小时后可重复排出。便血是由于肠套叠时套叠肠管的系膜嵌入在肠壁间,发生血液循环障碍而引起黏膜渗血,与肠黏液混合形成暗红色胶冻样液体。有些来诊较早患儿,虽无血便排出,但通过肛门指诊可见手套染血,对诊断肠套叠极有价值。

（4）腹部包块:在病儿安静时进行触诊,多数可在右上腹肝下触及腊肠样、稍活动、伴有轻压痛的肿块,肿块可沿结肠走行移动,右下腹一般有空虚感,严重者可在肛门指诊时,触到直肠内子宫颈样肿物,即为套叠头部。

（5）全身状况:依就诊早晚而异,早期除面色苍白,烦躁不安外,营养状况良好。晚期患儿可有脱水,电解质紊乱,精神萎靡不振、嗜睡、反应迟钝。发生肠坏死时,有腹膜炎表现,可出现全身中毒症状,脉搏细速,高热昏迷,休克,衰竭以至死亡。

2.儿童肠套叠

儿童肠套叠与婴儿肠套叠相比较,症状不典型。起病较为缓慢,多表现为不完全性肠梗阻,肠坏死发生时间相对较晚。患儿也有阵发性腹痛,但发作间歇期较婴儿长,呕吐、血便较少见。据统计儿童肠套叠发生便血者只有约40%,而且便血往往在套叠后几天才出现,或者仅在肛门指诊时指套上有少许血迹。儿童较合作时,腹部查体多能触及腊肠形包块,很少有严重脱水及休克表现。

（五）诊断

1.临床表现

阵发性腹痛或哭闹不安、呕吐、便血和腹部包块。

2.腹部查体

可触到腊肠样包块,右下腹有空虚感,肛门指诊可见指套血染。

3.腹部超声

为首选检查方法,可通过肠套叠特征性影像协助确诊。超声图像在肠套叠横切面上显示为"同心圆"或"靶环"征(图16-10),纵切面表现为"套筒"征或"假肾"征。

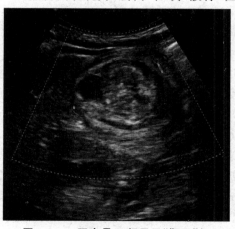

图16-10 肠套叠B超显示"靶环"征

4.腹部X光平片或透视

可观察肠气分布、肠梗阻(图16-11)及腹腔渗液情况。

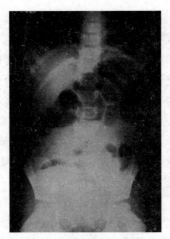

图 16-11 肠套叠 X 线显示肠梗阻

（六）鉴别诊断

小儿肠套叠临床症状和体征不典型时，易与下列疾病混淆：①细菌性痢疾。②消化不良及婴儿肠炎。③腹型过敏性紫癜。④Meckel憩室出血。⑤蛔虫性肠梗阻。⑥直肠脱垂。⑦其他：结肠息肉脱落出血，肠内外肿瘤等引起的出血或肠梗阻。

（七）治疗

1.非手术疗法

（1）适应证与禁忌证：适用于病程不超过 48 小时，全身情况良好，生命体征平稳，无明显脱水及电解质紊乱，无明显腹胀和腹膜炎表现者。

禁忌证为：①病程超过 48 小时，全身情况不良，如有高热、脱水、精神萎靡、休克等症状。②高度腹胀，透视下可见肠腔内多个大液平。③已有腹膜刺激征或疑有肠坏死者。④多次复发性肠套叠而疑似有器质性病变。⑤小肠型肠套叠。

（2）空气灌肠：在空气灌肠前先做腹部正侧位全面透视检查，观察肠内充气及分布情况，注意膈下有无游离气体。采用自动控制压力的结肠注气机，向肛门内插入有气囊的注气管，注气后见气体阴影由直肠顺结肠上行达降结肠及横结肠，遇到套叠头端则阴影受阻，出现柱状、杯口状、螺旋状影像。继续注气时可见空气影向前推进，套头部逐渐向回盲部退缩，直至完全消失，此时可见大量气体进入右下腹小肠，然后迅速扩展到腹中部和左腹部，同时可闻及气过水声。透视下回盲部肿块影消失和小肠内进入大量气体，说明肠套叠已复位。

（3）B超下生理盐水加压灌肠：腹部 B 超可在观察到肠套叠影像后，于超声实时监视下行水压灌肠复位，随着水压缓慢增加，B 超下可见套入部与鞘部之间无回声区加宽，纵切面上套叠头部由"靶环"样声像逐渐转变成典型的"宫颈"征，套叠肠管缓慢后退，当退至回盲瓣时，套头部表现为"半岛"征，此时肠管后退较困难，需缓慢加大水压，随水压增大，"半岛"逐渐变小，最后通过回盲瓣而突然消失。此时可见回盲瓣呈"蟹爪样"运动，同时注水阻力消失，证明肠套叠已复位。

（4）钡剂灌肠：流筒悬挂高出检查台 100 cm，将钡剂徐徐灌入直肠内，在荧光屏上追随钡剂进展，在见到肠套叠阴影后增加水柱压力，直至套叠影完全消失。

（5）复位成功的判定及观察：①拔出气囊肛管后患儿排出大量带有臭味的黏液血便和黄色粪水。②患儿很快入睡，无阵发性哭闹及呕吐。③腹部平软，已触不到原有包块。④口服活性炭

0.5～1 g,如经 6～8 小时由肛门排出黑色炭末,证明复位成功。

2.手术疗法

手术适应证:①非手术疗法有禁忌证者。②应用非手术疗法复位失败或穿孔者。③小肠套叠。④继发性肠套叠。

肠套叠手术复位包括以下几个步骤。

(1)术前准备:首先应纠正脱水和电解质紊乱,禁食水、胃肠减压、抗感染;必要时采用退热、吸氧、备血等措施。体温降至 38.5 ℃以下可以手术,否则易引起术后高热抽搐,导致死亡。麻醉多采用气管插管全身麻醉。

(2)切口选择:依据套叠肿块部位,选择右上腹横切口、麦氏切口或右侧经腹直肌切口。较小婴儿多采用上腹部横切口,若经过灌肠得知肠套叠已达回盲部,也可采用麦氏切口。

(3)手法整复:开腹后,术者以右手顺结肠走向探查套叠肿块,常可在右上腹、横结肠肝曲或中部触到。由于肠系膜固定较松,小肿块多可提出切口。如肿块较大宜将手伸入腹腔,在套叠部远端用右手示、中指先将肿块逆行推挤,当肿块退至升结肠或盲肠时即可将其托出切口。套叠肿块显露后,检查有无肠坏死。如无肠坏死,则于明视下用两手拇指及示指缓慢交替挤压直至完全复位。复位过程中切忌牵拉套入的近端肠段,以免造成套入肠壁撕裂。如复位困难时,可用温盐水纱布热敷后,再作复位。复位后要仔细检查肠管有无坏死,肠壁有无破裂,肠管本身有无器质性病变等,如无上述征象,将肠管纳入腹腔后逐层关腹。如为回盲型肠套叠复位后,阑尾挤压严重,应将阑尾切除。

(4)肠切除术:对不能复位及肠坏死者,手法整复时肠破裂者,肠管有器质性病变者,疑似有继发性坏死者,在病情允许时可做肠切除一期吻合术。如病情严重,患儿不能耐受肠切除术,可暂行肠造瘘或肠外置术,病情好转后再关闭肠瘘。

(5)腹腔镜下肠套叠复位术:腹腔镜手术探查和治疗肠套叠因其显著的优点而得到肯定。①腹腔镜手术创伤小、恢复快、并发症少。②某些空气灌肠提示复位失败或复位不确切者,麻醉后肠套叠可自行复位,腹腔镜手术探查可以发现上述情况而避免开腹手术的创伤。③对腹腔内脏器探查全面,可及时发现因器质性病变导致的继发性肠套叠。④术中可与空气灌肠相结合,提高复位率,由于腹腔内 CO_2 气腹压力和空气灌肠压力叠加作用于肠套叠头部,同时配合器械在腹腔内的牵拉作用,用较低的空气灌肠压力即能顺利将套叠肠管复位,安全性明显提高。

(于 伟)

第十七节 腹 外 疝

一、疾病概述

(一)概念

体内某个脏器或组织离开其正常解剖部位,通过先天或后天形成的薄弱点、缺损或孔隙进入另一部位,成为疝。疝多发生于腹部,腹部疝分为腹内疝和腹外疝。腹内疝是由脏器或组织进入腹腔内的间隙囊内形成,如网膜孔疝。腹外疝是腹腔内的脏器或组织连同壁腹膜,经腹壁薄弱点或孔隙,向体表突出所形成。常见的有腹股沟疝、股疝、脐疝、切口疝等。临床上以腹外疝多见。

(二)相关病理生理

典型的腹外疝由疝环、疝囊、疝内容物和疝外被盖等组成。

1.疝环

疝环也称为疝门,是疝突出体表的门户,也是腹壁薄弱点或缺损所在。各类疝多以疝门而命名,如腹股沟疝、股疝、脐疝、切口疝等。

2.疝囊

疝囊是壁腹膜经疝门向外突出形成的囊袋。一般分为疝囊颈、疝囊体、疝囊底三部分。疝囊颈是疝囊与腹腔的连接部,其位置相当于疝环,常是疝囊比较狭窄的部分,也是疝内容物脱出和回纳的必经之处,因疝内容物进出反复摩擦刺激易产生瘢痕而增厚,若疝囊颈狭小易使疝内容物在此处受到嵌闭和狭窄,如股疝和脐疝等。

3.疝内容物

疝内容物是进入疝囊的腹内脏器和组织,以小肠多见,大网膜次之。比较少见的还可有盲肠、阑尾、乙状结肠、横结肠、膀胱等。卵巢及输卵管进入则罕见。

4.疝外被盖

疝外被盖是指疝囊以外的腹壁各层组织,一般为筋膜、皮下组织及皮肤。

(三)病因与诱因

1.基本病因

腹壁强度降低是腹外疝发病的基本病因。腹壁强度降低有先天性和后天性两种情况。

(1)先天性因素:最常见的是在胚胎发育过程中某些组织穿过腹壁的部位,如精索或子宫圆韧带穿过腹股沟管、腹内股动静脉穿过股管、脐血管穿过脐环等处;其他如腹白线发育不全等。

(2)后天性因素:见于手术切口愈合不良、外伤、感染造成的腹壁缺损,腹壁神经损伤、年老、久病、肥胖等所致肌萎缩等。

2.诱发因素

腹内压力增高易诱发腹外疝的发生。引起腹内压力增高的常见原因有慢性咳嗽、慢性便秘、排尿困难(如前列腺增生、膀胱结石)、腹水、妊娠、搬运重物、婴儿经常啼哭等。正常人因腹壁压力强度正常,虽时有腹内压增高的情况,但不致发生疝。

(四)临床表现

腹外疝有易复性、难复性、嵌顿性和绞窄性等临床类型,其临床表现各异。

1.易复性疝

易复性疝最常见,疝内容物很容易回纳入腹腔,称为易复性疝。在患者站立、行走、咳嗽等导致腹内压增高时肿块突出,平卧、休息或用手将疝内容物向腹腔推送时可回纳入腹腔。除疝块巨大者可有行走不便和下坠感,或伴腹部隐痛外,一般无不适。

2.难复性疝

疝内容物不能或不能完全回纳入腹腔内,但并不引起严重症状者,称为难复性疝。此类疝内容物大多数为大网膜,滑动性疝也属难复性疝的一种。患者常有轻微不适、坠胀、便秘或腹痛等。

3.嵌顿性疝

疝环较小而腹内压突然增高时,较多的疝内容物强行扩张疝环挤入疝囊,随后由于疝囊颈的弹性回缩,使疝内容物不能回纳,称为嵌顿性疝。此时疝内容物尚未发生血运障碍。多发生于股疝、腹股沟斜疝等。患者可有腹部或包块部疼痛,若嵌顿为肠管可有腹痛、恶心呕吐、肛门停止排便排气等。

4.绞窄性疝

嵌顿若不能及时解除,嵌闭的疝内容物持续受压,出现血液回流受阻而充血、水肿、渗出,并逐渐影响动脉血供,成为绞窄性疝。发生绞窄后,包块局部出现红、肿、痛、热,甚至形成脓肿,全身有畏寒、发热、脱水、腹膜炎、休克等症状。

(五)辅助检查

1.透光试验

用透光试验检查肿块,因疝块不透光,故腹股沟斜疝呈阴性,而鞘膜积液多为透光(阳性),可以此鉴别。但幼儿的疝块,因组织菲薄,常能透光,勿与鞘膜积液混淆。

2.实验室检查

疝内容物继发感染时,血常规检查提示白细胞和中性粒细胞比例升高;粪便检查显示隐血试验阳性或见白细胞。

3.影像学检查

疝嵌顿或绞窄时 X 线检查可见肠梗阻征象。

(六)治疗原则

除少数特殊情况外,腹股沟疝一般均应尽快施行手术治疗。腹股沟疝早期手术效果好、复发率低;若历时过久,疝块逐渐增大后,加重腹壁的损伤而影响劳动力,也使术后复发率增高;而斜疝又常可发生嵌顿或绞窄而威胁患者的生命。股疝因极易嵌顿、绞窄,确诊后应及时手术治疗。对于嵌顿性或绞窄性股疝,则应紧急手术。

1.非手术治疗

(1)棉线束带法或绷带压深环法:适用于 1 岁以下婴幼儿。因为婴幼儿腹肌可随躯体生长逐渐强壮,疝有自行消失的可能。可采用棉线束带或绷带压住腹股沟深环,防止疝块突出。

(2)医用疝带的使用:此方法适用于年老体弱或伴有其他严重疾病而禁忌手术者,可用疝带压迫阻止疝内容物外突。但长期使用疝带可使疝囊颈增厚,增加疝嵌顿的发病率,易与疝内容物粘连,形成难复性疝和嵌顿性疝。

(3)嵌顿性疝的复位:复位方法是将患者取头低足高位,注射吗啡或哌替啶以止痛、镇静并放松腹肌,后用手持续缓慢地将疝块推向腹腔,同时用左手轻轻按摩浅环和深环以协助疝内容物回纳。复位方法应轻柔,切忌粗暴,以防损伤肠管,手法复位后必须严密观察腹部体征,若有腹膜炎或肠梗阻的表现,应尽早手术探查。

2.手术治疗

手术是治疗腹外疝的有效方法,但术前必须处理慢性咳嗽、便秘、排尿困难、腹水、妊娠等腹内压增高因素,以免术后复发。常用的手术方式有以下几种。

(1)疝囊高位结扎术:暴露疝囊颈,予以高位结扎或是贯穿缝合,然后切去疝囊。单纯性疝囊高位结扎适用于婴幼儿或儿童,以及绞窄性斜疝因肠坏死而局部严重感染者。

(2)无张力疝修补术:将疝囊内翻入腹腔,无须高位结扎,而用合成纤维网片填充疝环的缺损,再用一个合成纤维片缝合于后壁,替代传统的张力缝合。传统的疝修补术是将不同层次的组织强行缝合在一起,可引起较大张力,局部有牵拉感、疼痛,不利于愈合。现代疝手术强调在无张力情况下,利用人工高分子修补材料进行缝合修补,具有创伤小、术后疼痛轻、无须制动、复发率低等优点。

（3）经腹腔镜疝修补术：其基本原理是从腹腔内部用网片加强腹壁缺损或用钉（缝线）使内环缩小，可同时检查双侧腹股沟疝和股疝，有助于发现亚临床的对侧疝并同时予以修补。该术式具有创伤小、痛苦少、恢复快、美观等特点，但对技术设备要求高，需全身麻醉，手术费用高，目前临床应用较少。

（4）嵌顿疝和绞窄性疝的手术处理：手术处理嵌顿或绞窄性疝时，关键在于准确判断肠管活力。若肠管坏死，应行肠切除术，不做疝修补，以防感染使修补失败；若嵌顿的肠襻较多，应警惕有无逆行性嵌顿，术中必须把腹腔内有关肠管牵出检查，以防隐匿于腹腔内坏死的中间肠襻被遗漏。

二、护理评估

（一）一般评估

1.生命体征（T、P、R、BP）

发生感染时可出现发热、脉搏细速、血压下降等征象。

2.患者主诉

突出于腹腔的疝块是否可回纳，有无压痛和坠胀感，有无肠梗阻和腹膜刺激征等。

3.相关记录

疝块的部位、大小、质地等；有无腹内压增高的因素等。

（二）身体评估

1.视诊

腹壁有无肿块。

2.触诊

疝块的部位、大小、质地、有无压痛，能否回纳，有无压痛、反跳痛、腹肌紧张等腹膜刺激征。

3.叩诊

无特殊。

4.听诊

无特殊。

（三）心理-社会评估

了解患者有无因疝块长期反复突出影响工作和生活并感到焦虑不安，对手术治疗有无思想顾虑。了解家庭经济承受能力，患者及家属对预防腹内压升高等相关知识的掌握程度。

（四）辅助检查阳性结果评估

了解阴囊透光试验是否阳性，血常规检查有无白细胞计数及中性粒细胞比例的升高，粪便潜血试验是否阳性等，腹部 X 线检查有无肠梗阻等。

（五）治疗效果的评估

1.非手术治疗评估要点

（1）有无病情变化：观察患者疼痛性状及病情有无变化，若出现明显腹痛，伴疝块突然增大、发硬且触痛明显、不能回纳腹腔，应高度警惕嵌顿疝发生的可能。

（2）有无引起腹内压升高的因素：患者是否戒烟，是否注意保暖防感冒，有无慢性咳嗽、腹水、便秘、排尿困难、妊娠等引起腹内压增高的因素。

(3)棉线束带或绷带压深环的患者:注意观察局部皮肤的血运情况;棉束带是否过松或过紧,过松达不到治疗作用,过紧则使患儿感到不适而哭闹;束带有无被粪尿污染等应及时更换,防止发生皮炎。

(4)使用医用疝带的患者:患者是否正确佩戴疝带,以防因疝带压迫错位而起不到效果;长期戴疝带的患者是否因疝带压迫有不舒适感而产生厌烦情绪,应详细说明戴疝带的作用,使其能配合治疗。

(5)行手法复位的患者:手法复位后 24 小时内严密观察患者的生命体征,尤其脉搏、血压的变化,注意观察腹部情况,注意有无腹膜炎或肠梗阻的表现。

2.手术治疗评估要点

(1)有无引起腹内压升高的因素:患者是否注意保暖防感冒,是否保持大小便通畅,有无慢性咳嗽、便秘、尿潴留等引起腹内压增高的因素。

(2)术中有无损伤肠管或膀胱:患者是否有急性腹膜炎或排尿困难、血尿、尿外渗等表现,应怀疑术中可能有肠管或膀胱损伤。

(3)局部切口的愈合情况:注意观察有无伤口渗血;有无发生切口感染,注意观察体温和脉搏的变化,切口有无红、肿、疼痛,阴囊部有无出血、血肿。术后 48 小时后,患者如仍有发热,并有切口处疼痛,则可能为切口感染。

(4)有无发生阴囊血肿:注意观察阴囊部有无水肿、出血、血肿。术后 24 小时内,阴囊肿胀,呈暗紫色,穿刺有陈旧血液,则可能为阴囊血肿。

三、主要护理诊断/问题

(一)疼痛

疼痛与疝块嵌顿或绞窄、手术创伤有关。

(二)知识缺乏

缺乏腹外疝成因、预防腹内压增高及促进术后康复的知识。

(三)有感染的危险

危险与手术、术中使用人工合成材料有关。

(四)潜在并发症

1.切口感染

切口感染与术中无菌操作不严,止血不彻底,或全身抵抗力弱等有关。

2.阴囊水肿

阴囊水肿与阴囊比较松弛、位置低,容易引起渗血、渗液的积聚有关。

四、主要护理措施

(一)休息与活动

术后当日取平卧位,膝下垫一软枕,使髋关节微屈,以降低腹股沟区切口张力和减少腹腔内压力,利于切口愈合和减轻切口疼痛,次日可改为半卧位。术后卧床期间鼓励床上翻身及活动肢体。传统疝修补术后 3～5 天患者可离床活动,采用无张力疝修补术的患者一般术后次日即可下床活动,年老体弱、复发性疝、绞窄性疝、巨大疝等患者可适当推迟下床活动的时间。

(二)饮食护理

术后 6~12 小时,若无恶心、呕吐,可进流质饮食,次日可进软食或普通饮食,应多食粗纤维食物,利于排便。行肠切除、肠吻合术者应待肠功能恢复后方可进食。

(三)避免腹内压增高

术后注意保暖,防止受凉、咳嗽,若有咳嗽,教患者用手掌按压伤口处后再咳嗽。保持大小便通畅,及时处理便秘,避免用力排便。术后有尿潴留者应及时处理。

(四)预防阴囊水肿

术后可用丁字带托起阴囊,防止渗血、渗液积聚阴囊。

(五)预防切口感染

术后切口一般不需加沙袋压迫,有切口血肿时应予适当加压。术后遵医嘱使用抗菌药物,并注意保持伤口敷料干燥、清洁,不被粪尿污染,发现敷料脱落或污染应及时更换。

(六)健康教育

1.活动指导

患者出院后生活要规律,避免过度紧张和劳累,应逐渐增加活动量,3 个月内应避免重体力劳动或提举重物等。

2.饮食指导

调整饮食习惯,多饮水,多进食高纤维食物,养成定时大便习惯,保持排便通畅。

3.防止复发

减少和消除引起腹外疝复发的因素,并注意避免增加腹内压的动作,如剧烈咳嗽、用力排便等。防止感冒,若有咳嗽应尽早治疗。

4.定期随访

若疝复发,应及早诊治。

五、护理效果评估

(1)患者自述疼痛减轻,舒适感增强。

(2)患者能正确描述形成腹外疝的原因,预防腹内压升高及促进术后康复的有关知识。

(3)患者伤口愈合良好,使用人工合成材料无排斥、感染现象。

(4)患者未发生阴囊水肿、切口感染;若发生,得到及时发现和处理。

（于　伟）

第十八节　中　暑

一、中暑的病因、发病机制与分类

中暑,广义上它类似于热病,泛指高温高湿环境对人体的损伤。按严重程度递增顺序可细分为热昏厥、热痉挛、热衰竭和热射病(也就是狭义的中暑概念)。其他还有先兆中暑、轻症中暑等概念,因较含糊或与许多夏季感染性疾病的早期表现难以鉴别,仅用热昏厥、热痉挛、热衰竭和热射病等诊断已可描述各种中暑类型,故本节不做介绍。

民间喜欢将暑天发生的大部分疾病往中暑上套,事实上很多仅为病毒或细菌感染的早期表现(如感冒、胃肠炎等),需注意鉴别。同时民间还盛传中暑不能静脉补液的谬论,需注意与患者沟通解释。2010 年 7 月,"中暑"已被列入了国家法定职业病目录。

(一)病因及发病机制

下丘脑通过调节渴感、肌张力、血管张力、汗腺来平衡产热与散热。

1.散热受限

散热机制有 3 种:出汗、传导对流、辐射。辐射为通过红外线散射,正常时占散热的 65%,其与传导对流方式相比优点在于基本不耗能,但在高温环境下失效。而出汗在正常时占散热的 20%,在高温环境下则成为主要散热方式,但需消耗水、电解质与能量,并在高湿环境性能下降,100% 相对湿度时完全失效。

(1)环境因素:高温高湿环境如日晒、锅炉房,厚重、不透气的衣物。一般温度>32 ℃或湿度>70% 就有可能发生。

(2)自身体温调节功能下降:①自身出汗功能下降。肥胖、皮肤病如痂皮过厚、汗腺缺乏、皮肤血供不足、脱水、低血压、心脏病导致的心排血量下降如充血性心力衰竭导致皮肤水肿散热不良及老年人或体弱者等。②抑制出汗。酗酒、抗胆碱能药如阿托品等、抗精神病药物、三环抗抑郁药、抗组胺药、单胺氧化酶抑制剂、缩血管药和 β 受体抑制剂等。③脱水。饮水不足、利尿剂、泻药等。④电解质补充不足。

2.产热过多

强体力活动时多见于青壮年或健康人,或药物如苯环利定、麦角酸二乙酰胺、苯异丙胺、可卡因、麻黄素类和碳酸锂等的使用。

3.脱水、电解质紊乱

中暑时因大量出汗、呼吸道水分蒸发和摄入水分不足造成大量失水,同时电解质丢失。但是往往丢水大于丢钠造成高渗性脱水。不同类型的脱水之间也可相互转化,如若伤员单纯补充饮用淡水会导致低渗性脱水。

(二)不同的中暑类型

1.热昏厥

脑血供不足。皮肤血管扩张及血容量不足导致突然低血压,脑及全身血供不足而意识丧失,多为体力活动后。此时皮肤湿冷,脉弱。收缩压低于 13.3 kPa(100 mmHg)。

2.热痉挛

低钠血症,为大量出汗而脱水、电解质损失,血液浓缩,然后单纯饮淡水导致稀释性低钠血症,引起骨骼肌缓慢的、痛性痉挛、颤搐,一般持续 1~3 分钟。由于体温调节、口渴机制正常,此时血容量尚未明显不足,生命体征一般尚稳定,如体温多正常或稍升高,皮肤多湿冷。

3.热衰竭

脱水、电解质缺乏造成发热、头晕、恶心、头痛、极度乏力,但体温调节系统尚能工作,治疗不及时会转变为热射病。与热射病在表现上的主要区别在于没有严重的中枢神经系统紊乱。此时口渴明显,肛温>37.8 ℃,皮肤湿,大量出汗,脉细速,可有轻度的中枢神经症状(头痛、乏力、焦虑、感觉错乱、歇斯底里),高通气(为了排出热量)而导致呼吸性碱中毒。其他症状还有恶心、呕吐、头晕、眼花、低血压等及热晕厥及热痉挛的症状。治疗关键是补液。

4.热射病

体温调节功能失调。为在热衰竭基础上再进一步发展,体温调节功能失调而引起的高热及中枢神经系统症状在内的一系列症状体征,在热衰竭的症状基础上会有典型的热射病三联症:超高热,标志性特点,肛温＞41 ℃。意识改变是标志性特点,神志恍惚并继发突发的癫痫、谵妄或昏迷;无汗,在早期可能有汗,但很快会进展到无汗。

除以上3点外还有以下表现:血压先升后降,高通气导致呼吸性碱中毒,伴随心、肝、凝血、肾等损伤。

热射病可分为两型:经典型以上症状在数天时间内慢慢递增,多见于湿热环境或老年、慢性病伤员,此型无汗;劳累型以上症状可迅速发生,多为青壮年,伴有体力活动,但可能还会继续出汗。治疗关键是降温补液并处理并发症。

二、现场评估与救护

(1)病史、查体。了解发病原因:①环境,包括环境温度与湿度、通风情况、持续时间、动作强度、身体状况及个体适应力等。②症状:如口干、乏力、恶心、呕吐、头晕、眼花、神志恍惚等。③查体:测量生命体征,如肛温、脉搏和血压等。

(2)评估体温:接诊可能为中暑的伤员后首先评估体温,如体温是否39 ℃以上。若否,并考虑可能为热晕厥时。通过平卧位、降温、补充水分(肠内,必要时静脉)可恢复,必要时需观察监护以发现某些潜在的疾病。体位治疗:平卧位,可将腿抬高,保证脑血供。若否,并考虑可能为热痉挛时。通过阴凉处休息、补充含电解质及糖分的饮料可恢复,在恢复工作前一般需休息1~3天并持续补充含钠饮料直到症状完全缓解。同时可通过被动伸展运动、冰敷或按摩来缓解痉挛。口服补液方法:神志清时,饮用冷的含电解质及糖分的饮料(稀释的果汁、牛奶、市场上卖的运动饮料或稀盐汤等)来补充。若是,则可能为热衰竭或热射病。

(3)评估意识状态:若意识改变,可能为热射病,否则为热衰竭。若为热衰竭,马上开始静脉补液。补液方法为严重时需要静脉输液来补充等张盐水,0.9％生理盐水、5％葡萄糖或林格液均可。2~4小时内可补充1 000~2 000 mL液体;并根据病情判断脱水的类型,判断后续补液种类。严重的低钠血症可静脉滴注最高3％的高张盐水。有横纹肌溶解风险时可加用甘露醇或碱化尿液,监测出入量,留置导尿管,维持尿量50 mL/h以上,来预防肾衰竭。神志清时也可口服补液。若为热射病,在气道管理、维持呼吸、维持循环的基础上马上降温到39 ℃(蒸发降温),处理并发症。

评估气道、保持呼吸道通畅,维持呼吸:注意气道的开放,必要时气管插管;置鼻胃管,可用于神志不清时补液及预防误吸。给氧,高流量给氧如100％氧气吸入直到体温降到39 ℃。

降温方法:脱离湿热环境,防止病情加重。置于凉快、通风的地点(室内、树荫下);松开去除衣物,尽量多的暴露皮肤。①蒸发法降温:用冷水(15 ℃)喷到全身,并用大风量风扇对着伤员吹。其他方法还有腋窝、颈部、腹股沟、胴窝等浅表动脉处放置降温物品如冰袋等,以及冷水洗胃或灌肠,但效果不及蒸发法。有条件地使用降温毯。必要时可将身体下巴以下或仅四肢浸入冷水,直到体温降到39 ℃就停止浸泡,这对降温非常有效,但很可能会导致低血压及寒战,甚至可考虑使用肌松药来辅助降温。②寒战的控制:氯丙嗪25~50 mg静脉注射或静脉滴注,或地西泮5~10 mg静脉注射,减少产热,注意血压呼吸监护。目标是迅速(1小时内)控制体温。

非甾体抗炎药应禁用(如阿司匹林、吲哚美辛、对乙酰氨基酚等),因中暑时NSIAD类药已无法通过控制体温调节中枢来达到降温效果,反而会延误其他有效治疗措施的使用。但可考虑使用糖皮质激素。

补液方法：参见热衰竭。但在神志障碍时口服补液要慎用，防止误吸。

三、进一步评估与救护

（一）辅助检查

辅助检查主要用来了解电解质及评估脏器损伤。血电解质（热痉挛：低钠；热射病：高钠、低钠、低钾、低钙、低磷均可能）、肾功能（肌酐、尿素氮升高，高尿酸）、血气分析（呼碱、代酸、乳酸酸中毒）、尿常规（比重）、血常规（白细胞增多，血小板减少）、心肌酶学、转氨酶、出凝血时间（PT 延长，DIC）、心电图（心肌缺血，ST-T 改变），必要时血培养。评估肾衰竭、心力衰竭、呼吸窘迫、低血压、血液浓缩、电解质平衡、凝血异常的可能。

（二）评估脱水的类型

根据病情判断是等渗、高渗还是低渗性脱水。中暑时多为高渗性脱水，但若伤员单纯饮用淡水会导致低渗性脱水。

（三）鉴别是否为药物或其他疾病引

比如恶性综合征，如抗精神病药物引起的高烧、强直及昏迷；恶性高热，如麻醉药引起；血清素综合征，如选择性 5-羟色胺再吸收抑制剂与单胺氧化酶抑制剂合用引起；抗胆碱能药、三环抗抑郁药、抗组胺药、吸毒、甲状腺功能亢进、持续长时间的癫痫、感染性疾病引起的发热。

（四）注意病情进展

热衰竭伤员体温进一步升高并出汗，停止时会转为热射病。

（五）各种并发症的处理

呼吸衰竭如低氧、气道阻力增加时若考虑 ARDS，需呼吸机 PEEP 模式支持人工呼吸。监测血容量及心源性休克的可能，血流动力学监测如必要时漂浮导管测肺动脉楔压、中心静脉压等，低血压、心力衰竭时补液、使用血管活性药物如多巴酚丁胺。持续的昏迷癫痫需进一步查头颅 CT、腰穿、气管插管、呼吸机支持。凝血异常如紫癜、鼻衄、呕血或 DIC 等，监测出凝血血小板等，考虑输注血小板及凝血因子，若考虑 DIC 早期给予肝素。少尿、无尿、肌酐升高、肌红蛋白尿等肾衰竭表现：补液维持足够尿量，必要时透析治疗。

若在急性期得到恰当及时治疗，没有意识障碍或血清酶学升高的伤员多数能在 1～2 天内恢复。

四、健康教育

最重要的是预防。教育公众，中暑是可预防的。避免长时间暴露于湿热环境，使用遮阳设备，多休息。在进入湿热环境前及期间多饮含电解质及糖分的冷饮如稀释的果汁、市场上卖的运动饮料或 1‰稀盐汤、非碳酸饮料来补充水分电解质。特别是告知一些老年人不要过分限制食盐摄入。避免含咖啡因的饮料，因其会兴奋导致产热增多。教育高危人群：体力劳动者、运动员、老年、幼儿、孕妇、肥胖、糖尿病、酗酒、心脏病等及使用吩噻嗪类、抗胆碱能类等药时的人都是高危人群，不要穿厚重紧身衣物，认识中暑的早期症状体征。告知中暑伤员，曾经中暑过，以后也容易中暑，如对热过敏，起码 4 周内避免再暴露。暑天有条件地使用空调降温。在暑天不能把儿童单独留在车内。

（吕高静）

第十九节 冻 伤

一、疾病介绍

(一)定义

冻伤即冷损失,是指低温作用于机体的局部或全身引起的损伤,部位大多在颜面、耳郭、手、足等处。

(二)病因

在寒冷的环境中、长时间在户外,由于环境条件的限制,机体被迫保持固定的体位,或者因受冷、醉酒、患病、年老、体弱、局部血液循环障碍等原因,加之疲劳与饥饿,又遭遇意外低温、寒风和潮湿的作用,在既无御寒条件又无防冻常识的情况下发生。寒冷低温是冻伤最主要的致病原因。

(三)发病机制

冻伤的主要发病机制是血液循环障碍和细胞代谢不良。冻伤后组织充血肿胀、渗出等反应是细胞损伤,尤其是血管内皮损伤及血管功能改变的主要表现。当皮肤温度降到 0 ℃以下时,在细胞外间隙冰结晶形成。近年来对冻伤组织内皮细胞损伤研究认为,冰结晶的形成及对毛细血管和小血管,尤其是血管内皮细胞的形态、结构有直接和间接的损伤,可导致血管通透性增加、血液浓缩、血管内皮细胞受损、暴露的基底膜引起血小板黏附和凝集,诱导凝血机制的启动,使冻伤区域血栓形成,血管栓塞导致进行性缺血,毛细血管营养性血流减少,使本已受伤的细胞加快死亡。

(四)临床表现

冻伤按损伤范围可分为全身性冻伤和局部性冻伤,按损伤性质可分为冻结性冻伤和非冻结性冻伤。

1.非冻结性冻伤

长时间暴露于 0～10 ℃的低温、潮湿环境所造成的局部损伤,组织不发生冻结性病理改变。包括冻疮、战壕足与浸泡足。冻疮为受冻处暗紫红色隆起的水肿性红斑,边缘呈鲜红色,界限不清,痒感明显,受热后更甚。有的可出现水疱,去除水疱表皮后可见创面发红,有渗液,如并发感染时可形成溃疡。

2.冻结性冻伤

短时间暴露于极低气温或长时间暴露于 0 ℃以下低温所造成的损伤,组织发生冻结性病理改变。包括局部冻伤和冻僵。

(1)局部冻伤:常发生于颜面、耳郭、手、足等暴露部位。根据损害程度可分为四度,Ⅰ、Ⅱ度主要是组织血液循环障碍,Ⅲ、Ⅳ度常有不同程度的坏死。①Ⅰ度:损伤表皮层,为轻度冻伤,表现为局部红肿、痒感及刺痛等,愈合后不留瘢痕。②Ⅱ度:损伤真皮层,为中度冻伤,表现为局部红肿,有水疱,疼痛但麻木。水疱破后如无感染,一般 2～3 周干枯脱痂,一般不留瘢痕,如并发感染,创面溃烂,愈合后可有瘢痕。③Ⅲ度:损伤达皮肤全层或深达皮下组织,为重度冻伤,表现为局部皮肤和皮下组织坏死,愈合后留有瘢痕。④Ⅳ度:损伤达皮肤、皮下组织,甚至肌肉、骨骼等组织,为极重度冻伤,局部皮肤深紫黑色,皮温降低,剧痛,发生干性坏死,如并发感染将呈湿性坏疽,而导致肢端残缺。

(2)冻僵:常发生在冷水或冰水淹溺,表现为低体温,受伤早期可表现为神经兴奋,排汗停止并出现寒战,随体温持续下降,寒战停止、心动过缓、意识模糊、瞳孔散大,严重者出现昏迷、皮肤苍白或青紫,四肢肌肉和关节僵硬、脉搏和血压测不到、呼吸心跳停止等。

(五)治疗要点

1.现场急救

(1)局部冻伤:①迅速脱离冻伤现场。②保暖。③如没有再冻伤危险时,应积极对冻伤局部进行复温,以防增加组织损伤。④不可摩擦或按摩冻伤局部,以免造成继发性机械损伤,一般可用衣物、软布包裹保护受冻部位。

(2)冻僵:①迅速脱离冻伤现场。②保暖。③积极复温,在伤员的颈部、腋下等置热水袋,一般水温不超过 50 ℃,有条件时可换下伤员的衣裤、鞋袜等。④尽快将患者送至医院,注意在搬动伤员时应保持水平位,动作轻柔。⑤如判断为心跳呼吸骤停时,应立即给予心肺复苏。

2.急诊治疗

(1)局部冻伤。①快速复温是救治冻伤的最好方法。可将冻伤肢体浸泡于 38～42 ℃温水中,至冻伤肢体皮肤转红,尤其是指(趾)甲床潮红、组织变软为止,时间以 30～60 分钟为宜。对于颜面冻伤者,可用温水不断淋洗或湿热敷。复温过程中应注意保持水温,但不可对容器直接加热,以免烫伤。如手套、鞋袜与手足冻在一起时,不可强行分离,应将其浸入温水中复温,严禁火烤、雪搓或按摩患处,如复温过程中出现剧烈疼痛,可适当给予镇静剂。②局部处理:Ⅰ度冻伤,保持创面干燥。Ⅱ度冻伤,复温消毒,清洁布类或纱布包扎。Ⅲ度、Ⅳ度冻伤,保持创面清洁干燥,采用暴露疗法,待坏死组织边界清楚时予以切除。③抗感染:重度冻伤应口服或注射抗生素,并注射破伤风抗毒血清,保守治疗时应严密观察和及时处理气性坏疽等严重并发症。④改善局部微循环:滴注右旋糖酐,必要时可用抗凝剂、溶栓剂或血管扩张剂等。⑤全身支持:加强营养支持,抬高患肢,适当活动或功能锻炼等。

(2)冻僵。①复温:最好是让伤员利用自身产生的热量进行缓慢、逐渐复温,以免快速复温而导致不可逆的低血压。尤其是优先恢复中心温度(即将热量输入伤员体内,先提高内脏的温度),而不能先单纯将四肢复温,以免由于外周血管收缩解除,血压降低,引起"复温休克"。②抗休克:复温过程中易出现低血容量性休克,补液尤为重要,因此,应及时给伤员补充血容量,输入液体以葡萄糖注射液或生理盐水为宜,温度为 37～40 ℃。③吸氧:以及时纠正低氧血症。④维持酸碱平衡:及时纠正酸中毒。另外,对于伤者出现高缸钾、低血钾或低血糖者应及早纠正。⑤防治并发症:如肺炎、胰腺炎、肝肾衰竭等,并预防血栓形成和继发感染。

二、护理评估与观察要点

(一)护理评估

1.一般情况

年龄、性别、婚姻、职业、饮食、睡眠、文化程度及宗教信仰等。

2.受伤史

了解患者冻伤的原因、冻伤持续时间,开始施救时间,保暖及转运途中情况等。

3.既往史

了解患者有无呼吸系统疾病、营养不良、接受化疗或应用肾上腺皮质激素等,有无吸烟及酗酒史等。

4.身体状况

(1)局部情况:冻伤局部皮肤情况、冻伤类型、分度等。

（2）评估低体温程度，复温效果。

（3）评估患者意识、脉搏、呼吸、血压等，及时判断心搏骤停。

（4）辅助检查：血常规、尿常规、血生化检查、血气分析及影像学检查等。

5.心理和社会支持情况

评估患者和家属的心理承受能力，对疾病的认识。

6.危险因素评估

压疮、跌倒、血栓危险因素评估。

7.并发症的评估

如肺炎、胰腺炎、肝肾衰竭、应激性溃疡、感染、心肌梗死、脑血管意外、深部静脉血栓形成、肺不张、肺水肿等。

（二）观察要点

1.现存问题观察

（1）密切监测体温，一般选择测肛温，另外，应严格掌握复温速度，避免因周围血管迅速扩张导致内脏缺血，或较冷的外周血流入内脏造成内脏进一步降温而致死。

（2）观察肢端血液循环情况。

（3）患者神志、瞳孔、生命体征、血氧饱和度及尿量等变化并详细记录，发现病情变化，及时通知医师，并积极配合医师采取应对措施。

2.并发症的观察

复温后的主要并发症是肺炎（包括溺水所致的吸入性肺炎）、胰腺炎、肝肾衰竭、应激性溃疡等。尤其是复温后几天，甚至几周内，机体的体温调节及其他功能仍可异常，不能准确反映感染或其他疾病的存在，应密切观察，及时对症处理，保护肝、肾、脑功能，预防血栓形成和继发感染。

三、急诊救治流程

冻伤的急诊救治流程详见图 16-12。

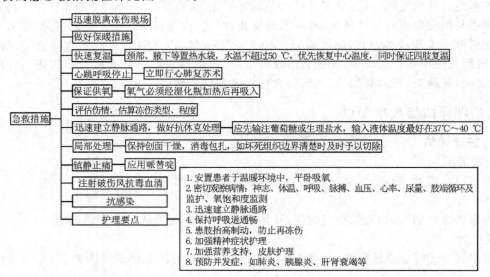

图 16-12　冻伤急诊救治流程

（吕高静）

第二十节　休　克

休克是人体在各种病因打击下引起的以有效循环血量急剧减少,组织器官的氧和血液灌流不足,末梢循环障碍为特点的一种病理综合征。

目前休克分为低血容量性休克、感染性休克、创伤性休克、心源性休克、神经源性休克和过敏性休克六类。在外科中常见的是低血容量性休克、感染性休克和创伤性休克。

一、特级护理

对休克患者 24 小时专人护理,制订护理计划,在实施过程中根据患者休克的不同阶段和病情变化,及时修改护理计划。随时做好重症护理记录。

二、严密观察病情变化

除至少每 30 分钟为患者测量脉搏、呼吸、血压外,还应观察以下变化。

(一)意识和表情

休克患者的神态改变如烦躁、淡漠、恐惧,昏迷是全身组织器官血液灌注不足的一种表现,应将患者仰卧位,头及躯干部抬高20°~30°,下肢抬高 15°~20°,防止膈肌及腹腔脏器上移,影响心肺功能,并可增加回心血量,改善脑血流灌注量。

(二)皮肤色泽及温度

休克时患者面色及口唇苍白,皮肤湿冷,四肢发凉,皮肤出现出血点或瘀斑,可能为休克已进入弥散性血管内凝血阶段。

(三)血压、脉压及中心静脉压

休克时一般血压常低于 10.6/6.6 kPa(80/50 mmHg),脉压<4.0 kPa(<30 mmHg)。因其是反应血容量最可靠的方法,对心功能差的患者,可放置 Swan-Ganz 导管,监测右房压、肺动脉压、肺毛细血管嵌压及心排血量,以了解患者的血容量及心功能情况。

(四)脉搏及心率

休克患者脉搏增快,随着病情发展,脉搏减速或出现心律不齐,甚至脉搏摸不到。

(五)呼吸频率和深度

注意呼吸的次数和节律,如呼吸增快、变浅,不规则为病情恶化,当呼吸每分钟增至 30 次以上或下降至 8 次以下,为病情危重。

(六)体温

休克患者体温一般偏低,感染性休克的患者,体温可突然升高至 40 ℃以上,或骤降至常温以下,均反映病情危重。

(七)瞳孔

观察双侧瞳孔的大小,对光反射情况,如双侧瞳孔散大,对光反射消失,说明脑缺氧和患者病情严重。

(八)尿量及尿比重

休克患者应留置导尿管,每小时测尿量一次,如尿量每小时少于 30 mL,尿比重增高,说明血容量不足;每小时尿量在 30 mL 以上,说明休克有好转。若输入相当量的液体后尿量仍不足平均每小时 30 mL,则应监测尿比重和血肌酐,同时注意尿沉渣的血细胞、球型等。疑有急性肾小球坏死者,更应监测血钠、尿钠和尿肌酐,以便了解肾脏的损害情况。

三、补充血容量注意输液速度

休克主要是全身组织、器官血液灌注不足引起。护士应在血压及血流动力学监测下调节输液速度。当中心静脉压低于正常值 0.6～1.2 kPa(6～12 cmH$_2$O)时,应加快输液速度;高于正常值时,说明液体输入过多、过快,应减慢输液速度,防止肺水肿及心肺功能衰竭。

四、保持呼吸道通畅

休克(尤其是创伤性休克)有呼吸反常现象,应随时注意清除患者口腔及鼻腔的分泌物,以保持呼吸道通畅,同时给予 O$_2$ 吸入。昏迷患者口腔内应放置通气管,并注意听诊肺部,监测动脉血气分析,以便及时发现缺 O$_2$ 或通气不足。吸 O$_2$ 浓度一般为 40%～50%,每分钟 6～8 L 的流量。

五、应用血管活性药物的护理

(一)从低浓度慢速开始

休克患者应用血管活性药,应从低浓度慢速开始,每 5 分钟监测血压 1 次,待血压平稳后改为每 15～30 分钟监测 1 次。并按等量浓度严格掌握输液滴数,使血压维持在稳定状态。

(二)严防液体外渗

静脉滴入升压药时,严防液体外渗,造成局部组织坏死。出现液体外渗时,应立即更换输液部位,外渗部位应用 0.25%普鲁卡因做血管周围组织封闭。

六、预防并发症的护理

(一)防止坠床

对神志不清、烦躁不安的患者,应固定输液肢体,并加床挡防止坠床,必要时将四肢以约束带固定于床旁。

(二)口腔感染

休克、神志不清的患者,由于唾液分泌少容易发生口腔感染,床旁应备口腔护理包。根据口腔 PH 选择口腔护理液,每天做 4 次口腔护理,保持口腔清洁,神志不清的患者做口腔护理时,要认真检查黏膜有无异常。

(三)肺部感染

休克、神志不清的患者由于平卧位,活动受限,易发生坠积性肺炎。因此,应每天 4 次雾化吸入,定时听诊双肺部以了解肺部情况,必要时给予吸痰。

(四)压疮

休克患者由于血液在组织灌注不足,加之受压部位循环不良,极易发生压疮。因此,应保持皮肤护理,保持皮肤清洁、干燥、卧位舒适,定时翻身,按摩受压部位及骨突处,检查皮肤有无损伤,并严格接班。

(吕高静)

第二十一节 昏 迷

昏迷是一种严重的意识障碍,随意运动丧失,对体内外(如语言、声音、光、疼痛等)一切刺激均无反应并出现病理反射活动的一种临床表现。在临床上,可由多种原因引起,并且是病情危重的表现之一。因此,如遇到昏迷的患者,应及时判断其原因,选择正确的措施,争分夺秒地抢救,以挽救患者生命。

昏迷的原因分为颅内、颅外因素。①颅内因素有中枢神经系统炎症(脑膜炎、脑脓肿、脑炎等),脑血管意外(脑出血、脑梗死、蛛网膜下腔出血),占位性病变(脑肿瘤、颅内血肿),脑外伤、癫痫。②颅外病因包括严重感染(败血症、伤寒、中毒性肺炎等),心血管疾病(休克、高血压脑病、阿-斯综合征等),内分泌与代谢性疾病(糖尿病酮症酸中毒、低血糖、高渗性昏迷、肝昏迷、尿毒症等),药物及化学物品中毒(有机磷农药、一氧化碳、安眠药、麻醉剂、乙醚等),物理因素(中暑、触电)。

一、昏迷的临床表现

昏迷是病情危重的标志,病因不同其临床表现也各异。

(1)伴有抽搐者,见于癫痫、高血压脑病、脑水肿、尿毒症、脑缺氧、脑缺血等。

(2)伴有颅内压增高者,见于脑水肿、脑炎、脑肿瘤、蛛网膜下腔出血等。

(3)伴有高血压者见于高血压脑病、脑卒中、嗜铬细胞瘤危象。

(4)伴有浅弱呼吸者见于肺功能不全、药物中毒、中枢神经损害。

(5)患者呼出气体的气味对诊断很有帮助,如尿毒症患者呼出气体有氨气味,酮症酸中毒有烂苹果味,肝昏迷有肝臭味,乙醇中毒者有乙醇味,敌敌畏中毒有敌敌畏味。

二、护理评估

(一)健康史

应向患者的家属或有关人员详细询问患者以往有无癫痫发作、高血压病、糖尿病以及严重的心、肝、肾和肺部等疾病。了解患者发作现场情况,发病之前有无外伤或其他意外事故(如服用毒物、高热环境下长期工作、接触剧毒化学药物和煤气中毒等),最近患者的精神状态和与周围人的关系。

(二)身体状况

1.主要表现

应向患者家属或有关人员详细询问患者的发病过程、起病时有无诱因、发病的急缓、持续的时间、演变经过;昏迷是首发症状还是由其他疾病缓慢发展而来的,昏迷前有无其他表现(指原发病的表现:如有无剧烈头痛、喷射样呕吐;有无心前区疼痛;有无剧烈的咳嗽、咳粉红色痰液、严重的呼吸困难、发绀;有无烦躁不安、胡言乱语;有无全身抽搐;有无烦渴、多尿、烦躁、呼吸深大、呼气呈烂苹果味等),以往有无类似发作史,昏迷后有无其他的表现。

2.体格检查

(1)观察检查生命体征。①体温:高热提示有感染性或炎症性疾患。过高可能为中暑或中枢性高热(脑干或下丘脑损害)。过低提示为休克、甲状腺功能低下、低血糖、冻伤或镇静安眠药过量。②脉搏:不齐可能为心脏病。微弱无力提示休克或内出血等。过速可能为休克、心力衰竭、高热或甲状腺功能亢进危象。过缓可能为房室传导阻滞或阿-斯综合征。缓慢而有力提示颅内压增高。③呼吸:深而快的规律性呼吸常见于糖尿病酸中毒,称为 Kussmual 呼吸;浅而快速的规律性呼吸见于休克、心肺疾患或安眠药中毒引起的呼吸衰竭;脑的不同部位损害可出现特殊的呼吸类型,如潮式呼吸提示大脑半球广泛损害,中枢性过度呼吸提示病变位于中脑被盖部,长吸式呼吸为脑桥上部损害所致,丛集式呼吸系脑桥下部病变所致,失调式呼吸是延髓特别是其下部损害的特征性表现。④血压:过高提示颅内压增高、高血压脑病或脑出血。过低可能为脱水、休克、心肌梗死、镇静安眠药中毒、深昏迷状态等。

昏迷时不同水平脑组织受损的表现见表 16-3。

表 16-3　昏迷对不同水平脑组织受损的表现

脑受损部位	意识	呼吸	瞳孔	眼球运动	运动功能
大脑	嗜睡、昏睡、昏迷、去皮质状态	潮式呼吸	正常	游动、向病灶侧凝视	偏瘫、去皮质强直
间脑	昏睡、昏迷、无动性缄默	潮式呼吸	小	游动、向病灶侧凝视	偏瘫、去皮质强直
中脑	昏睡、昏迷、无动性缄默	过度换气	大、光反应消失	向上或向下偏斜	交叉偏、去大脑强直
脑桥	昏睡、昏迷、无动性缄默	长吸气性、喘息性	小如针尖样	浮动向病灶对侧凝视	交叉偏、去大脑强直较轻
延髓	昏睡、昏迷、无动性缄默	失调性、丛集性呼吸	小或大	眼-脑反射消失	交叉性瘫呈迟缓状态

(2)神经系统检查。①瞳孔:正常瞳孔直径为 2.5~4 mm,<2 mm 为瞳孔缩小,>5 mm 为瞳孔散大。双侧瞳孔缩小见于吗啡中毒、有机磷杀虫药中毒、巴比妥类药物中毒、中枢神经系统病变等,如瞳孔针尖样缩小(<1 mm),常为脑桥病变的特征,1.5~2.0 mm 常为丘脑或其下部病变。双侧瞳孔散大见于阿托品、山莨菪碱、多巴胺等药物中毒,中枢神经病变见于中脑功能受损;双侧瞳孔散大且对光反射消失表示病情危重。两侧瞳孔大小若相差 0.5 mm 以上,常见于小脑天幕病及 Horner 征。②肢体瘫痪:可通过自发活动的减少及病理征的出现来判断昏迷患者的瘫痪肢体。昏迷程度深的患者可重压其眶上缘,疼痛可刺激健侧上肢出现防御反应,患侧则无;可观察患者面部疼痛的表情判断有无面瘫;也可将患者双上肢同时托举后突然放开任其坠落,瘫痪侧上肢坠落较快,即坠落试验阳性;偏瘫侧下肢常呈外旋位,且足底的疼痛刺激下肢回缩反应差或消失,病理征可为阳性。③脑膜刺激征:伴有发热者常提示中枢神经系统感染;不伴发热者多为蛛网膜下腔出血。如有颈项强直应考虑有无中枢神经系统感染、颅内血肿或其他造成颅内压升高的原因。④神经反射:昏迷患者若没有局限性的脑部病变,各种生理反射均呈对称性减弱或消失,但深反射也可亢进。昏迷伴有偏瘫时,急性期患侧肢体的深、浅反射减退。单侧病理反射阳性,常提示对侧脑组织存在局灶性病变,如果同时出现双侧的病理反射阳性,表明存在弥漫性颅内损害或脑干病变。⑤姿势反射:观察昏迷患者全身的姿势也很重要。临床上常见两种类

型:一种为去大脑强直,表现为肘、腕关节伸直,上臂内旋和下肢处于伸展内旋位。提示两大脑半球受损且中脑及间脑末端受损。另一种为去皮质强直,表现为肘、腕处于弯屈位,前臂外翻和下肢呈伸展内旋位。提示中脑以上大脑半球受到严重损害。这两种姿势反射,可为全身性,亦可为一侧性。

(3)检查患者有无原发病的体征:有无大小便失禁,呼气有无特殊气味,皮肤颜色有无异常,肢端是否厥冷,肺部听诊有无湿啰音,听诊心脏的心音有无低钝,有无心脏杂音,腹肌有无紧张,四肢肌肉有无松弛,四肢肌力有无减退,眼球偏向哪侧,眼底检查有无视盘水肿。

(三)心理状况

由于患者病情发展快,病情危重,抢救中紧张的气氛,繁多的抢救设施,常引起患者家属的焦虑,而病情的缓解需要时间,家属常因关心患者而产生对治疗效果不满意。

(四)实验室检查

1.CT 或 MRI 检查

怀疑脑血管意外的患者可采取本项目,可显示病变的性质、部位和范围。

2.脑脊液检查

怀疑脑膜炎、脑炎、蛛网膜下腔出血的患者可选择,可提示病变的原因。

3.血糖、尿酮测定

怀疑糖尿病酮症酸中毒、高渗性昏迷、低血糖的患者可选择本项目,能及时诊断,并在治疗中监测病情变化。此外,根据昏迷患者的其他病因选择相应的检查项目,以尽快做出诊断,为挽救患者生命争取时间。

(五)判断昏迷程度

由于昏迷患者无法沟通,导致询问病史困难,因此,护士能够正确地进行病情观察和判断就显得非常重要,首先应先确认呼吸和循环系统是否稳定,而详细完整的护理体检应等到对患者昏迷的性质和程度判断后再进行。

1.临床分级法

主要是给予言语和各种刺激,观察患者反应情况,加以判断,如呼叫姓名、推摇肩臂、压迫眶上切迹、针刺皮肤、与之对话和嘱其执行有目的的动作等。注意区别意识障碍的不同程度。①嗜睡:是程度最浅的一种意识障碍,患者经常处于睡眠状态,唤醒后定向力基本完整,但注意力不集中,记忆稍差,如不继续对答,很快又入睡。②昏睡:处于较深睡眠状态,不易唤醒,醒时睁眼,但缺乏表情,对反复问话仅能做简单回答,回答时含混不清,常答非所问,各种反射活动存在。③昏迷:意识活动丧失,对外界各种刺激或自身内部的需要不能感知。按刺激反应及反射活动等可分3 度(表 16-4)。

表 16-4　昏迷的临床分级

昏迷分级	疼痛刺激反应	无意识自发动作	腱反射	瞳孔对光反射	生命体征
浅昏迷	有反应	可有	存在	存在	无反应
中昏迷	重刺激可有	很少	减弱或消失	迟钝	轻度变化
深昏迷	无反应	无	消失	消失	明显变化

2.昏迷量表评估法

(1)格拉斯哥昏迷计分法(GCS):是在 1974 年英国 Teasdale 和 Jennett 制定的。以睁眼(觉醒水平）、言语（意识内容）和运动反应（病损平面）3 项指标的 15 项检查结果来判断患者昏迷和意识障碍的程度。以上 3 项检查共计 15 分，凡积分低于 8 分，预后不良；5～7 分预后恶劣；积分<4 分者罕有存活。即以 GCS 分值愈低，脑损害的程度愈重，预后亦愈差。而意识状态正常者应为满分（15 分）。

此评分简单易行，比较实用。但临床发现：3 岁以下小孩不能合作；老年人反应迟钝，评分偏低；语言不通、聋哑人、精神障碍患者等使用受到限制；眼外伤影响判断；有偏瘫的患者应根据健侧作判断依据。此外，有人提出，Glasgow 昏迷计分法用于评估患者意识障碍的程度，不能反映出极为重要的脑干功能状态（表 16-5）。

表 16-5　GCS 计分法

记分项目	反应	计分
Ⅰ.睁眼反应	自动睁眼	4
	呼唤睁眼	3
	刺激睁眼	2
	任何刺激不睁眼	1
Ⅱ.语言反应	对人物、时间、地点定向准确	5
	不能准确回答以上问题	4
	胡言乱语、用词不当	3
	散发出无法理解的声音	2
	无语言能力	1
Ⅲ.运动反应	能按指令动作	6
	对刺痛能定位	5
	对刺痛能躲避	4
	刺痛时肢体屈曲（去皮质强直）	3
	刺痛时肢体过伸（去大脑强直）	2
	对刺痛无任何反应	1
总分		

（2）Glasgow-Pittsburgh 昏迷观察表：在 GCS 的临床应用过程中，有人提出尚需综合临床检查结果进行全面分析，同时又强调脑干反射检查的重要性。为此，Pittsburgh 又加以改进补充了另外 4 个昏迷观察项目，即对光反射、脑干反射、抽搐情况和呼吸状态，称之 Glasgow-Pittsburgh 昏迷观察表，见表 16-6。合计为 7 项 35 级，最高为 35 分，最低为 7 分。在颅脑损伤中，35～28 分为轻型，27～21 分为中型，20～15 分为重型，14～7 分为特重型颅脑损伤。该观察表即可判定昏迷程度，也反映了脑功能受损水平（表 16-6）。

表 16-6　Glasgow-Pittsburgh 昏迷观察表

项目		评分	项目	评分
Ⅰ.睁眼反应	自动睁眼	4	大小不等	2
	呼之睁眼	3	无反应	1

项目		评分		项目	评分
	疼痛引起睁眼	2	V.脑干反射	全部存	5
	不睁眼	1		睫毛反射消失	4
Ⅱ.语言反应	言语正常(回答正确)	5		角膜反射消失	3
	言语不当(回答错误)	4		眼脑及眼前庭反射消失	2
	言语错乱	3		上述反射皆消失	1
	言语难辨	2	Ⅵ.抽搐情况	无抽搐	5
	不语	1		局限性抽搐	4
Ⅲ.运动反应	能按吩咐动作	6		阵发性大发作	3
	对刺激能定位	5		连续大发作	2
	对刺痛能躲避	4		松弛状态	1
	刺痛肢体屈曲反应	3	Ⅶ.呼吸状态	正常	5
	刺痛肢体过伸反应	2		周期性	4
	无反应(不能运动)	1		中枢过度换气	3
Ⅳ.对光反应	正常	5		不规则或低换气	2
	迟钝	4		呼吸停止	1
	两侧反应不同	3			

三、护理诊断

(一)意识障碍

意识障碍与各种原因引起的大脑皮质和中脑的网状结构发生有度抑制有关。

(二)清理呼吸道无效

清理呼吸道无效与患者意识丧失不能正常咳嗽有关。

(三)有感染的危险

有感染的危险与昏迷患者的机体抵抗力下降、呼吸道分泌物排出不畅有关。

(四)有皮肤完整性受损的危险

有皮肤完整性受损的危险与患者意识丧失而不能自主调节体位、长期卧床有关。

四、护理目标

(1)患者的昏迷减轻或消失。

(2)患者的皮肤保持完整,无压疮发生。

(3)患者无感染的发生。

五、昏迷的救治原则

昏迷患者的处理原则主要是维持基本生命体征,避免脏器功能的进一步损害,积极寻找和治疗病因。具体包括以下内容。

(1)积极寻找和治疗病因。

(2)维持呼吸道通畅,保证充足氧供,应用呼吸兴奋剂,必要时进行插管行辅助呼吸。

(3)维持循环功能,强心,升压,抗休克。

(4)维持水、电解质和酸碱平衡。对颅内压升高者,应迅速给予脱水治疗。每天补液量 1 500~2 000 mL,总热量 1 500~2 000 kcal。

(5)补充葡萄糖,减轻脑水肿,纠正低血糖。用法是每次 50%葡萄糖溶液 60~100 mL 静脉滴注,每 4~6 小时一次。但疑为高渗性非酮症糖尿病昏迷者,最好等血搪结果回报后再给葡萄糖。

(6)对症处理。防治感染,控制高血压、高热和抽搐,注意补充营养。注意口腔呼吸道、泌尿道和皮肤护理。

(7)给予脑细胞代谢促进剂。

六、护理措施

(一)急救护理

(1)速使患者安静平卧,下颌抬高以使呼吸通畅。

(2)松解腰带、领扣,随时清除口咽中的分泌物。

(3)呼吸暂停者立即给氧或口对口人工呼吸。

(4)注意保暖,尽量少搬动患者。

(5)血压低者注意抗休克。

(6)有条件尽快输液。

(7)尽快呼叫急救站或送医院救治。

(二)密切观察病情

(1)密切观察患者的生命指征,神志、瞳孔的变化,神经生理反射有无异常,注意患者的抽搐、肺部的啰音、心音、四肢肢端温度、尿量、眼底视神经、脑膜刺激征、病理反射等,并及时、详细记录,随时对病情做出正确的判断,以便及时通知医师并及时做出相应的护理,并预测病情变化的趋势,采取措施预防病情的恶化。

(2)如患者出现呼吸不规则(潮式呼吸或间停呼吸)、脉搏减慢变弱、血压明显波动(迅速升高或下降)、体温骤然升高、瞳孔散大、对光反射消失,提示患者病情恶化,须及时通知医师,并配合医师进行抢救。

(三)呼吸道护理

协助昏迷患者取平卧位,头偏向一侧,防止呕吐物误吸造成窒息(图 16-13)。帮助患者肩下垫高,使颈部舒展,防止舌后坠阻塞呼吸道,保持呼吸道通畅。立即检查口腔、喉部和气管有无梗阻,及时吸引口、鼻内分泌物,痰黏稠时给予雾化吸入。用鼻管或面罩吸氧,必要时需插入气管套管,机械通气。一般应使 PaO_2 至少高于 10.7 kPa(80 mmHg),$PaCO_2$ 在 4~4.7 kPa(30~35 mmHg)。

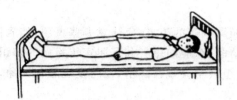

图 16-13　昏迷患者的卧位

(四)基础护理

1.预防感染

每 2～3 小时翻身拍背一次,并刺激患者咳嗽,及时吸痰。口腔护理 3～4 次/天,为防止口鼻干燥,可用 0.9%氯化钠水溶液纱布覆盖口鼻。患者眼睑不能闭合时,涂抗生素眼膏加盖纱布。做好会阴护理,防止泌尿系统感染。

2.预防压疮

昏迷患者由于不能自主调整体位,肢体长期受压容易发生压疮,护理人员应每天观察患者的骶尾部、股骨大转子、肩背部、足跟、外踝等部位,保持床单柔软、清洁、平整,勤翻身,勤擦洗,骨突处做定时按摩,协助患者被动活动肢体,并保持功能位,有条件者可使用气垫床。

3.控制抽搐

可镇静止痉,目前首选药物是地西泮,10～20 mg 静脉滴注,抽搐停止后再静脉滴注苯妥英钠 0.5～1.0 g,可在4～6 小时内重复给药。

4.营养支持

给昏迷患者插胃管,采取管喂补充营养,应保证患者每天摄入高热量、高蛋白、高维生素、易消化的流质饮食,如牛奶、豆浆或混合奶、菜汤、肉汤等。B 族维生素有营养神经的作用,应予以补充。鼻饲管应每周清洗、消毒一次。

5.清洁卫生

(1)每天帮患者清洁皮肤,及时更换衣服,保持床铺的清洁干燥;如患者出现大小便失禁,应及时清除脏衣服,用清水清洁会阴部皮肤,迅速更换干净的衣服,长期尿失禁或尿潴留的患者,可留置尿管,定期开放(每 4 小时一次),每天更换一次尿袋,每周更换一次导尿管,每天记录尿量和观察尿液颜色,如患者意识转清醒后,应及时拔出导尿管,鼓励和锻炼患者自主排尿;如患者出汗,应及时抹干净,防止患者受凉。

(2)每天对患者进行口腔清洁,观察口腔和咽部有无痰液或其他分泌物、呕吐物积聚,如发现有,应及时清理口咽部和气管,防止患者误吸造成窒息。

(五)协助医师查明和去除病因

(1)遵医嘱采取血液、尿液、脑脊液、呕吐物等标本进行相应的检查,以查明患者昏迷的病因。

(2)及时建立静脉通道,为临床静脉用药提供方便。

(3)针对不同病因,遵照医嘱采取相应的医疗措施进行抢救。如有开放性伤口应及时止血、缝合、包扎;如消化道中毒者,及时进行催吐、洗胃、注射解毒剂;如糖尿病酮症酸中毒患者,及时应用胰岛素治疗并迅速补充液体;如癫痫持续状态患者,应及时应用苯妥英钠等药物。

(4)遵照医嘱维持患者的循环和脑灌注压,对直接病因已经去除的患者,可行脑复苏治疗(应用营养脑细胞的药物)以促进神经功能的恢复。

(六)健康教育

应向患者家属介绍如何照顾昏迷的患者,应注意哪些事项,如病情恶化,应保持镇静,及时与医师和护士联系。患者意识清醒后,应向患者和家属宣传疾病的知识,指导他们如何避免诱发原发病病情恶化的因素,并指导患者学会观察病情,及时发现恶化征象,及时就诊,以防止昏迷的再次发生。

七、护理评价

(1)患者的意识是否转清醒。

(2)患者的痰液是否有效排出。

(3)呼吸道是否保持通畅。

(4)皮肤是否保持完整,有无压疮,肺部有无感染发生。

(吕高静)

第二十二节　超高热危象

发热是多种疾病的常见症状。若腋温在 37 ℃,且一天间体温波动超过 1 ℃以上,即可认为发热。腋温为 37.5～38 ℃称为低热、38.1～39 ℃称中度热、39.1～40 ℃称高热、41 ℃以上则为超高热。发热时间超过两周为长期发热。持续高热对身体损害很大,尤其是对脑组织有严重损伤,可引起脑细胞不可逆性损害。超高热危象系指高热同时伴有抽搐、昏迷、休克、出血等,是临床常见的危急重症之一,稍有疏忽,即可导致严重后果。

一、病因

(一)感染性发热

病毒、肺炎支原体、立克次体、细菌、螺旋体、真菌、寄生虫等各种病原体所致的感染,均可引起,为常见的病因。

1.传染病

多数急症患者的高热是由传染病引起,其中多半是上呼吸道感染,如普通感冒和流行性感冒、菌痢、疟疾、伤寒、传染性肝炎、粟粒性肺结核、急性血吸虫病、传染性单核细胞增多症、流行性脑脊髓膜炎、乙脑等均可引起发热或高热。

2.器官感染性炎症

器官感染性炎症常见有急性扁桃体炎、副鼻窦炎、中耳炎、支气管炎、肺炎、脓胸、肾盂肾炎、胆道感染、肝脓肿、细菌性心内膜炎、败血症、淋巴结炎、睾丸或副睾丸炎、输卵管炎、丹毒、深部脓肿等。

(二)非感染性发热

1.结缔组织疾病及变态反应

如系统性红斑狼疮、皮肌炎、风湿热、荨麻疹、药物热、输血输液反应等。

2.无菌性坏死

如广泛的组织创伤、大面积烧伤、心肌梗死、血液病等。

3.恶性肿瘤

如白血病、淋巴瘤、恶性网状细胞增多症、肝、肺和其他部位肿瘤等。

4.内分泌及代谢障碍

如甲状腺功能亢进(产热过多)、严重失水(散热过少)。

5.体温调节中枢功能障碍

如中暑、重度安眠药中毒、脑血管意外及颅脑损伤等。

二、病情评估

发热的原因复杂,临床表现千变万化,往往给诊断带来困难,因此,对一些非典型的疑难病例,除仔细询问病史,全面的体格检查和进行一些特殊实验室检查外,更应注意动态观察,并对搜集来的资料仔细进行综合分析,才能及时得出确切的诊断。

(一)病史

现病史和过去史的详细询问,常常对发热性疾病的诊断和鉴别诊断能提供重要的线索。例如黑热病、血吸虫病、丝虫病、华支睾吸虫病等有相对严格的地区性;疟疾、流行性乙型脑炎、流行性脑脊髓膜炎、细胞性痢疾等有一定的季节性;麻疹、猩红热、天花患者痊愈后有长期免疫力;食物中毒多见于集体发病,有进食不洁食物史;有应用广谱抗生素、激素、抗肿瘤药物及免疫抑制剂病史者,经应用抗生素治疗无效,要考虑二重感染的可能性;有应用解热镇痛药、抗生素、磺胺等药物,要警惕药物热;如果同时有皮疹出现,药物热的可能性更大;输血后发热时间长,要考虑疟疾、病毒性肝炎、巨细胞病毒感染的可能性;既往有肺结核或有与肺结核患者密切接触史者,要警惕结核或结核播散的可能;有恶性肿瘤史,不管是手术后或化疗后,再次发热不退要警惕肿瘤转移。例如,有一例患者,10年前有鼻腔恶性肉芽肿,经化、放疗后,10年后出现高热不退,多种抗生素治疗无效,最后证实是恶性组织细胞病。

(二)发热伴随症状

详细观察分析发热的伴随症状,对分析发热原因及严重程度均有重要价值。主要包括有无淋巴结肿大、结膜充血、关节肿痛、出血、皮疹(疱疹、玫瑰疹、丘疹、荨麻疹等),有无肝脾大、神经系统症状、腹痛等。

(三)超高热危象早期表现

凡遇高热患者出现寒战、脉搏快、呼吸急促、烦躁、抽搐、休克、昏迷等,应警惕超高热危象的发生。

(四)实验室及其他检查

1.血常规检查

血象以白细胞计数和分类计数最具初筛诊断意义。白细胞总数偏低,应考虑疟疾或病毒感染;白细胞总数增高和中性粒细胞左移者,常为细菌性感染;有大量幼稚细胞出现时要考虑白血病,但须与类白血病反应相鉴别。

2.尿粪检查

尿液检查对尿路疾病的诊断有很大帮助。对昏迷、高热病员而无阳性神经系统体征时,应做尿常规检查,以排除糖尿病酸中毒合并感染的可能。对高热伴有脓血便或有高热、昏迷、抽搐而无腹泻在疑及中毒性菌痢时应灌肠做粪便检查。

3.X 线检查

常有助于肺炎、胸膜炎、椎体结核等疾病的诊断。

4.其他检查

对诊断仍未明确的病员,可酌情做一些特殊意义的检查如血培养、抗"O"、各种穿刺及活组织检查。还可依据病情行 B 超、CT、内窥镜检查等。

5.剖腹探查的指征

如果能适当应用扫描检查、超声检查以及经皮活检,一般不需要剖腹探查。但对扫描的异常发现需要进一步阐明其性质,或制定准确的处理方案,或需做引流时,剖腹术可作为最后确诊的步骤而予以实施。

6.诊断性治疗试验

不主张在缺乏明确诊断的病例中应用药物治疗,但是如果在仔细检查和培养后,临床和实验室资料支持某种病因诊断但又未能完全明确时,治疗性试验是合理的。

(1)血培养阴性的心内膜炎:有较高的死亡率,如果临床资料表明此诊断是最有可能的,抗生素试验治疗可能是救命性的,常推荐应用广谱抗生素 3 种以上,联合、足量、早期、长疗程应用,一般用药4~6 周,人工瓣膜心内膜炎者疗程应更长,培养阳性者应根据药敏给药。

(2)结核:对有结核病史的患者,应高度怀疑有结核病的活动性病灶,2~3 周的抗结核治疗很可能导致体温的下降,甚至达到正常。

(3)疟疾:如果热型符合疟疾(间日疟或三日疟)改变,伴有脾大,白细胞计数减少,流行季节或从流行区来的患者,而一时未找到疟原虫的确切证据,可试验性抗疟治疗,或许能得到良好的疗效,并有助于诊断。

(4)疑为系统性红斑狼疮,而血清学检查未能进一步证实的患者,激素试验性用药可获良效而进一步证实诊断。

由于多数不明原因的高热是由感染引起,所以一般抗生素在未获得确诊前是常规地使用以观疗效。

三、急救措施

(一)一般处理

将患者置于安静、舒适、通风的环境。有条件时应安置在有空调的病室内,无空调设备时,可采用室内放置冰块、电扇通风等方法达到降低室温的目的。高热惊厥者应置于保护床内,保持呼吸道通畅,予足量氧气吸入。

(二)降温治疗

可选用物理降温或药物降温。

1.物理降温法

利用物理原理达到散热目的,临床上有局部和全身冷疗两种方法。

(1)局部冷疗:适用于体温超过 39 ℃者,给予冷毛巾或冰袋及化学制冷袋,将其放置于额部、腋下或腹股沟部,通过传导方式散发体内的热量。

(2)全身冷疗:适用于体温超过 39.5 ℃者,采用酒精擦浴、温水擦浴、冰水灌肠等方法。

酒精擦浴法:酒精是一种挥发性的液体,擦浴后酒精在皮肤上迅速蒸发,吸收和带走机体的大量热量;同时酒精和擦拭又具有刺激皮肤血管扩张的作用,使散热增加。一般选用 25%～35% 的酒精 100～200 mL,温度为 30 ℃左右。擦浴前先置冰袋于头部,以助降温,并可防止由于擦浴时全身皮肤血管收缩所致头部充血;置热水袋于足底,使足底血管扩张有利散热,同时减少头部充血。擦浴中应注意患者的全身情况,若有异常立即停止。擦至腋下、掌心、腘窝、腹股沟等血管丰富处应稍加用力且时间稍长些,直到皮肤发红为止,以利散热。禁擦胸前区、腹部、后颈、足底,以免引起不良反应。擦拭完毕,移去热水袋,间隔半小时,测体温、脉搏、呼吸,做好记录,如体温降至 39 ℃以下,取下头部冰袋。

温水擦浴法:取 32～34 ℃温水进行擦浴,体热可通过传导散发,并使血管扩张,促进散热。方法同酒精擦浴法。

冰水灌肠法:用于体温高达 40 ℃的清醒患者,选用 4 ℃的生理盐水 100～150 mL 灌肠,可达到降低深部体温的目的。

2.药物降温法

应用解热剂使体温下降。

(1)适应证:①婴幼儿高热,因小儿高热引起"热惊厥"。②高热伴头痛、失眠、精神兴奋等症状,影响患者的休息与疾病的康复。③长期发热或高热,经物理降温无效者。

(2)常用药物:有吲哚美辛、异丙嗪、哌替啶、氯丙嗪、激素如地塞米松等。对于超高热伴有反复惊厥者,可采用亚冬眠疗法、静脉滴注氯丙嗪、异丙嗪每次各 2 mg/kg。降温过程中严密观察血压变化,视体温变化调整药物剂量。

必要时物理降温与药物降温可联合应用,注意观察病情。

(三)病因治疗

诊断明确者应针对病因采取有效措施。

(四)支持治疗

注意补充营养和水分,保持水、电解质平衡,保护心、脑、肾功能及防治并发症。

(五)对症处理

如出现惊厥、颅内压增高等症状,应及时处理。

四、护理要点

(一)一般护理

做好患者皮肤、口腔等基础护理,满足患者的基本需要,尽可能使患者处于舒适状态,预防并发症的发生;做好发热患者的生活护理,如发热患者的衣被常被汗液浸湿,应及时更换。

(二)心理护理

患者由于疾病和高热的折磨,容易出现烦躁、焦虑等心理变化,需要更多的关心、抚慰和鼓励。护士要多接近患者,耐心解答患者提出的各种问题,使患者从精神、心理上得到支持。

(三)病情观察与护理

(1)严密观察体温、脉搏、呼吸、血压、神志变化,以了解病情及观察治疗反应。在物理降温或药物降温过程中,应持续测温或每5分钟测温 1 次,昏迷者应测肛温。体温的突然下降伴有大量出汗,可导致虚脱或休克,此种情况在老年、体弱患者尤应注意。

(2)观察与高热同时存在的其他症状,如是否伴有寒战、大汗、咳嗽、呕吐、腹泻、出疹或出血等,以协助医师明确诊断。

（3）观察末梢循环情况，高热而四肢末梢厥冷、发绀者，往往提示病情更为严重。经治疗后体温下降和四肢末梢转暖、发绀减轻或消失，则提示治疗有效。

五、健康教育

（一）饮食指导

告知患者发热是一种消耗性疾病，饮食中注意高热量、高蛋白、高维生素的摄取是必要的。鼓励患者多食一些营养丰富、易消化、自己喜爱的流质或半流质饮食，保证每天总热量不低于12 552 kJ（3 000 kcal）；同时注意水分和盐分补充，保证每天入水量在3 000 mL左右，防止脱水，促进毒素和代谢产物的排出。

（二）正确测量体温

体温测量的正确性对于判断疾病的转归有一定的意义。应教会患者正确测量体温的方法，应告知成人口腔温度和腋下温度测量的方法、时间及测量中的注意事项；应向婴幼儿家属说明婴幼儿肛温测量的方法、时间及注意事项。

（三）加强自我保健教育

指导患者建立有规律的生活；适当的体育锻炼和户外活动，增加机体的耐寒和抗病能力；在寒冷季节或气候骤变时，注意保暖，避免受凉，预防感冒、流行性感冒等；向患者和家属介绍有关发热的基本知识，避免各种诱因；改善环境卫生，重视个人卫生；告诫患者重视病因治疗，如系感染性发热，当抗生素使用奏效时，体温便会下降。

（吕高静）

第二十三节　高血压危象

高血压是一组表现为体循环动脉血压增高的疾病，按照高血压发病的原因及病程进展缓急，可分为良性和恶性两型。其中恶性高血压又称急进型高血压，舒张压常＞17.3 kPa（130 mmHg），引起急性肾衰竭、氮质血症，如不积极有效地治疗，大约1年内死亡。恶性高血压在原发性高血压中发生率为1%。

高血压危象指在高血压病程中，由于某些诱因，致外周小动脉发生暂时的强烈收缩，血压急剧升高，以舒张压突然升高达18.7 kPa（140 mmHg）以上或更高为特征，收缩压相应升高达33.3 kPa（250 mmHg）以上，可伴有重要器官的功能障碍和不可逆的损害。高血压危象可发生在缓慢型或急进型高血压，也可发生在过去血压完全正常者，多为急性肾小球肾炎。由于原发性高血压占高血压的90%以上，故高血压危象也以原发性高血压为多。

1999年WHO/ISH高血压诊断标准见表16-7。

表16-7　1999年WHO/ISH高血压诊断标准

类型	收缩压（mmHg）	舒张压（mmHg）
理想血压	＜120	＜80
正常血压	＜130	＜85

类型	收缩压(mmHg)	舒张压(mmHg)
1级高血压(轻度)	140～159	90～99
亚组:临界高血压	140～149	90～94
2级高血压(中度)	160～179	100～109
3级高血压(重度)	≥180	≥110
单纯收缩期高血压	≥140	<90
亚组:临界收缩期高血压	140～149	<90

一、高血压危象分型

(1)高血压脑病:血压突然急剧升高,导致急性脑血液循环障碍而致脑水肿和颅内高压,而产生剧烈头痛、呕吐、意识障碍等神经系统症状。

(2)高血压危象伴颅内出血:包括脑出血或蛛网膜下腔出血。

(3)儿茶酚胺释放所致高血压危象:见于嗜铬细胞瘤。肿瘤可产生和释放大量去甲基肾上腺素和肾上腺素。表现为血压急剧升高,伴心动过速、头痛、面色苍白、大量出汗、末梢循环障碍。发作持续数分钟至数小时。通常都有诱因存在,如情绪激动等,发作间歇可无症状。

(4)高血压危象伴急性肺水肿。

(5)高血压危象伴肾功能损害。

(6)高血压危象伴主动脉夹层动脉瘤。

(7)妊娠高血压综合征:妊娠后期出现高血压、蛋白尿和水肿,严重时发生子痫。

二、护理评估

(一)健康史

询问既往有无高血压病史,有无过劳、精神刺激或内分泌功能紊乱,是否服用抗高血压药物或其他药物,及详细服药情况。此外还应了解患者家族成员中有无高血压病史。

(二)身心状况

1.血压

血压突然升高,舒张压常高于 17.3 kPa(130 mmHg)。

2.急性靶器官系统损害

常伴心、脑、肾、腹部内脏器官、眼底等急性损害。

(1)视网膜病变:出血、渗出和/或视盘水肿。

(2)神经系统表现:头痛、嗜睡、抽搐、昏迷,常伴半身感觉障碍和一侧肢体活动失灵。

(3)心脏:心绞痛或心肌梗死,严重时可出现急性左心衰竭。

(4)肾脏:少尿、氮质血症、尿毒症的表现。

(5)胃肠道:有恶心、呕吐、阵发性腹部绞痛等。

3.心理-社会状况

患者常出现焦虑、恐惧、消极悲观等情绪,这些心理负担会令血压更易波动,给治疗带来负面效果。

(三)辅助检查

1.尿常规

尿中是否存在蛋白、红细胞、管型,了解有无肾实质的受损。

2.肾功能检查

伴急性肾功能损害者,血尿素氮和肌酐升高。

3.香草基杏仁酸(VMA)

疑嗜铬细胞瘤者所致的高血压可行 VMA 检查。

4.脑脊液(CSF)检查

CSF 压力增高。

5.胸片

观察有无心脏增大、充血性心力衰竭、肺水肿等征象。

6.肾上腺 CT

疑嗜铬细胞瘤者所致的高血压可行肾上腺 CT 检查。

7.动态血压(ABPM)监测

了解和观察 24 小时内患者血压变化情况。

三、护理诊断

(一)舒适的改变

舒适的改变与血压急剧升高、颅内压力升高有关。

(二)有受伤的危险

有受伤的危险与头晕、视力模糊、意识障碍有关。

(三)有体液过多的危险

有体液过多的危险与尿少,急性肾功能损害有关。

(四)焦虑和/或恐惧

焦虑和/或恐惧与患者担心疾病预后有关。

(五)知识缺乏

患者及家属缺乏与本病防治的相关知识。

四、护理目标

(1)患者血压稳定,不适症状消失。

(2)患者有安全感和归属感,对医务人员信任,接受并配合治疗护理。

(3)患者尿量正常,水、电解质、酸碱维持平衡,肾功能有效改善。

(4)患者初步了解高血压危象可能发生的因素,能遵医嘱服药并自我监测。

五、高血压危象的护理措施

(一)监护

患者以在 CCU 或 ICU 安静治疗为宜,尽量避光,以获得密切的监测,绝对卧床休息,床头抬高 30°,使颅内压减轻。

（二）给氧

常规使用鼻导管给氧。

（三）迅速开放静脉通道，给予有效降压药物

遵医嘱做到迅速、安全、有效降压。其中以硝普钠最为理想。避免血压下降过快过猛可导致冠状动脉或脑动脉供血不足或少尿，其安全的血压水平是（21.3～24.0）/（13.3～14.7）kPa〔(160～180)/(100～110)mmHg〕。开始时降压药剂量宜小。密切观察是否有神经系统症状、心排血量降低、少尿等现象。然后逐渐增加剂量，应使患者能够耐受血压下降的速度。静脉用药者1～2天内应加上口服降压药，争取短期内停用静脉给药。可合并用药以提高疗效减少不良反应。

（四）防治脑水肿

避免脱水或补液过多，前者可引起肾前性氮质血症，后者可使血压进一步升高，并可引起心力衰竭。用脱水剂甘露醇、呋塞米等治疗；脑水肿、惊厥者镇静止惊，如肌内注射苯巴比妥钠、地西泮、水合氯醛灌肠等。头痛严重可针刺百会穴（两耳尖连线在头顶正中点）使之出血，以缓解头痛。

（五）抗心力衰竭

合并急性左心衰竭时给予强心、利尿及扩血管治疗，选用硝普钠最为理想。

（六）合并氮质血症者

合并氮质血症者应予血液透析治疗。

（七）嗜铬细胞瘤合并高血压危象

由于瘤体分泌大量儿茶酚胺引起血压急剧升高，手术前应选用α受体阻滞剂酚妥拉明降低血压。

（八）合并妊娠高血压综合征时

早期限制活动和盐的摄入。头痛应引起重视，提示可能发生子痫，在子痫发生之前应终止妊娠。若患者发生子痫，应绝对卧床休息，静脉注射硫酸镁，给予镇静剂，避免激惹而病情加重，并积极降压治疗。子痫发生后应延缓分娩，以子痫停止发作24～48小时分娩为宜。

（九）心理护理

保持患者情绪稳定，增加心理支持，使患者愿意并积极配合治疗护理。

（十）健康教育

（1）指导患者坚持低盐、低脂饮食，戒烟、酒等不良生活习惯，合理安排休息与活动，避免过劳。

（2）保持情绪平稳，避免不良精神刺激。

（3）遵医嘱规律服用降压药物，保持血压稳定在安全范围内，学会自我检测血压，并及时到医院复查。

（吕高静）

第二十四节　高血糖危象

高血糖危象指的是糖尿病昏迷，而糖尿病是由多种病因引起的以慢性高血糖为特征的代谢紊乱,其基本病理生理为绝对或相对性胰岛素分泌不足所引起的糖代谢紊乱,严重时可导致酸碱平衡失常。特征性的病理改变包括高血糖、高酮血症及代谢性酸中毒,发展到严重时可发生酮症酸中毒昏迷和高渗性非酮症性昏迷。

一、糖尿病酮症酸中毒

糖尿病酮症酸中毒(DKA)为最常见的糖尿病急症,是由于体内胰岛素缺乏引起的以高血糖、高血酮和代谢性酸中毒为主要表现的临床综合征。当代谢紊乱发展至脂肪分解加速、血清酮体积聚超过正常水平时称为酮血症,尿酮体排出增多称为酮尿,临床上统称为酮症。当酮酸积聚而发生代谢性酸中毒时称为酮症酸中毒,常见于 1 型糖尿病患者或 B 细胞功能较差的 2 型糖尿病患者伴应激时。

(一)病因

DKA 发生在有糖尿病基础,在某些诱因作用下发病。DKA 多见于年轻人,1 型糖尿病易发,2 型糖尿病可在某些应激情况下发生。发病过程大致可分为代偿性酮症酸中毒与失代偿性酮症酸中毒两个阶段。诱发 DKA 的原因如下。

1.急性感染

急性感染以呼吸、泌尿、胃肠道和皮肤的感染最为常见。伴有呕吐的感染更易诱发急性感染。

2.胰岛素和药物治疗中断

胰岛素和药物治疗中断是诱发 DKA 的重要因素,特别是胰岛素治疗中断。有时也可因体内产生胰岛素抗体致使胰岛素的作用降低而诱发。

3.应激状态

糖尿病患者出现精神创伤、紧张或过度劳累、外伤、手术、麻醉、分娩、脑血管意外、急性心肌梗死等。

4.饮食失调或胃肠疾患

严重呕吐、腹泻、厌食、高热等导致严重失水,过量进食含糖或脂肪多的食物,酗酒,或每天糖类摄入过少(<100 g)时。

5.不明病因

发生 DKA 时往往有几种诱因同时存在,但部分患者可能找不到明显诱因。

(二)发病机制

主要病理基础为胰岛素相对或绝对不足、拮抗胰岛素的激素(胰高血糖素、皮质醇、儿茶酚胺类、生长激素)增加以及严重失水等,因此产生糖代谢紊乱,血糖不能正常利用,导致血糖增高、脂肪分解增加、血酮增高和继发性酸中毒与水、电解质平衡失调等一系列改变。本病发病机制中各种胰岛素拮抗激素相对或绝对增多起重要作用。

1.脂肪分解增加、血酮增高与代谢性酸中毒的出现

DAK 患者脂肪分解的主要原因有:①胰岛素的严重缺乏,不能抑制脂肪分解。②糖利用障碍,机体代偿性脂肪动员增加。③生长激素、胰高血糖素和糖皮质激素的作用增强,促进脂肪的分解。此时因脂肪动员和分解加速,大量脂肪酸在肝经 B 氧化生成乙酰辅酶 A。正常状态下的乙酰辅酶 A 主要与草酰乙酸结合后进入三羧酸循环。DAK 时,由于草酰乙酸的不足,使大量堆积的乙酰辅酶 A 不能进入三羧酸循环,加上脂肪合成受抑制,使之缩合为乙酰乙酸,再转化为

β-羟丁酸、丙酮,三者总称为酮体。与此同时,胰岛素的拮抗激素作用增强,也成为加速脂肪分解和酮体生成的另一个主要方面。在糖、脂肪代谢紊乱的同时,蛋白质的分解过程加强,出现负氮平衡,血中生酮氨基酸增加,生糖氨基酸减少,这在促进酮血症的发展中也起了重要作用。当肝内产生的酮体量超过了周围组织的氧化能力时,便引起高酮血症。

病情进一步恶化将引起:①组织分解加速。②毛细血管扩张和通透性增加,影响循环的正常灌注。③抑制组织的氧利用。④先出现代偿性通气增强,继而 pH 下降,当 pH<7.2 时,刺激呼吸中枢引起深快呼吸(Kussmaul 呼吸),pH<7.0 时,可导致呼吸中枢麻痹,呼吸减慢。

2.胰岛素严重缺乏、拮抗激素增高及严重脱水

当胰岛素严重缺乏和拮抗激素增高情况下,糖利用障碍,糖原分解和异生作用加强,血糖明显增高,可超过 19.25 mmol/L,继而引起细胞外高渗状态,使细胞内水分外移,引起稀释性低钠。一般来说,血糖每升高 5.6 mmol/L,血浆渗量增加 5.5 mmol/L,血钠下降 2.7 mOsm/L。此时,增高的血糖由肾小球滤过时,可比正常的滤过率[5.8~11 mmol/(L·min)]高出 5~10 倍,大大超过了近端肾小管回吸收糖[16.7~27.8 mmol/(L·min)]的能力,多余的糖由肾排出,带走大量水分和电解质,这种渗透性利尿作用必然使有效血容量下降,机体处于脱水状态。此外,由此而引起的机体蛋白质、脂肪过度分解产物(如尿素氮、酮体、硫酸、磷酸)从肺、肾排出,同时厌食、呕吐等症状,都可加重脱水的进程。在脱水状态下的机体,胰岛素利用下降与反调节激素效应增强的趋势又必将进一步发展。这种恶性循环若不能有效控制,必然引起内环境的严重紊乱。

3.电解质失衡

因渗透性利尿作用,从肾排出大量水分的同时也丢失 K^+、Na^+ 和 Cl^- 等离子。血钠在初期可由于细胞内液外移和排出增多而引起稀释性低钠,但若失水超过失钠程度,血钠也可增高。血钾降低多不明显,有时由于 DKA 时组织分解增加使大量细胞内 K^+ 外移而使测定的血钾不低,但总体上仍以低钾多见。

(三)临床表现

绝大多数 DKA 见于 1 型糖尿病患者,有使用胰岛素治疗史,且有明显诱因,小儿则多以 DKA 为首先症状出现。一般起病急骤,但也有逐渐起病者。早期患者常感软弱、乏力、肌肉酸痛,是为 DKA 的前驱表现,同时糖尿病本身症状也加重,常因大量尿糖及酮尿使尿量明显增加,体内水分丢失,多饮、多尿更为突出,此时食欲缺乏、恶心、呕吐、腹痛等消化道症状及胸痛也很常见。老年有冠心病者可并发心绞痛,甚而心肌梗死及心律失常或心力衰竭等。由于 DKA 时心肌收缩力降低,每搏量减少,加以周围血管扩张,血压常下降,导致周围循环衰竭。

1.严重脱水

皮肤黏膜干燥、弹性差,舌干而红,口唇樱桃红色,眼球下陷,心率增快,心音减弱,血压下降;并可出现休克及中枢神经系统功能障碍,如头痛、神志淡漠、恍惚,甚至昏迷。少数患者尚可在脱水时出现上腹部剧痛、腹肌紧张并压痛,酷似急性胰腺炎或外科急腹症,胰淀粉酶亦可升高,但非胰腺炎所致,与严重脱水和糖代谢紊乱有关,一般在治疗 2~3 天后可降至正常。

2.酸中毒

可见深而快的 Kussmaul 呼吸,呼出气体呈酮味(烂苹果味),但患者常无呼吸困难感觉,少数患者可并发呼吸窘迫综合征。酸中毒可导致心肌收缩力下降,诱发心力衰竭。当 pH<7.2 时中枢神经系统受抑制则出现倦怠、嗜睡、头痛、全身痛、意识模糊和昏迷。

3.电解质失衡

早期低血钾常因病情发展而进一步加重,可出现胃肠胀气、腱反射消失和四肢麻痹,甚至有麻痹性肠梗阻的表现。当同时合并肾功能损害,或因酸中毒致使细胞内大量钾进入细胞外液时,血钾也可增高。

4.其他

肾衰竭时少尿或无尿,尿检出现蛋白、管型;部分患者可有发热,病情严重者体温下降,甚至降至 35 ℃以下,这可能与酸血症时血管扩张和循环衰竭有关;尚有少数患者可因 6-磷酸葡萄糖脱氢酶缺乏而产生溶血性贫血或黄疸。

(四)实验室检查

1.尿糖、尿酮检查

尿糖、尿酮强阳性,但当有严重肾功能损害时由于肾小球滤过率减少而导致肾糖阈增高时,尿糖和尿酮亦可减少或消失。

2.血糖、血酮检查

血糖明显增高,多高达 16.7～33.3 mmol/L,有时可达55.5 mmol/L 以上;血酮体增高,正常<0.6 mmol/L,>1.0 mmol/L 为高血酮,>3.0 mmol/L 提示酸中毒。

3.血气分析

代偿期 pH 可在正常范围,HCO_3^- 降低;失代偿期 pH<7.35,HCO_3^- 进一步下降,BE 负值增大。

4.电解质测定

血钾正常或偏低,尿量减少后可偏高,血钠、血氯多偏低,血磷低。

5.其他

肾衰竭时,尿素氮、肌酐增高,尿常规可见蛋白、管型,白细胞计数多增加。

(五)诊断及鉴别诊断

DKA 的诊断基于如下条件:①尿糖强阳性。②尿酮体阳性,但在肾功能严重损伤或尿中以β-羟丁酸为主时尿酮可减少甚至消失。③血糖升高,多为 16.7～33.3 mmol/L,若>33.3 mmol/L,要注意有无高血糖高渗状态。④血 pH 常<7.35,$HCO_3^-<10$ mmol/L。在早期代偿阶段血 pH可正常,但 BE 负值增大。关键在于对临床病因不明的脱水、酸中毒、休克、意识改变进而昏迷的患者应考虑到 DKA 的可能。若尿糖、尿酮体阳性,血糖明显增高,无论有无糖尿病史,都可结合临床特征而确立诊断。

DKA 可有昏迷,但在确立是否为 DKA 所致时,除需与高血糖高渗状态、低血糖昏迷和乳酸性酸中毒进行鉴别外,还应注意脑血管意外的出现,应详查神经系统体征,特别要急查头颅 CT,以资鉴别,必须注意二者同时存在的可能性。

(六)急诊处理

治疗原则为尽快纠正代谢紊乱,去除诱因,防止各种并发症。补液和胰岛素治疗是纠正代谢紊乱的关键。

1.补液

输入液体的量及速度应根据患者脱水程度、年龄及心脏功能状态而定。一般每天总需量按患者原体重的 10％估算。首剂生理盐水1 000～2 000 mL,1～2 小时静脉滴注完毕,以后每6～8 小时输 1 000 mL 左右。补液后尿量应在每小时 100 mL 以上,如仍尿少,表示补液不足或心、肾功能不佳,应加强监护,酌情调整。昏迷者在苏醒后,要鼓励口服液体,逐渐减少输液,较为安全。

2.胰岛素治疗

常规以小剂量胰岛素为宜,这种用法简单易行,不必等血糖结果;无迟发低血糖和低血钾反应,经济、有效。实施时可分两个阶段进行。

(1)第 1 阶段:患者诊断确定后(或血糖>16.7 mmol/L),开始先静脉点滴生理盐水,并在其中加入短效胰岛素,每小时给予每千克体重 0.1 U 胰岛素,使血清胰岛素浓度恒定达到 100～200 μU/mL,每 1～2 小时复查血糖,如血糖下降<30%,可将胰岛素加量;对有休克和/或严重酸中毒和/或昏迷的重症患者,应酌情静脉注射首次负荷剂量 10～20 U 胰岛素;如下降>30%,则按原剂量继续静脉滴注,直至血糖下降为≤13.9 mmol/L 后,转第 2 阶段治疗;当血糖≤8.33 mmol/L 时,应减量使用胰岛素。

(2)第 2 阶段:当患者血糖下降至≤13.9 mmol/L 时,将生理盐水改为 5%葡萄糖(或糖盐水),胰岛素的用量则按葡萄糖与胰岛素之比为(3～4):1(即每 3～4 g 糖给胰岛素 1 U)继续点滴,使血糖维持在 11.1 mmol/L 左右,酮体阴性时,可过渡到平日治疗剂量,但在停止静脉滴注胰岛素前 1 小时酌情皮下注射胰岛素 1 次,以防血糖的回升。

3.补钾

DKA 者从尿中丢失钾,加上呕吐与摄入减少,必须补充。但测定的血钾可因细胞内钾转移至细胞外而在正常范围内,因此,除非患者有肾功能障碍或无尿,一般在开始治疗即进行补钾。补钾应根据血钾和尿量:治疗前血钾低于正常,立即开始补钾,头 2～4 小时通过静脉输液每小时补钾为 13～20 mmol/L(相当于氯化钾 1.0～1.5 g);血钾正常、尿量>40 mL/h,也立即开始补钾;血钾正常、尿量<30 mL/h,暂缓补钾,待尿量增加后再开始补钾;血钾高于正常,暂缓补钾。使用时应随时进行血钾测定和心电图监护。如能口服,用肠溶性氯化钾 1～2 g,3 次/天。用碳酸氢钠时,鉴于它有促使钾离子进入细胞内的作用,故在滴入 5%碳酸氢钠 150～200 mL 时,应加氯化钾 1 g。

4.纠正酸中毒

患者酸中毒系因酮体过多所致,而非 HCO_3^- 缺乏,一般情况下不必用碳酸氢钠治疗,大多可在输注胰岛素及补液后得到纠正。反之,易引起低血钾、脑水肿、反常性脑脊液 pH 下降和因抑制氧合血红蛋白解离而导致组织缺氧。只有 pH<7.1 或 CO_2 结合力<4.5 mmol/L、HCO_3^-<5 mmol/L时给予碳酸氢钠 50 mmol/L。

5.消除诱因,积极治疗并发症

并发症是关系到患者预后的重要方面,也是酮症酸中毒病情加重的诱因,如心力衰竭、心律失常、严重感染等,都须积极治疗。此外,对患者应用鼻导管供氧,严密监测神志、血糖、尿糖、尿量、血压、心电图、血气、血浆渗量、尿素氮、电解质及出入量等,以便及时发现病情变化,及时予以处理。

(七)急救护理

1.急救护理要点

(1)补液:是抢救 DKA 首要的、极其关键的措施。补液可以迅速纠正失水以改善循环血容量与肾功能。通常使用 0.9%氯化钠注射液。一般补液应遵循以下原则。

若血压正常或偏低,血钠<150 mmol/L,静脉输入 0.9%氯化钠注射液。发生休克者,还应

间断输入血浆或全血。

若血压正常,血钠高于或等于 150 mmol/L,或伴有高渗状态,可开始就用低渗液体。

血糖降至 13.9 mmol/L 以下,改用 5%葡萄糖注射液。补充的量及速度须视失水程度而定。一般按患者体重(kg)的 10%估计输液。补液按先快后慢的原则进行。头 4 个小时补充总量的 1/4~1/3,头 8~12 小时补充总量的 2/3,其余的量在 24~48 小时内补足。补液途径以静脉为主,辅以胃肠内补液。

(2)应用胰岛素:静脉滴注或静脉推注小剂量胰岛素治疗,此法简单易行,安全有效,较少发生低血钾、脑水肿及后期低血糖等严重不良反应。每小时胰岛素用量 0.1 U/kg(可用 50 U RI 加入 500 mL 0.9%氯化钠注射液中以 1 mL/min 的速度持续静脉滴注)。

(3)保持呼吸道通畅,吸氧,提供保护性措施。

2.一般护理要点

(1)严密观察生命体征和神志变化,低血钾患者应做心电图监测,为病情判断和观察治疗反应提供客观依据。

(2)及时采血、留尿,送检尿糖、尿酮、血糖、血酮、电解质及血气等。

(3)准确记录 24 小时出入量。

(4)补液时密切监测肺水肿发生情况。

(5)遵医嘱用药,纠正电解质及酸碱失衡:轻症患者经补液及胰岛素治疗后,酸中毒可逐渐得到纠正,不必补碱。重症酸中毒,二氧化碳结合力<8.92 mmol/L,pH<7.1,应根据血 pH 和二氧化碳结合力变化,给予适量碳酸氢钠溶液静脉输入。酸中毒时细胞内缺钾,治疗前血钾水平不能真实反映体内缺钾程度,治疗后 4~6 小时血钾常明显下降,故在静脉输入胰岛素及补液同时应补钾,最好在心电监护下,结合尿量和血钾水平,调整补钾量和速度。在使用胰岛素 4 小时后,只要有尿排出(>30 mL/h),则应当补钾。

(6)对症护理:针对休克、严重感染、心力衰竭、心律失常、肾衰竭、脑水肿等进行处理,加强护理,注意口腔、皮肤的护理,预防压疮和继发性感染。昏迷患者应加强生活护理。

二、糖尿病高渗性非酮症昏迷

非酮症性高血糖高渗性糖尿病昏迷(NKHDC)是糖尿病的严重急性合并症。特点是血糖极高,没有明显的酮症酸中毒,因高血糖引起血浆高渗性脱水和进行性意识障碍的临床综合征。

(一)病因及发病机制

诱发因素常见的有大量口服或静脉输注糖液,使用糖皮质激素、利尿剂(如呋塞米、噻嗪类、山梨醇)、免疫抑制剂、氯丙嗪、苯妥英钠、普萘洛尔等药物,急性感染,手术,以及脑血管意外、急性心肌梗死、心力衰竭等应激状态,腹膜透析和血液透析等。详细的发病机制还有待于进一步阐明。可能由于本病患者体内仍有一定数量的胰岛素,虽然由于各种不同原因而使其生物效应不足,但其数量足以抑制脂肪细胞脂肪分解,而不能抑制肝糖原分解和糖原异生,肝脏产生葡萄糖增加释入血流,同时葡萄糖因胰岛素不足不能透过细胞膜而为脂肪、肌肉摄取与利用,导致血糖上升。脂肪分解受抑制,游离脂肪酸增加不多,使肝脏没有足够的底物形成较多的酮体。加以本病患者抗胰岛素激素(如生长激素、糖皮质激素等)水平虽然升高,但其出现时间较酮症酸中毒患者为迟,且其上升程度不足以引起生酮作用。血糖升高,大量尿糖从肾排出,引起高渗性利尿,从而导致脱水和血容量减少。

（二）临床表现

1.前驱期表现

NKHDC 起病多隐蔽，在出现神经系统症状和进入昏迷前常有一段过程，即前驱期，表现为糖尿病症状如口渴、多尿和倦怠、无力等症状的加重，反应迟钝，表情淡漠，引起这些症状的基本原因是由于渗透性利尿失水。这一期可由几天到数周不等，发展比糖尿病酮症酸中毒慢，如能对 NKHDC 提高警惕，在前驱期及时发现并诊断，则对患者的治疗和预后大有好处，但可惜往往由于前驱期症状不明显，一则易被患者本人和医师所忽视，再者常易被其他合并症症状所掩盖和混淆，而使诊断困难和延误。

2.典型期的临床表现

如前驱期得不到及时治疗，则病情继续发展，由于严重的失水引起血浆高渗和血容量减少，患者主要表现为严重的脱水和神经系统两组症状和体征，我们观察的全部患者都有明显的脱水表现，外观患者的唇舌干裂、眼窝塌陷、皮肤失去弹性，由于血容量不足，大部分患者有血压降低、心跳加速，少数患者呈休克状态，有的由于严重脱水而无尿，神经系统方则表现为不同程度的意识障碍，从意识模糊、嗜睡直至昏迷，可以有一过性偏瘫。病理反射和癫痫样发作，出现神经系统症状常是促使患者前来就诊的原因，因此常误诊为一般的脑血管意外而导致误诊、误治，后果严重。和酮症酸中毒不一样，NKHDC 没有典型的酸中毒呼吸，如患者出现中枢性过度换气现象时，则应考虑是否合并有败血症和脑血管意外。

（三）实验室及其他检查

（1）血常规。由于脱水血液浓缩，血红蛋白增高，白细胞计数多 $>10 \times 10^9/L$。

（2）血糖极高 >33.3 mmol/L（多数 >44.4 mmol/L）。

（3）血电解质改变不明显。

（4）尿糖强阳性，尿酮体阴性或弱阳性。

（5）血浆渗透压增高血浆渗透压可按下面公式计算。

$$血浆渗透压(mOsm/L) = 2(Na^+ + K^+) + \frac{血糖\ mg/dL}{18} + \frac{BUN\ mg/dL}{2.8}$$

正常范围 $280 \sim 300$ mOsm/L，NKHDC 多 >340 mOms。

其他血肌酐和尿素氮多增高，原因可由于肾脏本身因素，但大部分患者是由于高度脱水肾前因素所致，因而血肌酐和尿素氮一般随急性期补液治疗后而下降，如仍不下降或特别高者预后不良。

（四）诊断

NKHDC 的病死率极高，能否及时诊断直接关系到患者的治疗和预后。从上述 NKHDC 的临床表现看，对本症的诊断并不困难，关键是所有的临床医师要提高对本症的警惕和认识，特别是对中、老年患者有以下临床症状者，无论有无糖尿病历史，均提示有 NKHDC 的可能，应立即做实验室检查：①进行性意识障碍和明显脱水表现者。②中枢神经系统症状和体征，如癫痫样抽搐和病理反射征阳性者。③合并感染、心肌梗死、手术等应激情况下出现多尿者。④大量摄糖、静脉输糖或应用激素、苯妥英钠、普萘洛尔等可致血糖增高的药物时出现多尿和意识改变者。⑤水入量不足、失水和用利尿药、脱水治疗与透析治疗等。

实验室检查和诊断指标：对上述可疑 NKHDC 者应立即取血查血糖、血电解质（钠、钾、氯）、尿素氮和肌酐、CO_2CP，有条件做血酮和血气分析，查尿糖和酮体，做心电图。NKHDC 实验室诊断指标：①血糖＞33.3 mmol/L。②有效血浆渗透压＞320 mOsm/L,有效血浆渗透压指不计算血尿素氮提供的渗透压。③尿糖强阳性,尿酮体阴性或弱阳性。

（五）鉴别诊断

首先,需与非糖尿病脑血管意外患者相鉴别,这种患者血糖多不高,或有轻度应激性血糖增高,但不可能＞33.3 mmol/L。其次,需与其他原因的糖尿病性昏迷相鉴别。

（六）危重指标

所有的 NKHDC 患者均为危重患者,但有下列表现者大多预后不良。①昏迷持续 48 小时尚未恢复者。②高血浆渗透压于 48 小时内未能纠正者。③昏迷伴癫痫样抽搐和病理反射征阳性者。④血肌酐和尿素氮增高而持续不降低者。⑤患者合并有革兰阴性细菌性感染者。

（七）治疗

尽快补液以恢复血容量,纠正脱水及高渗状态,降低血糖,纠正代谢紊乱,积极查询并清除诱因,治疗各种并发症,降低病死率。

1.补液

迅速补液,扩充血容量,纠正血浆高渗状态,是本症治疗中的关键。

(1)补液的种类和浓度:具体用法可按以下 3 种情况。①有低血容量休克者,应先静脉滴注等渗盐水,以较快地提高血容量,升高血压,但因其含钠高,有时可造成血钠及血浆渗透压进一步升高而加重昏迷,故应在血容量恢复,血压回升至正常且稳定而血浆渗透压仍高时,改用低张液(4.5 g/L 氯化钠或 6 g/L 氯化钠)。②血压正常,血钠＞150 mmol/L,应首先静脉滴注 4.5～6 g/L 氯化钠溶液,使血浆渗透压迅速下降。因其含钠量低,输入后可有 1/3 进入细胞内,大量使用易发生溶血或导致继发性脑水肿及低血容量休克危险,故当血浆渗透压降至 330 mmol/L 以下,血钠在 140～150 mmol/L 时,应改输等渗氯化钠溶液。若血糖降至 13.8～16.5 mmol/L,改用50 g/L有萄糖液或葡萄糖盐水。③休克患者或收缩压持续＞10.6 kPa 者,除补等渗液外,应间断输血浆或全血。

(2)补液量估计:补液总量可按体重的 10％估算。

(3)补液速度:一般按先快后慢的原则,前 4 小时补总量的 1/3,1.5～2 L,前 8、12 小时补总量的 1/2 加尿量,其余在 24～48 小时内补足。但在估计输液量及速度时,应根据病情随时调整仔细观察并记录尿量,血压和脉率,应注意监测中心静脉压和心电图等。

(4)鼻饲管内补给部分液体:可减少静脉补液量,减轻心肺负荷,对部分无胃肠道症状患者可试用,但不能以此代替输液,以防失去抢救良机。

2.胰岛素治疗

本症患者一般对胰岛素较敏感,有的患者尚能分泌一定量的胰岛素,故患者对胰岛素的需要量比酮症酸中毒者少。目前多采用小剂量静脉滴注,一般 5～6 U/h 与补液同时进行,大多数患者在 4～8 小时后血糖降至 14 mmol/L 左右时,改用 50 g/L 葡萄糖液或葡萄糖盐水静脉注射,病情稳定后改为皮下注射胰岛素。应 1～2 小时监测血糖 1 次,对胰岛素却有抵抗者,在治疗2～4 小时内血糖下降不到 30％者应加大剂量。

3.补钾

尿量充分,宜早期补钾。用量根据尿量、血钾值、心电监护灵活掌握。

4.无须补充碱剂

NKHDC 患者一般无须补充碱剂。

5.治疗各种诱因与合并症

(1)控制感染:感染是本症最常见的诱因,也是引起患者后期死亡的主要因素,必须积极控制各种感染合并症。强调诊断一经确立,即应选用强有力抗生素。

(2)维持重要脏器功能:合并心脏疾患者,如心里衰竭,应控制输液量及速度,避免引起低血钾和高血钾;保持血渗透压,血糖下降速度,以免引起脑水肿;加强支持疗法等。

(八)急救护理

1.急救护理要点

(1)补液:与 DKA 相近,但因患者失水更严重,应更积极补液。迅速补液以恢复血容量,纠正高渗和脱水。早期静脉输入 0.9％氯化钠注射液,以便较快扩张微循环而补充血容量,迅速纠正血压。但需注意迅速大量输液不当时,可发生肺水肿等并发症。补充大量低渗溶液,有发生溶血、脑水肿及低血容量休克的危险。故应随时观察患者,如发现患者咳嗽、呼吸困难、烦躁不安、脉搏加快,特别是在昏迷好转过程中出现上述表现,提示可能输液过量,应立即减慢输液速度并及时处理。尿色变粉红提示发生溶血,应停止输入低渗溶液并对症处理。

(2)应用胰岛素:需要量相对酮症酸中毒昏迷为少,一般用普通胰岛素,剂量为 3～5 U/h。血糖降至 13.9 mmol/L 时停止注射胰岛素,防止因血糖下降太快、太低而发生脑水肿。也可一开始采用上述小剂量胰岛素治疗的方法,每 2～4 小时测定血糖。

2.一般护理要点

(1)严密观察病情:与糖尿病酮症酸中毒的观察大致相似,应随时观察患者的呼吸、脉搏、血压、神志变化,观察尿液颜色和量。

(2)遵医嘱用药,纠正电解质紊乱:主要是补充钾盐,若有低血钙、低血镁或低血磷时,可酌情给予葡萄糖酸钙、硫酸镁或磷酸钾缓冲液。

(3)积极治疗诱因及伴随症:患者死亡与潜在疾病和诱发因素密切相关,故应及时协助完善各项检查,仔细辨别原发疾病,包括控制感染,纠正休克,防止心力衰竭、肾衰竭、脑水肿的发生等。

3.健康教育

待病情稳定给予以下指导。

(1)增加对疾病的认识:指导患者和其亲属增加对疾病的认识,让患者和其亲属了解糖尿病的病因、临床表现,提高患者对治疗的依从性,使之积极配合治疗。

(2)了解糖尿病的控制目标,指导患者进行血糖的自我监测,掌握血糖仪的使用方法。了解糖尿病的控制目标。

(3)用药及饮食指导:向患者讲解降糖药物的种类及作用、给药方法和时间,使用胰岛素的患者应教会患者或其亲属掌握正确的注射方法。强调饮食治疗的重要性,指导患者通过营养师制订切实可行的饮食计划。

(4)指导患者定期复查,以了解病情控制情况。每 3～6 个月门诊定期复查,每年全身检查一次,以便及早防治慢性并发症。

(5)指导患者外出时携带识别卡,以便发生紧急情况时及时处理。

（吕高静）

第二十五节 烧 伤

一、现场急救

(一)及时脱离致伤源

1.火焰烧伤

火焰烧伤急救措施见表16-8。

表 16-8 火焰烧伤脱离致伤源

灭火	应尽快离开火区,扑灭身上的火焰 迅速卧地滚动或用衣、被等覆盖灭火 也可跳进附近水池或清河沟内灭火
煤气泄漏	应立即关闭煤气开关 帮助伤者离开密闭和通风不良现场,避免或减轻吸入性损伤 切忌打火、开灯及敲打玻璃,以防发生爆炸
汽油烧伤	凝固汽油烧伤应立即用湿布数层或湿被、湿衣物 覆盖创面,使之与空气隔绝,时间要长,以免复燃
注意事项	火焰烧伤后切忌喊叫、站立奔跑、或用手扑打灭火,以防呼吸道和双手烧伤,创面冲洗后不要涂以中药、甲紫、香灰等有色物质,也不要涂抹牙膏、蛋清、泡菜水等,更不能涂以活血化瘀中药,以免诱发急性肾衰竭

2.热液烫伤

热液烫伤急救措施见表16-9。

表 16-9 热液烫伤脱离致热源

脱离方法	首先帮助伤者迅速脱离致热源 迅速跳入就近冷水池中或剪开被浸湿衣服 若为四肢小面积烧伤,可将患处浸泡在冷水中或用流动自来水冲洗,多需 0.5～1 小时,以减轻疼痛和局部损害
注意事项	不宜脱衣物,应小心剪开 流动水冲洗时冲力不宜过大

3.化学烧伤

化学烧伤急救措施见表16-10。

表 16-10 化学烧伤脱离致热源

生石灰烧伤	先用干布将生石灰粉末去除干净 再用流动清水冲洗,以防生石灰遇水产热,使创面加深

沥青烧伤	用水降温后,可用汽油或松节油清洗
磷烧伤	应立即扑灭火焰,脱去污染的衣服,隔绝空气 先用干布擦掉磷颗粒,可在夜间或暗室内用镊子将颗粒清除 再用大量清水冲洗创面及其周围的正常皮肤 浸入流水中洗刷更好 冲洗要半小时以上 冲洗后创面忌暴露和用油质敷料包扎,可用湿布覆盖创面 四肢可用水浸泡,使磷与空气隔绝以防燃烧
石炭酸烧伤	因石炭酸不溶于水,所以应先用肥皂水冲洗后再用清水冲洗
硫酸烧伤	脱去被污染衣物 防止硫酸烧伤范围扩大 立即用大量流动清水冲洗
注意事项	迅速脱离现场,脱去被化学物质浸渍的衣服,注意保护未被烧伤的部位 无论何种化学物质烧伤均用大量流动清水冲洗 2 小时以上,禁用中和剂 流动水冲洗强调大量、现场进行 头面部烧伤时,应首先注意眼,优先予以冲洗,还要注意耳、鼻、口的冲洗,冲洗要彻底,禁用手或手帕揉擦五官

4.电烧伤

电烧伤急救措施见表 16-11。

表 16-11　电烧伤脱离致热源

电火花、电弧烧伤	立即切断电源,或用不导电的物体拨离电源,呼吸心搏骤停者进行心肺复苏
电击伤	触电时应立即切断电源,使伤员脱离电源 为争取时间,可利用现场附近的绝缘物品挑开或分离电器、电线
注意事项	不可用手拉伤员或电器、电线,以免施救者触电 切断电源和灭火后,发现伤员出现昏迷休克、呼吸不规则、呼吸、心跳停止,应立即进行现场抢救 心跳、呼吸恢复后迅速将伤员转送到最近的医疗单位进行处理

5.热压伤

热压伤脱离致熟源措施见表 16-12。

表 16-12　热压伤脱离致熟源

脱离方法	切断运转机械电源 降温:可用大量流动冷水冲淋高温机械及受压部位 想办法尽快解除压力,必要时可拆卸或切割机器
注意事项	热压伤一般受伤时间长,应注意安抚患者情绪 切割机器会产热,应注意局部降温

(二)急救护理措施

急救护理措施见表16-13。

表16-13 急救护理措施

判断伤情	首先检查危及伤员生命的合并伤:如大出血、窒息、开放性气胸、严重中毒、骨折、脑外伤等 初步估计烧伤面积和深度 询问受伤经历
脱离现场	一般伤员经灭火后,应及时脱离现场,转移至安全地带及就近的医疗单元
补液治疗	如急救现场不具备输液条件,烧伤后一般可口服烧伤饮料或淡盐水,也要少量多次,如出现腹胀或呕吐,应即停用,切忌大量饮用白开水、饮料、牛奶等不含盐的非电解质液 烧伤较重者,如条件允许快速建立静脉通道,给予静脉补液,对于重度烧伤患者应开放两条静脉通道,确保液体按时足量输入
创面护理	烧伤急救时,创面仅清水冲洗,不宜涂敷药物、甲紫、蛋清、中药 灭火后应开始注意防止创面污染,可用烧伤制式敷料或其他急救包、三角巾等进行包扎,或身边干净床单、衣服等进行简单覆盖创面 寒冷季节应注意保暖
疼痛护理	评估患者疼痛情况 对轻度烧伤患者,可遵医嘱予以口服止痛片或肌内注射哌替啶 大面积烧伤患者,由于外周循环差和组织水肿,肌内注射不易吸收,可将哌替啶稀释后静脉缓慢推注 老人、婴幼儿、合并吸入性损伤或颅脑损伤者禁用哌替啶和吗啡 对所用的药物名称、剂量、给药途径和时间必须详细记录
心理护理	与患者及家属交谈,观察中,了解心理需求及心理反应 针对个体情况进行针对性的心理护理 介绍治疗疾病相关知识,消除患者不必要的担心 指导患者自我放松

(三)转送护理措施

1.现场转送

(1)经现场急救以后,应急送到就近的医院进行抗休克及创面处理。

(2)不要向较远的大医院或专科医院转送,以免耽误抢救时机。有临床资料显示,烧伤后是否能得到及时的液体复苏与休克的发生率息息相关,而病员是否平稳度过休克期与病员的死亡率呈正相关关系。原则上,在决定后送或转院时一定要病员的休克基本稳定,不能因为转送病员延误休克的救治。如果早期救治困难,可请上级医院会诊。

2.经初步处理后转送上级医院

经初步处理后转送上级医院见表16-14。

(四)急诊科救治护理措施

1.轻、中度烧伤患者的急诊救治护理措施

轻、中度烧伤患者的急诊救治护理措施见表16-15。

2.严重烧伤患者的急诊救治护理措施

严重烧伤患者的急诊救治护理措施见表16-16。

表 16-14　**转送护理**

转送 禁忌证	患者休克未得到纠正 呼吸道烧伤未得到适当处理 患者有合并伤或并发症,途中有发生危险的可能 转送距离超过 150 km,应特别慎重
转送 时机	烧伤面积 29％以下者,休克发生率低,与入院时间无明显关系,随时转送均可 烧伤面积 30％～49％的患者,最好能在伤后 8 小时内送到指定的医院,否则最好在当地医院抗休克治疗后在转送,或在转送途中进行补液治疗 烧伤面积 50％～69％的患者,最好能在伤后 4 小时内送到指定医院,或就地抗休克使患者情况相对稳定后 24 小时后再转送 烧伤面积在 70％～100％的患者,在伤后 1～2 小时送到附近医院,否则应在原单位积极抗休克治疗,等休克控制后,于48 小时后再转送 小孩、老年人代偿能力差,休克发生早,面积不大也可发生休克,一般可参照成人转送时机增加一个档次 对每一位烧伤患者,最合适的后送时机应依具体情况(烧伤深度、烧伤面积、吸入性损伤、复合伤、中毒等)及转送条件等综合而定
转送 前的 护理	将伤员姓名、性别、年龄、受伤原因、受伤时间、烧伤面积以及病情、处理等基本情况,电话或书面告知接收医院,以便做好急救准备 建立静脉通道:烧伤面积较大的患者或转送路途较远者,应进行持续性静脉补液 创面处理:妥善包扎创面,敷料稍厚,吸水性强,短期不至于渗透 保持呼吸道通畅:头面颈部深度烧伤或伴有吸入性损伤者,估计在转送途中发生呼吸道梗阻的患者,应备氧气袋和气管切开包,亦可先行气管插管或气管切开 安置保留尿管:烧伤较严重的患者应留置尿管,以便观察尿量,了解休克情况及调整途中补液速度 处理复合伤:患者若有复合伤或骨折时,应给予提前处理 使用抗生素:一般轻患者遵医嘱口服抗生素,不能口服或估计口服吸收不良时,遵医嘱予以肌内注射或静脉滴入抗生素
转送途 中护理	选择合适的工具:若汽车长途转送,车速不易太快,力求平稳减少颠簸。若飞机转送患者,起飞和降落时,使头部保持低平位。搬动患者上下楼梯以头部向下,以维持脑部的血液供应,在车厢中头部应在车头方向 严密观察病情变化:密切观察神志、脉搏、呼吸、尿量等,详细记录输液量、尿量和用药的剂量、时间等。头面颈部烧伤未做气管切开或插管的患者,特别应注意观察呼吸的变化。已有气管切开或插管的患者应保持气道通畅 有效补液:病情较轻的患者,可给少量多次口服烧伤饮料或含盐饮料。严重烧伤患者途中应按计划有效补液 镇静、止痛:途中要有良好的镇静、镇痛,但应注意防止过量,头面颈烧伤未做气管切开的患者,转送途中禁用冬眠药物 转送途中注意防寒、防暑、防尘、防震,战时则应注意防空 有复合伤或中毒的伤员,应注意全身情况及局部和伤肢包扎固定等,上有止血带的患者,要按时进行松解与处理 达到终点时,陪同的医护人员应向接收单位医师、护士介绍患者病情及治疗经过,并送交各项治疗护理记录单

表 16-15　轻、中度烧伤患者的急诊救治护理措施

了解病史	简要询问患者或现场目击者,以了解受伤原因、受伤时间及环境与烧伤因子接触的时间,现场处理措施
判断伤情	初步评估烧伤面积和深度,成人烧伤面积15%以上、小孩10%以上或伴有休克者,应建立静脉通道补液
	检查有无复合伤或中毒,以便向医师汇报及做应急处理
饮食护理	视病情需要进食进水
	给予静脉补液或口服烧伤饮料或含盐饮料
	禁饮大量白开水等其他不含盐的非电解质饮料
	无恶心、呕吐者,可酌情进食,先进流质,再半流质,再普食
药物的护理	评估患者疼痛情况
	遵医嘱给予镇痛、镇静药物
	破伤风抗毒素(TAT)皮试阴性者遵医嘱给予肌内注射,阳性者做脱敏注射或肌内注射破伤风免疫球蛋白
创面处理	生命体征平稳者,尽早协助医师行清创
	根据患者创面情况清创后采取暴露或包扎疗法
未住院患者的健康指导	嘱患者回家后保持创面清洁干燥
	可以用红外线仪、或其他辅助干燥设备促进创面干燥
	肢体受伤患者应予以抬高患肢,减轻肢体肿胀
	遵医嘱口服抗生素3~5天,预防和控制创面感染
	嘱患者进食营养丰富清淡易消化的食物,禁辛辣刺激性食物
	采取包扎疗法的患者,敷料如有浸湿,应及时到门诊换药,3~5天后来医院拆除外层包扎敷料,改为半暴露疗法
	保持室内清洁,干燥,禁扫地
	如有不适及时就诊,定期门诊随访

表 16-16　严重烧伤患者的急诊救治护理措施

了解病史	简要询问患者或现场目击者,了解受伤原因、受伤时间及环境,与烧伤因子接触的时间了解有无高坠伤、恶心、呕吐、昏迷
	了解进饮进食量,呕吐物的量、性状、颜色
	了解现场处理措施
判断伤情	初步评估烧伤面积和深度,以决定输液的量、速度,为抢救做好准备
	检查有无复合伤或中毒
	检查鼻毛、眉毛、睫毛、头发有无烧焦,有无声嘶等
迅速建立静脉通道补液	一般可先采取浅表静脉穿刺输液,宜选择粗大血管
	对于全身大面积烧伤患者,静脉穿刺困难,可协助医师行静脉切开或深静脉置管
严密监护	重危患者必要时需行心电监护,中心静脉压监测
	监测生命体征、电解质、酸碱度等
	准确记录出入量、治疗措施、病情发展等
	抽血进行电解质、血常规、凝血常规、血型等检查。
	有条件者进行血气分析
	注意观察有无复合伤、中毒或吸入性损伤
	声音嘶哑、呼吸困难者应给予氧气吸入,及时吸痰,保持气道通畅,必要时配合医师行气管插管或气管切开术
	四肢、躯干深度环形烧伤应配合医师行切开减压术

创面护理	保持创面清洁,避免污染 一般在休克控制后、全身情况改善,病情相对平稳后进行创面处理。
用药护理	评估患者疼痛情况 必要时在补足血容量的情况下,遵医嘱给予镇痛、镇静药物 对破伤风抗毒素(TAT)皮试阴性者,遵医嘱给予肌内注射,阳性者做脱敏注射或肌内注射破伤风免疫球蛋白 遵医嘱应用抗生素、激素等药物
饮食护理	休克期患者在没有恶心、呕吐的情况下,可适当给予流质饮食 口渴者给予烧伤饮料或含盐液体
办理入院	协助办好入院手续 通知病房接收患者,将患者安置在烧伤重症监护室

二、创面处理

烧伤创面早期处理的目的是清洁创面,尽量去除污染,防治感染,保护创面。

对于轻度烧伤的病员,早期可采用彻底清创法。清创后,创面根据部位及深度可采用包扎疗法或暴露疗法。

对于重度烧伤患者,根据入院时休克的程度决定清创的时间。一般应该在休克控制后进行清创术。烧伤早期多采用简单清创,基本要求是床旁、无须麻醉、迅速(10~30分钟),尽量减轻对病员的创伤打击。

三、烧伤患者的入院早期处理

(一)轻度烧伤或无休克的中度烧伤救治及护理

轻度烧伤或无休克的中度烧伤救治及护理见表16-17。

表16-17　轻度或无休克的中度烧伤救治及护理

了解病史 询问伤情	详细了解病史,受伤原因、受伤时间及环境,与烧伤因子接触的时间,烧伤后的处理与经过 了解患者年龄、职业、体重 询问药物过敏史及用药史
清洁卫生	脱去患者的脏衣服及鞋袜,去掉创面污染的敷料 头面部烧伤者应剃头及胡须,会阴部烧伤者应剃去阴毛 安置患者于清洁的病床上,清洁患者未受伤的皮肤
判断伤情	估计烧伤面积和深度 检查有无复合伤或中毒,并判断其严重程度
药物护理	未注射破伤风抗毒素者,行破伤风皮试,结果阴性者给予注射,阳性者做脱敏注射或注射破伤风免疫球蛋白 遵医嘱使用抗生素 观察药物疗效及不良反应

静脉补液	根据烧伤面积和深度,遵医嘱建立静脉通道补液
创面护理	用红外线仪照射创面,保持创面干燥 协助医师行清创术
体位	根据烧伤的部位和面积采取不同的体位 颈部烧伤患者,应采取高肩仰卧使,充分暴露创面 肢体烧伤患者,应抬高患肢,减轻肿胀 定时协助床上翻身,防止创面受压,促进创面愈合
疼痛护理	提供安静舒适的环境 评估患者疼痛情况 遵医嘱给予镇痛药物
饮食护理	视病情需要饮水、进食 可口服烧伤饮料或含盐的饮料,忌口服白开水等不含盐的非电解质饮料 可酌情进食营养丰富、清淡易消化的食物

(二)严重烧伤患者的救治及护理

1.严重烧伤救治及护理常规

严重烧伤救治及护理常规见表 16-18。

表 16-18 严重烧伤救治及护理常规

了解病史 询问伤情	详细了解病史,受伤原因、受伤时间及环境,与烧伤因子接触的时间,烧伤后的处理与经过 询问有无高坠伤、恶心、呕吐、昏迷 询问进饮进食量,呕吐物的量、性状、颜色 了解年龄、职业,测量体重(不能测者要询问伤前体重) 询问药物过敏史及用药史
保持呼 吸道通畅	保持呼吸道通畅,怀疑吸入性损伤者取高肩仰卧位 对头面部深度烧伤或有呼吸困难者、声音嘶哑者,给予氧气吸入 备气管切开包及吸痰用物,协助医师行气管切开或气管插管,及时吸出气道分泌物
检查有 无合并伤	有重物压伤及高坠伤史的患者,应检查有无颅脑损伤、内脏破裂、骨折、胸部损伤等 对危及生命的大出血,应立即通知医师,进行紧急抢救措施
疼痛护理	评估患者疼痛情况 在血容量补足的前提下,必要时遵医嘱给予镇痛药物 提供安静舒适的环境 做好心理护理
严密监护	持续心电监护 监测生命体征、尿量 观察神志、皮肤温度、末梢循环 抽血进行电解质、尿素氮、肌酐、血常规、凝血、血型等检查

安置保留尿管	尿量是反映复苏效果最直接、最可靠的指标之一
	留置尿管,准确记录每小时尿量及 24 小时总量
	成人尿量维持在 30～50 mL/h,婴幼儿、童尿量应维持在 1 mL/(kg·h)
	严重电烧伤和大面积深度烧伤,有严重血红蛋白尿和肌红蛋白尿者,成人尿量应维持在 50～100 mL/h
药物的护理	遵医嘱行抗生素皮试,静脉滴注抗生素
	注射破伤风者,行破伤风皮试,结果阴性者给予注射,阳性者做脱敏注射或注射破伤风免疫球蛋白
	遵医嘱应用激素,如地塞米松治疗
	遵医嘱应用预防消化道溃疡的药物,如西咪替丁、雷尼替丁、法莫替丁等
	观察药物疗效及不良反应
饮食护理	休克期患者在没有恶心、呕吐的情况下,可适当给予流质饮食
	口渴者给予烧伤饮料或含盐液体
	严重烧伤或进口进食困难者可行管喂或胃肠外营养
创面护理	持续红外线仪照射创面,保持创面干燥
	一般在休克控制,病情相对平稳后进行
	清创时重新核对烧伤的面积和深度

2.严重烧伤患者的补液护理

严重烧伤患者的补液护理见表 16-19。

表 16-19　严重烧伤患者的补液护理

建立静脉通道补液	迅速建立有效静脉通道补液,一般先采取表浅静脉穿刺
	不宜在环形烧伤肢体的远端进行静脉穿刺
	电击伤肢体表浅静脉多已烧毁,故不宜做静脉穿刺
	穿刺部位尽量远离创面
	对于全身大面积烧伤,表浅静脉穿刺补液困难者,应协助医师行静脉切开或深静脉置管补液
液体疗法的原则	一般应遵循先晶后胶,先盐后糖,先快后慢的原则
	晶体和胶体比例为 1∶1～2∶1
	胶体液以血浆为首选
	伤后第一个 24 小时内不宜输全血,合并显性失血者除外
	若需用全血,尽量不用库存血
	血浆代用品宜限制在 1 500 mL 以内,多采用右旋糖酐-40
	电解质溶液用 0.9%氯化钠溶液、碳酸氢钠等
	若非内环境紊乱,一般以补等渗液为主
液体疗法的监测	根据烧伤面积及深度,按休克补液计划调整补液量
	监测患者的血压、脉搏、呼吸、尿量、神志、末梢循环等调节补液量

（杨　杰）

第二十六节 电击伤

一、疾病概论

当超过一定极量的电流或电能量(静电)通过人体引起组织不同程度损伤或器官功能障碍时,称为电击伤,俗称触电。电流通过中枢神经系统和心脏时,可引起心室颤动或心搏骤停、呼吸抑制,甚至造成死亡(或假死);电流局限于某一肢体时,可造成该肢体致残。

(一)病因及发病机制

1.病因

电击的常见原因是人体直接接触电源,或在高压电和超高压电场中,电流或静电电荷经空气或其他介质电击人体。电击引起的致伤原因主要为以下几点。

(1)主观因素:不懂用电常识,违章进行用电操作,如在电线上挂晒衣物、违规布线、带电操作等。

(2)客观因素:工作环境差或没有采取必要的安全保护措施。常见的电击多为110～220 V交流电所致。如电器漏电、抢救触电者时抢救者用手去拉触电者等;各种灾害,如火灾、水灾、地震、暴风雨等造成电线断裂或高压电源故障,引起电击或雷电引起电击。

2.发病机制

人体本身也有生物电,当外界电流通过人体时,人体便成为电路中导体的一部分。电击对人体的影响取决于电流的性质和频率、强度、电压、接触的部位、接触的时间、接触部位的电阻及通过人体的途径等。

(1)电流的性质和频率:电流分为交流电和直流电,人体对两种电流的耐受程度不同,通常情况下,对人体而言.交流电比直流电危险,交流电低频对心脏的损害极强。

(2)电流的强度:电流的强度越大,对人体组织受到的损伤就越大。一般认为2 mA以下的电流仅产生轻微的麻木感;50 mA以上的电流,如通过心脏可引起心室颤动或心搏骤停,还可引起呼吸肌痉挛而致呼吸停止;100 mA以上的电流通过脑部,可造成意识丧失。

(3)电压的高低:高压电较低压电危险性更大。<36 V的电压称为安全电压,目前家用及工业用电器设备电压多≥220 V,如通过心脏能引起心室颤动;1 000 V以上高压电击时,可以造成呼吸肌麻痹、呼吸停止、心搏骤停。高压电还可引起严重烧伤。

(4)电阻大小:人体可看作由各种电阻不同的组织组成的导体,电阻越小,通过的电流越大。人体组织电阻由大到小依次为骨骼、皮肤、脂肪、肌肉、血管和神经。当电流通过血管、神经、肌肉,则造成严重危害。

(5)电流通过的途径与时间:如电流流经心脏,则可引起心室颤动,甚至心搏骤停;如果电流经头部流至足底,多为致命电损伤。

(二)临床表现

1.全身症状

轻度触电者有一时性麻木感,并可伴有心悸、头晕、面色苍白、惊慌、四肢软弱无力;重者可出现抽搐、昏迷或休克,并可出现短暂心室颤动,严重者呼吸、心脏停搏。

2.局部表现

局部表现主要为电灼伤。低电压的皮肤烧伤较明显,高压放电时,灼伤处可立刻出现焦化或炭化,并伴组织坏死。

3.体征

轻者无体征,重者有抽搐、昏迷、休克、呼吸及心跳停止等体征。

(三)救治原则

1.立即帮助触电者脱离电源

应立即关闭电闸、切断电路;如不可能关闭电闸断电,则应迅速用木棍、竹竿、皮带等绝缘物品拨开电线或使触电者脱离用电器等。

2.心肺脑复苏

呼吸停止者,立即进行口对口人工呼吸。也可采用压胸式人工呼吸;心脏停搏者,同时进行心脏按压,如无效可考虑开胸心脏按压;如电流进出口为两上肢,心脏多呈松弛状态,可使用肾上腺素或10%氯化钙;如电流进出口分别为上下肢,则心脏多呈收缩状态,选用阿托品为宜。同时可应用高渗葡萄糖、甘露醇,以减轻脑水肿。

3.防治各种并发症

及时发现和处理水、电解质和酸碱平衡紊乱,防治休克、肝肾功能不全等。

4.局部治疗

保持创面清洁,预防感染,可酌情给予抗生素治疗,并可行破伤风类毒素预防破伤风;清除坏死组织,局部包扎止血、骨折固定,如病变较深,可行外科探查术。

二、护理评估

(一)病史

电击伤发生在人体成为电路回流的一部分或受到附近电弧热效应的影响的情况下,主要包括以下几点。

1.闪电击伤

闪电时,患者当时所处的位置为附近最高的物体或靠近1个高的物体(如1棵大树)。

2.高电压交流电击伤

常于身上有导体接触头顶上方的高压电时(如导电的钓鱼竿),也可见于误入带电导体附近。

3.低电压交流电击伤

可见于用牙齿咬电线、在自身接地的同时接触带电的用电器或其他带电物品。

4.直流电击伤

少见,如无意中接触电力火车系统的带电铁轨。

(二)身心状况

1.症状与体征

(1)电击伤:表现为局部的电灼伤和全身的电休克。临床上可分为3型。①轻型:触电后立即弹离电流,表现为惊慌、呆滞、四肢软弱、心动过速、呼吸急促、局部灼伤疼痛等。②重型:意识障碍、心率增快、节律不整、呼吸不规则,可伴有抽搐、休克,有些患者可出现假死状态。③危重型:昏迷、心跳及呼吸停止、瞳孔扩大。

(2)电热灼伤:损伤主要为电流进口、出口和经过处的组织损伤,触电的皮肤可呈现灰白色或焦黄色。早期可无明显的炎性反应,24～48 小时后周围组织开始发红、肿胀等炎症反应,1 周左右损伤组织出现坏死、感染,甚至发生败血症。

(3)闪电损伤:被闪电击中后,常出现心跳、呼吸立即停止。皮肤血管收缩,可出现网状图案。

(4)并发症和后遗症:电击伤后 24～48 小时常出现严重室性心律失常、神经源性肺水肿、胃肠道出血、弥散性血管内凝血等。约半数电击伤者出现单侧或双侧鼓膜破裂。电击数天至数月可出现神经系统病变、视力障碍。孕妇可发生死胎和流产。

2.心理与社会

部分患者于电击伤后可出现恐惧、失眠等。

(三)辅助检查

1.常规检查

常规检查可行血、尿常规检查,血、电解质检查,肝、肾功能检查。血清肌酸磷酸激酶(CPK)升高反映肌肉损伤,见于严重的低电压和高电压电击伤。

2.X 线检查

X 线检查可了解电击伤后有无骨折、内脏损伤。

3.心电图

心电图可有心肌损害、心律失常,甚至出现心室纤颤及心脏停搏。

4.脑电图

意识障碍者可行脑电图检查,但脑电图检查对于早期治疗方案的制订并不起决定性作用。

三、护理诊断

(一)皮肤完整性受损

皮肤完整性受损与电伤引起的皮肤灼伤有关。

(二)意识障碍

意识障碍与电击伤引起的神经系统病变有关。

(三)潜在并发症

心律失常与电流流经心脏,引起心电紊乱有关。

四、护理目标

(1)患者皮肤清洁、干燥,受损皮肤愈合。

(2)患者意识清楚,反应正常,生活自理。

(3)患者心律失常未发生,或发生心律失常后得到及时控制。

五、护理措施

(一)一般护理

(1)迅速将患者脱离电源。

(2)吸氧:对于重症中暑者给予鼻导管吸氧,危重病例行面罩吸氧,必要时给予高压氧治疗。

(3)体位:如患者已昏迷,则应头偏向一侧或颈部伸展,并定时吸痰,保持呼吸道畅通。

(4)迅速建立静脉通道,并保持输液畅通。

(二)急救护理

(1)密切观察患者的神志、瞳孔、生命体征、尿量(尿量应维持在 30 mL/h 以上)、颜色、尿相对密度的变化。对于血压下降者,立即抢救,做好特护记录。

(2)心电监护:进行心电监护(包括心律、心率及血氧饱和度等)和中心静脉压监测,应维持 48～72 小时。如出现心室纤颤者,及时给予电除颤及用药物配合除颤,并可应用利多卡因、溴苄胺等药物,同时给予保护心肌的药物。

(3)观察电击局部的创面,注意创面的色泽及有无异常分泌物从创口流出,保持创面清洁,定期换药,防治感染。

(4)严密观察电击局部肢体有无肿胀、疼痛、触痛、活动障碍及血运情况,警惕出现局部肢体缺血坏死。如发现异常立即报告医师,及时做出处理。

(5)保护脑组织:在患者头部及颈、腋下、腹股沟等大血管处放置冰袋,将体温降至 32 ℃。可应用甘露醇、高渗葡萄糖、糖皮质激素、纳洛酮等预防和控制脑水肿,给予脑活素、三磷酸腺苷、辅酶 A 等促进脑细胞代谢的药物。

(三)心理护理

患者清醒后,精神可能受到极大刺激和创伤,甚至留下遗忘症、惊恐等精神症状,并可出现白内障或视神经萎缩,也可能致残。针对患者的具体情况,护士要给予患者精心的心理护理,培养患者的自理能力,同时做好营养支持,使受到严重损伤机体得以重新康复。

六、护理评价

(1)患者受伤皮肤无感染,伤口如期愈合。

(2)患者心律失常未发生,或发生心律失常后得到及时控制,生命体征平稳。

(3)患者意识清楚,反应敏捷,恐惧感消失,能认识电击伤的原因,并有预防触电及安全用电的知识。

(于　伟)

第二十七节　百草枯中毒

一、定义

百草枯(paraquat,PQ)又名克芜踪,属于吡啶类除草剂,国内商品为 20％的百草枯溶液,是目前我国农村使用比较广泛的、毒性最大的除草剂之一,国外报道中毒病死率为 64％,国内有报道病死率高达 95％。

百草枯可经皮肤、呼吸道、消化道吸收,吸收后通过血液循环几乎分布于所有的组织器官,肺中浓度最高,肺纤维化常在第 5～9 天发生,2～3 周达到高峰,最终因肺纤维化呼吸窘迫综合征死亡。中毒机制与超氧离子的产生有关,急性中毒主要以肺水肿、肺出血、肺纤维化和肝、肾损害为主要表现。吸收后主要蓄积于肺组织,被肺泡Ⅰ、Ⅱ型细胞主动摄取和转运,经线粒体还原酶Ⅱ、细胞色素 C 还原酶催化,产生超氧化物阴离子(O_2^-)、羟自由基(OH−)过氧化氢(H_2O_2)等,引起细胞膜脂质过氧化,造成细胞破坏,导致多系统损害。

二、护理评估

(1)评估神志、面色、呼吸、氧饱和度。

(2)询问服用毒物名称、剂量、时间,服毒前后是否饮酒,是否在当地医院洗胃或采取其他抢救措施。

(3)了解患者的生活史、过去史、近期精神状况等。

(4)查看药液是否溅在皮肤上或双眼上。

(5)局部皮肤有否擦伤。

(6)评估患者有无洗胃的禁忌证。

(7)体位、饮食、活动、睡眠状况。

(8)皮肤颜色,尿量、尿色。

(9)心理状况:有无紧张、焦虑等心理反应。

(10)家庭支持和经济状况。

(11)实验室检查:血常规、电解质、肝功、肾功。

(12)辅助检查:胸片、CT。

(13)用药的效果及不良反应。

三、护理问题/关键点

舌、口及咽部烧灼疼痛;咳嗽;进行性呼吸困难;发绀;少尿;黄疸;恐惧。

四、护理措施

(1)无心跳呼吸立即给予心肺脑复苏及进一步生命支持;有心跳呼吸,清除口鼻分泌物,保持呼吸道通畅;昏迷患者去枕平卧位,头偏向一侧,并给予持续心电监护、血压、氧饱和度监测。

(2)立即洗胃:患者来院后立即洗胃,洗胃时洗胃液体温度要适宜,适宜温度即可避免促进毒物吸收,又可避免因温度低而使患者发生寒战等不良反应,每次注入量以 200～300 mL 为宜,若>500 mL,会促进胃内容物进入肠道,影响洗胃效果。

(3)清除体内尚未吸收的毒物,在尽早洗胃的基础上,口服 20%甘露醇导泻,口服活性炭吸附毒物。

(4)开通静脉通路,根据患者情况给予胃黏膜保护剂、保肝药物,给予抗氧化剂(维生素 C)及抗生素等。尽早应用激素、抗自由基药物,尽早应用大剂量激素可预防肺纤维化的形成。激素应早期、足量、全程。

(5)密切观察病情变化:百草枯中毒后密切观察患者意识状态、瞳孔、心率、心律、血压、脉搏、呼吸、血氧饱和度等情况,发现异常及时报告医师,积极抢救。准确记录尿量,必要时留置尿管,观察尿液性状、颜色,有无肉眼血尿、茶色尿,有无少尿、无尿症状出现。观察呕吐物及大便颜色、性状及量,以判断有无消化道出血,还要防止呕吐物误吸入呼吸道引起窒息。特别注意有无肺损害现象,因百草枯对机体各个组织器官有严重损害,尤以肺损害为主。应密切观察呼吸的频率、节律,有无胸闷、咳嗽及进行性呼吸困难,有无呼吸道梗阻及咯血等。

(6)口腔护理:百草枯具有腐蚀性,口服 2～3 天可出现口腔黏膜、咽喉部糜烂溃疡,舌体、扁桃体肿大疼痛,黏膜脱落易继发感染。在护理过程中要特别注意保持口腔清洁,可用生理盐水及利多卡因溶液交替含漱,随时保持口腔清洁,减少因分泌物渗出引起的粘连、出血、感染。出现腹部疼痛、消化道出血,给予止血药物,并仔细观察大便的颜色、次数和量。

(7)呼吸道护理:由于肺是百草枯毒性作用的靶器官,进入人体的百草枯被组织细胞摄取后在肺内产生氧自由基,造成细胞膜脂质氧化,破坏细胞结构,引起细胞肿胀、变性、坏死,进而导致肺内出血、肺水肿、透明膜变性或纤维细胞增生。肺纤维化多在中毒后 5～9 天内发生,2 周或 3 周达高峰。因此,应保持呼吸道通畅,鼓励患者深呼吸,用力咳嗽,积极进行肺功能锻炼,定期进行胸部 X 线检查,发现异常及时处理。

(8)肾功能的监测:百草枯中毒可造成肾小管急性坏死,导致不同程度的肾功能损害。百草枯中毒 1～3 天即可出现肾功能损害,在中毒 12 小时,患者即可出现蛋白尿及血尿,甚至出现肾衰竭。尿量是反映肾功能情况最直接的指标,严格记录 24 小时尿量,观察尿量及有无尿频、尿急、尿痛等膀胱刺激症状;根据尿量调整输液量及输液速度,发现少尿或多尿,要及时报告医师,定期做生化、肾功能、尿常规化验。

(9)饮食护理:禁食期过后鼓励患者饮食,早期如牛奶、米汤等,逐渐加入鸡蛋、瘦肉等高蛋白、高维生素、高碳水化合物类食品,如因咽喉部疼痛不能进食时,可于进食前给予利多卡因稀释后含漱,以减轻疼痛,必要时给予鼻饲,以保证营养供给。

(10)基础护理:患者入院后立即脱去污染衣物并清洗皮肤,有呕吐者,随时更换衣服及床单,给患者创造一个整洁、舒适的环境;同时加强营养支持,按医嘱要求完成当日补液量及输入各种药物。

(11)心理护理:服药中毒后给患者造成的身心痛苦及预后的担忧使之产生焦虑、恐惧心理,护理人员应同情、理解患者,给患者讲解治疗措施对抢救生命的重要性,加强心理疏导、安慰。多给予劝导、鼓励,尽可能满足患者的合理要求,帮助患者渡过情绪的低谷,使其能积极配合治疗与护理。

五、护理评价

(1)患者生命体征是否稳定。
(2)洗胃是否彻底。
(3)患者有无并发症发生。

六、健康教育

(1)向患者和家属讲解此病的疗程,让患者和家属积极配合治疗。
(2)普及防毒知识,讲解口服百草枯的毒性和危害性。
(3)定期随访,了解患者的活动能力和生存质量。

(于 伟)

第二十八节 有机磷农药中毒

一、疾病介绍

有机磷杀虫药是一种被广泛地应用于农、林业的主要农药之一,工作中防护不当、农作物残留、污染食物和意外服用均可导致急性中毒。我国每年农药中毒患者在 5 万～10 万,其中有机磷农药中毒占 70％，死亡率在 10％左右。有机磷农药中毒是医院急诊科的一种常见急症，病情危重、变化快、并发症多、死亡率高。

（一）定义

有机磷农药中毒是短期内大量有机磷农药进入人体，抑制了胆碱酯酶的活性，造成组织中乙酰胆碱大量积聚，出现以毒蕈碱样、烟碱样和中枢神经系统症状为主要表现的全身性疾病。

按有机磷农药对人体的毒性可分四类：①剧毒类，如甲拌磷（3911）、对硫磷（1605）、内吸磷（1059）等。②高毒类，如敌敌畏、甲基对硫磷、氧乐果、甲胺磷等。③中毒类，如乐果、敌百虫、碘依可酯等。④低毒类，如马拉硫磷、辛硫磷等。

有机磷农药是目前农业使用最广的杀虫药，对人畜具有一定毒性，大多呈油状（敌百虫为白色结晶），淡黄或棕色，有大蒜味，不溶于水而易溶于有机溶剂中，在碱性或高温条件下易分解失效。但敌百虫易溶于水，在碱性溶液中则变为毒性更强的敌敌畏。

（二）病因

1.生产性中毒

生产过程中，操作者手套破损，衣服和口罩污染，或生产设备密闭不严，化学物质泄露，杀虫药经皮肤或呼吸道进入人体引起中毒。

2.使用性中毒

喷洒杀虫药时，防护措施不当致使药液污染皮肤或吸入空气中杀虫药而引起中毒。另外，配药浓度过高或用手直接接触杀虫药原液也可引起中毒。

3.生活性中毒

主要由于误服或自服杀虫药，饮用被杀虫药污染的水源或食入污染的食品所致。滥用有机磷杀虫药治疗皮肤病或驱虫也可发生中毒。

（三）发病机制

有机磷农药主要是抑制神经系统胆碱酯酶活性。使乙酰胆碱大量堆积，作用于效应细胞的胆碱能受体，产生相应的临床表现。此外，有机磷农药亦直接作用于胆碱能受体。有的毒物经氧化后毒性增强，如对硫磷（1605）氧化为对氧磷，其抑制胆碱酯酶的活性增强 300 倍，内吸磷氧化为亚砜，其抑制胆碱酯酶的活性增强 5 倍；敌百虫侧链脱氧化后为敌敌畏。毒物及其代谢产物排泄较快，多在 24 小时内排泄。主要经尿液以代谢产物排出，少数以原药排出。

（四）临床表现

1.病史

生产性中毒，接触史较明确，非生产性中毒有的隐瞒服农药史，有的为误服，有的间接接触或摄入，要注意询问陪伴人员：患者近来情绪、生活、工作情况，现场有无药瓶、呕吐物气味等。

2.症状和体征

有机磷的毒性强，吸收后 6～12 小时血浓度达最高峰，病情发展迅速，表现复杂。

（1）毒蕈碱样症状：主要是副交感神经末梢兴奋所致，表现为平滑肌收缩和腺体分泌增加。临床表现有恶心、呕吐、腹痛、多汗，尚有流泪、流涕、流涎、腹泻、尿频、大小便失禁、心跳减慢和瞳孔缩小。支气管痉挛和分泌物增加，咳嗽、气急，严重患者出现肺水肿。

（2）烟碱样症状：又称 N 样症状，是由于乙酰胆碱在横纹肌神经肌肉接头处过度蓄积，持续刺激突触后膜上烟碱受体所致。临床表现为颜面、眼睑、舌、四肢和全身横纹肌发生肌纤维颤动，甚至强直性痉挛，伴全身紧缩和压迫感。后期出现肌力减退和瘫痪。严重时并发呼吸肌麻痹，引起周围性呼吸衰竭。乙酰胆碱还可刺激交感神经节，促使节后神经纤维末梢释放儿茶酚胺，引起血压增高、心跳加快和心律失常。

（3）中枢神经系统表现：中枢神经系统受乙酰胆碱刺激后可出现头晕、头痛、疲乏、共济失调、烦躁不安、谵妄、抽搐、昏迷等症状。

（4）中毒程度分级可分为：①轻度中毒。有头痛、头晕、恶心、呕吐、腹痛、胸闷、乏力、出汗、视力障碍。全血胆碱酯酶活力降低至正常值的50％～70％。②中度中毒。除上述症状外，尚有肌束颤动、瞳孔中度缩小、呼吸困难、精神恍惚、语言不清。血胆碱酯酶活力降低至正常值的30％～50％。③重度中毒。瞳孔极度缩小、心率快、呼吸困难、口唇发绀、肺水肿、呼吸衰竭、二便失禁、血压下降、抽搐、昏迷。血中胆碱酯酶活力在30％以上。

为便于掌握上述分度的重点，一般以只有轻度副交感神经兴奋症状和中枢神经症状者列为轻度中毒，有肌肉束颤动即属中度中毒；出现肺水肿、昏迷或呼吸抑制时则属重度中毒。若诊断有困难，可用阿托品做诊断性治疗；阿托品1 mg加于50％葡萄糖液20 mL静脉注射。若是有机磷农药中毒，症状有所好转；若不是，则出现颜面潮红、口干、口渴等不适感觉。

（五）治疗要点

1.现场急救

迅速协助患者迅速脱离中毒环境，脱去被污染的衣服，如病情及条件许可时，抢救人员可用肥皂水或清水清洗被污染的皮肤、毛发、指（趾）甲，忌用热水。如是敌百虫中毒者禁用肥皂水，眼部污染者可用2％碳酸氢钠（敌百虫除外）或生理盐水或清水连续冲洗数天。现场还应注意搜查患者周围有无药瓶及其药物名称。对于神志不清的患者，在抢救的同时，应向第一个发现患者的人了解当时的情况，主要是了解中毒情况。

2.院内急救

（1）洗胃：洗胃是有机磷农药中毒患者抢救的关键。

洗胃时应注意的几个问题：①洗胃的时间和原则。急性有机磷口服中毒者，洗胃必须遵循及早洗、充分洗、彻底洗的原则。不应该受洗胃4～6小时排空时间的限制，超过洗胃时间者，仍应争取洗胃。因有机磷农药中毒后，使胃排空时间延缓，但由于吸收入血的有机磷农药仍不断弥散到胃肠道，故洗胃仍有效。②胃管的选择及插管方法。插管前应清除口腔内异物，采用经口插粗胃管。以利于灌洗。此方法减少痛苦，同时防止了鼻黏膜出血。在确认胃管存胃内以后，首先抽净高浓度毒液，然后灌洗。③洗胃液的选择。先采用温清水洗胃，待确认毒物后再选择合适的洗胃液。但要注意，服用敌百虫的患者不能用碳酸氢钠溶液洗胃，会增强毒性。乐果、内吸磷、对硫磷等中毒禁用高锰酸钾溶液洗胃，因可被氧化成毒性更强的物质。④体位与灌洗胃。洗胃采用左侧头低位，以利于毒物排出，每次灌洗胃以300～500 mL为限，如灌入量过多，液体可以从口、鼻腔内涌出，有引起窒息的危险。同时还易产生胃扩张，使胃内压上升，增加毒物的吸收。突然胃扩张又易兴奋迷走神经，引起反射性心搏骤停的危险。因此要掌握好每次的灌入量。最后以洗出液无色、无有机磷气味和进出液颜色一致为标准。

（2）对所有中毒的患者尽早建立静脉通道，遵医嘱尽早使用解毒剂：①抗胆碱药。阿托品是目前最常使用的抗胆碱药，具有阻断乙酰胆碱对副交感神经和中枢神经系统毒蕈碱受体的作用，能缓解毒蕈碱样症状，对抗呼吸中枢抑制有效。及早、适量、反复、正确使用阿托品是抢救成功的另一关键。用量应根据患者病情和个体差异。原则是早期、足量、反复和快速达阿托品化。②胆碱酯酶复能剂。临床常用解磷定、氯解磷定，足量重复使用复能剂是逆转呼吸肌麻痹的关键，早期用药，抢救过程中应边洗胃边应用，24小时内给药为黄金时间。复能剂与阿托品有协同作用，合用时阿托品用量减少，同时要警惕过量中毒的问题。

3.血液灌流的护理

对服毒量大,而且时间长者,经过一般抢救处理后仍昏迷或清醒后再度出现嗜睡甚至昏迷者,应尽早进行血液灌流。血液灌流除了可吸附毒素外,还可通过对炎症介质的清除作用,起到有效防治急性有机磷农药中毒的目的。血液灌流时,护理应加强生命体征监测,监测水、电解质、酸碱平衡状态和血糖等变化,合理应用肝素,观察有无出血征象,监测凝血功能,同时要防止空气栓塞发生。

4.做好急诊监护

(1)抗休克补液:密切监测血压、心率等生命体征变化及周围循环状态。严格记录液体出入量,动态监测中心静脉压。对低血容量患者,使用输液泵保持匀速。观察患者的尿量、颜色,对意识障碍患者,监测意识、呼吸、瞳孔、定向力及情绪变化。

(2)肺水肿的预防及处理:中毒患者需要输液,在输液过程中要观察患者的各种生命体征是否发生变化,注意患者的呼吸节律变化,控制输液的流速,防止肺水肿等并发症的发生。

二、护理评估与观察要点

(一)护理评估

(1)意识状况,生命体征,皮肤黏膜,瞳孔,循环,泌尿,血液,呼吸系统等症状。

(2)毒物的接触史。详细询问患者及陪同人员,明确毒物的种类、剂量、中毒的途径及时间。对意识障碍的患者,应询问陪同人员发现时间、当时情况以及身边有无其他异常情况(如药瓶等)。

(3)中毒的相应症状,有无出现中毒综合征:毒蕈碱样症状,烟碱样症状,中枢神经系统症状。

(4)各项检查及化验结果,如血常规、电解质、动脉血气分析、凝血功能检测等。

(5)药物治疗的效果及不良反应。

(6)洗胃的效果及不良反应。

(7)心理及社会支持状况。

(二)观察要点

1.现存问题观察

有机磷农药可通过皮肤、黏膜、消化道、呼吸道侵入人体,中毒机制是抑制胆碱酯酶活性,造成组织中乙酰胆碱积聚,而产生中毒症状,有机磷农药中毒病情变化极快。因此,严密观察病情和生命体征,特别是要注意患者的神志、瞳孔、心率、呼吸、血压的变化,保持呼吸道通畅,注意观察患者颜面、皮肤、口唇的颜色变化,加强口腔、皮肤的护理,严密观察有无阿托品化和阿托品中毒的现象。

2.并发症的观察

(1)阿托品中毒:急性有机磷农药中毒在治疗过程中容易出现阿托品中毒,尤其是从基层医院转运来的急性有机磷农药中毒患者多见。均因阿托品用药不合理所致。有机磷农药中毒致死有60%是阿托品中毒引起的,所以护理人员严密观察阿托品化指标和中毒症状。阿托品化指标为口干、皮肤干燥、心率80～100次/分。如出现心动过速(≥120次/分)、烦躁、谵妄、手有抓空感、高热、重者甚至昏迷,应考虑有阿托品中毒。在护理操作中要注意阿托品注射前后症状、体征的观察,并详细记录。(注:①阿托品化。患者瞳孔较前散大,皮肤干燥、口干、颜面潮红、肺部湿啰音消失及心率加快。②阿托品中毒:患者出现瞳孔散大、神志不清、烦躁不安、抽搐、昏迷和尿潴留等症状。)

(2)中间综合征(IMS):患者出现以呼吸肌麻痹致呼吸衰竭为主的症候群,称为中间综合征。中间综合征患者往往在短时间内出现呼吸衰竭、呼吸骤停而死亡。因此一旦出观中间综合征,应立即报告医师,及时准确给药、呼吸气囊手法通气或人工呼吸,做好气管插管、连接呼吸机等准备。观察痰液的颜色、量,吸痰时严格执行无菌技术。同时要注意观察患者的一般情况,如生命体征、血气分析、通气指标改变的影响。

（3）反跳现象：患者病情好转，神志清醒后，因某种原因使患者病情忽然加重，神志再次转为昏迷、心率降低、出汗、瞳孔缩小，即出现反跳现象。在治疗过程中，应观察患者的皮肤湿润度、瞳孔及心率的变化。

（4）急性呼吸衰竭：重度有机磷农药中毒者出现口唇发绀、呼吸浅短或牙关紧闭，即出现了急性呼吸衰竭中毒。要及时应用抗胆碱药和复能剂，在洗胃中严密观察患者生命体征，心率、呼吸、经皮血氧饱和度等情况，若出现呼吸浅短，应停止洗胃，立即应用特效解毒剂阿托品和复能剂，待心率、呼吸平稳后再洗。如果呼吸已停止，应立即行气管插管、机械通气后再用小型胃管经鼻腔插胃管洗胃。

（5）肺部感染：急性有机磷农药中毒患者因腺体分泌物增多致坠积、洗胃时造成误吸，可导致肺部感染。因此洗胃时灌入胃的洗胃液不超过 300 mL，以免引起呕吐，吸尽胃管内液体后再拔出胃管，以免将胃内容物漏出于口腔及咽部。吸痰时，吸口腔、咽喉部、气管的吸痰管分开。定期给患者翻身拍背，对清醒患者鼓励咳嗽、排痰，防止肺部再感染。

三、急诊救治流程

有机磷农药中毒的急诊救治流程详见图 16-14。

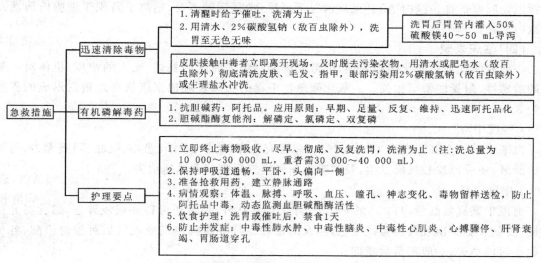

图 16-14　有机磷农药中毒的急诊救治流程图

（于　伟）

第二十九节　急性一氧化碳中毒

一、疾病介绍

(一)定义

急性一氧化碳中毒是指人体短时间内吸入过量 CO 所造成的脑及全身其他组织缺氧性疾

病,严重者可引起死亡。

(二)病因

1.职业性中毒

职业性中毒如矿山采掘放炮、煤矿瓦斯爆炸、火灾现场、钢铁冶炼、化肥生产、制造甲醇、丙酮等都可产生大量的一氧化碳,若通风防护不当,吸入可致中毒。

2.生活性中毒

日常生活中,煤炉产生的气体中一氧化碳含量在 6%～30%。室内门窗紧闭,火炉无烟囱或烟囱堵塞、漏气都可引起一氧化碳中毒。

(三)发病机制

一氧化碳被人体吸入进入血液后,85%与血红蛋白(Hb)结合形成稳定的碳氧血红蛋白。由于一氧化碳与血红蛋白的亲和力约比氧和血红蛋白的亲和力大 240 倍,其解离又比氧合血红蛋白慢 3 600 倍。因此,血液中一氧化碳与氧竞争 Hb 时,大部分血红蛋白成为碳氧血红蛋白。碳氧血红蛋白携氧能力差,引起组织缺氧,而碳氧血红蛋白解离曲线左移,血氧不易释放更加重组织缺氧。此外,一氧化碳还可与还原型细胞色素氧化酶的二价铁结合,抑制该酶活性,影响组织细胞呼吸与氧化过程,阻碍对氧利用。脑和心脏(对缺氧最敏感的器官)最易遭受损害。脑内小血管迅速麻痹扩张。脑内 ATP 无氧情况下耗尽,钠泵运转不灵,钠离子蓄积于细胞内而诱发脑细胞内水肿。

(四)临床表现

一般有明确的一氧化碳吸入史,中毒的程度与吸入时间的长短、吸入的浓度、机体对一氧化碳的敏感性、耐受性密切相关。一氧化碳急性中毒的临床表现根据碳氧血红蛋白形成的程度可分为 3 级。

1.轻度中毒

血液中碳氧血红蛋白占 10%～20%,患者有头痛、眩晕、心悸、恶心、呕吐、四肢无力,可有短暂的晕厥,还可诱发心绞痛发生,及时吸入新鲜空气后症状会迅速消失。

2.中度中毒

血液中碳氧血红蛋白占 30%～40%,除上述症状外,患者还可昏睡或浅昏迷,瞳孔对光反应迟钝,皮肤和黏膜出现典型樱桃红色,应及时抢救。呼吸新鲜空气或氧气后可较快清醒,各种症状数小时内消失,一般不留后遗症。

3.重度中毒

血液中碳氧血红蛋白达到 50%以上,患者呈深昏迷,各种反射消失,瞳孔散大,血压下降,呼吸不规则,皮肤黏膜苍白或发绀,中毒性肝炎、休克、急性肾功能不全,患者可数小时甚至数天不能清醒,死亡率高。

4.迟发性脑病(神经精神后发症)

急性 CO 中毒患者在清醒后,经过 2～60 天的"假愈期",可出现下列临床表现:①精神意识障碍,出现幻视、幻听、忧郁、烦躁等精神异常,少数可发展为痴呆。②锥体外系神经障碍,出现帕金森综合征,部分患者逐渐发生表情缺乏,肌张力增加,肢体震颤及运动迟缓。③锥体系神经损害及大脑局灶性功能障碍,可发生肢体瘫痪、大小便失禁,失语,失明等。

（五）治疗要点

1.现场急救

（1）迅速脱离中毒现场：迅速将患者转移到空气新鲜的地方，卧床休息，保暖；保持呼吸道通畅。

（2）转运：清醒的患者。保持无障碍呼吸，有条件者应持续吸氧；昏迷中的患者，除持续吸氧外，应注意呼吸道护理，避免呼吸道异物阻塞。

2.院内救护

纠正缺氧：迅速纠正缺氧状态。吸入高浓度氧气可加速 COHb 解离，增加一氧化碳的排出。目前高压氧舱治疗效果最好。呼吸停止时，应及早进行人工呼吸，或用呼吸机维持呼吸。危重患者可考虑血浆置换。

3.进一步治疗

首先建立静脉通道，遵医嘱用药，防止并发症的发生。

（1）20%甘露醇：严重中毒后，脑水肿可在 24～48 小时发展到高峰。脱水疗法很重要。目前最常用的是 20%甘露醇静脉快速滴注，也可注射呋塞米脱水。

（2）能量合剂：常用药物有三磷酸腺苷、辅酶 A、细胞色素 C 和大量维生素 C 等，促进脑细胞功能恢复。

（3）血管扩张剂：常用的有 1%普鲁卡因 500 mL 静脉滴注，川芎嗪注射液 80 mg 溶于 250 mL 液体内静脉滴注等，防治迟发性脑病。

4.做好急诊监护

（1）应密切观察患者的生命体征，包括体温、脉搏、呼吸、血压、面色、神志、瞳孔的变化，尤其是中、重度中毒以呼吸困难、呼吸肌麻痹为主者，所以需要密切观察患者呼吸的频率、深浅度的变化；严密观察患者有无呕吐现象，观察患者的血压、神志意识及瞳孔的变化，监测水、电解质平衡，纠正酸中毒，并预防吸入性肺炎或肺部继发感染。

（2）防治并发症和后发症，加强昏迷期间的护理。保持呼吸道通畅，必要时行气管切开。定时翻身以防发生压疮和肺炎。注意营养，必要时鼻饲。高热者可采用物理降温方法，如头部用冰帽，体表用冰袋，使体温保持在 32 ℃左右。如降温过程中出现寒战或体温下降困难时，可用冬眠药物；严重中毒患者清醒后应继续高压氧治疗，绝对卧床休息，密切监护 2～3 周，直至脑电图恢复正常为主，预防迟发性脑病。

二、护理评估与观察要点

（一）护理评估

（1）病史评估：一氧化碳接触史。

（2）身体评估：生命体征、意识状态、瞳孔大小、头痛程度。

（3）实验室及其他检查：脑电图可见弥漫性低波幅慢波，与缺氧性脑病进展相平行。

（4）高压氧治疗的效果。

（5）有无焦虑等心理改变。

（二）观察要点

1.现存问题观察

CO 中毒的后果是严重的低氧血症，从而引起组织缺氧，吸入氧气可加速碳氧血红蛋白解离,增加 CO 的排出。严密观察患者意识、瞳孔变化,生命体征,重点是呼吸和体温,缺氧情况。尿量改变,准确记录出入量。氧浓度过高肺表面活性物质相对减少,易出现肺不张。应严格执行给氧浓度和给氧时间,根据病情随时调整用氧流量,清醒者可间歇给氧。CO 中毒 6 小时内给予高压氧治疗,可减少迟发性脑病的发生,并能促进昏迷患者觉醒。

2.并发症的观察

(1)吸入性肺炎及肺水肿:常于中毒 2～4 天发生肺水肿、肺炎、清除呼吸道分泌物及呕吐物,严密观察体温、心率、血压等变化。应用抗生素控制感染,合并肺水肿时,控制液体滴速,给予强心利尿,准确记录出入液量。

(2)脑水肿:中毒严重者,脑水肿一般在 24～48 小时发展到高峰,应密切观察患者有无呕吐现象。呕吐时是否为喷射状。并及时认真听取患者的主诉,一旦发现患者瞳孔不等大,呼吸不规则,抽搐等提示脑疝形成,应给予及时抢救处理。输液过程中密切观察体液的速度和量,观察是否有药液外渗,避免输液量过快、过多、防止发生急性脑水肿。应用脱水剂后观察膀胱充盈情况,对于昏迷不能自行排尿者,给予留置导尿管,并要准确记录出入量,注意尿量及颜色的变化。

(3)心律失常:保证持续氧气吸入,纠正缺氧状态,应用抗心律失常药及营养心肌药物,严密监测心率(律)、血压变化,迅速处理危急情况。

(4)急性肾衰竭:严密观察尿量及液体出入量,纠正休克及缺氧,必要时给予利尿药,血液透析时做好相应护理。

三、急诊救治流程

急性一氧化碳中毒急诊救治流程详见图 16-15。

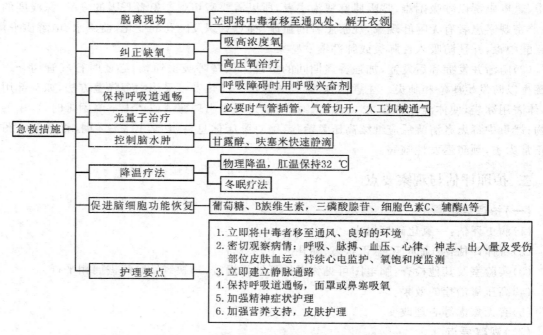

图 16-15　急性一氧化碳中毒急诊救治流程图

(于　伟)

参考文献

[1] 李艳.临床常见病护理精要[M].西安:陕西科学技术出版社,2022.

[2] 王美芝,孙永叶,隋青梅.内科护理[M].济南:山东人民出版社,2021.

[3] 刘爱杰,张芙蓉,景莉,等.实用常见疾病护理[M].青岛:中国海洋大学出版社,2021.

[4] 于翠翠.实用护理学基础与各科护理实践[M].北京:中国纺织出版社,2022.

[5] 高淑平.专科护理技术操作规范[M].北京:中国纺织出版社,2021.

[6] 崔杰.现代常见病护理必读[M].哈尔滨:黑龙江科学技术出版社,2021.

[7] 张红芹,石礼梅,解辉,等.临床护理技能与护理研究[M].哈尔滨:黑龙江科学技术出版社,2022.

[8] 吴雯婷.实用临床护理技术与护理管理[M].北京:中国纺织出版社,2021.

[9] 张翠华,张婷,王静,等.现代常见疾病护理精要[M].青岛:中国海洋大学出版社,2021.

[10] 栾彬,李艳,李楠,等.现代护理临床实践[M].哈尔滨:黑龙江科学技术出版社,2022.

[11] 姜鑫.现代临床常见疾病诊疗与护理[M].北京:中国纺织出版社,2021.

[12] 王玉春,王焕云,吴江,等.临床专科护理与护理管理[M].哈尔滨:黑龙江科学技术出版社,2022.

[13] 冉健,李金英,陈明.现代急危重症与护理实践[M].汕头:汕头大学出版社,2021.

[14] 张俊英,王建华,宫素红,等.精编临床常见疾病护理[M].青岛:中国海洋大学出版社,2021.

[15] 郑娜,郭静,杨雅景.实用重症护理技术[M].北京:中国纺织出版社,2022.

[16] 董桂银,卢唤鸽.临床常见急危重症护理研究[M].北京:中国纺织出版社,2021.

[17] 赵衍玲,梁敏,刘艳娜,等.临床护理常规与护理管理[M].哈尔滨:黑龙江科学技术出版社,2022.

[18] 黄粉莲.新编实用临床护理技术[M].长春:吉林科学技术出版社,2021.

[19] 于红,刘英,徐惠丽,等.临床护理技术与专科实践[M].成都:四川科学技术出版社,2021.

[20] 马英莲,荆云霞,郭蕾,等.临床基础护理与护理管理[M].哈尔滨:黑龙江科学技术出版社,2022.

[21] 孙立军,孙海欧,赵平平,等.现代常见病护理实践[M].哈尔滨:黑龙江科学技术出版社,2021.

[22] 李红芳,王晓芳,相云,等.护理学理论基础与护理实践[M].哈尔滨:黑龙江科学技术出版

社,2022.

[23] 高永莉.急危重症常用护理技术规范与风险防范[M].成都:四川科学技术出版社,2021.

[24] 肖芳,程汝梅,黄海霞,等.护理学理论与护理技能[M].哈尔滨:黑龙江科学技术出版
社,2022.

[25] 黄浩,朱红.临床护理操作标准化手册[M].成都:四川科学技术出版社,2021.

[26] 崔珍.实用护理学研究与护理新进展[M].哈尔滨:黑龙江科学技术出版社,2021.

[27] 任秀英.临床疾病护理技术与护理精要[M].北京:中国纺织出版社,2022.

[28] 叶磊.急危重症常用护理评估工具与临床应用[M].成都:四川科学技术出版社,2021.

[29] 孔翠,马莲,谭爱群.常见疾病基础护理实践[M].西安:世界图书出版有限公司,2022.

[30] 李华.基础护理与疾病护理[M].哈尔滨:黑龙江科学技术出版社,2021.

[31] 杨春,李侠,吕小花,等.临床常见护理技术与护理管理[M].哈尔滨:黑龙江科学技术出版
社,2022.

[32] 宋鑫,孙利锋,王倩,等.常见疾病护理技术与护理规范[M].哈尔滨:黑龙江科学技术出版
社,2021.

[33] 孙慧,刘静,王景丽,等.基础护理操作规范[M].哈尔滨:黑龙江科学技术出版社,2022.

[34] 周晓丹.现代临床护理与护理管理[M].北京:科学技术文献出版社,2021.

[35] 安旭姝,曲晓菊,郑秋华.实用护理理论与实践[M].北京:化学工业出版社,2022.

[36] 李月英.优质护理对肺结核护理质量和依从性的干预效果观察探讨[J].中文科技期刊数据
库(文摘版)医药卫生,2021(1):158-159.

[37] 吕宁.分析在小儿肺炎护理工作中采用细节护理联合常规护理的临床效果[J].中外女性健
康研究,2022(11):152-153.

[38] 梁爱霞.中暑患者采取院前与院内急救护理的效果分析[J].常州实用医学,2021,37(3):
172-173.

[39] 许筱伦,刘勇.在肝硬化护理中应用心理干预的效果及对负面情绪的影响[J].中文科技期刊
数据库(全文版)医药卫生,2022(2):141-144.

[40] 朱荧.健康教育在锁骨骨折护理中的应用效果[J].中文科技期刊数据库(全文版)医药卫生,
2022(1):101-104.